全国高等中医药教育教材

供中西医临床医学专业用

中西医结合耳鼻咽喉科学

副 主 编　刘元献　李　岩　陶　波　张剑宁

主　　审　田道法

U0207924

编　　委　（按姓氏笔画排序）

王贤文（湖南中医药大学）	汪常伟（新疆医科大学）
韦升利（天津中医药大学）	宋若会（安徽中医药大学）
邓　华（贵州中医药大学）	张剑宁（上海中医药大学）
邓可斌（湖北中医药大学）	张勤修（成都中医药大学）
申　琪（河南中医药大学）	陈　宇（福建中医药大学）
朱镇华（湖南中医药大学）	孟　伟（山东中医药大学）
刘元献（广州中医药大学）	姜　红（宁夏医科大学）
刘莉萍（陕西中医药大学）	秦　琼（云南中医药大学）
闫占峰（北京中医药大学）	徐婧瑶（长春中医药大学）
李　岩（黑龙江中医药大学）	郭树繁（河北中医药大学）
李　莉（山西中医药大学）	唐旭霞（浙江中医药大学）
吴拥军（南京中医药大学）	陶　波（江西中医药大学）
冷　辉（辽宁中医药大学）	谢　勇（广西中医药大学）

学术秘书　马月湘　荀春铮（湖南中医药大学）

人民卫生出版社

·北京·

图书在版编目（CIP）数据

中西医结合耳鼻咽喉科学/朱镇华主编. —北京：
人民卫生出版社，2024.4
ISBN 978-7-117-36102-6

Ⅰ.①中… Ⅱ.①朱… Ⅲ.①中西医结合-耳鼻咽喉
科学 Ⅳ.①R76

中国国家版本馆 CIP 数据核字（2024）第 060636 号

| 人卫智网 | www.ipmph.com | 医学教育、学术、考试、健康，
购书智慧智能综合服务平台 |
| 人卫官网 | www.pmph.com | 人卫官方资讯发布平台 |

中西医结合耳鼻咽喉科学
Zhongxiyi Jiehe Erbiyanhoukexue

主　　编：朱镇华
出版发行：人民卫生出版社（中继线 010-59780011）
地　　址：北京市朝阳区潘家园南里 19 号
邮　　编：100021
E - mail：pmph @ pmph. com
购书热线：010-59787592　010-59787584　010-65264830
印　　刷：天津市光明印务有限公司
经　　销：新华书店
开　　本：850×1168　1/16　印张：30
字　　数：786 千字
版　　次：2024 年 4 月第 1 版
印　　次：2024 年 5 月第 1 次印刷
标准书号：ISBN 978-7-117-36102-6
定　　价：109.00 元

打击盗版举报电话：010-59787491　E-mail：WQ @ pmph. com
质量问题联系电话：010-59787234　E-mail：zhiliang @ pmph. com
数字融合服务电话：4001118166　E-mail：zengzhi @ pmph. com

3

◇◇◇ 修 订 说 明 ◇◇◇

为了更好地贯彻落实党的二十大精神和《"十四五"中医药发展规划》《中医药振兴发展重大工程实施方案》及《教育部 国家卫生健康委 国家中医药管理局关于深化医教协同进一步推动中医药教育改革与高质量发展的实施意见》的要求,做好第四轮全国高等中医药教育教材建设工作,人民卫生出版社在教育部、国家卫生健康委员会、国家中医药管理局的领导下,在上一轮教材建设的基础上,组织和规划了全国高等中医药教育本科国家卫生健康委员会"十四五"规划教材的编写和修订工作。

党的二十大报告指出:"加强教材建设和管理""加快建设高质量教育体系"。为做好新一轮教材的出版工作,人民卫生出版社在教育部高等学校中医学类专业教学指导委员会、中药学类专业教学指导委员会、中西医结合类专业教学指导委员会和第三届全国高等中医药教育教材建设指导委员会的大力支持下,先后成立了第四届全国高等中医药教育教材建设指导委员会和相应的教材评审委员会,以指导和组织教材的遴选、评审和修订工作,确保教材编写质量。

根据"十四五"期间高等中医药教育教学改革和高等中医药人才培养目标,在上述工作的基础上,人民卫生出版社规划、确定了中医学、针灸推拿学、中医骨伤科学、中药学、中西医临床医学、护理学、康复治疗学7个专业155种规划教材。教材主编、副主编和编委的遴选按照公开、公平、公正的原则进行。在全国60余所高等院校4 500余位专家和学者申报的基础上,3 000余位申报者经教材建设指导委员会、教材评审委员会审定批准,被聘任为主编、副主编、编委。

本套教材的主要特色如下:

1. 立德树人,思政教育 教材以习近平新时代中国特色社会主义思想为引领,坚守"为党育人、为国育才"的初心和使命,坚持以文化人,以文载道,以德育人,以德为先。将立德树人深化到各学科、各领域,加强学生理想信念教育,厚植爱国主义情怀,把社会主义核心价值观融入教育教学全过程。根据不同专业人才培养特点和专业能力素质要求,科学合理地设计思政教育内容。教材中有机融入中医药文化元素和思想政治教育元素,形成专业课教学与思政理论教育、课程思政与专业思政紧密结合的教材建设格局。

2. 准确定位,联系实际 教材的深度和广度符合各专业教学大纲的要求和特定学制、特定对象、特定层次的培养目标,紧扣教学活动和知识结构。以解决目前各院校教材使用中的突出问题为出发点和落脚点,对人才培养体系、课程体系、教材体系进行充分调研和论证,使之更加符合教改实际、适应中医药人才培养要求和社会需求。

3. 夯实基础,整体优化 以科学严谨的治学态度,对教材体系进行科学设计、整体优化,体现中医药基本理论、基本知识、基本思维、基本技能;教材编写综合考虑学科的分化、交叉,既充分体现不同学科自身特点,又注意各学科之间有机衔接;确保理论体系完善,知识点结合完备,内容精练、完整,概念准确,切合教学实际。

4. 注重衔接,合理区分 严格界定本科教材与职业教育教材、研究生教材、毕业后教育教材的知识范畴,认真总结、详细讨论现阶段中医药本科各课程的知识和理论框架,使其在教材中得以凸

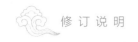

显,既要相互联系,又要在编写思路、框架设计、内容取舍等方面有一定的区分度。

5. **体现传承,突出特色** 本套教材是培养复合型、创新型中医药人才的重要工具,是中医药文明传承的重要载体。传统的中医药文化是国家软实力的重要体现。因此,教材必须遵循中医药传承发展规律,既要反映原汁原味的中医药知识,培养学生的中医思维,又要使学生中西医学融会贯通;既要传承经典,又要创新发挥,体现新版教材"传承精华、守正创新"的特点。

6. **与时俱进,纸数融合** 本套教材新增中医抗疫知识,培养学生的探索精神、创新精神,强化中医药防疫人才培养。同时,教材编写充分体现与时代融合、与现代科技融合、与现代医学融合的特色和理念,将移动互联、网络增值、慕课、翻转课堂等新的教学理念和教学技术、学习方式融入教材建设之中。书中设有随文二维码,通过扫码,学生可对教材的数字增值服务内容进行自主学习。

7. **创新形式,提高效用** 教材在形式上仍将传承上版模块化编写的设计思路,图文并茂、版式精美;内容方面注重提高效用,同时应用问题导入、案例教学、探究教学等教材编写理念,以提高学生的学习兴趣和学习效果。

8. **突出实用,注重技能** 增设技能教材、实验实训内容及相关栏目,适当增加实践教学学时数,增强学生综合运用所学知识的能力和动手能力,体现医学生早临床、多临床、反复临床的特点,使学生好学、临床好用、教师好教。

9. **立足精品,树立标准** 始终坚持具有中国特色的教材建设机制和模式,编委会精心编写,出版社精心审校,全程全员坚持质量控制体系,把打造精品教材作为崇高的历史使命,严把各个环节质量关,力保教材的精品属性,使精品和金课互相促进,通过教材建设推动和深化高等中医药教育教学改革,力争打造国内外高等中医药教育标准化教材。

10. **三点兼顾,有机结合** 以基本知识点作为主体内容,适度增加新进展、新技术、新方法,并与相关部门制定的职业技能鉴定规范和国家执业医师(药师)资格考试有效衔接,使知识点、创新点、执业点三点结合;紧密联系临床和科研实际情况,避免理论与实践脱节、教学与临床脱节。

本轮教材的修订编写,教育部、国家卫生健康委员会、国家中医药管理局有关领导和教育部高等学校中医学类专业教学指导委员会、中药学类专业教学指导委员会、中西医结合类专业教学指导委员会等相关专家给予了大力支持和指导,得到了全国各医药卫生院校和部分医院、科研机构领导、专家和教师的积极支持和参与,在此,对有关单位和个人表示衷心的感谢!为了保持教材内容的先进性,在本版教材使用过程中,我们力争做到教材纸质版内容不断勘误,数字内容与时俱进,实时更新。希望各院校在教学使用中,以及在探索课程体系、课程标准和教材建设与改革的进程中,及时提出宝贵意见或建议,以便不断修订和完善,为下一轮教材的修订工作奠定坚实的基础。

人民卫生出版社

2023 年 3 月

前 言

党的二十大报告提出"加强基础学科、新兴学科、交叉学科建设,加快建设中国特色、世界一流的大学和优势学科"。高等教育体系在教育体系中具有引领性、先导性作用。在党的二十大胜利召开的背景下,根据《国务院办公厅关于深化医教协同进一步推进医学教育改革与发展的意见》《教育部关于一流本科课程建设的实施意见》《高等学校课程思政建设指导纲要》《关于加快中医药特色发展的若干政策措施》等文件的精神,由全国20余所高等中医药院校专家集体编写了《中西医结合耳鼻咽喉科学》,供本科中西医临床医学专业教学使用,也可供从事耳鼻咽喉科临床工作者参考使用。

本教材是由人民卫生出版社组织编写的全国高等中医药教育教材,系国家卫生健康委员会"十四五"规划教材。在总结既往教材编写经验的基础上,本教材进一步突出了基本理论、基本知识和基本技能的重要性,强调思想性、科学性、先进性、启发性、适用性、学理性的有机结合,尽可能保证中西医结合耳鼻咽喉科学知识体系的完整性。本教材分为上篇、中篇、下篇及附录四部分。上篇为总论部分,包括绪论、耳鼻咽喉头颈部应用解剖学与生理学、耳鼻咽喉与脏腑经络的联系、耳鼻咽喉头颈疾病的病因病机概要、耳鼻咽喉科常用检查法、耳鼻咽喉头颈疾病的辨证与治疗概要,目的在于夯实基础,突出耳鼻咽喉科学基础理论特点;中篇为各论部分,详述70余种临床常见耳鼻咽喉头颈疾病的中西医结合诊治;下篇主要介绍了耳鼻咽喉头颈科常用外治方法及外用药;附录部分包括方剂索引、病名及特殊术语中英文对照,方便师生快速高效查阅教材中的相关内容。在编写体例上,每章篇首设置学习目标;每个临床常见疾病设置思维导图、临证备要、中西医结合诊疗思路等,部分临床疾病附有经典病案供读者加深理解;每章末设"扫一扫,测一测"及复习思考题。

根据编委们的专业特长和研究方向,编写分工如下:第一章至第四章、第六章、第七章由朱镇华编写;第五章由徐靖瑶编写;第八章第一节至第四节由孟伟编写,第五节至第七节、第十节由谢勇编写,第八节、第九节、第十一节至第十三节由吴拥军编写,第十四节至第十七节由张勤修编写;第九章第一节至第三节由韦升利编写,第四节至第六节由姜红编写,第七节至第九节由陈宇编写;第十章第一节至第三节由邓华编写,第四节至第六节由秦琼编写,第七节至第十节由陶波编写;第十一章第一节至第五节由刘莉萍编写,第六节至第九节由刘元献编写,第十节由王贤文编写,第十一节由申琪编写,第十二节至第十四节、第十六节、第十七节由张剑宁编写,第十五节、第十八节至第二十节由汪常伟编写;第十二章第一节、第二节、第五节、第六节由王贤文编写,第三节、第四节、第七节由郭树繁编写;第十三章由闫占峰编写;第十四章第一节、第六节由唐旭霞编写,第二节至第五节由李岩编写;第十五章第一节、第四节部分内容及第五节由冷辉编写,第二节由宋若会编写,第三节由李莉编写,第四节部分内容由邓可斌编写;第十六章由宋若会编写;第十七章由徐靖瑶编写。数字化工作也由各位编者同期完成。湖南中医药大学田道法教授系统审阅了全书并提出了宝贵的修改意见。在此,一并致以衷心的感谢!

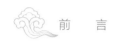

　　本教材的编纂工作,得到了各位编委所在院校的大力支持和帮助,在此致以由衷的谢意! 由于教材新的编写体例要求并无前例可循,许多形式亦是大胆创新,期盼各院校师生在使用过程中对其不足提出批评、指正,以便在今后修订中不断提高教材质量。同时,因编者们对学科相关问题的认识差异,编写内容与形式的偏颇之处,祈请读者和同道在使用过程中慧眼识瑕,不吝赐教,以便再版时更趋完善。

编者

2023 年 5 月

◇◇◇ 目　录 ◇◇◇

上　篇

中　篇

下　篇

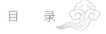

上 篇

PPT 课件

第一章

绪　论

第一节　中西医结合耳鼻咽喉科学的定义与研究范围

中西医结合耳鼻咽喉科学是应用中西医结合医学的理论和方法,研究人体耳鼻咽喉头颈部各器官和气管、食管的结构、功能特点及其与全身的联系,探讨这些局部器官与自然和社会环境大系统的相互作用,以事前主动干预为基点,着力于该区域器官健康维护和疾病防治的临床学科。其发展方向为中西医结合耳鼻咽喉头颈科学。

耳鼻咽喉诸器官位居头颈部,包括听觉、平衡觉、嗅觉、味觉等重要的特殊感觉器官及呼吸、消化道的始段,是言语器官所在地,毗邻脑、颈椎、眼、胸腔等重要部位和脏器,解剖结构狭小细长弯曲幽深,生理与反射调节功能特殊,病理变化复杂,与全身的相互作用广泛。以不同于传统中医和西医的方法与手段从事该领域的健康维护研究及疾病防治工作,是为本学科的重任。

作为一个生存于社会的有机整体,人体耳、鼻、咽、喉、头、颈诸器官与全身其他各部及外界自然和社会环境都有着密不可分的联系,生理上互相依存,病理上相互影响,"耳、鼻、咽、喉、头、颈部各器官之间生理上的相互关系与病理上的相互影响",即专科领域"各器官之间"及"局部器官与整体之间"的两个整体关联性,不能存在"主诉鼻病只看鼻""主诉咽部不适只看咽"的情况。这不仅是在继承传统中医整体观念的学术优势,同时也是现代医学发展中日益关注的重要问题。作为一个发展中的学科,理当充分吸收各种有利于自身成长壮大的科学理念与相关知识,完善自我。

随着中西结合医学思想在世界范围内的扩展并逐步渗入西方主流医学,中西医结合耳鼻咽喉头颈科学乃至整个结合医学体系必将日臻完善。

第二节　中西医结合耳鼻咽喉科学发展概要

一、学科分化简史

夏商时期,人们对耳鼻咽喉的生理及疾病已经有了初步的认识,殷墟甲骨卜辞记载"疾耳""疾自（鼻）""疾言"。西周时期的名医扁鹊可称为世界上最早的五官科医生，如《史记·扁鹊仓公列传》载："扁鹊过雒阳，闻周人爱老人，即为耳、目、痹医。"春秋战国时期分化了正式的"耳目痹医"，为医学八科之一。秦汉时期出现了口齿科，咽喉科。在唐代，设太医署，改五科，设耳目口齿科，专门开课，学习期限4年，考试合格后允准行医。宋代设九科，内有口齿兼咽喉科，并于针灸科课程中开口齿、咽喉、耳目等科目。金元时期扩大为十三科，分设口齿科、咽喉科、眼科。清代又缩减为九科，口齿与咽喉再度合并。

中华人民共和国成立后，1956年开始建中医学院，各中医院校耳鼻咽喉科学相继分化为独立教研室，并在第一、二版《中医喉科学讲义》基础上，1975年出版第三版教材《五官科学》，1979年第四版教材改为《中医耳鼻喉科学》。1982年天津卫生干部进修学院即已开办3年制中医五官科学专业班，20世纪80年代初辽宁中医学院（现辽宁中医药大学）、北京中医学院（现北京中医药大学）开办中医耳鼻咽喉科学本科专业教育，1984年湖南中医学院（现湖南中医药大学）成为本专科首批硕士学位授权点之一，1998年湖南中医学院进行学科与专业调整，开始中医五官科学博士研究生培养工作。1987年9月，在南京成立全国中医耳鼻喉科学会。1987年5月中国中西医结合学会耳鼻咽喉科专业委员会成立。30多年来，各省市分会也相继成立。1993年，《中国中西医结合耳鼻咽喉科杂志》创刊，2003年入选中国科技论文统计源期刊，为中西医结合耳鼻咽喉科发展做了出色的贡献。2006年世界中医药学会联合会耳鼻喉口腔科专业委员会成立。中西医结合耳鼻咽喉科学蓬勃发展。

二、专科理论体系的形成与发展

耳鼻咽喉头颈诸器官、结构位于头面颈部，多为清空之窍，通过经络与脏腑联结成一个整体。因此，在保留中医学"整体观念"的同时，中医耳鼻咽喉科学逐渐演变发展了自身特有的理论体系，如官窍脏腑相关论和清窍清阳学说，即专科特殊理论体系中的典型例证。

官窍脏腑相关学说起源于春秋战国时期。《黄帝内经》（以下简称《内经》）中已见雏形。其后历代不断充实发展，指导着耳鼻咽喉头颈疾病防治实践。现已发展成由整体结构论、功能协调论、病证归属论、脏腑证治论等相关学说构成的系统理论。

清窍清阳学说始于金元时期，在《内经》有关胃气、清阳、清阳出五窍等认识基础上逐步成形，后经历代医家充实拓展、现代系统整理研究，已构建了清阳出上窍论、清阳升降失调论、升清降浊论等基本观点。

三、专科证治体系的形成与发展

《周礼》时代出现医学分科制度，从九窍变化诊察脏腑疾病之法开始运用于临床。《山海经》《礼记》《左传》《五十二病方》均有耳鼻咽喉疾病的诊疗及医方记载。《内经》《难经》中有了系统的理论总结。《神农本草经》记载了耳鼻咽喉疾病专用药53种，《伤寒杂病论》最早描述了"妇人咽中如有炙脔"的症状，创"梅核气"，推出治疗咽喉疾病名方甘草汤、桔梗汤、半夏散及半夏汤。《针灸甲乙经》有辨证取穴治耳鼻咽喉疾病的记载。《肘后备急方》载有海藻治瘿，是世界上最早应用含碘食物治疗甲状腺疾病的记载。《外科正宗·瘿瘤论》认为"夫人生瘿瘤之症，非阴阳正气结肿，乃五脏瘀血、浊气、痰滞而成"，指出瘿瘤主要由气、痰、瘀壅结而成，发展了本病的病机，采用的主要治法是"行散气血""行痰顺气""活血散坚"。该书所载的海藻玉壶汤等方，至今仍为临床所习用。《外科正宗·痄腮》进一步阐明："痄腮乃风热湿痰所生，有冬温后天时不正，感发传染者，多两腮肿痛初发寒热。"并提出内服柴胡葛根汤，外敷如意金黄散的治疗方法。《诸病源候论》设专卷论述耳鼻咽喉口腔疾病六十九候,相关病证一百三十余候,对瘿瘤的病因病机也有了一定的认识,首次描述类似耳源性颅内并发症的病机病状,即黄耳伤寒。《备急千金要方》归类论治七窍病。《外台秘要》卷二十二专门论述耳鼻咽喉疾病。《三因极一病证方论》卷十六区分咽与喉的解剖部位、生理功能、病理变化,云"夫喉以候气,咽以咽物,咽接三脘以通胃,喉通五脏以系肺""诸脏热则肿,寒则缩,皆使喉闭,风燥亦然;五脏久嗽则声嘶,嘶者喉破也,非咽门病。咽肿则不能吞,干则不能咽,多因饮啖辛热,或复呕吐络伤,致咽系干枯之所为也,与喉门自别"。《济生方》创苍耳子散等众多专科名方,沿用至今。《素问玄机原病式》《黄帝素问宣明论方》细致描述鼻塞症状"但侧卧上窍通利,而下窍闭塞"的临床特点,并指出"热"为鼽嚏一因。李东垣的益气升阳法(《兰室秘藏》)对后世医家治疗专科疾病启发甚大。朱丹溪倡导喉痹虚火病机,言"阴虚火炎上,必用玄参",提倡养阴学说,对耳眩晕症状特点的描述与今之梅尼埃病也十分吻合。

《普济方》用18卷篇幅总结明以前有关耳鼻咽喉口腔科学的成就。《本草纲目》提出耳鼻咽喉口腔疾病的预防保健措施,《保生秘要》详细论述导引、运动之法在耳鼻咽喉科的临床应用。《红炉点雪》首论喉结核,《景岳全书》首载咽喉梅毒及瘟疫病,《医宗金鉴·外科心法要诀》对头颈癌肿的诊治做了系统介绍。《外科大成》《疡科心得集》《外科证治》《外科证治全书》等倡导的清热解毒、活血化瘀、祛痰散结、滋补扶正肿瘤诸治法,至今在临床仍具有重要指导意义。王清任所撰《医林改错》记载的通窍活血汤、会厌逐瘀汤也仍为当代临床广泛应用。

清代曾四度大流行白喉、疫喉痧等传染病,促进了喉科学快速发展,面世不少喉科学专著,并发展了一些喉科专用检查器械。如《喉科指掌》载压舌板检查法;《喉科心法》绘压舌板图形;《喉科秘钥》有与当今耳鼻咽喉科所用额镜反光原理相近的光源临床应用描述,谓"于病人脑后先点巨蜡,再从迎面用灯照看,则反光而患处易见矣"。在治法方面,不少专著主张辛凉透表、苦寒泄热、甘寒救液的疫喉系列治疗法则,并强调忌用辛温升托。

四、专科外治体系的发展

《灵枢·刺节真邪》有咽鼓管自行吹张法的最早记录;《淮南子·氾论训》更有部分手术禁忌证记述,曰"喉中有病,无害于息,不可凿也"。华佗首创麻沸散,为世上最早的麻醉剂,推动了外科学的发展。《金匮要略》介绍滴耳法、滴鼻法、吹鼻法的临床应用;《肘后备急方》首次记载外耳道异物、气道异物和食管异物处理方法;《诸病源候论》有兔唇与拔牙损候记载;《备急千金要方》广用外治法、膏剂或油剂涂抹局部以治疗鼻病,倡含咽法、湿贴法、热敷法、吹喉法、含漱法、吹耳法、塞耳法;《千金翼方》载烧灼法治疗咽喉疾病;《外台秘要》载火烙法;《梦溪笔谈》开"人工喉"应用之先河;《儒门事亲》创"内镜"下取异物的原始方法,以纸卷筒,置口中,再以筷缚小钩,钩取误咽之铜钱;《扁鹊心法》和《疮疡经验全书》记载切开排脓术治疗咽喉痈;《洪氏集验方》应用颈动脉压迫法止鼻衄;《景岳全书》倡鼓膜按摩术治耳闭;《保生秘要》卷三较《内经》更详细地描述了咽鼓管自行吹张法。《证治准绳》对耳鼻咽喉头颈部外伤诊治做了系统论述,载外伤后的一些原始整复术,如气管吻合术、耳郭整形术、唇舌整形术等。《外科正宗》介绍鼻息肉摘除术,"用细铜箸二根,箸头钻一小孔,用丝线穿孔内,二箸相离五分许,以二箸头直入鼻痔根上,将丝线绞紧,向下一拔,其痔自然拔落",并于息肉表面或绞除息肉后之基部施用药散以图根治;以及取食管异物法,将乱麻团以线系之,吞入咽腔或咽入食管,使误咽之铁针类异物刺入麻团后再徐徐牵出;此外,其还记载了气管或食管缝合术、下颌关节脱臼复位法等手术方法。《喉科紫珍集》载川乌、草乌、南星等10味药制备"麻药方"麻醉咽喉黏膜,然后施行局部刀针刺割。《疫痧草》创"贴喉异功散"贴颈部,刺嚸起疱,吸毒外出,以治咽喉肿胀不利。传统的喉核烙治法和啄治法至今仍有临床应用,并有器材和温度监控下的烙治技法改进,同时从免疫学角度进行了机制探讨。

五、小儿耳鼻咽喉科学的发展

《诸病源候论》最早对小儿耳鼻咽喉口腔病证做了专卷论述,为最早的小儿五官科专科全书;《太平圣惠方》有三卷专论小儿耳鼻咽喉口腔病证;儿科专著《幼幼新书》《小儿卫生总微论方》对小儿生理病理特征,小儿耳鼻咽喉疾病因、证、治、方、药均有深刻认识;《证治准绳》幼科部分对小儿耳鼻咽喉疾病描述非常详尽。1958年我国第一部小儿耳鼻咽喉科专著《小儿耳鼻咽喉病》出版。2007年中华医学会耳鼻咽喉头颈外科分会小儿学组成立。小儿耳鼻咽喉科初步形成。

第三节 中西医结合耳鼻咽喉科学领域的主要学术成果

一、生理学

结合脏腑功能与系统生理学,发展官窍脏腑理论和清窍清阳理论,指导开展了鼻肺相关、耳鼻相关等基础理论研究,发现了包括超微结构、激素、微量元素、神经-内分泌-免疫机制在内的一些联系模式。基于鼻咽黏膜的复杂神经联系与反射机制建立的鼻咽刺激疗法效应,提出了视鼻咽为人体特殊经穴的观点。

二、病因学

将特异性致病因子与体质学说联想起来。辩证看待内因与外因的关系,发展了病因学理论。尤其在鼻咽癌高危人群的防护研究体现较为突出,得出了气虚质及气虚兼夹质为主要病理体质的结论,结合其EB病毒感染特征,提出鼻咽癌"气虚染毒"病因病机观点,并进行了动物实验验证。

三、病理学

将中医病机与西医病理相联系,将整体反应与局部改变有机结合,充分认识疾病本质,提出了变应性鼻炎的肺、脾、肾三脏气阳虚衰病机论,并进行了鼻黏膜微循环研究,发现虚、滞、瘀等病机伴有血液流变学指标的增高及鼻黏膜固有层血管病变;慢性咽炎阴虚证表现交感神经功能亢进,阳虚证则表现副交感神经功能亢进,提示自主神经功能平衡状态与脏腑阴阳盛衰有关联;声带小结患者多有甲皱微循环瘀滞表现;梅尼埃病患者球结膜微循环明显不畅。根据长期临床观察和实验研究结果,提出了耳鼻咽喉慢性疾病多为肺、脾、肾阳气亏虚,寒邪湿浊留滞清窍,阴精不足,官窍失养的病机观点。

四、诊断学

辨证与辨病相结合,是公认的中西医结合研究成果,正被临床广泛应用。坚持中医整体观念的同时,注重局部病变的观察,整体辨证与局部辨证相结合,充分利用各种现代仪器检查结果为辨证分型提供依据,宏观辨证与微观辨证相结合,是中西医结合耳鼻咽喉科学一大特点,有助于提高辨证诊断水平。

五、治疗学

提倡中西医学优势互补,将中西医结合病理观念与现代中药药理学相结合,指导临床用药,显著提高了临床疗效。中药黏膜麻醉剂,严重心肺功能不全、脑血管意外、糖尿病、老年患者等特殊情况下耳鼻咽喉疾病围手术期的中西医结合处置,嗓音疾病和感音神经性听力下降的治疗,头颈肿瘤放、化疗过程中的减毒增效和疗后康复,咽、喉和食管癌前病变的阻逆,均已初显中西医结合疗法优势所在。近年来,中西医结合耳鸣防治研究渐显优势特色,展示了良好的发展前景。

第四节　学习中西医结合耳鼻咽喉科学的基本要求与方法

中西医结合耳鼻咽喉科学作为一门成长中的临床学科,脱胎于中、西两大医学体系,又有其自身特点,还要不断充实、完善,因此需要针对性的学习方法去解决相关问题。

在学科发展现阶段,须充分掌握中、西医学两种理论体系和方法,熟练运用其基本理论、基本知识和基本技能,为完善学科打好自身基础。

学习中西医结合耳鼻咽喉科学的目的,在于综合利用中西医结合医学手段,维护耳鼻咽喉头颈诸器官及结构的健康,防治相关疾病。须不断强化整体观念。这种观念应该包含两个层面,一是局部器官与整体的交互作用,二是耳鼻咽喉头颈部各器官之间的上下游引流关系及下游器官逆行效应的交互影响。

耳鼻咽喉头颈科学工作区域多属狭细幽深腔道,难以直达病所。这就要求从业者双手均拥有熟练的手术操作技能,能"左右开弓",以适应器官分位居头颅两侧的工作需要。只有加强实践锻炼方能达此境界。

复习思考题

1. 中西医结合诊疗耳鼻咽喉头颈科疾病的优势有哪些?
2. 如何权衡耳鼻咽喉头颈科疾病诊疗中对中医及西医手段的选择?

（朱镇华）

ER-1-2

思维导图

ER-1-3

扫一扫,
测一测

第二章

耳鼻咽喉头颈部应用解剖学与生理学

PPT 课件

> **学习目标**
>
> 1. 掌握耳、鼻、咽、喉、头颈及颅底的解剖。
> 2. 熟悉耳、鼻、咽、喉、头颈及颅底的生理功能。
> 3. 了解中西医关联点。

第一节　鼻的应用解剖与生理

一、鼻的应用解剖

鼻由外鼻、鼻腔和鼻窦三部分组成。

（一）外鼻

外鼻突出于颜面部中央，呈一基底向下的三棱锥体形，上窄下宽（图 2-1）。外鼻由骨及软骨组成支架，外覆皮肤而成。左右鼻骨构成骨性支架，分别与上颌骨额突和额骨鼻突相接；左右成对的鼻外侧软骨、大翼软骨、小翼软骨以及籽状软骨等构成软骨支架（图 2-2、图 2-3），鼻骨下缘、上颌骨额突内侧缘及腭突游离缘共同构成梨状孔（图 2-4）。

1. 鼻骨　左右成对，于中线处互相融合。其上部窄厚，下部宽薄，易受外伤而骨折。

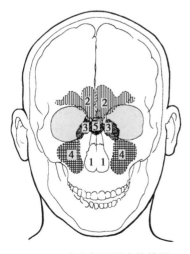

图 2-1　鼻在颅面骨中的位置
1.鼻腔；2.额窦；3.筛窦；4.上颌窦；5.蝶窦。

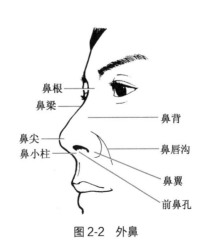

图 2-2　外鼻

鼻根　鼻梁　鼻背　鼻尖　鼻小柱　鼻唇沟　鼻翼　前鼻孔

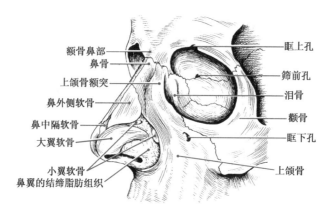

图 2-3　外鼻的骨及软骨支架

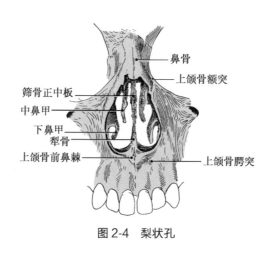

图 2-4　梨状孔

2. 软骨

（1）鼻外侧软骨：又称隔背软骨，位于鼻背部两侧，内侧缘下连鼻隔板，即其所连接的中隔软骨，互相连接成"个"字形结构，是构成鼻背外形的重要的软骨支架（图 2-5）。

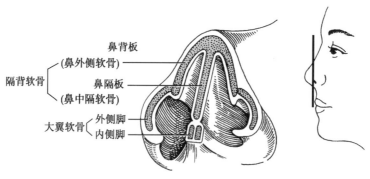

图 2-5　外鼻额切面示隔背软骨

（2）大翼软骨：左右各一，底面呈马蹄形，有内、外侧两脚。外侧脚构成鼻翼的支架，左右内侧脚向内侧延伸，夹鼻中隔软骨的前下部分构成鼻小柱。另有小翼软骨和籽状软骨（统称鼻副软骨）填充于鼻外侧软骨和大翼软骨之间。

（3）外鼻皮肤：鼻根及鼻背皮肤薄而松弛，鼻尖及鼻翼处皮肤较厚，与皮下组织粘连紧密，且富有皮脂腺和汗腺，是痤疮、粉刺、酒渣鼻和鼻疔的好发部位。此处发炎时，疼痛较剧。

（4）外鼻的血管、淋巴和神经：此处的血供特别丰富。动脉源自眼动脉、面动脉和上颌动脉分支,静脉经面静脉及内眦静脉汇入颈内静脉。由于内眦静脉经眼上、下静脉与海绵窦相通,且面静脉管内无瓣膜,血液可双向流通,故上唇及外鼻区域(又称危险三角区)感染,如治疗不当或误加挤压,可循此途径引起海绵窦血栓性静脉炎或其他颅内并发症(图2-6)。

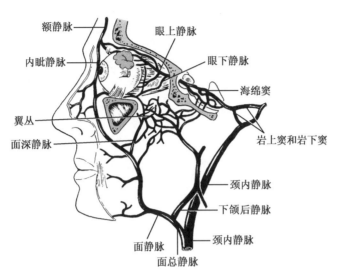

图2-6 外鼻静脉与眼静脉及海绵窦的关系

外鼻的淋巴主要汇流于耳前淋巴结、腮腺淋巴结和颌下淋巴结。

外鼻的运动神经主要为面神经颞支,感觉神经主要是三叉神经第一支(眼神经)和第二支(上颌神经)的分支。

(二)鼻腔

鼻腔为一顶窄底宽、前后径大于左右径的不规则狭长腔隙。前起于前鼻孔,向后止于后鼻孔,由鼻中隔及鼻小柱将其分成左右两侧腔隙,每半侧鼻腔又分为鼻前庭和固有鼻腔两个部分。

1. 鼻前庭 介于前鼻孔和固有鼻腔之间,位于鼻腔最前段,起于前鼻孔,止于鼻内孔(鼻翼内侧弧形的隆起,也称鼻阈)。鼻前庭的为鼻翼包裹,内侧为鼻小柱,表面覆盖皮肤,皮内含有丰富的毛囊、皮脂腺及汗腺,是疖肿的好发部位。且因皮肤与软骨膜粘连紧密,发生疖肿时疼痛较剧。

2. 固有鼻腔 即通常所谓之鼻腔,前起鼻内孔,止于后鼻孔(图2-7),有内、外、顶和底四壁。

(1)内壁:即鼻中隔(图2-8),由软骨部

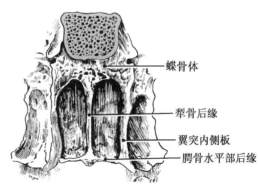

图2-7 骨性后鼻孔

和骨部组成。前段为鼻中隔软骨,中上部为筛骨正中板(筛骨垂直板),后下部为犁骨,并与上颌骨腭突连接。软骨膜和骨膜表面覆有黏膜。在鼻中隔前下方的黏膜内,动脉血管汇聚成丛,称利特尔动脉丛,并有克氏静脉丛,此即利特尔区(Little area),是鼻出血的好发部位。

(2)外壁:是鼻腔解剖结构最为复杂的区域,也是最具生理和病理意义的部位。主要部分是上颌窦和筛窦的内壁,由上颌骨、泪骨、鼻甲骨、筛骨(内壁)、腭骨垂直板及蝶骨翼突构成。壁上有3个呈阶梯状排列的长条骨片,被覆黏膜,构成鼻甲,从上而下依次称上、中、下鼻甲。3个鼻甲的大小从下往上递次缩小约1/3,前端的位置递次后移约1/3。各鼻甲的

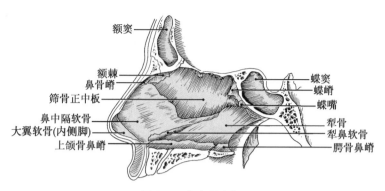

图 2-8　鼻中隔支架

上缘均附着于鼻腔外壁,游离缘皆向内下方悬垂。各鼻甲外下方与鼻腔外侧壁形成的间隙为鼻道,与鼻甲相应,依次为上、中、下鼻道。各鼻甲与鼻中隔之间的间隙称总鼻道,而中鼻甲游离缘平面与对应鼻中隔之间的间隙特称为嗅沟或嗅裂(图 2-9~图 2-11)。

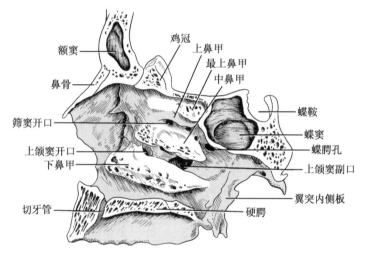

图 2-9　骨性鼻腔外侧壁

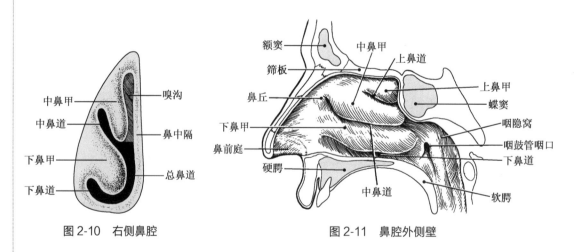

图 2-10　右侧鼻腔

图 2-11　鼻腔外侧壁

1)下鼻甲和下鼻道:下鼻甲为一独立骨片,前端接近鼻内孔,后端距咽鼓管咽口仅 1~1.5cm。故下鼻甲肿胀或肥厚时易引起鼻塞,也可影响咽鼓管通气而出现耳鸣和听力减退等耳部症状。下鼻道穹窿前段上方有鼻泪管的开口。下鼻道外侧壁前段近下鼻甲附着处的骨壁较薄,其距下鼻甲前端 1～1.5cm 处是上颌窦穿刺冲洗的最佳进针位置。

2）中鼻甲和中鼻道:中鼻甲骨属筛骨的一个结构,分为水平部和垂直部。水平部前端恰附着于筛窦顶壁和筛骨水平板的连接处,水平部后端向外走行附着于纸板,称中鼻甲基板,为前、后组筛窦的分界线。中鼻甲是鼻内镜筛窦手术内侧界限的重要解剖标志,而且具有重要生理功能,术中应尽量保留。中鼻甲前方有一丘状隆起称鼻丘,是鼻内封闭治疗常用的注射部位。中鼻甲后端的后上方有一骨孔称蝶腭孔,向外通翼腭窝,为蝶腭神经及血管出入之所,蝶腭神经节位于此窝内。中鼻道外侧壁上有两个隆起,前下者呈弧形嵴状隆起,名钩突;后上者名筛泡,均属筛窦结构。两者之间形成一半月形裂隙,名半月裂孔,长 1～2cm,宽 2～3cm。自半月裂孔前下内方至其外上方,呈一漏斗状区域,称筛漏斗。额窦经鼻额管开口于其最上部,其后下依次有前组筛窦开口和上颌窦开口(图 2-12)。

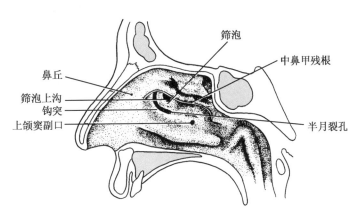

图 2-12　中鼻道外侧壁

根据鼻和鼻窦炎症性疾病的发病机制和病理生理学的现代理念,中鼻甲、中鼻道及其附近区域解剖结构的先天异常和继发性病理改变最为关键。该区被特称为"窦口鼻道复合体",鼻内镜外科就是建立在该理论基础之上。鼻内镜筛窦手术也是以中鼻甲、钩突和筛泡作为手术标志和径路(图 2-13)。

3）上鼻甲和上鼻道:上鼻甲也是筛骨结构之一,是最小的鼻甲,位于中鼻甲后上方。其后上方有蝶筛隐窝,蝶窦开口于此。后组筛窦开口于上鼻道。

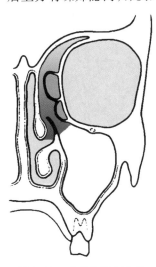

图 2-13　窦口鼻道复合体
(阴影部分)

（3）顶壁:呈穹窿状。前段倾斜上升,由鼻骨和额骨鼻部组成。中段为分隔颅前窝和鼻腔的筛骨水平板,又称筛板。筛板上有许多细孔,名筛孔,嗅区黏膜有嗅丝穿过筛孔至颅内嗅球。筛板薄而脆,外伤或鼻部手术时易发生骨折,为鼻部手术的危险区域。后段倾斜向下,主要由蝶骨前壁构成。

（4）底壁:即硬腭的鼻腔面,其骨质较厚,与口腔相隔。先天性 2 度及以上程度腭裂即为裂口前达此壁而致鼻腔与口腔相通。

3. 鼻腔的黏膜　鼻腔黏膜与鼻泪管、鼻窦和鼻咽部的黏膜相连续,分为嗅区黏膜和呼吸区黏膜两部分。中鼻甲内侧面游离缘以上及其相对应的鼻中隔部分为嗅区黏膜,为假复层无纤毛柱状上皮,由支持细胞、基底细胞和嗅细胞组成,有嗅神经末梢分布;其余为呼吸区黏膜,占鼻腔黏膜的大部分,由假复层纤毛柱状上皮覆盖,由柱状纤毛细胞、柱状细胞、杯状细胞和基底细胞组成。黏膜内有大量分泌性腺体,并含有丰富的由静脉血管构成的海绵状血窦,尤以下鼻甲黏膜最为典型,具有很大的舒缩性。呼吸区黏膜的纤毛向鼻咽方向摆动,将分泌物、微生物、尘埃等物质排到鼻咽部。黏膜下层有丰富的黏液腺和浆液腺,其分泌的液体在黏膜表面形成黏液毯,参与鼻腔的部分呼吸功能调节,并与纤毛一起共同对局部黏膜发挥保护作用。此外,鼻腔黏膜具有良好的吸收功能,有利于鼻腔途径给药,为鼻腔免疫提供了有利条件。目前,已有经此途径向脑内输送基因治疗药物的报告。

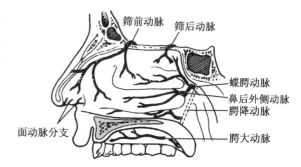

图 2-14　鼻腔外侧壁的动脉

4. 鼻腔的血管、淋巴和神经

(1) 血管:鼻腔的动脉主要来自颈内动脉的分支眼动脉(在内分出筛前、筛后动脉,分布于鼻腔及鼻窦)和颈外动脉的分支上颌动脉(图 2-14、图 2-15)。静脉则经颈外静脉及海绵窦途径引流入颈内静脉。老年人下鼻道外侧壁后部近鼻咽处有扩张的鼻后侧静脉丛,称为吴氏鼻-鼻咽静脉丛,是老年人鼻出血的好发部位。

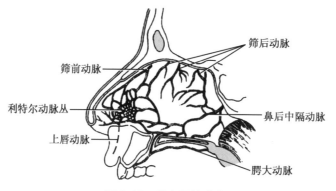

图 2-15　鼻中隔的动脉

(2) 淋巴:鼻腔淋巴分别引流至下颌下淋巴结、咽后淋巴结及颈深淋巴结上群(图 2-16、图 2-17),与咽淋巴系统共同组成鼻咽相关淋巴组织,参与鼻腔免疫过程。

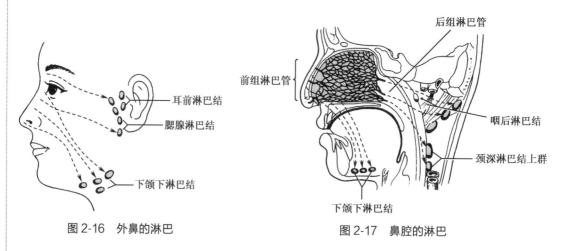

图 2-16　外鼻的淋巴　　　　　　图 2-17　鼻腔的淋巴

(3) 神经:鼻腔的感觉神经来源于三叉神经的眼支及上颌支。嗅神经末梢分布于嗅区黏膜内,其中枢突形成无髓的嗅神经纤维(即嗅丝),向上穿越筛孔而达嗅球。嗅神经的鞘膜为硬脑膜的延续部分,与蛛网膜下腔直接相通,故鼻腔顶部的手术损伤引起的继发感染可循此入颅,导致鼻源性颅内并发症。鼻腔的自主神经控制鼻黏膜血管的舒缩及腺体的分泌。交感神经来自岩深神经,主司鼻黏膜血管的收缩;副交感神经来自岩浅大神经,主管鼻黏膜血管的扩张和腺体的分泌。见(图 2-18、图 2-19)。

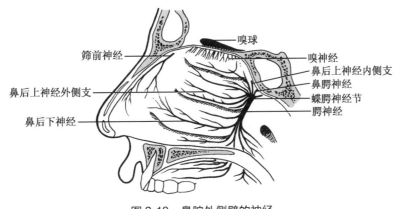

图 2-18 鼻腔外侧壁的神经

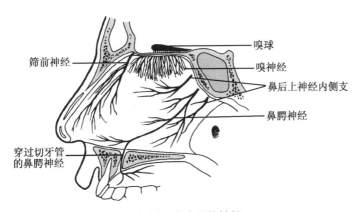

图 2-19 鼻中隔的神经

(三)鼻窦

鼻窦是围绕鼻腔周围的面颅骨和脑颅骨内的含气空腔,借小孔或管道与鼻腔相通。鼻窦左右成双,共有 4 对。依据其所在颅骨命名,包括上颌窦、额窦、筛窦和蝶窦。筛窦又分前后两部分。各窦形态大小不同,发育常有差异。按其解剖位置和窦口所在部位,将鼻窦分为前、后两组。前组鼻窦有上颌窦、额窦和前组筛窦,窦口均位于中鼻道;后组鼻窦有后组筛窦和蝶窦,前者开口于上鼻道,后者开口位于蝶筛隐窝(图 2-20、图 2-21)。鼻窦的黏膜与鼻腔

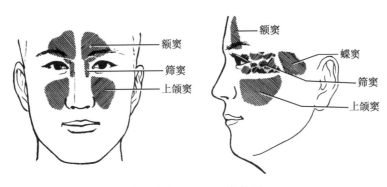

图 2-20 鼻窦的面部投影

黏膜相连续,表面为假复层纤毛柱状上皮,纤毛活动的方向均朝向窦口,可将窦腔内分泌物推移至窦口后排出。故前组鼻窦有炎症时,可见中鼻道内积脓;后组鼻窦炎时,则在上鼻道或嗅裂积脓。这些特征在临床鉴别诊断中具有重要意义。

1. 上颌窦 是鼻窦中最大的一对,居于上颌骨内,鼻腔两侧各一,形似一横置锥体。该窦以鼻腔外侧壁为基底,顶朝颧突,有5个壁。前壁即面壁,中央凹陷处最薄,称犬牙窝,传统上颌窦手术时常经此进入窦腔;上壁即眶壁,与眼眶相隔;底壁为牙槽突,与第2双尖牙及第1、2磨牙的

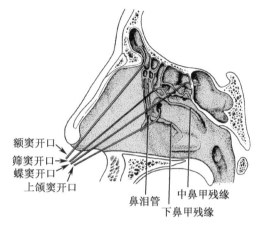

图 2-21 鼻窦的开口部位

根部相邻,有时牙根可直接突入窦腔内黏膜下,当牙根有病变时可波及上颌窦内侧壁后上方由上颌窦窦口通入中鼻道。上颌窦因窦口位置较高不易引流,故易发生炎症(图2-22)。

2. 筛窦 位于鼻腔外上方与两眶之间的筛骨内,呈蜂房样,每侧有气房20~30个不等。依其窦口所在部位而分为前后两组。前组开口于中鼻道,后组开口于上鼻道。前后两组以中鼻甲骨基板附着缘为界。

3. 额窦 位于额骨鳞部的下方、额骨的内板和外板之间,居鼻腔前上方。两侧额窦大小形状多不一致,有时一侧或两侧未发育。底壁内侧形成鼻额管,向下至筛窦的前上方扩大并形成筛漏斗,额窦借此向下开口于中鼻道的前端,半月裂的前上方。

4. 蝶窦 位于蝶骨体内,居鼻腔的后上方,由蝶中隔分为左右两腔,其大小形状多不对称且不规则。蝶窦顶壁向下凹陷,构成蝶鞍底部,承托脑垂体。垂体肿瘤有时能穿透该壁,突入蝶窦腔。

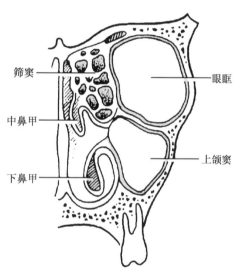

图 2-22 上颌窦、筛窦与眼眶的关系

ER-3-2

鼻解剖思维
导图

现临床常经蝶窦途径摘除脑垂体肿瘤。

二、鼻的生理

鼻腔主要有呼吸、嗅觉功能,另外还有共鸣、反射、过滤、加温、加湿、吸收和排泄泪液等功能。吸入鼻腔的外界空气经过鼻腔处理后,才能适应人体肺泡气体交换需要,否则易引起呼吸道黏膜损害。

(一)呼吸功能

鼻腔为呼吸道的首要门户,在机体与外界环境的交互作用中起着重要的作用。

1. 鼻腔气流形式 吸入鼻腔的空气在鼻内孔处遇到阻力后便区分为层流和紊流。层流从鼻内孔朝后上方以弧形流向后鼻孔再散开,传输鼻腔气流的大部分,与鼻通气量关系最大,也是在肺部进行气体交换的主要部分。层流与鼻腔黏膜接触面积最广,可以充分发挥鼻腔调节其湿度和温度的作用。紊流形成于鼻内孔的后方,呈漩涡状而又不规则的气流,为吸入空气的小部分,有利于鼻腔气体充分汇合,增加气体与鼻腔黏膜之间的接触,更有效地发

笔记栏

挥鼻腔对呼吸气流的调节作用。

2. 鼻阻力的产生和生理意义　鼻阻力是维持正常鼻通气的重要前提并影响下气道通气功能。鼻阻力由鼻瓣区的多个结构产生。鼻瓣区包括鼻中隔软骨前下端、鼻外侧软骨前端和鼻腔最前端的梨状孔底部。同时,鼻阻力与下鼻甲的大小也有很大关系。约50%全呼吸道阻力源于鼻阻力,而鼻总阻力的2/3发生于鼻内孔或鼻瓣区附近,软骨性鼻前庭结构产生其余1/3鼻阻力。鼻阻力有助于吸气时形成胸腔负压,使肺泡扩张以增加气体交换面积,同时也使呼气时气体在肺泡内停留的时间延长,以留有足够的气体交换时间。因此,正常鼻阻力的存在对充分保证肺泡气体交换过程的完成是很重要的。如果鼻腔阻力降低(如萎缩性鼻炎、下鼻甲切除过多),可出现肺功能下降。鼻阻力过大(如肥厚性鼻炎),也会造成鼻腔通气不足,影响呼吸和循环功能。

3. 鼻周期或称生理性鼻甲周期　正常人两侧下鼻甲黏膜内的容量血管呈交替性和规律性地收缩与扩张,表现为两侧鼻甲大小和鼻腔阻力呈相应的交替性改变,但左右两侧的鼻总阻力仍保持相对的恒定,2~7小时出现一个周期,称为鼻周期或生理性鼻甲周期。鼻周期对呼吸无明显影响,所以正常人常不自觉,但如果两侧鼻腔明显不对称(如鼻中隔偏曲),在周期性收缩阶段的最小阻力不相等,总阻力发生显著变化,因而出现明显的周期性鼻塞。生理性鼻甲周期的生理意义在于促使睡眠时反复翻身,有助于解除睡眠时因姿势固定所造成的肌肉疲劳。

4. 温度调节作用　人体温度需保持恒定。当吸入气体温度太低,会对下呼吸道黏膜造成大的伤害。鼻呼吸的功用之一就是将吸入鼻腔的外界空气温度调节到接近正常体温,以保护下呼吸道黏膜。这一功能依赖于鼻腔广大而迂曲的黏膜和丰富的血液供应。

5. 湿度调节作用　鼻黏膜中含有大量的腺体,在24小时呼吸期间分泌约1 000ml液体,其中70%用以提高吸入空气的湿度,少部分向后流入咽部。因此,常用口呼吸者会出现口干舌燥之感。

6. 过滤及清洁作用　鼻前庭的鼻毛由四周伸向前鼻孔中央,对空气中较粗大的粉尘颗粒及细菌有阻挡和过滤作用;较小的尘埃颗粒吸入鼻腔后可随气流的紊流部分沉降,或随层流散落在鼻黏膜表面的黏液毯中,不能溶解的尘埃和细菌随此经鼻黏膜的纤毛摆动到达后鼻孔,进入咽腔,被吐出或咽下。

7. 黏膜纤毛系统的作用　人类鼻腔、鼻窦黏膜大部分为假复层纤毛柱状上皮。每个柱状上皮细胞有250~300根纤毛,长度5~7μm,平均直径0.3μm,每根纤毛朝鼻咽方向摆动的频率大约1 000次/min。在纤毛的表面覆盖了一层黏液毯,其主要物质成分为无机盐、糖胺聚糖、黏蛋白、溶菌酶等,95%为水分。黏液毯以0.5cm/min的速率形成自前向后的黏液波。这一现象对维持鼻腔正常清洁功能起到重要作用。

空气中含有灰尘、细菌和真菌等,但吸入的空气到达鼻腔后部时,几乎无细菌存在,说明鼻腔黏膜对吸入空气的清洁过滤作用非常有效。较粗颗粒被鼻毛阻挡,吸入鼻腔后也可被喷嚏反射清除。较细的尘粒和细菌附着在黏液毯上,借助上皮纤毛运动,向后排至鼻咽部,为鼻腔的第一道防御线。鼻黏液中含有"溶菌酶",具有抑菌和溶解细菌的作用,加上白细胞的噬菌作用,为鼻腔的第二道防御线。鼻腔的pH值能影响溶菌酶的活性和纤毛运动。正常鼻分泌物的pH值为5.6~6.5,溶菌酶在酸性环境中能保持最佳活性状态。所以,局部pH值在6.5以下时,鼻分泌物细菌培养为阴性。若偏碱性,鼻腔鼻分泌物中可出现细菌。

（二）嗅觉功能

空气中气味物质的微小颗粒接触嗅黏膜后,溶解于嗅腺分泌液中,结合于嗅细胞的气味受体,引发神经冲动,经嗅神经、嗅球传入脑皮质嗅觉中枢而产生嗅觉。嗅觉功能(特别是咀嚼期间引发的后鼻嗅觉)有助于精细体验食物味道,增进食欲而辅助消化,有助于精确认识某些特殊环境而对机体发挥保护作用或搜寻特定的目标。

人体约有 1 000 个基因参与高度专一性气味受体的编码,分别感受相应有气味分子的刺激。不同受体引发的传入冲动,在中枢内组合成不同的特定模式,分辨出不同的气味。大量的特定组合模式引发的气味感觉,可以使人类具有辨别和记忆约 1 万种不同气味的能力。

（三）共鸣功能

喉发出的声音经过鼻腔共鸣会变得洪亮悦耳,因而鼻音为语音构成的重要部分。语音中"n""ng"音均经鼻腔共鸣而产生。当感冒鼻塞时,鼻腔共鸣作用受到影响,可致鼻音加重,语音重浊不清而成闭塞性鼻音。腭裂时则出现开放性鼻音。

（四）鼻的反射功能

鼻腔内神经分布丰富,当鼻黏膜遭受到机械性、物理性或化学性刺激时,可引起广泛的呼吸和循环反应。反应水平取决于刺激强度,表现为从打喷嚏到呼吸心跳停止的不同程度反应。最重要的鼻腔反射有鼻-肺反射和喷嚏反射。

鼻-肺反射以鼻黏膜三叉神经为传入支,广泛分布于支气管平滑肌的迷走神经纤维为传出支,以三叉神经核和迷走神经核为中枢核,共同形成反射弧。鼻-肺反射是鼻部刺激和疾病引起支气管病变的机制之一(图 2-23)。

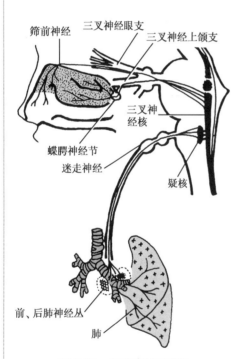

图 2-23 鼻肺反射示意图

喷嚏反射的传入支为三叉神经。当鼻黏膜三叉神经末梢受到刺激时,经反射弧引发系列反射动作,如深吸气、悬雍垂下降、舌根上抬、腹肌和膈肌剧烈收缩、声门突然开放,以致气体从鼻腔急速喷出,借以清除鼻腔中的异物和刺激物。

（五）鼻黏膜的其他功能

1. 免疫功能 鼻黏膜是人体黏膜免疫系统的重要组成部分,黏膜内的免疫活性成分在上呼吸道黏膜防御功能中发挥重要作用。鼻黏膜内的杯状细胞、黏膜下腺体(浆液腺细胞、黏液腺细胞)、分泌性细胞(浆细胞)等不仅产生分泌物,且可由血管渗出血浆蛋白,或由细胞合成、分泌免疫活性物质,加上局部的免疫活性细胞成分,构成了鼻黏膜免疫系统的重要物质基础。

来源于鼻黏膜的各种免疫活性物质可分为非特异性与特异性两大类。前者为天然免疫物质,如溶菌酶、乳铁蛋白等,后者则是在抗原刺激下产生的体液免疫物质(IgA、IgG 等特异性抗体)和经细胞免疫介导的免疫反应物质(多种细胞因子以及参与细胞免疫反应的免疫活性细胞本身),共同构成鼻腔黏膜免疫屏障。因此,鼻腔免疫可能成为一种安全的非侵入性疫苗接种途径,诱导系统和局部免疫应答,并通过共同黏膜免疫系统诱导远处黏膜免疫反应。

2. 吸收功能 人类鼻腔黏膜表面积约 150cm^2,黏膜上皮的微绒毛可增加吸收的有效面积。鼻黏膜上皮下层有丰富的毛细血管、静脉窦、动-静脉吻合支,以及淋巴毛细管交织成网,可使药物迅速吸收进入血液循环。因此,经鼻腔给药正成为一种简单速效的给药途径。

3. 排泄泪液功能 泪液通过泪小点、泪小管、泪总管、泪囊和鼻泪管到达下鼻道的顶部。

（六）鼻窦的生理功能

1. 增加呼吸区黏膜面积,促进对吸入空气的加温加湿作用。

2. 对声音的共鸣作用。

3. 减轻头颅重量。

4. 缓冲冲撞力,保护重要器官。

第二节　咽的应用解剖与生理

一、咽的应用解剖

咽位于第1~6颈椎前方,为呼吸道和消化道上端的共同通道,上宽下窄、前后扁平略呈漏斗形。上起颅底,与颅底之间隔有咽腱膜,横径约3.5cm;下至第6颈椎下缘平面,于环状软骨下接食管入口,横径约1.5cm;全长约12cm。前壁不完整,由上而下分别与鼻腔、口腔和喉相通;后壁扁平,与椎前筋膜相邻;两侧与颈内动脉、颈内静脉和迷走神经等重要的血管、神经毗邻。

（一）咽的分部

咽根据其位置,自上而下可分为三部分:颅底以下、软腭游离缘以上称为鼻咽;介于软腭与会厌上缘平面之间称为口咽;口咽以下、食管入口以上称为喉咽(图2-24)。

1. 鼻咽　从硬腭向后做一假想延长线,此平面以上的咽部称鼻咽,又称上咽。鼻咽向前经后鼻孔连通鼻腔。后壁紧邻第1、2颈椎椎体(图2-25)。顶壁由蝶骨体及枕骨底部构成,呈穹窿状。儿童时期在顶与后壁交界处有淋巴组织团块,名腺样体(又称咽扁桃体、增殖体),至10岁左右逐渐萎缩。鼻咽两侧有咽鼓管的咽口,在下鼻甲后端后方1~1.5cm处;咽口的后上方是一隆起,称咽鼓管圆枕;圆枕后上方有一凹陷,称咽隐窝,是鼻咽癌好发部位。其上方

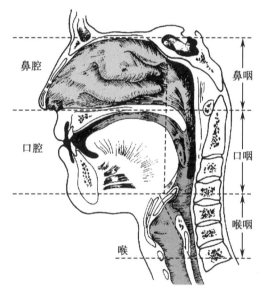

图2-24　咽的分部

与颅底破裂孔相邻,鼻咽癌常循此侵入颅内。咽鼓管周围散在的淋巴组织称咽鼓管扁桃体。底壁即软腭背面,经软腭游离缘后方的峡部与口咽连续。当软腭因吞咽而上抬封闭该峡部,才能形成完整的鼻咽底壁。

2. 口咽　上通鼻咽,下接喉咽(以会厌游离缘为界),位于口腔之后,第2、3颈椎平面,又称中咽。前方经咽峡与口腔相通。咽峡是由悬雍垂、软腭游离缘、腭舌弓、腭咽弓和舌背围成的环形狭窄部分。腭舌弓与腭咽弓之间为扁桃体窝,腭扁桃体(即俗称之扁桃体)位于

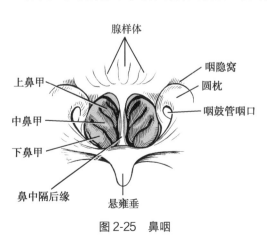

图2-25　鼻咽

腺样体

咽隐窝

圆枕

咽鼓管咽口

上鼻甲

中鼻甲

下鼻甲

鼻中隔后缘

悬雍垂

其中(图 2-26)。在每侧腭咽弓的后方有纵行条状淋巴组织,名咽侧索。口咽黏膜下有散在的淋巴滤泡。

3. 喉咽　又称下咽(图 2-27)。上起会厌软骨上缘,下至环状软骨下缘平面接食管入口。该部位有环咽肌环绕。后壁平对第 3~6 颈椎;前面自上而下有会厌游离缘、杓状会厌襞和杓状软骨所围成的入口,称喉入口,经此通喉腔。在会厌前方,舌会厌外侧襞和舌会厌正中襞之间,左右各有一个浅凹称会厌谷。喉咽的两侧和甲状软骨板内侧面之间,黏膜下陷形成两个左右独立且较深的隐窝,名为梨状

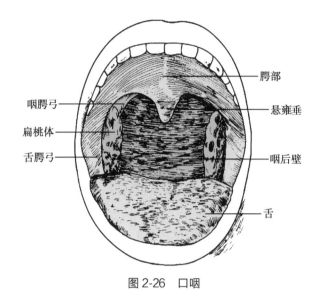

图 2-26　口咽

窝。梨状窝下端为食管入口,喉上神经内支经此窝入喉并分布于其黏膜下。两侧梨状窝之间,环状软骨板之后称环后隙。梨状窝与会厌谷常为异物嵌顿之处。

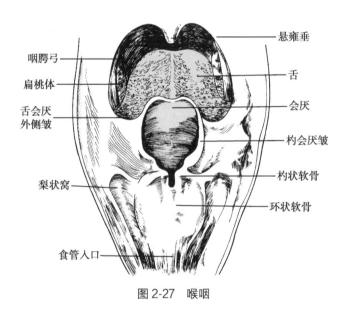

图 2-27　喉咽

(二) 咽壁的构造

咽壁从内至外共有 4 层,即黏膜层、纤维层、肌肉层和外膜层。其特点是无明显黏膜下组织层,而由纤维层与黏膜层紧密附着。鼻咽的黏膜与鼻腔及咽鼓管黏膜相连续,其表层为假复层纤毛柱状上皮,固有层中含混合腺。口咽和喉咽的黏膜上皮是复层鳞状上皮,黏膜下层有黏液腺。肌层有 3 组肌肉,分别为横行的咽缩肌 3 对、纵行的咽提肌 3 对、腭帆肌 5 对,参与吞咽过程咽期的咽部肌肉协调运动。腭帆肌还有开放咽鼓管咽口功能。外膜层即筋膜层,为颊咽筋膜向下延续而成。该筋膜层与椎前筋膜之间的间隙称咽后隙,其两侧紧邻颈部大血管及神经。该间隙在正中由纤维组织咽缝将其分为左右两部分,故咽后脓肿常偏于一侧。间隙内有疏松的结缔组织和淋巴组织,新生儿有 8~10 个淋巴结,扁桃体、口腔、咽后壁、鼻咽和咽鼓管等处的淋巴均引流于此。这些部位的炎症可引起咽后淋巴结感染化脓,严重者可形成咽后脓肿。咽后隙淋巴结在 3~8 岁逐渐萎缩消失,故脓肿多发生于婴幼儿。咽旁

隙又称咽上颌间隙,位于咽侧,左右各一,形如锥体,底朝上,尖朝下;其上界为颅底,向下达下颌角水平,内界为扁桃体被膜和咽缩肌的外侧面,外界是下颌骨升支的内面,其内含有颈动脉、颈内静脉以及迷走神经等重要结构,炎症亦可波及于此(图 2-28)。

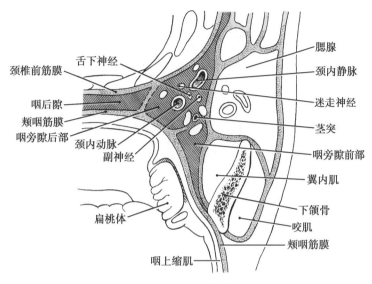

图 2-28　咽部的筋膜间隙

(三)咽的淋巴组织

咽部有丰富的淋巴组织,有的聚成团块状如扁桃体,有些为淋巴滤泡散布在黏膜下,彼此间有淋巴管相通,其中腭扁桃体、腺样体、舌扁桃体、咽鼓管扁桃体、咽侧索和咽后壁淋巴滤泡等构成咽的淋巴内环。内环的淋巴流向颈部四周的淋巴结,如咽后淋巴结、下颌角淋巴结、颌下淋巴结及颏下淋巴结等,后者又互相交通,形成咽的淋巴外环(图 2-29)。外环的淋巴结流向颈深淋巴结。当咽部的感染或肿瘤不能为内环的淋巴组织所局限时,可扩散或转移至相应的外环淋巴结。

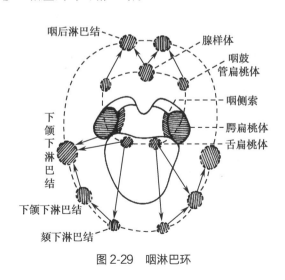

图 2-29　咽淋巴环

1. **腭扁桃体**　习称为扁桃体,为咽部淋巴组织团块中最大者,位于扁桃体窝内,左右各一。扁桃体外侧有被膜包裹,与咽上缩肌相邻,其间为一潜在间隙,称扁桃体周隙。扁桃体有 10～20 个由其表面伸入扁桃体腺体组织中的凹陷,称为扁桃体隐窝。其中位于扁桃体上极处的较大隐窝,向外可深达被膜,特称扁桃体上隐窝。隐窝内积存有脱落上皮、淋巴细胞与其他白细胞及食物碎屑等构成的混合物,极易藏匿病原菌,可成为潜在的感染病灶。隐窝周围的扁桃体实质内环列许多淋巴滤泡,滤泡内有生发中心(图 2-30)。

2. **腺样体**　又称咽扁桃体,位于鼻咽顶壁和后壁交界处。腺体呈橘瓣样外观,由 6～7 个小叶组成。小叶间的纵行裂隙易存留细菌。居正中的沟裂最深,称咽囊。该处发生炎症时称咽囊炎。腺样体与附着处之咽壁间无被膜,故手术时不易刮净。小儿的腺样体较大,一

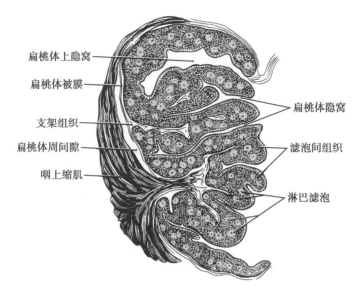

图 2-30　腭扁桃体冠状剖面

般在 6~8 岁时开始萎缩,约到 10 岁后萎缩退化,至成年消失,亦有小部分成年腺样体残留者。若腺样体不萎缩反而增大,称之为腺样体肥大。

3. 舌扁桃体　位于舌根部,呈颗粒状,大小因人而异,含有丰富的黏液腺。舌扁桃体隐窝短而细,其周围的网状淋巴组织构成淋巴滤泡,多个此类淋巴滤泡组成舌扁桃体。

4. 咽鼓管扁桃体　常简称管扁桃体,为咽鼓管咽口后缘的淋巴组织,炎性增生肥大时可阻塞咽鼓管咽口而致听力减退或中耳感染。

5. 咽侧索　为咽侧壁的淋巴组织,位于双侧腭咽弓后方,呈垂直带状,由口咽部上延至鼻咽,与咽隐窝淋巴组织相连。

（四）咽的血管和神经

咽的动脉由颈外动脉之咽升动脉、颌外动脉的腭升动脉及颌内动脉的腭降动脉供给。静脉引流入咽静脉丛后再转入颈内静脉(图 2-31)。咽部的神经主要来自迷走神经咽支、舌咽神经咽支、副神经分支和颈交感神经纤维构成的咽丛,位于外膜层内,主管咽喉肌运动及口、下咽部感觉,而鼻咽、软腭及扁桃体上极感觉由上颌神经负责,喉咽感觉由喉上神经支

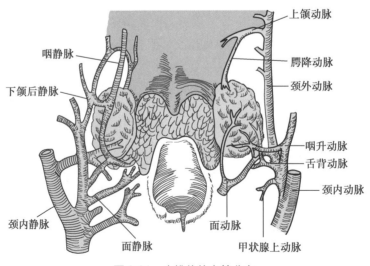

图 2-31　扁桃体的血管分布

20

笔记栏

咽解剖思维
导图

配。鉴于鼻咽黏膜神经支配的复杂性,其在局部器官乃至全身的生理与病理反射效应较为强烈,可以用于临床诊疗工作,因而有人视之为人体的一个特殊穴位。同时,鼻、咽反射也可用于咽喉危症的急救。

二、咽的生理

咽是呼吸和消化系统的上部共同通道,具有多种生理功能。

（一）呼吸功能

咽黏膜内或黏膜下含有丰富的腺体,当吸入空气经过咽部时,可得到一定程度的温度、湿度调节和清洁。食物咀嚼过程中的呼气动作有助于产生后鼻嗅觉,帮助消化。

（二）吞咽功能

食物进入咽腔前,为吞咽过程的自控阶段。当食物进入咽腔,吞咽动作是由许多肌肉参与的反射性协同运动,表现为舌体上抬,接触硬腭,封堵咽峡部;软腭上抬关闭鼻咽;喉部上升、会厌后倾覆盖喉入口,声门关闭,呼吸暂停,隔绝喉腔与咽腔的交通;同时,食管上端环咽肌开放。在咽缩肌推动下,食物团越过会厌,经梨状窝进入食管。吞咽全过程可分为口腔前期、口腔期、咽期和食管期 4 个时相,总的功能要求是协调实现"三闭一开放"。吞咽中枢位于延髓网状结构内,邻近迷走神经核。

（三）共鸣作用

咽腔为上共鸣腔之一,发声时,咽腔和口腔可改变形状,产生不同的共鸣效应,使声音清晰、和谐悦耳,并由软腭、口、舌、唇、齿等协同作用,构成各种语音。咽部结构及发声时咽腔形态大小的相应调整,对准确的语音构词有重要作用。

（四）调节中耳气压功能

咽鼓管咽口的主动开放参与维持中耳内外气压平衡,由咽肌的运动诱发,与吞咽运动密切相关。

（五）防御和保护功能

主要通过吞咽、呕吐反射来完成。吞咽反射可封闭鼻咽和喉腔,避免食物吸入气管或反流入鼻腔。当异物或有害物质接触咽壁时引发恶心呕吐,有利于排除异物及有害物质。来自鼻腔、鼻窦、下呼吸道的正常或病理性分泌物,可借此反射功能吐出,或咽下入胃。

（六）扁桃体的免疫功能

扁桃体位于呼吸道和消化道的门户,出生时尚无生发中心。随着年龄增长,免疫功能逐渐活跃,特别是 3~5 岁后,因接触外界变应原机会增多,扁桃体显著增大,可以表现为生理性扁桃体肥大。儿童期扁桃体是活跃的外周免疫器官,发挥体液免疫作用及一定的细胞免疫功能。腺样体也是外周免疫器官,在 7 岁以前同属活跃的免疫活性组织。咽部的扁桃体及其他淋巴结构成了鼻咽相关淋巴组织的主要组成部分,参与鼻咽免疫反应。

第三节　喉的应用解剖与生理

一、喉的应用解剖

喉位于颈前正中、舌骨下方,上通喉咽,下接气管,是呼吸的重要通道。主要以软骨为支架,借韧带、纤维组织和肌肉等构成一个锥形管状器官。喉腔内表面覆盖黏膜,与咽和气管黏膜相连续（图 2-32、图 2-33）。

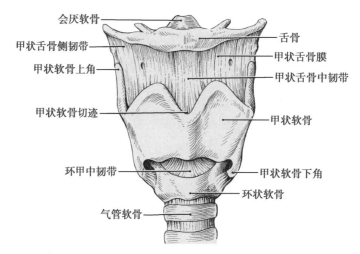

图 2-32　喉的前面观

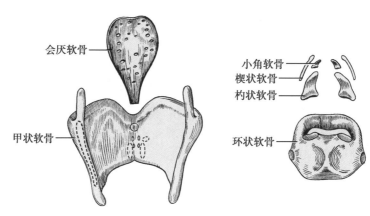

图 2-33　喉软骨

（一）喉软骨

喉的软骨共有 9 块，是组成喉形态的支架，包括单个且较大的会厌软骨、甲状软骨、环状软骨和成对而较小的杓状软骨、小角软骨及楔状软骨。

1. 甲状软骨　是最大的喉软骨，由左右对称的四边形软骨板在颈前融合而成。甲状软骨板融合而成的角度在男性较小，上端前突明显，形成喉结，是成年男性的特征；女性者近似钝角，喉结不明显。甲状软骨上缘正中的"V"形凹陷称甲状软骨切迹，可以此作为辨别颈正中线的标志。甲状软骨板后缘向上、下延伸，分别形成上角和下角；下角较短，其内侧面与环状软骨后外侧面小凹形成环甲关节（图 2-34）。

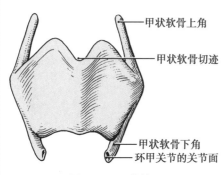

图 2-34　甲状软骨

2. 环状软骨　位于甲状软骨下方，下连气管。前部较窄，称环状软骨弓；后部宽阔，称环状软骨板。环状软骨是喉软骨中唯一呈完整环形的软骨，于维持喉腔形状、保证呼吸道通畅具有重要作用。若因病变或外伤而损伤其完整性，易形成喉狭窄，导致呼吸困难（图 2-35）。

3. 会厌软骨　居喉入口前上方，上宽下窄，形如叶片状。上缘游离呈弧形，下端叶柄附着于甲状软骨"V"形切迹后下方。会厌舌面黏膜下组织疏松，

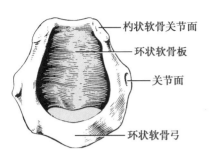

构状软骨关节面
环状软骨板
关节面
环状软骨弓

图 2-35　环状软骨正面观

易发生炎性充血水肿,严重时可使会厌后倾而影响呼吸。喉面黏膜与软骨附着较紧密,不易发生炎性水肿;一旦发生肿胀,更易堵塞喉腔而成喉阻塞。

4. 杓状软骨　为一对三角锥体形软骨,骑跨于环状软骨板后上部的外侧。底部和环状软骨相连而构成环杓关节,活动时可使声门关闭或张开。

5. 小角软骨　位于杓状软骨顶部,左右各一。

6. 楔状软骨　位于小角软骨前外侧,左右各一。

（二）喉的韧带

喉的韧带包括喉外韧带和喉内韧带两类。喉外韧带将喉与邻近组织相连接,参与悬挂喉体。喉内韧带则将各个喉软骨连接为一个整体,主要的韧带有:甲状舌骨膜、喉弹性膜、甲状会厌韧带、舌会厌正中襞、环杓后韧带、环气管韧带。其中喉弹性膜为一宽阔的弹性组织,左右各一,被喉室分为上、下两部,上部称为方形膜,下部称为弹性圆锥。方形膜(quadrangular membrane)位于会厌软骨外缘和小角软骨、杓状软骨声带突之间,上下缘游离,上缘构成杓会厌韧带,下缘形成室韧带,其表面覆盖黏膜分别为杓状会厌襞和室带。方形膜的外侧面为黏膜覆盖,形成梨状窝内壁的上部。弹性圆锥(elastic cone)前端附着在甲状软骨板交角线的内侧近中线处,后端位于杓状软骨声带突下缘。前后附着处游离缘边缘增厚形成声韧带、向下附着在环状软骨上缘中前部形成环甲膜,其中央部分增厚形成环甲中韧带。

（三）喉的肌肉

喉的肌肉分为喉外肌和喉内肌两类。喉外肌连接喉与邻近组织,可升、降喉体或使之固定于某一位置。喉内肌按其功能又分为外展肌和内收肌。

（1）声带外展肌:环杓后肌,起自环状软骨板背面的浅凹,止于杓状软骨肌突的后面。该肌收缩时使杓状软骨向外、稍向上,使声带外展,声门变大。

（2）声带内收肌:为环杓侧肌和杓肌。杓肌又由横行和斜行的肌纤维组成(也称为杓横肌和杓斜肌)。环杓侧肌起于同侧环状软骨弓上缘,止于杓状软骨肌突的前外侧;杓肌附着在两侧杓状软骨上。环杓侧肌和杓肌收缩使声带内收声门闭合。

（3）声带紧张肌:为环甲肌。该肌起自于环状软骨弓前外侧,止于甲状软骨下缘,收缩时以环甲关节为支点、甲状软骨下缘和环状软骨弓之间距离缩短,使甲状软骨前缘和杓状软骨之间的距离增加,将声韧带拉紧,使声带紧张度增加。

（4）声带松弛肌:为甲杓肌。该肌起于甲状软骨内侧面中央的前联合,其内侧部止于杓状软骨声带突,外侧部止于杓状软骨肌突。收缩时使声带松弛,同时兼有声带内收、关闭声门的功能。

（5）使会厌活动的肌肉:有杓会厌肌及甲状会厌肌。杓会厌肌收缩将会厌拉向后下方使喉入口关闭,甲状会厌肌收缩将会厌拉向前上方使喉入口开放。

（四）喉腔

在喉腔内部,借室带和声带将其分为声门上区、声门区和声门下区三部分（图 2-36、图 2-37）。

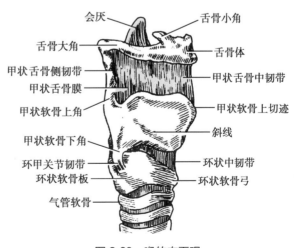

会厌
舌骨大角
甲状舌骨侧韧带
甲状舌骨膜
甲状软骨上角
甲状软骨下角
环甲关节韧带
环状软骨板
气管软骨

舌骨小角
舌骨体
甲状舌骨中韧带
甲状软骨上切迹
斜线
环状中韧带
环状软骨弓

图 2-36　喉的右面观

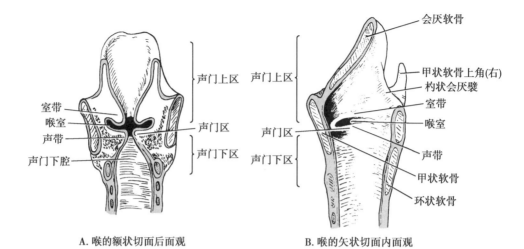

A. 喉的额状切面后面观   B. 喉的矢状切面内面观

图 2-37　喉腔的分区

1. 声门上区　又称喉前庭,处于喉入口与室带之间。室带又称假声带,在声带上方,与声带平行,左右各一,由黏膜、室韧带和甲杓肌组成,外观呈淡红色。

2. 声门区　为两侧声带平面之间的区域。声带位于室带下方,左右各一,由声韧带和声带肌被覆黏膜而成。由于声带黏膜血管供应较少,故镜下外观呈瓷白色,边缘光滑。其前端起于甲状软骨板交角内面,后端附着于杓状软骨声带突,故可随声带突的运动而张开或闭合。声带张开时出现一个等腰三角形之裂隙,称之为声门裂,是喉腔最狭窄处;声门裂之前端称为前联合。两侧室带与声带之间的椭圆形陷窝称为喉室。喉室前端有喉室小囊,黏膜内含黏液腺,其分泌物可润滑声带。

3. 声门下区　为声带平面以下至环状软骨下缘以上的喉腔,上小下大,两侧呈斜坡形。幼儿期此区黏膜下组织疏松,炎症时易发生水肿而致喉阻塞。

（五）喉的血管和淋巴

喉的动脉来自甲状腺上动脉之喉上动脉和环甲动脉(主要供给喉上部),甲状腺下动脉之喉下动脉(主要供给喉下部)。静脉伴随动脉,汇入甲状腺上、中、下静脉,再流入颈内静脉和无名静脉。

喉的淋巴分为声门上和声门下两组。声门上区淋巴管十分丰富,均引流入颈深淋巴结上群;声门下区淋巴管较少,引流入气管前和气管旁淋巴结,然后再汇入颈深淋巴结下群。

（六）喉的神经

喉的神经有喉上神经和喉返神经,都属迷走神经的分支(图 2-38、图 2-39)。

喉上神经在舌骨大角平面处分为内、外两支。外支为运动神经,支配环甲肌;内支系感觉神经,分布于声带以上各处喉黏膜。

喉返神经是迷走神经进入胸腔后的分支,左右两侧路径不全相同。右侧喉返神经在锁骨下动脉之前由迷走神经干分出,向后绕过锁骨下动脉下后,再折向上

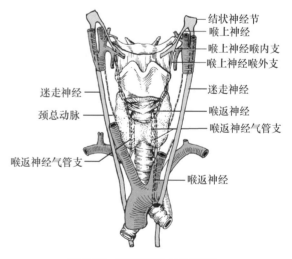

结状神经节
喉上神经
喉上神经喉内支
喉上神经喉外支
迷走神经
喉返神经
喉返神经气管支

迷走神经
颈总动脉

喉返神经气管支

喉返神经

图 2-38　喉的神经（正面观）

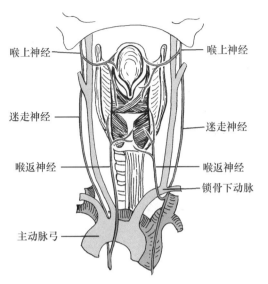

图 2-39　喉的神经（背面观）

喉解剖思维
导图

行,沿气管食管沟走行直达环甲关节后方进入喉内;左侧者路径较长,于迷走神经跨过主动脉后由主干分出,向后绕主动脉弓之下方,转而上行,此后的入喉路径与右侧相同。喉返神经以运动纤维为主,支配除环甲肌以外的喉内诸肌,亦有感觉纤维分布于声门下区黏膜。在喉返神经行程路径上,任何侵犯和压迫神经的病变都可能引发声带麻痹。由于左侧喉返神经行程比右侧长,故左侧声带麻痹较右侧多见。

二、喉的生理

喉是发声器官,又是呼吸道门户。其主要功能是呼吸、发声、保护、吞咽和屏气作用。

（一）呼吸功能

喉不仅是呼吸的通道,对肺泡气体交换亦有一定调节作用。声门为喉腔最狭窄处,通过声带运动可改变其大小。平静呼吸时,声带位于轻度外展位(声门裂横径最宽处约1.35cm);吸气时声门稍增宽,呼气时声门稍变窄;剧烈运动时,声带极度外展,声门大开(声门裂横径最宽处约为1.9cm),使气流阻力降至最小。呼出气流受声门阻力影响,可以增加呼气相的肺泡内压力,有利于肺泡与血液中的气体交换。血液 pH 值及 CO_2 分压可以改变呼吸深浅及呼吸速率,影响肺通气,对维持体液酸碱平衡具有辅助作用。

（二）发声功能

喉是人体唯一的发声器官。发声时声带向中线移动,声门闭合,声带紧张,声门下气压增加,呼出气流冲击声带而使之振动发声,此为基音。其频率依声带张力的不同而在一定范围内变化。经喉腔、咽腔、鼻腔和胸腔的共鸣,基音得以放大,再经唇、牙、舌、软腭及颊部等构语器官的协调运动,便形成言语声。

音调的高低取决于声带的长短、紧张度和呼出气流的力度。若声带张力增强并声带变短、变薄,则振动频率较高,声调亦高,反之则声调变低。

（三）吞咽保护功能

杓状会厌襞含有甲杓肌及杓间肌纤维。当它收缩时会关闭喉入口,可以防止食物、呕吐物及其他异物误入呼吸道而发挥保护效应。吞咽时,喉体上升,喉入口关闭,呼吸受抑制,咽及食管入口开放,这是一个复杂的反射动作。当食物团积聚于会厌上时,喉和舌骨向上,同时舌骨旋转,其大角呈水平位,使会厌倒向咽后壁,阻止食物误溢;在吞咽时,随着食物团向下移动,舌骨体更向甲状软骨靠近,此时喉腔前后径约为平静呼吸时的1/3。喉关闭运动的最后动作是位于食物团通道中的会厌突然下降,关闭喉入口。

（四）屏气功能

喉的杓状会厌襞、室带和声带等结构类似活瓣组织,具有括约肌作用。当喉括约肌共同收缩时,声门紧闭,在呼吸肌乃至辅助呼吸肌的协同作用下,控制膈肌活动,呼吸暂停,在上下两个方向形成支点,以有效固定胸腔压力和胸廓,以增加腹内压而利于排便、分娩,有助于上肢负重或下肢跳跃运动。

25

主动脉压力感受器的传入纤维,在喉的深部组织经交通支、喉返神经感觉支进入中枢,形成反射弧。因此,喉内刺激对心率发挥抑制效应,或导致心律不齐。在施行气管插管或喉、气管、支气管镜检查时,喉的牵张力会引发这一反射,发生严重的心脏抑制,且喉黏膜表面麻醉也不会消除这种反射,但可被阿托品抑制。

在呼吸周期的吸气相,胸腔负压增大,便于静脉血流回;在呼气相,胸腔正压加大,便于动脉血流出心脏。吸气性呼吸困难时,静脉回流受阻,头颈部静脉扩张,可致静脉显露。

第四节　耳的应用解剖与生理

一、耳的应用解剖

耳由外耳、中耳和内耳三个部分组成(图 2-40)。

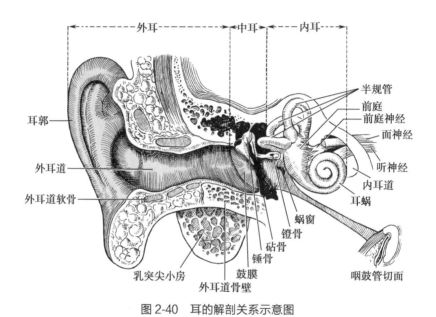

图 2-40　耳的解剖关系示意图

（一）外耳

外耳包括耳郭和外耳道。

1. 耳郭　耳郭借韧带、肌肉、软骨和皮肤附着于头部两侧并稍突起,与头部约成 30°角。除耳垂皮下是脂肪和结缔组织外,其余部分均以软骨为支架,外覆皮肤。前(外)面凹凸不平,后(内)面较为平坦。各部名称见(图 2-41、图 2-42)。

耳郭的皮下组织很少,皮肤与软骨膜结合较紧密,当其发生炎症时疼痛较剧,出现血肿或渗出时又极难吸收。耳郭的皮肤很薄,血管位置浅表,容易发生冻伤。因外伤或手术创伤致软骨膜炎时,可发生软骨坏死而导致耳郭变形。

2. 外耳道　外起耳甲腔底,向内直至鼓膜,长 2.5~3.5cm,略呈 S 形。其外 1/3 为软骨段,内 2/3 为骨段,两者交界处较狭窄,称外耳道峡,外耳道异物常嵌顿于此。软骨段皮肤较厚,含有类似汗腺结构的耵聍腺,能分泌耵聍,并富有毛囊和皮脂腺;骨段外耳道皮肤则很薄,缺乏皮肤附属器结构。外耳道皮下组织很少,与软骨和骨膜黏着很紧,当其感染发炎时

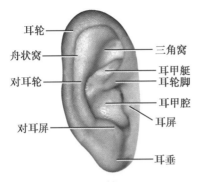

图 2-41　耳郭表面标志

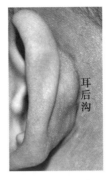

图 2-42　左侧耳郭（后面）

疼痛较重，还可因下颌关节运动、耳郭牵拉或耳屏按压而加剧疼痛。软骨段前下壁有 2~3 个裂隙，内充结缔组织，称外耳道软骨切迹。此裂隙可增加耳郭的活动度，外耳道或腮腺感染也可借此裂隙而相互影响。

3. 外耳动脉　由颈外动脉分支颞浅动脉和颌内动脉供给，并经同名静脉回流入颈外静脉。

4. 外耳的淋巴　引流至耳郭周围淋巴结，最后汇于颈深淋巴结上群。

5. 外耳的神经　来自下颌神经耳颞支、颈丛的耳大和枕小神经、面神经的耳后支及迷走神经耳支。

（二）中耳

中耳由鼓室、咽鼓管、鼓窦和乳突四部分组成。

1. 鼓室　位于鼓膜与内耳外侧壁之间的含气空腔，向前借咽鼓管与鼻咽相通，向后以鼓窦入口与鼓窦及乳突气房相连。鼓室可分为上、中、下鼓室三部分和内、外、前、后、上、下六个壁（图 2-43、图 2-44）。

（1）鼓室的六个壁

1）外侧壁：又称鼓膜壁，主要由骨部及膜部构成。膜部较大，即鼓膜，宽约 0.8cm，高约 0.9cm，厚约 0.01cm，为一椭圆形银灰色半透明的薄膜，有光泽。其位置与外耳道底呈 45°~

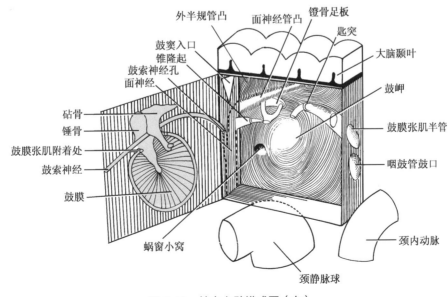

图 2-43　鼓室六壁模式图（右）

笔记栏

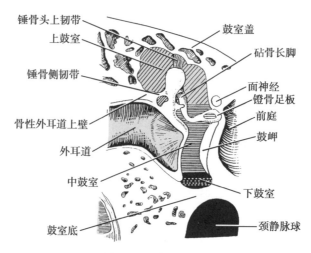

图 2-44　鼓室的划分

50°角。新生儿倾斜度较大,约呈 35°角。鼓膜的边缘形成纤维软骨环,附着于鼓沟。

　　鼓膜的正常解剖标志(图 2-45)可分为松弛部和紧张部。松弛部位于上方,约占鼓膜面积的 1/5,呈淡红色。紧张部约占 4/5,呈银灰色,半透明,从外向里分为上皮、纤维组织和黏膜三层组织。中心部最凹处称鼓膜脐。沿锤骨柄做一假想直线,另经脐部做一与该线垂直相交的直线,可将鼓膜分为前上、前下、后上和后下四个象限(图 2-46)。

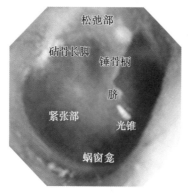

图 2-45　右耳正常鼓膜像

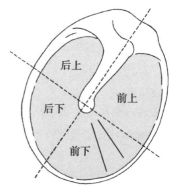

图 2-46　鼓膜的四个象限

　　以鼓膜紧张部上下边缘为界,可将鼓室分为三部:上鼓室为鼓膜紧张部上缘平面以上的鼓室腔,中鼓室位于鼓膜紧张部上、下缘平面之间,下鼓室位于鼓膜下缘平面以下,下达鼓室底。

　　2)内壁:即内耳的外壁。中央有一较大隆起,称鼓岬;鼓岬的后上方有前庭窗(又名卵圆窗),由镫骨底板和环韧带将其封闭;后下方有蜗窗(又名圆窗),由膜性组织(圆窗膜)封闭。在前庭窗的上方有面神经管水平段,面神经在此管内通过。

　　3)前壁:亦称颈动脉壁。前壁下部以极薄的骨板与颈内动脉相隔,上部有居上的鼓膜张肌半管开口和紧邻其下的咽鼓管半管鼓室口。鼓室借此口经咽鼓管与鼻咽部相通。

　　4)后壁:又称乳突前壁。上部有鼓窦入口,鼓室借此与鼓窦和乳突气房相通。此壁内侧有面神经垂直段通过。

　　5)上壁:是鼓室的顶壁,又称鼓室盖,分隔鼓室与颅中窝,骨质破损时,成为中耳感染进入颅内的途径之一。

6）下壁：又称颈静脉壁，为一较上壁狭小的薄骨板，将鼓室与颈静脉球分隔。下壁前方紧邻颈动脉管的后壁，若有缺损而致颈静脉球上突，其蓝色即可透过鼓膜下部隐约见及；下壁内侧有一小孔，为舌咽神经鼓室支所通过。

（2）鼓室内容物

1）听小骨：人体中最小的三块骨头，分别称之为锤骨、砧骨和镫骨，借韧带悬吊于鼓室腔，并以关节互相连接，构成"听骨链"（图2-47）。其中，锤骨柄夹在鼓膜层内，砧骨居锤、镫骨之间，镫骨借其底板与前庭窗相连。听骨链构成一个完美的悬挂系统，借以将鼓膜振动传入内耳。

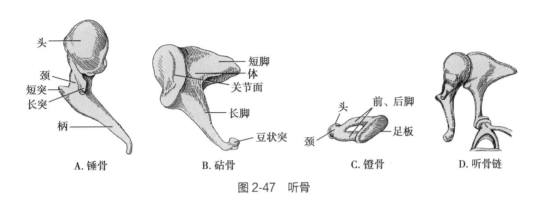

图2-47　听骨

2）听骨韧带：主要有镫骨环韧带及多条悬韧带。

3）鼓室肌肉：有鼓膜张肌和镫骨肌。

2. 咽鼓管　是沟通鼓室与鼻咽的管道。成人咽鼓管长约3.5cm，外1/3为骨段，内2/3为软骨段。婴幼儿童咽鼓管较成人短且粗而直。其鼓室口位于鼓室前壁上部，咽口位于鼻咽侧壁。成人鼓室口高于咽口1.5～2.5cm，儿童时期两口位置几近水平，故易患中耳感染（图2-48）。吞咽或呵欠时，借助腭帆肌收缩而开放，空气由咽口经咽鼓管进入鼓室，平衡鼓室内气压，以维持鼓膜正常位置和自由振动功能。

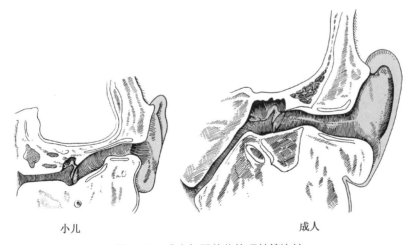

图2-48　成人与婴幼儿的咽鼓管比较

3. 鼓窦　是鼓室和乳突间的含气腔隙，位于鼓室后上方，出生时即存在。其大小、位置和形态因人而异，并与乳突气化程度相关。鼓窦前方借鼓窦入门与鼓室相通，后下壁与乳突气房相延续，顶壁与鼓室盖相连续，内壁前下处为外半规管突起，在面神经管凸后上方。外壁较厚,对应外耳道后上方的筛区。该筛区是乳突手术进路标志。

4. 乳突 出生时乳突尚未发育完善,2岁后开始加速气化,6岁左右气化成许多大小不同、形状各异的蜂窝状腔隙,相互连通。内衬无纤毛黏膜上皮,向前与鼓窦、鼓室和咽鼓管黏膜相延续。根据气化程度,乳突气房可分气化型、硬化型和松质型三种形式。乳突气房可经外耳道上方向前延续至颧突根部,向内可达岩尖,向后可延伸至乙状窦后方,向下伸入与之紧邻的颞骨茎突(图2-49)。

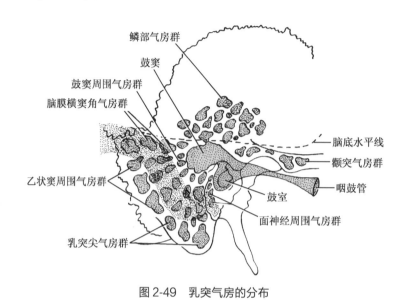

图2-49 乳突气房的分布

5. 茎突 位于乳突之前、鼓部下方的中段。茎突外形细长,伸向前下方,平均长约2.5cm。茎突近端被鼓部的鞘突所包绕,远端有茎突咽肌、茎突舌肌、茎突舌骨肌、茎突舌骨韧带和茎突下颌韧带附着。在茎突与乳突之间有一茎乳孔,面神经主干由此出颅。婴儿由于乳突尚未发育,茎乳孔的位置甚浅,此时施行乳突手术若需作耳后切口,则切口不宜向下延伸过度,以免损伤面神经主干。

6. 中耳的血管和神经 中耳血液供应主要来自颈外动脉的上颌动脉分支鼓室前动脉、耳后动脉的茎乳动脉和脑膜中动脉的鼓室上动脉和岩浅动脉。静脉则流入岩上窦和翼静脉丛。

中耳神经有鼓室丛和面神经。鼓室丛由舌咽神经鼓室支与颈动脉交感神经丛的上、下颈鼓支纤维组成,位于鼓岬表面,支配中耳感觉。面神经伴随听神经和前庭神经行经内听道,在内听道底部进入面神经骨管,于前庭和耳蜗之间出现膝状神经节。在膝状神经节处,面神经以微下方式急转向后,经鼓室内侧壁前庭窗上方抵达鼓室后壁,此即面神经水平段;自水平段末端开始,面神经于鼓室后壁锥隆起的稍内后方向下而达茎乳孔,称面神经垂直段,并于此段神经干发出镫骨肌支和鼓索神经,分别支配镫骨肌运动功能和司舌前2/3味觉(图2-50)。面神经干出茎乳孔后,约以105°角向前上继续走行,呈爪状在腮腺内分支支配面部表情肌。故各种中耳病变或手术都有可能引起面神经损伤而出现面神经麻痹。

(三) 内耳

内耳又称迷路,位居颞骨岩部,含有听觉和平衡觉感受器,分为骨迷路和膜迷路两部分。膜迷路位于骨迷路内,膜迷路内含内淋巴液,膜迷路与骨迷路之间含外淋巴液,内、外淋巴液互不相通。

1. 骨迷路 由致密骨质构成,分耳蜗、前庭和半规管三部分(图2-51)。

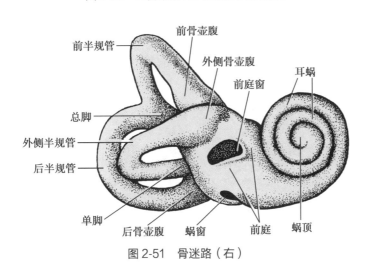

图 2-50 左侧鼓索神经在鼓室内的走向

图 2-51 骨迷路（右）

（1）耳蜗：位于迷路前部，形似蜗牛状，由中央蜗轴和周围骨蜗管构成。骨蜗管绕蜗轴两周半稍多，以其底转突向鼓室内侧壁，相当于鼓岬部位；蜗底朝向后内方，形成内听道之底。蜗轴在耳蜗的中央，呈圆锥形，周缘绕以螺旋形骨板，即骨螺旋板（图 2-52），后者伸入骨蜗管腔达其管径的一半，外侧缘连接基底膜并延续于骨蜗管外侧壁，将骨蜗管分为上、下两腔。上腔再被前庭膜分为两腔。故骨蜗管内共有三个管腔，分别称之为前庭阶、中阶和鼓阶。前庭阶居上，与前庭相通；鼓阶居下，借圆窗及圆窗膜与鼓室相隔；前庭阶和鼓阶内均含有外淋巴液，借蜗尖部的蜗孔彼此相交通。两阶中间是膜蜗管，内含内淋巴（图 2-53）。

（2）前庭：位于耳蜗和半规管中间，呈椭圆形。前部与耳蜗的前庭阶相通，后部与半规管相通。外壁是鼓室内侧壁的一部分，有前庭窗和蜗窗（即圆窗）。前庭窗为镫骨底板封闭，构成声能传导的主要路径。蜗窗则由蜗窗膜所封闭。前庭内侧壁有一

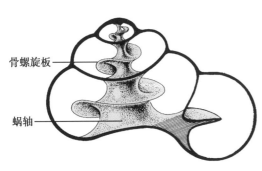

图 2-52 耳蜗剖面

笔记栏

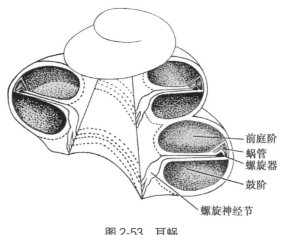

图 2-53　耳蜗

斜行骨嵴,称前庭嵴。此嵴后上方为椭圆囊隐窝,内含椭圆囊;前下方为球囊隐窝,内含球囊(图 2-54)。

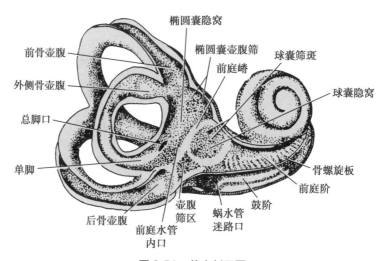

图 2-54　前庭剖示图

（3）半规管:位于前庭后上方,是三个弓状弯曲的骨管,互成直角,依其所在位置,分别称为外半规管、上半规管和后半规管。每个半规管的一端膨大,称壶腹。上半规管内端与后半规管上端合成总脚,外半规管内端为单脚,故 3 个半规管共有 3 个壶腹、1 个单脚和 1 个总脚,经 5 个开口与前庭相通(图 2-55)。

2. 膜迷路　由膜性管和膜性囊组成,形态与骨迷路相似,借纤维束固定于骨迷路壁,悬浮于外淋巴液中。分为椭圆囊、球囊、膜半规管和膜蜗管,各部管腔相互连通(图 2-56)。

（1）蜗管:以膜性组织为主构成的耳蜗中阶,腔内充满内淋巴。横切面呈三角形,底为螺旋板及基底膜。该膜上有听觉末梢感受器螺旋器;外侧壁为血管纹,内上方为前庭膜。膜蜗管借联合管与球囊相通,并间接与蛛网膜下腔沟通。

螺旋器位于基底膜上,是听觉感受器的主要部

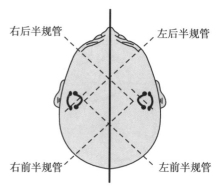

图 2-55　半规管位置示意图

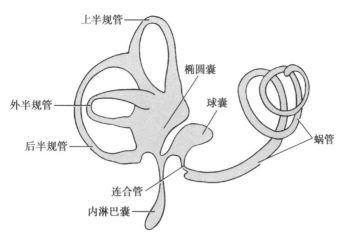

图 2-56　膜迷路

分;自蜗底到蜗顶,基底膜全长约 3.2cm;螺旋器由感觉细胞、各种支持细胞和盖膜所组成(图 2-57)。靠蜗轴为单排的毛细胞称内毛细胞,约 3 500 个;其外侧有 3 排毛细胞,称外毛细胞,约 12 000 个。毛细胞顶端有一层厚的表皮板,静纤毛根部藏在其中。内毛细胞的静纤毛呈鸟翼状排列,外毛细胞的静纤毛有 3 排,以 W 形排列。内外静纤毛上方有盖膜,但仅有一小部分静纤毛与其直接接触。

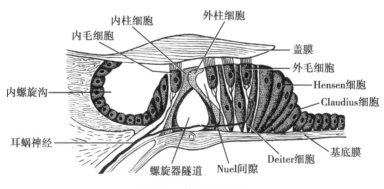

图 2-57　螺旋器示意图

（2）椭圆囊与球囊:位于骨前庭内的同名隐窝中。膜半规管借 5 个孔通入椭圆囊;椭圆囊和球囊各有一小管合并成内淋巴管,然后通向内淋巴囊。椭圆囊壁上有椭圆囊斑,球囊壁上有球囊斑。囊斑内有带纤毛的感觉上皮细胞与前庭神经末梢接触,其纤毛顶端覆盖一层胶质膜,上有砂粒状钙质沉着即耳石,是直线加速度的末梢感受器。头部受到外力撞击,该耳石有时会脱离原来位置,移位到半规管内,形成耳石脱位,因此出现位置性眩晕,即"耳石症"。

（3）膜半规管:膜半规管附着在骨半规管的外侧壁,约占管腔隙的 1/4。其壶腹部有壶腹嵴,内有带纤毛的感觉上皮细胞,纤毛上覆有胶质的终顶或嵴帽,是角加速度的末梢感受器;细胞下方连系前庭神经纤维末梢。

内耳的血管和神经供给内耳的血液主要来自基底动脉或小脑前下动脉分出的迷路动脉。静脉血经迷路静脉、前庭水管静脉和蜗水管静脉入侧窦和岩上窦,最后至颈内静脉。

听神经又名前庭蜗神经,由耳蜗神经和前庭神经共同组成,出脑干后,与面神经相伴而行,一起进入内听道。在内听道底端,耳蜗神经及前庭神经相互分离。耳蜗神经穿入蜗轴到螺旋神经节,节内双极神经细胞的周围突穿过骨螺旋板终止于螺旋器毛细胞下方。前庭支至前庭神经节,节内双极细胞的周围突分别终止于半规管的壶腹嵴及球囊斑和椭圆囊斑感觉细胞下方。耳蜗神经传导耳蜗的听觉感受信号,前庭神经传导前庭平衡功能的感受信号。

二、耳的生理

(一)听觉生理

耳蜗是感受声音刺激的听觉器官。声源产生的机械振动声波在媒质中传播,经鼓膜、听骨链传导到内耳,于听觉毛细胞转换为对应电信号,再以动作电位形式经听神经纤维传播及中枢听觉传导系统各级神经元的中继转换传递,最终传入大脑颞叶皮层听觉中枢,经综合分析而产生听觉。人耳能感受到的声波频率在20~20 000赫(Hz)范围,强度范围在0.000 2~1 000dyne/mm^2(声压为2×10^{-5}~20Pa)。

1. **声音的传导途径** 声音传入内耳有空气传导和骨传导两种途径,正常听觉以空气传导为主。

(1)空气传导:声波传入内耳的主要途径是空气传导,即声波传递的能量经外耳道传至鼓膜,引起鼓膜振动,再经听骨链传导到镫骨足板,激动内耳淋巴产生波动,继而引起基底膜振动,使得螺旋器毛细胞变形换能而感受声音刺激。

(2)骨传导:指声波振动能量直接经颅骨途径使内耳淋巴发生相应波动,继而作用于基底膜上的螺旋器而产生听觉。骨传导的形式有移动式和压缩式两类。在正常听觉过程中,骨传导所起作用甚微,但因骨导听觉常用于耳聋的鉴别诊断,因而具有重要临床意义。

2. **外耳的生理** 耳郭近似喇叭,有助于收集声波至外耳道。两侧耳郭的协同集声作用有利于判断声源的方向。同时,耳郭和外耳道对一定频谱的声波有增压作用,可提高声压10~20dB。此外,外耳道还有保护耳深部结构免受损伤的效用,保持外耳道内相对恒定的温度和湿度。

3. **中耳的生理** 中耳的主要功能,是将传入外耳道空气柱的声能传递到耳蜗的淋巴液。该处由气体到液体的声能转换,必须经过鼓膜和听骨链的振动耦联。声波在传播过程中,振动能量引起介质分子位移,其所遇阻力称为声阻抗。水的阻抗大大高于空气声阻抗。空气与内耳淋巴液的声阻抗相差约3 800倍。若无适当的阻抗匹配机制,99.9%的声能在此会被反射而丢失,声能损耗约30dB。在此,从空气中的低阻抗到液体中的高阻抗的匹配机制,是通过鼓膜和听骨链作为声能变压增益装置而实现的。

(1)鼓膜的生理功能:鼓膜以其有效振动面积,借助听骨链的作用而达到增压效应。鼓膜总面积约85mm^2,有效振动面积是解剖面积的2/3,在人类约为55mm。镫骨底板面积约3.2mm^2,与鼓膜有效振动面积之比为17:1。当声能经鼓膜与听骨链传至前庭窗时,通过面积比的增压作用(活塞效应),声能提高约17倍。再加上鼓膜的弧形杠杆作用可使声压提高1倍,进一步提高了鼓膜的增益效果,使耳蜗对声波的刺激更加敏感。

(2)听骨链的生理功能:3个听小骨以其特殊的弯形连接方式形成杠杆系统,将声波振动经鼓膜传至前庭窗,是实现中耳增压的重要机制。听骨链的运动轴,相当于向前通过锤骨颈部的前韧带与向后通过砧骨短突之间的连线上。以听骨链的运动轴心为支点,可将锤骨柄与砧骨长突视为杠杆的两臂。在运动轴心的两侧,听小骨质量大致相等。但两臂的长度不相等,锤骨柄与砧骨长突之比为1.3:1。因此,当声波传至前庭窗时,借助这种杠杆作用可使声压提高约1.3倍。

综上所述,由于鼓膜和听骨链的共同作用,使声波经过中耳到达前庭窗时,声压提高了17×2×1.3=44.2倍,相当于30dB。由于中耳声压增益功能补充了声波从空气直达内耳淋巴液的能量衰减,实现了中耳的阻抗匹配功能。此外,完整的鼓膜-听骨链传音系统,可以保证声波对前庭窗的单窗传导效应,即声波经鼓膜-听骨链传音系统到达前庭窗的位移,与声波到达蜗窗的位移为反相。这一效应有助于保证耳蜗的听敏度。

(3) 咽鼓管的生理功能:咽鼓管系鼓室连接咽部的唯一通道,其中耳气压平衡功能对维持中耳正常传音发挥重要作用。

1) 保持中耳内外压力的平衡:咽鼓管骨部管腔是开放的,而软骨部具有弹性,在一般情况下处于闭合状态。当吞咽或打哈欠使咽、腭肌运动收缩可使其开放,从而平衡鼓室内外气压,有利于鼓膜及听骨链的自由振动。

2) 引流作用:鼓室、咽鼓管黏膜杯状细胞与黏液腺产生的黏液,借助咽鼓管黏膜上皮的纤毛运动,得以不断地排至鼻咽部。

3) 防声与消声作用:咽鼓管的正常关闭状态,能阻隔说话、呼吸和心搏等自体声响声波经气导途径直接传入鼓室,以免干扰对外来声音的感受。

4) 防止逆行性感染:咽鼓管软骨段的黏膜皱襞具有活瓣作用,加上黏膜纤毛运动,对来自鼻咽部的感染有一定的阻挡效应。

4. 耳蜗的生理 耳蜗具有传音和感音两方面的功能。

(1) 耳蜗的传音功能:声波振动能量通过镫骨足板传至外淋巴液时,蜗窗膜外凸,导致前庭阶与鼓阶之间产生压差而引起基底膜的振动。基底膜的振动是以行波方式进行的:内淋巴的振动首先在靠近卵圆窗孔处引起基底膜的振动,此波动再以行波的形式沿基底膜向耳蜗的顶部方向传播。不同频率的声音引起的行波都从基底膜的底部即靠近卵圆窗处开始。频率越低,传播越远,最大行波振幅出现的部位越靠近基底膜顶部,且最大振幅出现后,行波很快消失;高频率的声音引起的基底膜振动只局限于卵圆窗附近。这就是"行波理论"。在此过程中,由解剖结构特点决定的基底膜的机械振动特征逐渐发生改变,振幅依次增加,到达其共振频率部位时振幅达到峰值。出现最大振幅的特征部位对应于相应的声波频率,即每一频率声波在基底膜上都有一相应的最大共振部位,并按频率高低依次排列。高频声引起的共振部位趋于蜗底侧,低频声的共振部位靠近蜗顶侧,中频声则在基底膜的中间部位发生共振。因此,基底膜的不同部位对以行波方式传导的不同频率声波发生最佳反应,听觉系统对声波频率的辨别即从此而开始。

(2) 耳蜗的感音功能:基底膜的内缘附着于骨螺旋板上,盖膜的内缘则与螺旋板缘连接。二膜附着点不在同一轴上。当振动引起基底膜上下位移时,盖膜与基底膜各沿不同的轴上下移动,导致盖膜与基底膜上的螺旋器发生交错移行运动,即剪切运动。两膜之间的这种剪切力作用,使毛细胞的纤毛发生弯曲或偏转,引起听毛细胞膜张力及离子流变化,从而将传入的机械能转变为生物电能,激发传入性神经递质谷氨酸钠等的释放,使毛细胞底部具有突触样结构的蜗神经末梢产生动作电位,沿蜗神经及其上各级中枢传导结构传到听觉皮层,产生听觉。各种声调的辨认听取,目前主流的是"位置学说"。即假设声音在耳蜗特定的部位产生反应,耳蜗及听觉中枢系统在频率上有序地排列,导致不同频率信号在听觉系统不同部位发生反应而产生不同的音调感受。此学说可以解释某些噪声的音调感受机制。如宽带噪声在某频率带内能量集中,那么该噪声的音调便与对应于此频段的纯音音调一致,因此频谱的位置与声刺激的音调有关。位置学说有其局限性,不能解释复合音调感受机制。如由100Hz、200Hz、300Hz、400Hz、500Hz、600Hz、700Hz、800Hz 8个等强度的谐音复合而成的复合音听起来的音调与100Hz纯音一致,虽然在100Hz处有能量,但在其7个谐音频率处也

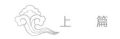

有相等的能量,而音调只是由最低的频率即基频所决定。这一点光靠位置学说难以解释。更令人费解的是,由复合音的音调 300Hz、400Hz、500Hz、600Hz、700Hz、800Hz 这 6 个谐音复合而成的复合音听起来仍与 100Hz 音调一致,显然复合音在基频(即 100Hz)处并无能量,这一现象称为"遗失基频"现象。

过去,耳蜗一直被认为是一个被动的感音器官,只能对传入的声波振动进行感受、换能。经过四十余年的研究,人们终于在外耳道检测到了从耳蜗发出的声信号。这种起源于耳蜗并可在外耳道记录到声信号现象,称之为耳声发射。这一发现,直接证明了耳蜗不仅以其力学结构特征被动地对传入声能做出反应,也能以其生物学结构特征主动影响声波的传导和感音。耳声发射特别反映了外毛细胞的活动,并具有非线性特征,有利于提高耳蜗感音的敏感度。检测之际,依据有无使用刺激声,可将耳声发射分为自发性耳声发射和诱发性耳声发射;根据刺激声的种类,诱发性耳声发射可进一步分为瞬态诱发性耳声发射、刺激频率性耳声发射以及畸变产物耳声发射。这一现象,已被广泛应用于临床评估耳蜗功能状态。临床最常用的是瞬态诱发性耳声发射和畸变产物耳声发射。

（二）平衡生理

在日常生活中,内耳前庭、视觉和本体感觉 3 个外周平衡感受器系统将感受信息传送至平衡中枢整合分析,经平衡反射弧传出支引发各相关效应器的反射运动,得以维持人体的适宜空间位置,即平衡维持。在此,前庭系统是感知头位改变加速度的重要外周平衡器官。其中,半规管感受角加速度刺激,椭圆囊与球囊感受直线加速度刺激。每侧的 3 个半规管互相垂直,能对来自三维空间任一平面的旋转刺激发生反应,以膜半规管内淋巴液惯性力作用形式引起反方向的壶腹嵴帽倾倒及其内毛细胞纤毛弯曲,毛细胞膜离子流因而变化,诱使底端前庭神经末梢产生动作电位并传向中枢。不同方向的直线加速度分别引起两囊毛细胞表面位觉砂的反方向位,牵拉其顶端纤毛,同样以离子流到动作电位的效应模式向平衡中枢传导相关信号。

椭圆囊斑和球囊斑表面胶质膜中的碳酸钙颗粒称耳石。当因某种原因而致耳石脱离原位并滚落到半规管内,即为耳石脱位。头部运动时,耳石会在半规管内阻碍内淋巴液的位移,引发不正常流动,产生短暂眩晕,特别容易发生于头部转向同一个方向时。此即所谓"良性阵发性位置性眩晕"或"耳石症"。

第五节　颈部与颅底应用解剖和生理

一、颈部的应用解剖学

颈部前正中有呼吸及消化道的颈段,两侧有纵行的大血管、神经和淋巴结,在器官和血管神经周围有多层筋膜包绕,筋膜之间充填疏松结缔组织,形成筋膜间隙。以颈椎为支柱,颈部诸肌不仅使头颈部产生复杂、灵活的运动,而且也参与呼吸、发声、吞咽和呕吐等动作。头颈部的伸、屈和旋转可改变颈部器官的相对位置关系,对手术中寻找解剖标志有影响。

（一）颈部边界

颈的上部以下颌下缘、乳突至枕外粗隆的连线与头面部分界,下部以胸骨颈静脉切迹、胸锁关节、锁骨与肩峰的连线与胸部、上肢、背部分界。

（二）颈部分区

颈部以胸锁乳突肌前后缘为标志可分为颈前区、胸锁乳突肌区、颈外侧区。

1. 颈前区 以舌骨为界分舌骨上区、舌骨下区。外界为胸锁乳突肌前缘,内界为颈正中线,上界为下颌骨下缘。舌骨上区包括单一的颏下三角和两侧的下颌下三角。舌骨下区包括颈动脉三角和肌三角(图 2-58)。

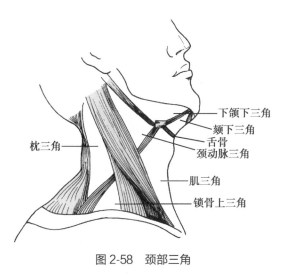

图 2-58 颈部三角

(1) 颏下三角:位于左右二腹肌前腹与舌骨体之间,顶为颈浅筋膜层的舌骨上部所覆盖,底由两侧下颌舌骨肌组成,其三角内含多个淋巴结。

(2) 下颌下三角:位于下颌下缘及二腹肌前、后腹之间,为舌骨上区的两侧部分。其深面由下颌舌骨肌、舌骨舌肌及咽中缩肌构成,表面覆盖皮肤、颈阔肌及颈深筋膜浅层。三角内含有上颌下腺、淋巴、血管、神经等。

下颌下腺位于颈浅筋膜所形成的筋膜鞘内,腺体分为浅部及深部。浅部较大,位于下颌舌骨肌浅面;深部绕该肌后缘至其深面,其前端有下颌下腺管,向前上行,开口于舌下的口底黏膜。腺体周围有 4~6 个淋巴结。该区肌肉有颏舌骨肌、颏舌肌、下颌舌骨肌、咽中缩肌、茎突舌肌、茎突咽肌。血管有舌动、静脉。神经有舌神经、舌咽神经、舌下神经、下颌下神经节。

(3) 颈动脉三角:位于胸锁乳突肌上份前缘、肩胛舌骨肌上腹和二腹肌后腹之间。其内有重要的血管和神经。

颈内静脉:位于胸锁乳突肌前缘深面,起始于颈静脉孔,为乙状窦的延续,有面总静脉、舌静脉、甲状腺上静脉及甲状腺中静脉注入。

颈总动脉:位于颈内静脉内侧,平甲状软骨上缘水平分为颈内动脉及颈外动脉。颈总动脉末端膨大为颈动脉窦,有压力感受器;在颈总动脉分叉处的后方有颈动脉小球,是化学感受器,两者有调节血压和呼吸的作用。颈内动脉位于颈外动脉后外侧,垂直上行,入颈动脉管至颅内,在颈外无分支。颈外动脉居前内侧,于近下颌角处后方经二腹肌与茎突舌骨肌深面垂直上行入下颌后窝。颈外动脉在颈部向前依次发出甲状腺上动脉、舌动脉、面动脉,向后发出枕动脉和耳后动脉,向内发出咽升动脉。

迷走神经:出颅后在颈动脉鞘内走行,于舌骨平面上方发出喉上神经,在甲状软骨上角分为喉内及喉外二支;在喉上神经发出以下又分出心上神经支和喉返神经。右侧喉返神经绕过锁骨下动脉后方而上行,左侧喉返神经绕过主动脉弓后方返回上行,因而左侧行程较右侧长,发病机会较右侧多。

舌咽神经及舌下神经于二腹肌后缘外呈弓形跨过颈内外动脉浅面行走。

(4) 肌三角:位于胸锁乳突肌前缘,颈前正中线与肩胛舌骨肌上腹之间,为舌骨下区的下份。顶为封套筋膜,底为椎前筋膜。由浅入深,此三角的浅层结构依次为皮肤、浅筋膜、颈前静脉及皮神经等。三角内的肌肉有浅层的胸骨舌骨肌和肩胛舌骨肌上腹,深层有胸骨甲状肌与甲状舌骨肌。此区内有喉、气管颈段、食管颈段、甲状腺、甲状旁腺、喉上神经及喉返神经等重要组织。

2. 胸锁乳突肌区 胸锁乳突肌起于胸骨柄前面、锁骨上缘内 1/3,向后止于乳突外侧面。此区所占据部位的浅、深面的结构均属胸锁乳突肌区。

浅层为皮肤、颈阔肌、颈筋膜浅层、颈外静脉、颈前静脉等。在胸锁乳突肌后缘中点有枕小神经、耳大神经、颈横神经、锁骨上神经依次由深筋膜伸出,向肌的前上或前下行,分布于相应的浅层结构。深层有颈动脉鞘、膈神经、颈袢、颈丛及交感神经。颈动脉鞘内有颈总动脉,颈内、外动脉,颈内静脉及迷走神经。在鞘的下段颈总动脉位于后内侧,颈内静脉位于前外侧,迷走神经位于两者之间的后方;鞘的上段颈内动脉位于前内,颈内静脉位于后外,迷走神经位于两者之间的后内方。膈神经由第三至第五颈神经前支组成,为椎前筋膜所覆盖,向下内行,经锁骨下动、静脉之间入纵隔。于胸锁乳突肌后缘中部,前斜角肌前面,可见膈神经斜向下内行。

3. 颈外侧区　前界为胸锁乳突肌后缘,后界为斜方肌前缘,下为锁骨中 1/3 上缘。此区包括枕三角和锁骨上三角。

(1)枕三角:位于胸锁乳突肌后缘、斜方肌前缘与肩胛舌骨肌上腹上缘之间。三角底为椎前筋膜及其覆盖下的头夹肌、肩胛提肌及中、后斜角肌等;顶为封套筋膜,有副神经通过。副神经自颈静脉孔出颅后,经二腹肌后腹的深面和颈内静脉的前外侧,胸锁乳突肌前缘上、中 1/4 点进入枕三角,分支支配斜方肌。在颈部淋巴结清除术中,不可损伤此神经。

(2)锁骨上三角:位于锁骨中 1/3 上缘之上,在体表呈明显凹陷,故名锁骨上窝,由胸锁乳突肌后缘、肩胛舌骨肌下腹和锁骨围成。三角区的浅层有锁骨上神经及颈外静脉末段,走行于浅筋膜中;内有臂丛、锁骨下动脉、锁骨下静脉、胸导管颈段、胸膜顶及肺尖。

(三)颈筋膜及间隙

各部分厚薄不一,围绕颈项部诸肌肉及器官结构,并在血管、神经周围形成筋膜鞘及筋膜间隙(图 2-59)。

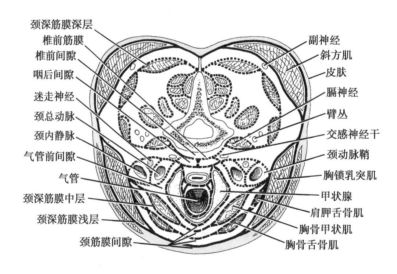

图 2-59　颈筋膜

1. 颈筋膜浅层　为一薄层,属全身浅筋膜的一部分,包绕颈阔肌,形成不明显的颈阔肌的肌鞘。后方附于颈韧带及第七颈椎棘尖,围绕斜方肌、胸锁乳突肌,于颈阔肌深面与对侧愈合。上方附着于枕骨上项线、乳突及下颌骨下方,下方附着于肩峰、锁骨及胸骨柄。

2. 颈深筋膜浅层即封套筋膜　环绕颈部。上方附于枕外隆凸、上项线、乳突底、颧弓和下颌骨下缘;下方附于肩峰、锁骨和胸骨柄。

3. 颈深筋膜中层即颈内筋膜　紧贴舌骨下肌群后方并与其筋膜愈合,包绕甲状腺及气管,向上附于环状软骨弓、甲状软骨及舌骨,向下延续心包纤维膜。

4. 颈深筋膜深层即椎前筋膜　较中层厚,经颈动脉鞘之后,椎前肌与斜角肌的前方,上附于颅底,下延续至前纵韧带与胸前筋膜。

5. 颈动脉鞘 是颈筋膜在颈部大血管和迷走神经周围形成的血管神经束鞘。上至颅底,下续连纵隔。鞘内包绕颈总动脉、颈内动脉、颈内静脉、迷走神经及颈深淋巴结等。

6. 筋膜间隙 有胸骨上间隙、锁骨上间隙、气管前间隙、咽后间隙、咽旁间隙及椎前间隙。

（四）颈部淋巴结

颈部淋巴结数目较多,由淋巴管连成网链。一般分浅及深淋巴结。浅淋巴结沿浅静脉排列,深淋巴结沿深血管及神经排列。为便于临床应用,按部位分为颈上部、颈前区及颈外侧区淋巴结三部分（图 2-60）。

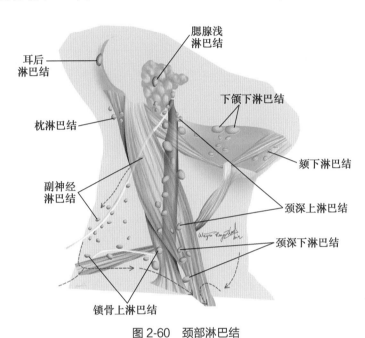

图 2-60 颈部淋巴结

1. 颈上部淋巴结 颈上部淋巴结位置较表浅,分布于头颈交界线上,排成环形,由后向前分别为:枕淋巴结、乳突淋巴结、腮腺浅淋巴结、下颌下淋巴结及颏下淋巴结,分别收纳其附近组织淋巴回流。

2. 颈前区淋巴结 颈前区淋巴结有浅深两组。颈前浅淋巴结收纳舌骨下区浅淋巴,注入颈深下淋巴结或锁骨上淋巴结;颈前深淋巴结位于喉、环甲膜及气管前,收集相应区域的淋巴,注入颈深下淋巴结。

3. 颈外侧区淋巴结 以颈筋膜浅层分为颈外侧浅、深两组。

（1）颈外侧浅淋巴结:沿颈外静脉排列,收纳枕、耳后及腮腺淋巴结引流的淋巴,注入颈深上、下淋巴结,也可注入锁骨上淋巴结。

（2）颈外侧深淋巴结:是颈部最为集中、涉及范围广、关系复杂的淋巴群。位于颈筋膜浅层、胸锁乳突肌与椎前筋膜间,从斜方肌前缘至颈动脉鞘间的锁骨上方,沿颈内静脉、副神经及颈横血管排列,又分三组。

（3）副神经淋巴结:沿副神经全程排列,多位于神经下内方,收纳枕、耳后及肩胛上的淋巴,注入颈深上淋巴及锁骨上淋巴结。

（4）锁骨上淋巴结:位于锁骨上窝内,沿颈横动脉排列。收纳副神经淋巴结、胸上部、乳房及上肢引流区的淋巴,汇入颈深下淋巴结。

（5）颈内静脉淋巴结:上起颅底,下至颈根部,沿颈内静脉全长排列,并以肩胛舌骨肌为界分为颈深上淋巴结和颈深下淋巴结,颈深上淋巴结收纳枕、乳突、鼻咽、腭扁桃体及舌引流来的淋巴,注入颈深下淋巴结。颈深下淋巴结收纳颈深上淋巴结及颈上部淋巴结的淋巴,其输出管形成颈干,右侧的归入右淋巴导管,左侧的注入胸导管。

颈部淋巴结也可分为 5 大群:颏下淋巴结、下颌下淋巴结、颈前淋巴结、颈浅淋巴结及颈深淋巴结。

1. 颏下淋巴结　位于颏下三角区内,有 2~3 个淋巴结,主要收集颏部、舌尖、下颌切牙等处淋巴,其输出管注入下颌下淋巴结。

2. 下颌下淋巴结　位于下颌下三角区,有 4~6 个淋巴结,收集面颊部、牙龈、舌前部、颏下等处的淋巴,主要汇入颈深上淋巴结。

3. 颈前淋巴结　分深浅两组。浅组淋巴结沿颈前浅静脉分布,深组淋巴结位于喉、环甲膜及气管前,收集喉、气管、甲状腺等处淋巴,输出管注入颈深下淋巴结。

4. 颈浅淋巴结　位于胸锁乳突肌浅面,沿颈外静脉排列,收集枕部、耳部及腮腺等处的淋巴,注入颈深上淋巴结。

5. 颈深淋巴结　位于胸锁乳突肌深面,沿颈内静脉排列,以肩胛舌骨肌与颈内静脉交叉处(即颈总动脉分叉处)为界,分为颈深上及颈深下淋巴结。

(1) 颈深上淋巴结:收集鼻咽、腭扁桃体、舌部、颏下及下颌下淋巴结回流,汇入颈深下淋巴结。

(2) 颈深下淋巴结:可延伸至锁骨下动脉、臂丛和颈横动脉周围,后者称之为锁骨上淋巴结。颈深下淋巴结主要收集头颈部淋巴结,此外,还收集部分胸部及上腹部的淋巴管,其输出管左侧汇入胸导管,右侧汇入右颈淋巴干或直接汇入颈内静脉。胸、腹部恶性肿瘤细胞可经胸导管由颈干逆行而转移至锁骨上淋巴结。一般腹部及左半胸部器官的恶性肿瘤转移至左锁骨下淋巴结,右半胸部器官的恶性肿瘤转移至右侧锁骨下淋巴结。

二、颅底的应用解剖

颅底的解剖结构复杂且不规则,由额骨、筛骨、蝶骨、颞骨、枕骨等骨组成,有诸多骨性孔道或裂隙,成为颅内外血管神经进出颅腔的通路。颅底有内外两个面,内侧面借蝶骨小翼后缘和颞骨岩部上缘分为 3 个阶梯状的颅窝,依次为颅前窝、颅中窝和颅后窝;颅外侧面借两侧翼内板与枕骨大孔外缘的连线将其分为 1 个中线区和 2 个侧区(图 2-61)。

(一) 颅底内侧面

1. 颅前窝　约占颅底前后径的 1/3,居鼻腔与眼眶上方。颅前窝由额骨眶板、筛骨水平板、蝶骨小翼与蝶骨体前部构成。其前界为额鳞部,与额窦仅以一板相隔;后界由蝶骨小翼后缘、前床突、视神经管口及交叉沟构成。两侧为额骨眶部,所形成的眶顶为颅前窝的薄弱区之一。大脑额叶、嗅神经、嗅球和嗅囊均位于颅前窝。视交叉、垂体及颞叶前端与其相邻。

颅前窝各部骨板厚薄不一,以筛板和眶顶最薄,是骨折好发部位。眶顶骨折时出现球结膜水肿、眼睑淤血。若累及视神经管则可致视觉障碍。筛板骨折可造成嗅觉障碍;若伴有硬脑膜撕裂,可因损伤筛动脉而引起鼻出血,或出现脑脊

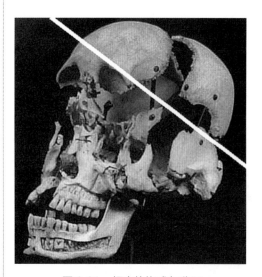

图 2-61　颅底的构成与分区

液鼻漏和颅内积气等。

2. 颅中窝　其前界为蝶骨小翼后缘和视神经沟前缘,后借颞骨岩部上缘和蝶骨体后缘的鞍背与颅后窝分界,容纳额叶。窝的中央部为蝶骨体,形如马鞍,故称蝶鞍。鞍的中部凹陷称垂体窝,容纳脑垂体。垂体窝与其下面的蝶窦只隔一层薄骨板。蝶鞍两侧有海绵窦。海绵窦系一阔而短的静脉窦,从眶上裂之下内侧端,循蝶骨体旁延至颞骨岩部尖端。左右侧之海绵窦相连。海绵窦经眼静脉与内眦静脉相通,经破裂孔导血管和卵圆孔网与翼丛相接。海绵窦内有颈内动脉和展神经通过,窦的外侧壁有动眼神经、滑车神经和眼神经穿行。

颅中窝的主要孔、管、裂和压迹有 7 对,由前向后分别为:①视神经孔,位于蝶鞍前交叉沟的两侧,有视神经及眼动脉通过。②眶上裂,位于蝶骨大翼和小翼之间,向前通眼眶,有动眼神经、滑车神经、展神经、眼神经及眼上静脉通过;眶上裂骨折时,若伤及上述神经,则发生损伤侧的眼球完全固定、上睑下垂、瞳孔散大、额部皮肤感觉和角膜反射消失,此即眶上裂综合征。③圆孔,位于眶上裂内端之后方,上颌神经经此向前达翼腭窝。④卵圆孔,位于圆孔的后外方,有下颌神经及导血管经此向下达颞下窝。⑤棘孔,位于卵圆孔的后外方,有脑膜中动脉经此孔入颅腔,向外前走行;眶上裂、圆孔、卵圆孔和棘孔排列在一弧形线上,颅颌面联合根治术中,颅中窝切除凿骨线即循上述弧形线进行。⑥破裂孔,位于颞骨岩部尖端与蝶骨体之间,颈内动脉经此入颅。⑦三叉神经压迹,位于颞骨岩部前面近尖端处,承托三叉神经半月节。

3. 颅后窝　前面中央部有鞍背和枕骨斜坡,承托脑桥和延髓;前外侧部为颞骨岩部后面;后为枕骨,容纳小脑。颅后窝中央为枕骨大孔。该孔两旁主要有 3 对骨孔:①舌下神经管内口,位于枕骨大孔的前外侧缘上方,有舌下神经通过。②颈静脉孔,位于舌下神经管内口的外上方,有颈内静脉、Ⅸ～Ⅺ对脑神经通过。③内耳门,位于颞骨岩部的后面,颈静脉孔的上方,有面神经、前庭蜗神经及内耳血管通过。颅底骨折波及颈静脉孔而伤及Ⅸ～Ⅺ对脑神经,患者出现饮水反呛、吞咽困难、声音嘶哑、胸锁乳突肌及斜方肌麻痹,此即颈静脉孔综合征。

（二）颅底外侧面

颅底外面高低不平,结构复杂,沿眶下裂和岩枕裂各做一延长线,向内交角于鼻咽顶部,向外分别止于颧骨和乳突后缘。此两线之间的三角形区域即为侧颅底区。在这个区域有很多重要的神经血管进出颅腔(图 2-62)。

1. 蝶骨翼突　分为内侧板和外侧板,两板间夹有翼突窝。翼内板下端尖锐,弯向外侧即成翼突钩。

2. 颞下窝　颞下窝之上界为蝶骨大翼及颞窝,外界为下颌骨升支和髁突,前以上颌窦后外壁为界,内侧为翼外板;其下方借筋膜及韧带与咽旁隙相邻,后方乃蝶下颌韧带。颞下窝向上通颞窝,经眶下裂通眼眶,经翼颌裂通翼腭窝。颞下窝内有翼外肌、翼内肌、颌内动脉、翼静脉丛、三叉神经之上颌支与下颌支、面神经之鼓索神经、茎突及其韧带和肌肉。

3. 翼腭窝　翼腭窝为居于上颌骨与翼突之间的狭窄骨性腔隙,前界为上颌骨,后界为翼突及蝶骨大翼的前面,顶为蝶骨体之下面,内侧壁为腭骨垂直部。此窝上部较宽,下部逐渐狭窄,移行于翼腭管。翼腭窝内有上颌神经、蝶腭神经节及颌内动脉之末段。

翼腭窝经下列开口与其他部分交通:①后上方经圆孔与颅腔交通。②前上方经眶下裂与眼眶交通。③内上经蝶腭孔与鼻腔交通。④外侧经翼突上颌裂与颞下窝相交通。⑤下方经翼腭管、腭大孔和腭小孔与口腔相通;翼腭管为翼腭窝向下延伸的骨管,其中有腭神经(腭降神经)等通过;翼腭管下端有两个开口,即腭大孔和腭小孔。

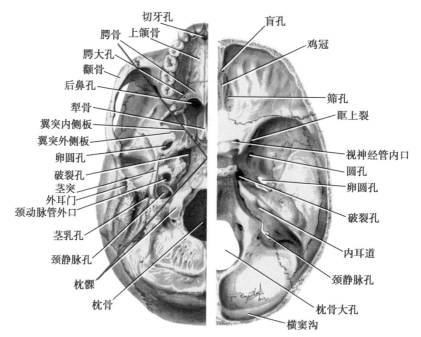

切牙孔
腭骨　上颌骨
腭大孔
颧骨
后鼻孔
犁骨
翼突内侧板
翼突外侧板
卵圆孔
破裂孔
茎突
外耳门
颈动脉管外口
茎乳孔
颈静脉孔
枕髁
枕骨

盲孔
鸡冠
筛孔
眶上裂
视神经管内口
圆孔
卵圆孔
破裂孔
内耳道
颈静脉孔
枕骨大孔
横窦沟

图 2-62　颅底内外面观

头颈解剖
思维导图

第六节　耳鼻咽喉头颈部解剖与生理的中西医关联节点

一、鼻与肺

鼻为上呼吸道,属于肺系。鼻的通气与呼吸气流调节功能及鼻腔阻力调节效应对下呼吸道通气功能和肺泡换气效率的影响,是对"肺主气"功能的生理诠释;而鼻腔黏膜丰富的神经末梢分布及鼻-肺反射现象,为肺气阻遏、痰浊壅肺、鼻肺同病等病理现象提供了局部的解剖与生理基础,也为鼻病治肺、肺病治鼻提供了理论依据。

二、咽与胃

咽属胃系,上下相通,司吞咽。胃气不降而上逆,出现呃逆、呕吐、咽下困难等症,既可以是胃腑之病累及于咽,也可以是咽部疾病引发,尤其是食管的病变,无论是功能性与器质性,都需要厘清其相互关系,分别施治。

三、喉与肺

喉是发声器官,又是呼吸道的门户,属于肺系,涉及呼吸与发声等重要功能。喉的解剖结构和生理功能特点及其与肺的相互关系,为理解并有效处理相关病变提供了理论依据,临证之际,更加自如。如喉窍闭塞引起呼吸不畅,咳痰不爽,治可责喉,重在专科之功;肺气不利可致喉窍壅阻,金实不鸣,甚则金破不鸣,亦见呼吸不畅或声音不扬,治可清肺,当求相关学科协作之效。

四、耳与脑和肾

耳为肾窍,相通于脑,司听觉,主平衡。这种相关性,既有解剖结构上的直接联系,也有组织学上的类似性,更有代谢活性与病理反应特点的类同性。如耳毒性与肾毒性的关联效应,耳部病变对脑神的影响,外周与中枢性平衡功能的相互协调关系以及功能障碍时的综合处理,在充分理解耳与脑和肾的该层关系后,更加有利于临证实践。

五、头颈与内脏反射

颈动脉窦位于颈内动脉的分叉部,内有压力感受器。刺激颈动脉窦可影响动脉血压、心率、心肌做功、心输出量、动脉阻力及静脉容量。某些紧急情况之下,如高血压危象等,可以经此刺激暂时缓解病情。鼻咽喉反射、人中反射等现象,也可以用于抢救某些急性病症,如晕厥、严重的迷走神经反射、喉痉挛等。

复习思考题

1. 与学习其他部位解剖结构相比较,学习耳鼻咽喉头颈的解剖时,应注意哪些特点和方法?

2. 由于耳鼻咽喉的特殊解剖结构特点,如何思考其病理过程的相互影响及临床意义?

●(朱镇华)

中西医串联
点思维导图

扫一扫,
测一测

PPT 课件

◆◆◆　第三章　◆◆◆

耳鼻咽喉与脏腑经络的关系

> **学习目标**
>
> 1. 熟悉耳鼻咽喉颈部与脏腑之间的关联,以及与经络之间的联系。
> 2. 了解历代医家对脏腑与官窍之间内在关系的经典理论。

耳鼻咽喉通过经络与各脏腑之间发生密切的联系,在生理上互相协调,在病理上互为影响。

第一节　鼻与脏腑经络的关系

鼻与肺、脾胃、肝胆、肾、心的关系较为密切。

一、鼻与肺的关系

肺开窍于鼻,鼻为肺之官。《素问·阴阳应象大论》载:"肺主鼻……在窍为鼻。"肺主宣发肃降,肺之清气上通鼻窍,鼻窍得养而嗅觉灵敏,气道通畅。鼻是肺之门户,有助于肺气调畅。此为鼻与肺的生理关系。

肺脏受损可导致鼻病。如肺气虚,腠理疏松,卫表不固,鼻窍易感外邪;肺失宣降则鼻窍失养,肺失清肃则邪毒滞留。《严氏济生方·鼻门》载:"夫鼻者,肺之候……其为病也,为衄,为痈,为息肉,为疮疡,为清涕,为窒塞不通,为浊脓,或不闻香臭。此皆肺脏不调,邪气蕴积于鼻,清道壅塞而然也。"此为鼻与肺的病理关系。

二、鼻与脾胃的关系

鼻为清窍,乃清阳游行交会之所,血脉多聚之处。脾胃为气血生化之源,脾主升清,脾气充沛,清阳升发,则鼻窍得养,从而呼吸通畅,嗅觉灵敏。此为鼻与脾的生理关系。

若脾气虚弱,气血不足,清阳不升,鼻窍失养则致鼻病。脾失健运,湿邪内生,浊阴上干,发为痰包、浊涕不止、息肉等症。脾气虚弱,气不摄血,还易致鼻衄。足阳明经为多气多血之经,循行于鼻之两侧,为鼻之生理功能活动提供必要的气血营养。若胃火上灼鼻窍,可致鼻部疔疮、鼻衄等症。此为鼻与脾胃的病理关系。

三、鼻与肝胆的关系

足少阳胆经曲折经脑后通达鼻梁。胆为奇恒之腑,其清气可引鼻气血通畅,津液润泽。肝与胆相表里,肝胆之气相辅相成。故肝胆与鼻、鼻窦关系比较密切。此为鼻与肝胆的生理关系。

肝胆互为表里,肝胆失调可致鼻病。若肝胆火热内盛,移热于脑,火热熏蒸于鼻、鼻窦,可致鼻渊;肝胆火热,循经上犯于鼻窍,灼伤血络,可致鼻衄。此为鼻与肝胆的病理关系。

四、鼻与肾的关系

鼻为肺窍,肺肾同源,金水相生,子随母象,肾为先天之本,温煦滋养于肺,肺将精气上荣于鼻,有赖于肾精充沛。肾为水火之宅,元阴元阳之府,肺卫之气根于肾。肾阴、肾阳充盛,鼻窍得养,从而呼吸通畅,涕液泌出有度。此为鼻与肾的生理关系。

肾脏虚损可致鼻病。若肾阴不足,鼻失濡养,可导致鼻槁涕涸;肾阳不足,肺卫失固,鼻失温煦,可导致鼻鼽多嚏。此为鼻与肾的病理关系。

五、鼻与心的关系

心主神明,神明为嗅觉之主。心主血脉,血脉运行通畅,鼻窍气血运行亦流畅,方能呼吸顺、嗅觉灵。此为鼻与心的生理关系。

若心主嗅之功能失常,可见失嗅或幻嗅症;心主血脉功能失常,可见鼻窍黏膜气血流行不畅,鼻甲肿大、鼻窍窒塞。心火上灼,窍脉络受伤,则致鼻衄。此为鼻与心的病理关系。

六、鼻与经络的关系

鼻为血脉多聚之处。十二经脉及奇经八脉中,直接循行于鼻或鼻旁者,有手足阳明、少阳、太阳,手少阴、足厥阴、督脉、任脉、阴跷脉、阳跷脉十二条经脉。

手阳明大肠经:其支者,从缺盆上颈,贯颊,入下齿中;还出挟口,交人中,左之右,右之左,上挟鼻孔。

足阳明胃经:胃足阳明之脉,起于鼻之交频中,旁约太阳之脉,下循鼻外,上入齿中,还出挟口环唇。

手少阳三焦经:其支者,从耳后入耳中,出走耳前,过客主人前,交颊,至目锐眦。

足少阳胆经:起于目锐眦,上抵头角,下耳后,循颈,行手少阳之前,至肩上,却交出手少阳之后,入缺盆。其支者,从耳后入耳中,出走耳前,至目锐眦后。

手太阳小肠经:其支者,从缺盆循颈上颊,至目锐眦,却入耳中;其支者,别颊上,抵鼻,至目内眦,斜络于颧。

足太阳膀胱经:起于目内眦,上额,交巅。

手少阴心经:其支者,从心系,上挟咽,系目系。

足厥阴肝经:从肝上注肺,上循喉咙,入颃颡之窍,究于畜门。

督脉:从额正中下行至鼻柱,沿鼻尖到上唇。

任脉、阳跷脉、阴跷脉均循经于鼻旁。

ER-3-2

鼻与脏腑经络的思维导图

第二节　咽与脏腑经络的关系

古代中医对咽和喉的认识与现代不同,既已认识到咽与喉的区别,又常常将两者混同不分。如《灵枢·忧患无言》说:"咽喉者,水谷之道也。喉咙者,气之所以上下者也。"提出了"咽喉"和"喉咙"两个概念,前者相当于"咽",为水谷之道路;后者相当于"喉",为呼吸通气之道。但在临床术语中,却常未予区分,咽病之"喉痹"与喉疾之"喉喑",皆以喉统之,体现

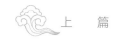

了中医对咽与喉两者既有所区别又常常混用的特点。不过,历代医家多数还是认识到了咽与喉的区别。如《太平圣惠方》卷三十五说:"夫咽喉者,生于肺胃之气也。咽者咽也,空可咽物,又谓之嗌,主通利水谷,胃气之道路。""喉咙者,空虚也,言其中空虚,可以通于气息,呼吸出入,主肺气之流通。"据此,应将咽与喉的概念区别清楚,以利临床实践。

咽与胃、肺、脾、肾、肝等脏腑关系较为密切。

一、咽与胃的关系

咽经食管与胃相连,属于胃系。咽主吞咽,胃主纳谷,两者相互配合完成胃主降的功能。此为咽与胃的生理关系。

若胃热循经上蒸,可致咽红肿疼痛;若胃气不降,可致咽部不利,干哕欲呕,或咽部过于敏感,可见于慢喉痹。此为咽与胃的病理关系。

二、咽与肺的关系

咽为呼吸和消化道上段交叉之处,协助完成呼吸和吞咽过程,咽喉通利,才能平稳呼吸,并促进肺主通调水道功能以上润于咽。此为咽与肺的生理关系。

若口鼻受风热外邪,伤及于肺,循经上犯于咽,导致咽部不利,则见咽部红肿妨碍吞咽,亦有因于肺胃同时受邪者。若肺气虚损,气津不足则可致咽喉失养,甚至虚热上攻,发为咽病。此为咽喉与肺的病理关系。

三、咽与脾的关系

脾为后天之本,气血生化之源,有升清降浊功能。清升浊降,濡养咽窍,则功能正常,此为咽与脾的生理关系。

若脾气不足,则咽关失养,水谷精微不能上升,咽部则干燥、疼痛等,导致慢喉痹等咽部疾病。此为咽窍与脾的病理关系。

四、咽与肾的关系

咽喜温喜润。肾主藏精,为先天之本。肾水充足,肾阳充沛,才能使水升火降,咽部得养,能发挥其正常功能。此为咽喉与肾的生理关系。

若肾阴虚而虚火上炎,或肾阳虚而虚阳上浮,客于咽喉之间,可致咽部疾病。此为咽与肾的病理关系。

五、咽与肝的关系

咽为肝之使。肝主疏泄,肝气条达使咽生理功能正常发挥,此为咽与肝的生理关系。

若肝胆火热,可致咽部不利;肝气郁结,亦可导致咽部异感症;或咽干不舒可致咽喉堵闷或失音。此为咽与肝的病理关系。

六、咽与经络的关系

咽乃人体要冲之一,经脉循行交会之处。在十二经脉中,除足太阳膀胱经外,其余十一经脉皆直接循行于咽;在奇经八脉中,除督脉、带脉外,其余六条经脉亦皆循行咽部。

手太阴肺经:入走肺,散之大肠,上入缺盆,循喉咙。

手阳明大肠经:下走大肠,属于肺,上循喉咙,出缺盆。

足阳明胃经:上通于心,上循咽,出于口。

足太阴脾经:上至髀,合于阳明,与别俱行,上结于咽。

手少阴心经:上走喉咙,出于面,合目内眦。

手太阳小肠经:其支者,从缺盆循颈,上颊,至目锐眦。

足少阴肾经:从肾上贯肝膈,入肺中,循喉咙,挟舌本。

手厥阴心包经:别属三焦,出循喉咙,出耳后,合少阳完骨之下。

手少阳三焦经:其支者,从膻中,上出缺盆,上项。

足少阳胆经:循胸里,属胆,散之上肝,贯心,以上挟咽,出颐颌中。

足厥阴肝经:上贯膈,布胁肋,循喉咙之后,上入颃颡。

冲脉、任脉:循腹右上行,会于咽喉,别而络唇口。

阴跷脉:循内踝上行,至咽喉,交贯冲脉。

阳跷脉:循外踝上行至肩,经颈部上挟口角,与阴跷会于目内眦。

ER-3-3
咽与脏腑经
络的思维
导图

第三节　喉与脏腑经络的关系

喉与肺、肾、肝等脏腑关系较为密切。

一、喉与肺的关系

喉经气管与肺相连,属肺系。肺司呼吸,喉为气道,两者相互配合,完成气息吐故纳新;喉为肺之阃阖,能保护肺脏;肺主气,喉主发音,肺气充沛则喉发声音洪亮。此为喉与肺的生理关系。

若风寒、风热之邪犯肺,导致肺失宣肃,或肺热上攻,邪壅于喉,则发为红肿疼痛、痰涎壅盛、声音嘶哑、呼吸困难等症;若肺脏虚损,气津不足,声门失养,或正虚邪恋,亦可导致喉部干燥、微痛、声音嘶哑等症。此为喉与肺的病理关系。

二、喉与肾的关系

肺为气之主,肾为气之根,气为肝所生,摄纳于肾。喉的正常生理功能有赖于肾阴和肾阳的滋养与温煦,肾气充足,则声音洪亮,故有"肾为声音之根"一说。此为喉与肾的生理关系。

若肾不纳气,必致语不耐久,音怯低微;若肾阴虚引发虚火上炎,灼烁于喉,可致喉喑;肾阳不足,阳气不足于温煦肺脏,则肺肾虚寒,亦可致声音嘶哑。此为喉与肾的病理关系。

三、喉与肝的关系

肝藏血,主疏泄,喉的正常活动有赖于肝的条达疏泄。此为喉与肝的生理关系。

若情志波动,肝气郁结,气郁化火,烁灼声门,可致声带充血、声音嘶哑;若气滞血瘀,血脉瘀滞于声带,可致声带肥厚、声带小结、声带息肉等症;若气郁化火,兼以气滞血瘀日久,可导致喉菌等恶性病变。此为喉与肝的病理关系。

四、喉与经络的关系

喉与咽在解剖上紧密相邻,其经脉分布也有许多互通互联之处,因此喉与经脉的关系参见上一节中"咽与经脉的关系"。临床上喉部的疾病均与这些经络病变有关。

ER-3-4
喉与脏腑经
络的思维
导图

第四节　耳与脏腑经络的关系

耳与肾、心、肝、胆、脾、肺关系较为密切。

一、耳与肾的关系

肾开窍于耳,耳为肾之官。肾藏精,肾之精气上注于耳,则耳窍得养而听觉聪敏。此为耳与肾的生理关系。

若肾精亏虚,髓海不足,则耳窍失养,功能失司。肾为元阳之腑,阳虚耳失所煦,或肾阳虚而寒水上泛,亦可致耳鸣、眩晕。肾主骨,肾虚骨弱,耳窍易受邪为患,导致骨质被脓耳邪毒侵蚀。此为耳与肾的病理关系。

二、耳与心的关系

心主神明,寄窍于耳,耳司听觉当受心之主宰。心主血脉,耳为宗脉之所聚,心血上奉,耳得血养而能听。此为耳与心的生理关系。

若心血不足,血脉瘀阻,可致耳鸣耳聋等症;若心火亢盛,可致耳痛、耳痒、耳内生疮、耳流脓;若肾水不足,心肾不交,亦常导致耳鸣耳聋。此为耳与心的病理关系。

三、耳与肝胆的关系

肝主疏泄,肝胆互为表里,肾开窍于耳,肝藏血,肾藏精,精血同源。所以,肝与耳关系密切。此为耳与肝的生理关系。

若肝气郁结,气郁化火,或外感风热,引动肝胆火热,上灼于耳,火热甚则耳窍血肉腐败,以致耳鸣、耳聋、耳眩晕、脓耳等症。胆病及耳,多因少阳外感风寒湿热之邪,循经上犯耳窍。肝胆主升,忿怒可动胆火,故情志变化可致突发耳聋。此为耳与肝胆的病理关系。

四、耳与脾的关系

脾为后天之本,气血生化之源,主升清降浊,输布水谷精微。脾气健,则清升浊降,耳得濡养而发挥其正常生理功能。此为耳与脾的生理关系。

若脾气虚弱,清阳不升,浊阴上干,则耳窍失养,功能失司,以致耳鸣、耳聋;脾胃受损,运化失调,聚湿生痰,浊阴不降,上犯于耳,壅闭耳窍,则生耳郭痰包、耳闭、脓耳日久不愈等耳病。此为耳与脾的病理关系。

五、耳与经络的关系

耳为宗脉之所聚,十二经脉均与耳有直接联系。其中,经脉循行于耳者有手足少阳、太阳、阳明及手厥阴七条经脉;而手足少阴、太阴、阳明及足厥阴、足少阳经八条经脉则有络脉循耳。

足少阳胆经:起于目锐眦,上抵头角,下耳后;其支者,从耳后入耳中,出走耳前,至目锐眦后。

手少阳三焦经:起于小指次指之端,其支者,从膻中,上出缺盆,上项,系耳后,直上出耳上角;其支者,从耳后入耳中,出走耳前,过客主人,前交颊,至目锐眦。

足阳明胃经:起于鼻,交頞中,旁约太阳之脉,下循鼻外,入上齿中,还出挟口,环唇,下交承浆,却循颐后下廉,出大迎,循颊车,上耳前,过客主人,循发际,至额颅。

手太阳小肠经:起于小指之端,其支者,从缺盆循颈,上颊,至目锐眦,却入耳中。

足太阳膀胱经:起于目内眦,上额,交巅;其支者,从巅至耳上角。

耳与脏腑经络的思维导图

第五节　颈部颅底的经络循行及其相互关系

一、颈部与经络的关系

中医将肩前称之为颈部,肩后称之为项部。颈项部与经络系统中的十二经脉、奇经八脉、十五络脉、十二经别和十二经筋有着密切的关系。中医认为,人体五官九窍、四肢百骸、五脏六腑、五体等均与经络相关。经络系统把人体各个部分有机地联系在一起,完成相互协调的各种功能活动。颈项部是经脉从四肢躯干走向头面,或从头面走向四肢躯干的必经之路,因而与经络关系密切。根据《灵枢经》所述,现将与颈项部关系较为密切的经络系统内容简介如下:

(一)颈项部与十二经脉的关系

十二经脉是经络系统中的主体,与相应脏腑直接发生络属关系,在分肉之间有其明确的循行路线,外行线上又有专穴分布,是运行气血的主要通路。十二经脉与颈项部的关系表现在十二经脉直接或间接经过颈项部。

1. 直接经过颈项部的经脉

(1)手阳明大肠经:起于大指次指之端……上出于柱骨之会上,下入缺盆(锁骨上窝)。络肺。下,属大肠。其支者,从缺盆上颈,贯颊。(注:上出柱骨之会上是指经脉行于项部至第7颈椎)

(2)手少阳三焦经:起于小指次指之端……从缺盆(锁骨上窝)上项。

(3)手太阳小肠经:起于小指之端……从缺盆(锁骨上窝)循颈颊。

(4)足阳明胃经:起于鼻……从大迎前,下人迎,循喉咙,入缺盆(锁骨上窝)。(注:这里的大迎、人迎、喉咙,均位于颈部)

(5)足少阳胆经:起于目外眦……循颈,行于手少阳之前,至肩上……下加颊车,下颈,合缺盆(锁骨上窝)。

(6)足太阳膀胱经:起于目内眦……共直者,还出别下项。

(7)手太阴肺经:起于中焦……从肺系横出腋下。(注:肺系,指气管与喉咙一段,即位于颈部)

(8)手少阴心经:起于心中……其支者,从心系,上夹咽,系目系。(注:这里的咽,位于颈部)

(9)足太阴脾经:起于大趾之端……上膈挟咽。

(10)足厥阴肝经:起于大趾从毛之际……循喉咙之后,上入颃颡。

(11)足少阴肾经:起于小趾之下……循喉咙,夹舌本。

2. 间接与颈椎有联系的经脉

手厥阴心包经,虽不直接循行到颈项部,但通过联系的脏腑(心包经属心包络三焦)与表经——三焦经相联系,后者又分布于颈项部,即本经与颈项部是间接联系的。

(二)颈项部与奇经八脉的关系

奇经八脉指循行于十二经脉之间,对十二经脉之气血起着溢蓄、渗灌、调节作用的任脉、督脉、冲脉、带脉、阴维脉、阳维脉、阴跷脉、阳跷脉而言。奇经八脉直接或间接经过颈项部。

1. 奇经八脉中直接经过颈项部的经脉

(1)督脉:起于肾下胞中,后入脊里,上行项后,入脑内。

(2)任脉:起于小腹之中……经脐到咽喉。

笔记栏

（3）冲脉：起于肾下胞中，后行脊里并督脉，前行并足少阴、足阳明而行，上达咽部。

（4）阴维脉：起于小腿内侧……合于任脉而上行。

（5）阳维脉：起于小腿外侧，上行项后，合于督脉。

（6）阴跷脉：起于内踝……上经人迎（人迎位于颈部）。

（7）阳跷脉：起于足跟外侧……过颈。

2. 间接经过颈项部的经脉

带脉：此脉行于腰腹部，不直接到达颈项部，但在躯干部位，通过与躯干部十二经中各条纵行经脉的联系，从而间接与颈项部发生联系。

二、颅底与经络的关系

中医对颅底解剖位置并未进行详细论述，然而颅底归属与颅脑，故本书论述颅脑与经络的关系来概括颅底的经络循行。在中医脏象理论中，脑为奇恒之腑，是一个边缘化的脏腑。它与经脉并无络属关系，两者关系长期以来被忽视。然而，经脉与脑关系极为密切。绝大多数经脉汇集于头部与脑相邻。十二经别是正经的分支，按照"离、入、出、合"的次序，循行到头部。十二正经中手足三阳、足三阴和心经都循行于头部；肺经与心包经通过各自的经别循行到头部。因此，十二正经都循行于头部。奇经八脉除带脉以外，都由下而上循行到头部。

（一）所有经脉都入脑

1. 督脉、手足三阳经和肝经在百会入脑 《素问·骨空论》："督脉者……上额交巅上，入络脑。"《灵枢·经脉》："膀胱足太阳之脉……其直者，从巅入络脑。"《奇经八脉考》："督脉别络……与足厥阴同会于巅，入络于脑。"巅，即百会。

2. 督脉、膀胱经、阳维脉和冲脉在风府入脑 《奇经八脉考》："督乃阳脉之海……并脊里上行……上至风府，会足太阳、阳维，同入脑中。"督脉、膀胱经和阳维脉都在风府入脑。所以，风府也是一个入脑的门户。

3. 阴阳跷脉、手足太阳经、足阳明经、任脉、督脉、心经和肝经九条经脉从目系入脑 《灵枢·动输》："胃气上注于肺，其悍气上冲头者……循眼系，入络脑。"目系是一条经脉入脑的通道；任何经脉进入这条通道，都会像胃经的分支一样"循眼系，入络脑"，即沿着这条通道入脑。

4. 手足三阴经通过各自经别和相表里的六阳经从百会入脑 十二经别循行到头部，阴阳相合成"六合"，其经气汇入六阳经，经百会入脑经别是正经的分支，手足三阴之经气均通过各自经别和相表里的六阳经从百会入脑。

5. 阴维脉和带脉经督脉入脑 《奇经八脉考》："阴维脉起于诸阴之交……上至顶前而终。"

总之，手足三阳经、心经、肝经、督脉、任脉、冲脉、阳维脉和阴阳跷脉等十四条经脉直接入脑；十二经别、肺经、心包经、脾经、肾经、阴维脉和带脉间接入脑。因此，所有经脉都入脑。经脉入脑，无论何种方式，实质都是经气入脑，与脑建立实质性联系。

（二）经脉入脑的要点

1. 百会、风府和睛明是3个入脑的门户 目系是重要的入脑通道，许多经脉共用一个门户入脑，所以门户就是一些重要的头部交会穴。百会位于头顶，十二正经、十二经别和督脉交会于此，入里络脑。因此，百会是名副其实的"百脉之会"，是最重要的门户。目系是重要的通道，有九条经脉由此入脑。其中，阴阳跷脉、手足太阳经、足阳明经、任脉和督脉等七条经脉从睛明经目系入脑。

2. 六阳经、经别和督脉是部分经脉间接入脑的桥梁 十二经别之经气通过六阳经，经百会入脑。十二正经中部分阴经之经气通过各自经别和相表里的六阳经从百会入脑,如肺经、心包经、脾经和肾经;奇经八脉中部分经脉之经气通过督脉入脑,如阴维脉和带脉。

3. 督脉与脑关系最为密切 ①督脉沿头部正中线包绕脑部,其上许多腧穴主治脑部疾病。②督脉上有百会和风府 2 个入脑的门户,其中百会是"百脉之会",是最重要的门户。③督脉是奇经八脉中部分经脉间接入脑的桥梁。④督脉经百会、风府和晴明 3 处入脑。

4. 许多经脉有多条入脑途径 督脉和膀胱经从百会、风府和晴明 3 处入脑;胃经和小肠经从百会和晴明 2 处入脑;心经既从目系直接入脑,又通过自身经别和相表里的阳经从百会间接入脑;肝经既从目系和百会 2 处直接入脑,又通过自身经别和相表里的阳经从百会间接入脑。这些经脉从多处入脑,说明它们与脑的关系更为密切。

第六节 耳鼻咽喉与脏腑经络关系实质研究进展概要

春秋战国时便出现了耳鼻咽喉与脏腑经络关系的研究,《内经》时期初步形成,而后在历代得到不断充实发展而趋向完善。其中,尤以"官窍脏腑相关学说"的演变完善过程较为典型。春秋战国之际,中医对耳鼻咽喉与脏腑经络的关系有了初步认识,"官窍脏腑相关学说"理论开始萌生;后期对诸窍器官解剖生理有所认识,初步认识了脏与窍的生理关系,为《内经》关于"官窍脏腑相关学说"奠定了基础。之后历代医家进一步充实和发展了"官窍脏腑相关学说"理论。随着现代科技的发展,耳鼻咽喉与脏腑经络关系的研究也在逐步深入,证实了"官窍脏腑相关学说"的科学性。

一、耳鼻咽喉与脏腑的关系实质研究进展

(一)解剖学基础

《黄帝内经》时期就有人体解剖内容的记载,其中部分脏腑的解剖描述与现代解剖学相差无几;《难经》也对很多脏腑的部位、形态有详细记载;此后又有诸多著作涉及脏腑解剖形态的描述。这些古代解剖学知识奠定了藏象学说的形态学基础,同时也为耳鼻咽喉与脏腑之间存在着连续关系或系属关系的认知奠定基础。如喉与鼻隶属于肺系,喉上通口鼻,下续气管通于肺脏,有通气和发音的功能;喉与鼻同属于上呼吸道,与下呼吸道和肺一起完成吐故纳新的呼吸功能。咽隶属于胃系,咽上通于口,下续食管,直贯胃腑,是呼吸和消化的共同通道。中耳隶属于肺系,因中耳有窍通于颃颡,颃颡亦为气道,隶属于肺系,中耳黏膜与颃颡黏膜相延续,两者的细胞与分泌物成分一致。

(二)生理、病理联系

1. 耳与脏腑的关系

(1)耳与肾相关的科学基础

1)肾脏与内耳在形态结构和生理功能方面具有相似性:肾脏的排泄功能主要由入球小管完成。此处细胞膜的管腔面有很多皱褶、突起和微绒毛,以扩充其表面积。内耳血管纹为富有血管网的复层上皮,其结构特点与肾脏入球小管相似,边缘细胞也有皱褶形成和微绒毛,以扩大表面积,增强代谢功能,完成内耳淋巴液的水电解质代谢与离子转运功能。

2)肾脏与内耳生化特点及酶的含量与分布具有相似性:肾脏入球小管上皮细胞参与水电解质代谢的钠-钾-ATP 酶丰富,内耳血管纹边缘细胞基底部也有丰富的钠-钾-ATP 酶,控制离子通道活性和离子梯度差异,以耗能过程保持内淋巴液的高钾低钠状态,借以维持内耳

正常生物电活动,如微音器电位、听神经动作电位等。

3）肾毒性与耳毒性的相关性:基于上述肾小管上皮和内耳膜迷路上皮结构及生化活性的相似性,药物性中毒常同时累及耳与肾,如耳毒性药物氨基糖苷类抗生素、袢利尿剂、水杨酸制剂等,对肾脏同样有毒性作用。庆大霉素不仅可致感音神经性聋,也会出现肾小管上皮浑浊肿胀,集合管蛋白渗出,甚至引发急性肾衰竭。而且中毒发生的形式亦相类似,或为蓄积性中毒,或为对药物的特殊敏感性反应。

4）肾与耳在疾病发生上的相关性:Alport 早在 1927 年就注意到了肾炎与耳的关系并提出了家族性肾炎-耳聋综合征,以进行性肾功能减退、血尿伴有双侧对称性感音神经性聋为特征,且两者的病情轻重程度也存在相关性。慢性肾小球肾炎患者耳聋发生率达 69% ,肾衰时则高达 80% ~92% 。这些现象说明,由于肾与内耳结构和功能的相似性以及对某些致病因子的同类易感性,肾功能下降的病理后果可以累及内耳上皮。

5）肾与耳病治疗上的相关性:中医从肾治耳及以耳疾验肾,反映了肾与耳的同源性。肾虚患者多有重听及耳鸣,应用滋阴补肾方六味地黄丸以强肾,可以减轻耳毒性抗生素对听功能的损害;肾阳虚者予右归丸温补肾阳,也能减轻呋塞米对内耳的损伤。这种相关性已经得到了动物模型、超微结构、电生理学、组织化学资料的证实。可能通过调节垂体-下丘脑-肾上腺轴功能活动,影响细胞信息分子 cAMP 和 cGMP 水平而发挥效用。其他内分泌腺如甲状腺激素也可能发挥某些作用。血清元素铁以及某些微量元素也可能是其物质基础之一。

（2）耳与其他脏腑的关系

1）心与耳的关系,主要是心行血功能与耳司听觉的联系,如突聋者椎基底动脉及小脑后下动脉血流速度异常的发生率明显高于正常人。因此,内耳血流速度减低、供血不足可责之于心。

2）肺与耳的关系中,已经证实了中耳隶属于肺系的组织学基础。中耳黏膜均为呼吸上皮,经由鼻咽联系支气管、肺泡和咽鼓管及鼓室与乳突气房,其功能活性物质基础是一致的。中医认为"肺主皮毛"。所谓"皮毛",不仅指人体外表面的皮肤毛发,也可包括肺系内表面的黏膜上皮及其纤毛。因此,中耳黏膜当属肺所主。改善呼吸上皮生物活性物质表达水平,可以促进咽鼓管、中耳黏膜上皮纤毛功能活动,有助于中耳或咽鼓管病变恢复,为"耳聋治肺"提供了理论依据。

2. 鼻与脏腑的关系

（1）鼻与肺的关系:鼻与肺的关系在鼻-肺反射上体现得比较充分,证实了肺开窍于鼻、鼻属肺系的科学性。当鼻腔阻力增高,鼻黏膜受到某些刺激,可引起支气管收缩,影响肺通气量。这一现象在清醒或麻醉状态下都存在。其解剖学基础是存在于鼻肺之间的反射弧,传入纤维是鼻黏膜内的三叉神经末梢,传出纤维是直至支气管平滑肌的迷走神经,中枢神经核是三叉神经核和迷走神经核。直接刺激鼻黏膜,影响喉部肌肉、横膈的反射性活动,甚至可引起呼吸抑制,上颌窦穿刺等刺激导致呼吸心搏骤停,意识丧失甚至死亡的情况即属此例。麻醉插管、鼻腔填塞时出现的心搏骤停及窒息亦归因于对鼻等处呼吸黏膜的机械刺激。鼻是呼吸道的闸门,可以影响肺通气与换气功能。以肺顺应性、肺呼吸阻力、小气道、气管、喉阻力为指标,强制性用口呼吸,可见喉阻力加大,肺通气与换气障碍。鼻阻塞患者长期用嘴呼吸,会导致肺功能减弱;鼻腔与后鼻孔填塞可引起肺功能改变。此外,表现肺气虚及肺阴虚证的下呼吸道疾病患者,其鼻分泌物 SIgA、鼻纤毛细胞脱落数及黏液纤毛清除时间均见显著异常。这些都是鼻肺相关的实例,需要临证关注。

（2）鼻与其他脏腑的关系:骨髓来源细胞释放的 IL-5、IL-3 等炎性介质是变应性鼻炎病理中的主要细胞因子,趋化 EOS 在呼吸道黏膜的浸润和表达。肾主骨生髓,肾阳虚体质者更

笔记栏

容易促进此类细胞因子表达,提示体质病理对鼻与肾关系的影响。此外,脾虚型变应性鼻炎时,鼻黏膜 IL-4、IL-6 活性升高。

3. 咽喉与脏腑的关系 咽喉与脏腑的关系最主要是"咽为胃系""喉为肺系"学说。过敏性休克时咽、喉和肺组织中 P 物质含量升高;胃-食管-咽反流可以引发反流性咽喉炎,出现反复的清嗓动作、慢性咳嗽、咽异物感、咽喉痛、声嘶及吞咽不畅以及咽喉黏膜水肿、红斑、肉芽肿和溃疡。这些病理现象是支持前述理论的临床依据。

二、耳鼻咽喉与经络的关系实质研究进展

经络实质主要涉及神经-体液-免疫网络机制,以及"蛋白质偶联""细胞传递""全能干细胞生成"等诸多现象,还涉及纤维张力网络系统。耳鼻咽喉头颈部的神经网络联系非常复杂,感觉神经、运动神经、自主神经相互交织成许多神经丛,继而通过各种反射弧及精细复杂的高级中枢投射,传出冲动广泛影响效应广阔的内分泌与免疫网络系统,因而将官窍与脏腑紧密地有机联系在一起。如鼻咽神经丛就可以引发诸多特殊的生理与病理反射,发挥特殊经穴作用。此外,经络还可能是存在于神经系统、循环系统、内分泌系统、免疫系统之外的一个完全独立的系统。它与这些系统既有区别又相互关联,共同完成人体各种生理调节功能。

复习思考题

1. 为什么说鼻与肺的关系密切?
2. 为什么说咽与肝的关系密切?
3. 为什么说耳与肾的关系非常密切?

ER-3-6

扫一扫,
测一测

● (朱镇华)

◇◇◇ **第四章** ◇◇◇

耳鼻咽喉头颈疾病的病因病机概要

学习目标

1. 掌握引起耳鼻咽喉疾病的主要病因病机。
2. 熟悉各病因、脏腑、病机之间相互作用机制及关联。
3. 了解预防耳鼻咽喉头颈疾病发生应从预防哪些病因为主。

耳鼻咽喉属清空之窍,向外与外界直接相通,向内与脏腑经络均密切相关。《素问·阴阳应象大论》载"清阳出上窍"。耳、鼻、咽、喉等器官均"以通为用",称"清空之窍"。凡六淫外感、七情内伤或跌仆损伤、饮食劳逸等各种致病因素,导致机体脏腑、经络、阴阳、气血等失调皆可引发耳鼻咽喉头颈疾病。

第一节　耳鼻咽喉头颈疾病的主要病因

一、外感因素

常见有六淫邪毒侵袭、疫疠之邪外袭。

1. 风邪　耳鼻咽喉易为风邪所犯。《素问·风论》曰"风者百病之长也""善行而数变",且风邪有"伤于风者,上先受之"的特性。耳鼻咽喉位于头面部,易受风邪。且风邪可常兼夹寒、热、湿邪,容易引发宿疾。风为阳邪,风邪致病易引动阳气从阳化热,引发急性热症。

2. 寒邪　寒邪致病多随风侵犯人体,也可疏于防寒保暖、致寒伤于肌表,阳气被遏而致病。寒邪常犯阳虚患者,多随患者的体质而变。阳虚者,容易从阴化寒;阳盛者,容易从阳化热。

3. 暑邪　暑邪致病较少,有明显的季节性,易耗气伤阴,若夹湿邪,则易伤脾胃。

4. 湿邪　湿邪致病与气候、环境密切相关。如长期阴雨连绵、久居潮湿之所,湿邪侵袭清空之窍致病;脾喜燥恶湿,湿邪致病易伤脾气,导致水湿内停,在耳鼻咽喉病中多见局部的溢脓或渗液增多,且病程延长,不易速愈。

5. 燥邪　燥邪致病易伤鼻及咽喉,表现为鼻腔或咽喉黏膜干燥。其发病与季节、地域环境有关。阴虚内热体质者易受燥邪侵犯。

6. 热邪　火热之邪侵犯耳、鼻、咽喉等清窍,临床上尤其常见。感受热邪初起时多见外感风热为主。后期热邪致病容易引动脏腑内热,导致脏腑火热证;火热之邪容易伤及血脉,引起局部充血或出血;容易阻滞气血运行,引起局部红肿疼痛。凡是耳鼻咽喉红肿和比较严重的疼痛均应考虑是否为热邪和脏腑火毒所致。

7. 疫疠之邪 疫疠之邪是具有流行性传播的致病邪气,多从口鼻而入,传染性较强,侵犯耳鼻咽喉引起白喉、结核、梅毒、猩红热等病。

二、内伤七情

喜、怒、忧、思、悲、恐、惊七情过度皆可使气血失和、气机失调以致病。在耳鼻咽喉科常见的有思虑过度、忿怒失制而致病。七情致病常见者如突发性聋、耳鸣、梅尼埃病、咽异感症、心理性失喑、鼻衄等。

三、其他病因

1. 外伤 耳鼻咽喉头颈部显露于外,易受外部伤害,常见的外伤有跌仆、挤压、撞击金刃、枪弹、爆炸、烧灼、电击等;此外还有动物咬伤、昆虫刺伤等源自动物性伤害,强烈或持久的噪声、气味可伤及听觉和嗅觉。

2. 饮食不节 如过度饮酒、过食肥甘炙煿,损伤脾胃,可致耳鸣、耳聋或脓耳、鼻疮、鼻窒、鼻鼽、鼻渊,急、慢喉痹,乳蛾、喉痈等。

3. 劳倦 发声不当和发声过度可损伤喉部发声器官,过度疲劳可引起不同程度的听觉和嗅觉功能减退;久病,劳役、房劳过度,可致脏腑虚损生病。

4. 禀赋 体质特异对某些花粉、灰尘、蛾虫、鱼虾、化学气体等物质过敏,可致脏腑功能失调,出现鼻部或其他部位的变态反应性疾病,并随潜在的体质倾向性,或保持始发病的属性,或出现寒热、虚实、阴阳的转化。

5. 异物 异物误入耳鼻咽喉,影响官窍功能即致病。常见的异物损害有咽及食管异物、喉及气管异物、鼻腔异物和外耳道异物等。

6. 药物中毒 多由于奎宁、水杨酸盐以及氨基糖苷类抗生素如双氢链霉素、新霉素、卡那霉素等,引起耳鸣、耳聋、聋哑、耳眩晕等病症。

7. 禀赋缺陷 胎胞受损、先天不足或后天失养、脏腑虚损,可见于耳前瘘管、耳畸形、先天性鳃裂瘘管等疾病。

8. 肿瘤易感性 中医所谓"天人相应""三因制宜",可见某些疾病的发生与地域环境、家族遗传相关,治疗也应南北有别。如鼻咽癌疾病好发于我国南方省份,又于好发省内某些地市为高发。

四、继发病因

1. 痰饮 痰饮可为病理产物,又可为致病因素。脾喜燥恶湿,脾虚失运生痰,或火热炼津成痰后,痰饮又成致病因素。痰饮致病可表现为咽、喉、鼻腔的分泌物,亦或表现为局部异常停留的液体,如耳郭痰包等;又可表现为局部黏膜和皮下的肿胀,如声带水肿、声带小结等;另还可表现为"无形之痰"阻滞气机,影响耳鼻咽喉的正常功能,如出现眩晕、耳聋、咽喉异物感等病症。

2. 瘀血 气滞或血行脉外易生瘀血,瘀血又可进一步阻滞气机,影响耳鼻咽喉功能,致生新疾。如部分耳鸣耳聋、肥厚性鼻炎、声带肥厚等,多由瘀血阻滞气机所致。

3. 窍官间疾病相传 耳鼻咽喉相互连通,一窍有病,失治或邪毒壅盛,可致邪毒旁传他窍。如伤风鼻塞可引发耳胀、脓耳,邪毒壅盛可引发鼻渊,鼻窒、鼻渊可引发急性或慢性喉痹、急性或慢乳蛾等。

ER-4-2
耳鼻咽喉头
颈疾病病因
思维导图

笔记栏

第二节　耳鼻咽喉头颈疾病的主要病机

耳鼻咽喉头颈疾病起病急者,多属实证,常与外邪侵袭、脏腑火热有关;久病者多属虚证或虚实夹杂证,常与肺、肾、脾脏腑亏虚,邪毒滞留有关。

一、鼻病的主要病机

急性鼻病,多因外感邪毒,肺、胃、肝、胆、脾失调而致,多属实证;慢性鼻病,多由于肺、脾、肾虚损,邪毒滞留而致,多属虚证或虚实夹杂证。

1. 外邪侵袭　风寒侵袭,内舍于肺,宣肃失司,以致鼻塞、流清涕、喷嚏、鼻黏膜淡红带紫等症,多见于急性鼻炎、变应性鼻炎等病。外感风热,或风寒入里化热,风热邪毒壅遏鼻窍,发为鼻疔、急性鼻炎、鼻窦炎、鼻出血等病。风热湿邪侵袭鼻窍,或因饮食不节,脾胃湿热熏蒸,可致鼻前孔附近肌肤肿烂痒痛、黄水淋漓等症,发为鼻疳、鼻疮等病。秋令燥邪伤肺,或长期吸入寒冷之气、烟尘浊气,耗伤鼻肺之津,或阴血不足,鼻失濡养,以致鼻窍干枯,结痂腐败,发为干燥性鼻炎、萎缩性鼻炎等病。

2. 伏热致病　外感风热,引动肺胃伏热,邪热壅盛,上蒸于鼻,气血壅滞,甚则热胜肉腐,可致鼻塞、流黄脓浊涕、鼻部肿痛、鼻出血等,可见于急性鼻炎、鼻窦炎、鼻出血等病。若热邪传于肝胆,引动肝胆伏热,循经上蒸熏灼鼻窍,气血壅滞,津汁腐败,产生黄绿浊涕,多见于鼻窦炎或鼻出血等病。

3. 脏腑虚损　素体虚弱,病后失养,或劳倦、饮食伤脾,导致肺脾气虚,卫表不固则易感外邪,祛邪不力致邪毒滞留,病程久延,清阳不升,浊阴上干则分泌物增多,肿胀不消,可见于多种慢性鼻病。若劳伤阴液,导致肺肾阴亏,津液干涸,鼻窍肌膜失养,甚则阴虚内热虚火上炎,烁灼鼻腔,以致鼻腔干燥、黏膜枯萎、结痂、鼻燥出血,可见于干燥性鼻炎、萎缩性鼻炎、鼻出血等。若劳伤阳气,肾阳亏虚,卫气无根,不能上充于鼻,鼻腔、鼻窦失于温养,不能御邪而邪毒滞留不去,以致浊涕不止,或清涕无制,可见于鼻窦炎、变应性鼻炎。

4. 气滞血瘀痰凝　跌仆损伤,血溢脉外可致鼻部损伤;久病入络,经脉不畅,气血瘀滞于鼻,气为血帅,肺脾不足,则气虚而血行不畅,留瘀鼻窍,以致鼻塞、失嗅,或有肿痛,可见于各种慢性鼻病。肺脾失调,水津内停,痰浊内生,停留鼻窍,致成息肉、肿块、积液,可见于鼻息肉、肿瘤、鼻部囊肿等病症。

二、咽病的主要病机

咽病以火热为患多见,有虚、实之分。外感风热,疫病邪毒,脏腑积热,上攻咽喉,为实火;肺肾阴虚,虚火上炎,为虚火。也有如气滞血瘀、气滞痰凝、脾肾阳虚等非火者。

1. 外邪侵袭　风寒侵袭,肺失宣降,寒邪凝结于咽,以致咽部疼痛,吞咽不利,多见于急性咽炎。风热袭咽,或风寒化热,内应于肺胃,邪热循经上壅于咽,以致咽部红肿热痛,吞咽不利,可见于多种外感急性咽病。瘟疫邪毒袭咽,可致白喉、猩红热等咽部烈性疾病。

2. 胃火上蒸　邪热由表传里,或嗜辛辣肥甘,以致胃火炽盛,熏蒸咽喉,出现咽喉红肿疼痛、痰涎壅盛、吞咽困难等,多见于急性咽病的高峰期。

3. 脏腑虚损　素体虚弱,病后失养。如劳倦妄作、饮食伤脾,导致肺脾气虚,清阳不升,精气津液无以输布,咽关失养,以致咽部不利。若肺肾阴亏,津液干涸,甚则阴虚火炎,虚火客于咽喉,咽失濡养,可出现咽喉灼热、干燥,或有异物感等。若肾阳虚弱,命门火衰,咽部失去温养,或下焦虚寒,格阳于上,无根之火上浮咽喉,可致咽部肿胀、微痛、梗梗不适等症。

4. 痰气交阻　情志不遂,肝失疏泄,气机郁结,梗于咽喉;或肝郁犯脾,脾虚痰湿内生,或痰气互结于咽喉,可致咽中梗梗不利,产生梅核气等病;若肝气久郁化火,上灼于咽,与邪搏结,可致咽部红肿、疼痛溃烂,产生鼻咽癌等病。肺脾亏损,湿浊内生,凝聚咽部,导致咽部或扁桃体肿胀,或咽部结节、息肉、肿瘤等病症。

三、喉病的主要病机

1. 外邪侵袭　风寒侵肺,肺失宣降,寒邪凝滞于喉,以致声门不利,声音嘶哑,多见于急性喉炎。

2. 肺热蒸喉　风热外犯,热传于肺,或肺经风寒化热,肺热壅盛,上蒸于喉,以致喉部红肿疼痛,声音嘶哑等症。可见于急性喉部疾病。

3. 脏腑虚损　体虚久病,多语损气,劳倦过度,饮食内伤,使肺脾受损,声门失养,气虚无力鼓动声门,出现发音低微,声嘶失音等症。或体质虚弱,病后失养,肺肾阴亏,喉部失于津液濡养,可致喉部干燥、声音嘶哑日久。命门火衰,下焦虚寒,声门失于温煦,可致喉部微痛、声嘶等症,见于慢性喉炎。亦有阳虚而暴感寒邪,以致寒邪直中少阴,产生咽喉疼痛或失音者可见于急性喉炎。

4. 气滞血瘀痰凝　肝气暴郁、气机不利,可致突然失音,谓之肝郁失音。余邪滞留不去久病入络;手术外伤,喉部受损;或久用嗓音,发声不当,均可使气血瘀滞,脉络受阻,清道失利,引起咽喉干涩、疼痛不适、声嘶失音等症。肺脾亏损,湿浊内生,凝聚咽喉,导致声带肥厚,或声带小结、息肉等病。

四、耳病的主要病机

急性耳病多属实证、热证,常与肝胆有热,或邪毒侵袭相关,以风、热、湿邪为多;慢性耳病多属虚实夹杂证,常与肾、脾亏虚,邪毒滞留有关。

1. 外邪侵袭　风寒袭肺,肺气不宣,循经上乘,犯于耳窍,可产生耳内闭塞闷胀感、耳鸣、听力减退,多见于耳胀初起;耳郭受冻,血脉凝滞,可致耳郭麻木、肿痛、发绀,甚或紫黑溃烂。风热外袭,或风寒化热,肺气失宣,邪壅于耳,或循少阳经脉上犯耳窍,可引起耳窍肿痛、闭闷、溢脓、耳鸣、耳聋等症,多见于分泌性中耳炎、化脓性中耳炎、外耳道炎等病。风热湿邪直犯耳窍,或素有肝胆湿热内蕴,复感外邪,邪毒循经上蒸耳窍,产生耳部肿痒疼痛、糜烂流水等症,多见于外耳湿疹、外耳道炎,或慢性化脓性中耳炎急性发作等病。风邪外袭,入侵耳部脉络,致经气痞塞,气血阻滞,产生口眼㖞斜等症,多见于贝尔面瘫。

2. 火热上犯　风热邪毒外侵,引动肝胆火热,循经上犯于耳,可产生头痛、眩晕、暴聋、耳鸣等症;若火热蒸灼耳窍,气血壅滞,则产生红肿疼痛;若火热灼腐黏膜,则耳中流脓色黄;若肝火生风,上扰清窍,亦可引起耳鸣、眩晕、耳聋等症。素体肝阳偏旺,或暴怒伤肝,怒气升发太过,上扰清窍,亦可致耳眩晕、耳鸣、耳聋等症。

3. 脏腑虚损　劳伤过度,病后失养,或禀赋不足,致使精髓亏虚,耳窍失养,或精亏阴虚,虚火上炎,可致耳眩晕、耳鸣、耳聋等症;若精水不足,水不制火,心肾不交,上扰清窍,可致耳鸣耳聋、耳眩晕;若肾阳亏虚或脾肾阳虚,耳失温养,可致耳鸣耳聋等症;若阳衰不能温化,致寒水上泛,停聚耳窍,可致耳眩晕;若肾虚骨弱,阳虚寒湿内停,侵蚀骨质,可致脓耳缠绵难愈。若耗伤肺脾之气,气虚耳窍失养,可致听力减退、平衡障碍等症;若脾气虚弱,运化失健,湿浊邪毒滞留,可致中耳积液、流脓,缠绵不愈。若心脾虚损,气血不足,耳失荣养,可致耳痒、耳聋、耳鸣、眩晕等症。

4. 气滞血瘀痰凝　猝受惊恐、思虑过度、肝气郁结、过度劳倦、跌仆损伤,或久病气虚等,皆可导致血行不畅,血脉瘀滞,窍络闭塞,产生疼痛、阻塞感、听力下降、眩晕等症,可见于耳外伤、耳闭、耳鸣、耳聋、耳眩晕等病患。过食醇酒厚味,脾胃受伤,痰浊内生;或脏腑积热,郁久化火,痰火互结,上壅清窍,可致耳鸣、耳聋等症;若痰火与邪毒互结于耳窍,还可形成耳部肿瘤;若痰火阻滞气机,亦可致眩晕。饮食、劳倦伤脾,脾失健运,痰湿内生,阻遏气机,以致清阳不升,浊阴不降,上蒙清窍,可致耳病,多见耳鸣、耳聋、眩晕等症;若湿浊停聚于中耳,则为中耳积液;停于内耳,则生眩晕之症;停于外耳,则成囊肿之疾。

五、头颈疾病的主要病机

1. **外邪侵袭** 风寒侵袭,郁遏卫表,清阳不升,寒邪郁于头颈部,以致头痛项强、项痛;风寒夹湿侵袭头颈,久留不去,以致气血凝滞,出现头痛、颈痛、肩肿痛等病症。风热邪毒直袭头颈部,或风寒犯肺化热,肺失宣降,邪热循经上壅头颈,气血壅滞,则见头颈部红肿热痛、活动受限、吞咽不利。

2. **脏腑虚损** 素体阴虚,热病伤阴,病后失养,燥邪伤津,致使肺阴亏虚,颈部失于滋养,甚或肺阴虚,虚火上炎,蒸灼头颈,炼津为痰,形成痰核瘰疬;若劳逸过度,病后失养以致肺虚气损,精气津液无以输布,头颈失养,护卫不足,易为邪毒侵袭、滞留,产生种种头颈部包块。若素体虚弱,久病失养,饮食劳逸所伤,致使脾胃气虚,清阳不升,头颈部失养或浊阴不降,上干头颈,邪毒滞留头颈部,可产生种种眩晕、头重如蒙,或头颈部增生结节,或痈肿难溃等症。若年老、久病或劳伤,致使肾元亏虚,肾阴不足,头颈失养,或阴虚火炎,虚火客于头颈部,可致头颈部焮热、刺痛、异物感等;肾阳亏虚,命门火衰,头颈部失于温养,或下焦虚寒,格阳于上,无根之火上浮头颈,可致头颈部畏寒、痰核等症。

3. **伏邪致病** 风热邪毒外侵,引动肝胆伏热,以致肝胆火热炽盛;或素体肝阳偏旺,加上暴怒伤肝,怒则气上,引动相火上炎,升发太过,上扰头颈部,可产生头痛、眩晕、暴聋、耳鸣、瘰疬痰核等症。素体肺胃郁热,适逢风热邪毒入侵,循经上壅头颈难解,邪热入里,引动肺胃伏热,致使肺胃火热炽盛,腐肉蚀肌化脓,而见头颈部的痈肿。

4. **气滞血瘀痰凝** 情志不遂,郁怒伤肝,肝失疏泄,气机郁结,梗于颈部;或肝郁犯脾,脾虚痰湿内生,痰气互结于颈部,可致颈部梗梗不利或刺痛不适;若肝气久郁化火,火热上灼,与浊邪搏结于颈部,可致颈部红肿、疼痛溃烂,产生瘰疬等病。病后余邪滞留,久病入络,或手术外伤,肌膜受损,均可使气血瘀滞,脉络受阻,引起头颈疼痛不适、活动不利等症。肺脾亏损,湿浊内生,凝聚颈部,可致局部瘰疬、结节、痰核等症。

5. **禀赋异常** 先天禀赋不足,精气失充,形体失养,或禀赋异常,以致甲状舌管囊肿及瘘管、鳃裂囊肿及瘘管、颈部囊状水瘤等先天疾患。

耳鼻喉头颈疾病病机概要及中西要点比较思维导图

第三节　耳鼻咽喉头颈疾病病因病机要点中西医比较

中医学对病因病机的认识和现代医学理论认识原则并无冲突。中医所谓的外感病邪,包括病原微生物、寄生虫等内容,疫病则包括各种流行性传染病。在发病学上,抗病基础"正气"主要是人体免疫系统抗病能力,与后天饮食营养之气相合而发挥效应。其关联性可以从下述几个方面得以体现。

一、体质状态与易感性

禀赋决定体质,个体体质状态影响疾病易感性的问题,与中医学的"天人相应"理论一致。体质决定了人体小宇宙对环境的反应特性,自然界大宇宙又可反作用于前者,影响人体的生长发育以及生理和病理变化发展趋势。中医学的这个特征观念与表观遗传学所强调的外界环境影响人体内在生理、病理的思想是一致的。这一发病观念及其所反映的官窍疾病病机特点,典型地体现于环境、风邪疫气诱发特应性体质、个体发生鼻等变应性疾病所表现的病机特点,以及特异性免疫治疗改善该类个体对环境致敏因素反应状况所显示的病理体质可调性。侵袭之外邪与体内之伏邪相合,可以在以"气虚质"为代表的病理性体质个体诱发头颈官窍病变,并可以呈现家族聚集现象,也是禀赋决定特定体质对疾病易感性的例证;而抗肿瘤免疫疗法通过改善这类个体体质状况以祛除岩病,应用肿瘤疫苗促使易感个体提升肿瘤预防能力,进一步说明了这种关系的发病学意义和该理论的临床应用前景。

二、正气抗病与免疫功能

"免疫"一词,最早见于明代《免疫类方》,有关内容论述在先秦文献中屡见不鲜。中医早已认识到疾病的发生、发展与机体防御力"免疫力"密切相关,涉及阴阳盛衰、精气血津液失常、脏腑经络失调等基本理论,表现为免疫系统的防御、自稳、监视功能。

中医学认为人体的免疫系统是在阴阳平衡状态下,以五脏为中心,通过精、气、血、津液为介质,通过经络沟通、运输、调节的作用维持人体的生理平衡。中医对疾病发生、发展与变化机制的认识,归结在邪正斗争与阴阳失调两个最基本方面。"正气存内,邪不可干""邪之所凑,其气必虚",就是在疾病发生发展过程中邪正斗争的反映。如变应性鼻炎、鼻息肉病等都可看成是正不胜邪的免疫异常;而暴聋患者出现烦躁易怒、面红目赤者,多因肝气升发太过,气血并走于上由之,这是脏腑的气机失调所致。中医未病先防原则在具体应用中提出了"扶正祛邪"的治则。扶正就是根据不同的病证分别采取益气、养血、滋阴、助阳等方法,来提高机体的正气。祛邪就是采取发汗、攻下、清热、消导等方法去除病因,而达到防病的目的。中医中药里虽然没有"免疫"这一专用术语,但在现代免疫学精确的定量检测手段应用中,可以观察到中医药对免疫功能具有一定的调节作用。探讨中医免疫与西医免疫的异同和关联,找出其共性,将为中西医结合的发展开创新的出路。

三、皮肤-黏膜免疫屏障与肺主皮毛理论

1. 皮肤的免疫屏障功能 皮肤是一个具有独特免疫功能的屏障系统,为识别、处理和提供抗原的场所,细胞免疫反应强烈。皮肤屏障功能缺陷时,变应原等抗原物质能够经皮肤途径进入体内,诱发系统性变态反应。

2. 鼻的免疫防御功能 鼻黏膜是一种高效黏膜免疫器官。鼻黏膜相关淋巴组织和气管相关淋巴组织、胃肠相关淋巴组织等同属黏膜相关淋巴组织系统,参与黏膜免疫反应。与咽部淋巴系统一起构成鼻咽相关淋巴组织,为鼻腔免疫奠定了组织学基础。自然状态下,上呼吸道黏膜是机体首先接触吸入抗原(包括病毒、细菌等)的部位。利用这一原理,鼻内免疫可更好地激发系统性免疫反应,发挥防御效应。这一现象,为肺气卫外功能提供了合理解释。

3. "肺合皮毛"理论与皮肤屏障及其功能缺陷 皮毛乃一身之表,是人体抵抗外邪的屏障。中医"肺主皮毛"的理论源于《黄帝内经》,可将之概括为肺主皮毛、肺合皮毛、肺生皮毛、肺应皮。从中医角度认识皮肤屏障功能状况与"肺"的关系,有利于皮肤功能缺陷及由此而诱生之特应性进程的防治。通过调节、改善肺气的功能,使"肺合皮毛"关系得以正常运行,从而逆转"肺气虚弱"以"固表实卫",更有效地防治呼吸道变应性疾病。

皮肤屏障可以阻止外界有害物质侵入,皮肤屏障缺陷则有利于病原菌、变应原以及毒素

笔记栏

刺激物、污染物等环境有害物进入机体,诱发系统性变态反应。类似皮肤屏障的结构亦见于呼吸道等处黏膜,同属体表屏障系统。而且中医皮毛的现代概念同样也包含了皮肤-黏膜屏障体系。因此,"肺合皮毛"实指肺与皮肤-黏膜屏障体系的关系。在此,决定屏障功能的 Filagrrin 基因可能是其分子联系纽带。

皮肤屏障功能缺陷是特应性个体的早期(尤其是婴幼儿时期)病理表型,可以诱发系统性(特别是呼吸系统)变态反应。早期干预婴幼儿皮肤屏障功能缺陷,改善皮肤屏障功能缺陷相关的体质特性,可以阻止特应性体质的演变与发展,有利于预防某些系统性变态反应的发生这一效应,还可以通过调理肺脏功能,实现益肺、健脾、补肾实皮,提升皮肤免疫功能,让皮肤屏障更为坚实。以上印证了肺与皮毛同本同源属性。

最新研究显示,在鼻前庭皮肤表面有里昂葡萄球菌寄生的个体,其分泌的杀菌物质可以清除金黄色葡萄球菌的寄生,消除严重感染的隐患。该机制为"肺合皮毛"理论及其临床应用增添了新的依据。

四、鼻-肺反射与肺系疾病

"肺开窍于鼻",鼻是肺的"官窍",鼻-肺反射现象为这一理论提供了科学依据。人或动物都存在鼻-肺反射,生理条件下可以影响肺通气量,有利于发挥保护功能;病理状况下,则鼻窍病变与肺脏病变可以互相影响,形成恶性循环。不仅支气管哮喘和变应性鼻炎同属呼吸道疾病,与黏膜免疫有着密切关系,有"同一气道,同一疾病"之说,鼻窍与肺脏的慢性病变还可以通过这一反射的病理效应互相影响,互相促进病理演变进程。这一理论,有助于临证之际更好地认识并有效诊疗上下呼吸道的某些慢性疾病。

复习思考题

耳鼻咽喉属清空之窍,与外界直接相通,有哪些外感因素?

● (朱镇华)

ER-4-4

耳鼻喉头颈疾病病机思维导图

ER-4-5

扫一扫,测一测

PPT 课件

第五章

耳鼻咽喉科常用检查法

📖 学习目标

1. 掌握鼻的一般检查法、鼻内镜检查法、咽喉检查法、耳的检查法、颈部包块与淋巴结触诊、甲状腺的触诊、气管的触诊。

2. 熟悉鼻功能检查法、前庭功能检查法、颈部淋巴结分区、颈部血管相关解剖。

3. 了解甲状腺的视诊与听诊、鼻咽触诊、古代中医文献中对耳鼻咽喉检查法的相关记载。

第一节　光源、额镜、头灯和常用检查器械

一、光源

100W 附聚光透镜可活动检查灯或立柱灯,置于患者耳后上方 10~20cm。明亮的自然光及电筒也可利用。耳鼻喉工作台现已得到广泛应用,工作台主体主要由控制面板、聚光斑照明灯、喷雾枪、吸引枪、冷光源、自感应加温器、阅片灯、监视器等组成。工作台主体的主要功能如下:

(1) 喷雾:将液体药物雾化成微小液滴,其雾化颗粒小,分布均匀,刺激性小,药液易发挥,操作简便。

(2) 吸引:工作台上有负压吸引枪,用于外耳道、咽部的分泌物、脓血吸出。负压可根据需要自行调节。

(3) 吹气:吹气系统为咽喉管吹气和恒温射流装置提供正压气源,用于咽喉管通气和外耳道的脓血、分泌物、异物和上颌窦的冲洗。为满足使用要求,吹气压力可调,流量随吹气的压力变化而变化。

(4) 聚光斑照明:提供检查光源,其特点是聚光、亮度可调、无热辐射、灯臂活动范围大。

(5) 自感应加温:主要用于间接鼻咽镜和间接喉镜检查前加温预热。当镜面放入加温器感应区时,加温器自动吹出热风,完成加热后自动停机。其特点是使用简便、无火灾隐患、温度适宜等。

(6) 冷光源:为内镜检查提供光源,亮度可调。

(7) 自动排污:将在吸引过程中储存在污物瓶内的污物自动排出,自动清洗,以达到清洁、清除污物的目的。其特点是不需手工清洁污物,避免人与污物直接接触引起感染。

(8) 阅片:可通过工作台控制的阅片灯观看 X 线、CT、MRI 等影像胶片(图 5-1)。

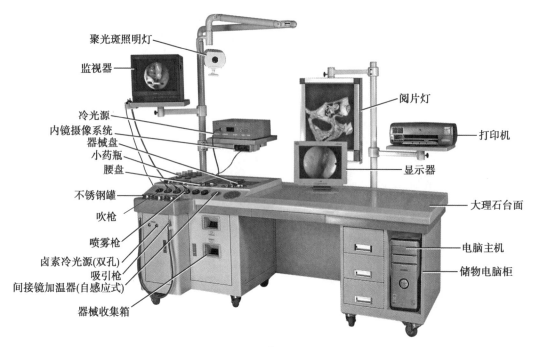

图 5-1　耳鼻喉工作台

二、额镜

额镜是圆形聚光凹面镜,直径一般8cm,焦距25cm,中间有一圆孔,检查者瞳孔正对此镜孔窥查检查部位。镜体借一转动灵活的双球关节连接于额带上,光源可通过凹面镜反射至被检查部位。

1. 额镜的使用　戴镜前,先调整双球关节松紧度,使镜面既能灵活转动,又不致松脱坠落。按头围调整额带直径,额镜戴于前额正中,使用时将镜面调整与额面平行,中央镜孔应正对检查者的右眼或左眼(图5-2)。光源置于额镜同侧,略高于受检者耳部,使光源投射到额镜上,再调整镜面,使光线反射聚焦到检查部位。

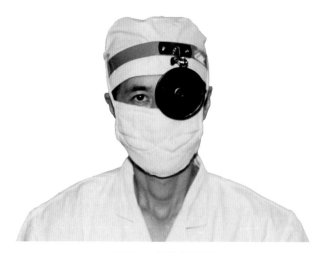

图 5-2　额镜的佩戴

2. 注意事项　患者座椅为专科检查座椅或高背靠椅。患者与检查者相对而坐,两腿各稍微向侧方,检查者正坐、腰直、头正,不可弯腰,扭颈而迁就光源;保持瞳孔、镜孔、反光焦点和检查部位成一直线(图5-3);额镜与检查部位保持一定距离,一般在25m左右,太近或太远均不合适;双眼平视以成立体像。

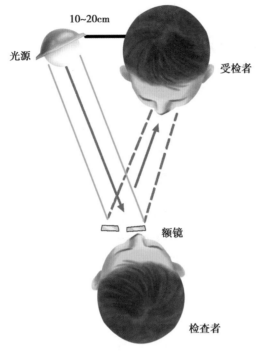

图5-3 额镜的佩戴

三、头灯

附带光源的头灯常用于手术中(图5-4)。

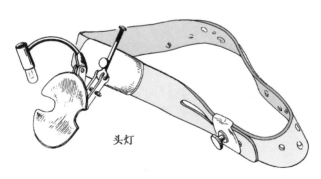

图5-4 头灯

四、常用检查器械

耳鼻咽喉科日常诊疗工作中,常用的检查器械如下(图5-5):

1. 各种窥器 耳镜、电耳镜、鼓气耳镜、前鼻镜、间接鼻咽镜、间接喉镜。
2. 其他器械 压舌板、枪状镊、膝状镊、卷棉子、耵聍钩、音叉、喷雾器、酒精灯等。

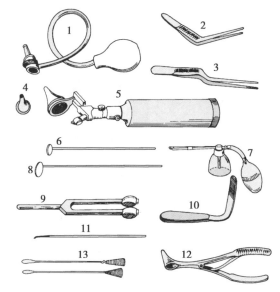

图 5-5　耳鼻喉常用检查器械

1. 鼓气耳镜；2. 膝状镊；3. 枪状镊；4. 耳镜；5. 电耳镜；6. 间接鼻咽镜；7. 喷壶；
8. 间接喉镜；9. 音叉；10. 矫形压舌板；11. 耵聍钩；12. 前鼻镜；13. 卷棉子。

第二节　鼻的检查法

一、鼻的一般检查法

准备工作：检查者佩戴额镜，被检者根据其病情、依从性及检查治疗的要求，可分别采取坐位、半卧位，通常为面对检查者端坐，上身稍前倾，头颈部自然放松以便随检查者需要头位作适当调整。不能合作的小儿需由家长环抱固定，姿势如图 5-6。调整额镜使光斑集中在被检部位。询问病史，闻其发音是开放性还是闭塞性鼻音，嗅其呼气是否有异味。

（一）外鼻检查

观察鼻外形有无畸形（鞍鼻、蛙鼻、酒渣鼻）、缺损、肿胀，鼻梁有无偏曲、塌陷，前鼻孔有无狭窄，皮肤色泽是否正常等。拇指和示指检查触诊外鼻有无触痛，鼻骨有无塌陷、移位及骨摩擦感。

（二）鼻腔检查

1. 鼻前庭检查　被检者头稍后仰，检查者用拇指推起鼻尖左右移动进行视诊，检查皮肤有无红肿、糜烂、溃疡、皲裂、结痂。鼻毛有无脱落。有无疖肿、隆起、新生物。有无触痛。

2. 鼻腔检查

（1）前鼻镜检查法：以左手拇指及示指捏住鼻镜关节，一柄置于掌心，另三指握于另一柄上，两叶合拢与鼻底平行进入鼻前庭后打开（图 5-7）。

按三个位置检查鼻腔情况：①头稍低，观察鼻腔底部、下鼻甲、下鼻道及鼻中隔前下部。②头后仰 30°，检查鼻中隔中段、中鼻甲、中鼻道和嗅裂中后部。③头继续后仰 60° 检查鼻中隔上部、中鼻甲前端、鼻

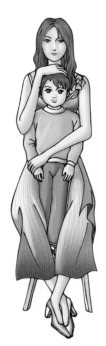

图 5-6　患儿的
环抱姿势

丘、嗅裂与中鼻道前部(图 5-8)。取出鼻镜时，两叶勿完全闭合，以免夹住患者鼻毛，引起疼痛。

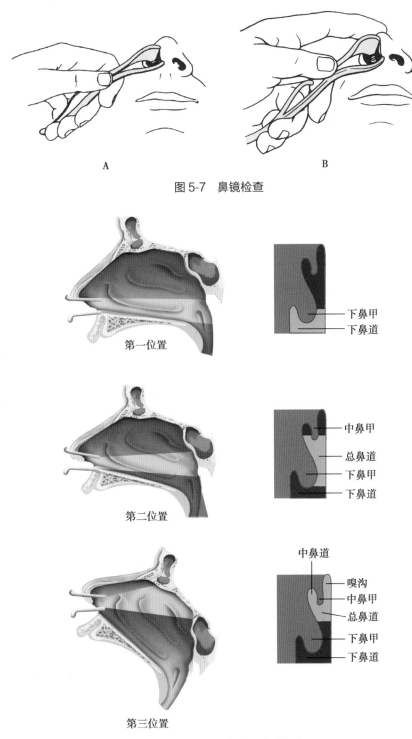

图 5-7　鼻镜检查

第一位置

下鼻甲
下鼻道

第二位置

中鼻甲
总鼻道
下鼻甲
下鼻道

第三位置

中鼻道
嗅沟
中鼻甲
总鼻道
下鼻甲
下鼻道

图 5-8　鼻镜不同角度下鼻腔视角

　　(2) 后鼻镜检查法(即间接鼻咽镜检查法)(图 5-9)：嘱患者正坐，头微前倾，自然张口，用鼻呼吸，将间接鼻咽镜置于酒精灯或工作台除雾喷气口上加热镜面，以手背试温后不烫为宜。检查者左手持压舌板将舌前 2/3 向患者前下方适度按压，右手将鼻咽镜送至软腭与咽后壁之间,镜面向上向前时,检查软腭的背面、鼻中隔后缘、后鼻孔、各鼻道及鼻甲的后段;镜面向左右旋转时,检查咽鼓管咽口、圆枕、咽隐窝;镜面向上时,检查鼻咽顶部及腺样体。观察黏膜有无充血、溃疡、肿胀、分泌物、新生物等。咽隐窝是鼻咽癌易发部位,检查时注意两侧对比。咽隐窝饱满常是鼻咽癌早期特征之一。

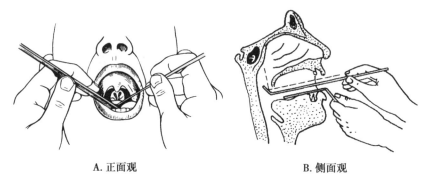

A. 正面观　　　　　　　　　　　　　B. 侧面观

图 5-9　后鼻镜检查法

（三）鼻窦检查

1. 视诊及触诊　观察患者面颊部、内眦及眉根部有无红肿、隆起,面颊、眼内上角处有无压痛、额窦前壁有无叩痛。

2. 鼻镜检查　中鼻道、嗅沟处是否有分泌物;各鼻道是否有息肉或新生物。临床上疑有鼻窦炎的存在,但鼻镜检查未发现中鼻道有异常分泌物,可行体位引流。首先用 1% 麻黄碱生理盐水棉片置入鼻腔,收缩肿大的下鼻甲。然后再将棉片置入中鼻道,收缩中鼻道黏膜,促使窦口开放。疑为上颌窦积脓时,侧卧头低位,患侧在上;如疑为额窦或筛窦积脓,则取正坐位,10~15 分钟后取出棉片,再行鼻镜检查,观察鼻道内有否脓液;疑为蝶窦炎,低头位,或取坐位,下肢自然分开,屈身,头垂抵膝。

3. 上颌窦穿刺冲洗法　用于上颌窦疾病的诊断及治疗。通过穿刺,可将抽吸物及冲洗液,送检验科及病理科检查,明确病变的性质,指导治疗(图 5-10)。

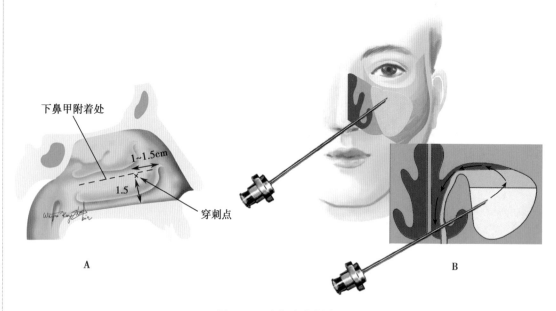

图 5-10　上颌窦穿刺法

二、鼻内镜检查法

（一）硬性鼻内镜检查法

鼻内镜是硬性内镜，通过镜像放大及摄像，能进入鼻腔深部，清楚观察到整个鼻腔的解剖结构，已成为鼻科应用最广泛的诊疗方法。此外，还可借助鼻内镜完成相应病理检查及手术操作。临床上常用的内镜为0°、30°和70°三种，直径4.0mm，镜长180mm，同时配备冷光源、显示器、照相及摄像装置。

检查时患者可以坐位或平卧位，用浸有1%麻黄碱及1%丁卡因的棉片行鼻腔黏膜收缩及麻醉，根据需要选择直径及角度适合的鼻内镜自前鼻孔进入鼻腔，检查鼻腔黏膜、鼻中隔、各鼻甲、各鼻道、嗅裂、后鼻孔、鼻咽部、圆枕、咽隐窝、咽鼓管咽口等部位的结构有无异常。

鼻内镜因具有照明好、清晰度高且有放大作用等优点，故可清楚观察到深在、细小、不能在额镜下直接窥视的结构及病变，对鼻腔、鼻咽部疾病的诊断及相关手术治疗起到至关重要的作用（图5-11）。

（二）软管鼻内镜检查法

纤维鼻咽镜是光导纤维输送光线的长条状、柔软可以弯曲的内镜系统，采用现代光学和数字技术，可以在屏幕上显示清晰的图像，方便检查者观察检查部位的正常解剖结构及异常病理改变。纤维鼻咽镜无需对焦，自动性调光，图像反应更快。纤维鼻咽镜具备较好的光学显像优点，提供放大的画面图像，以十分逼真的颜色再现组织黏膜形态，更易于观察患者鼻腔及鼻咽部的细微病变，优势明显。该检查安全简便，只需在门诊进行，无需住院（图5-12）。

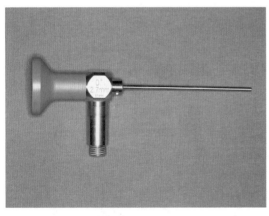

图 5-11　鼻内镜

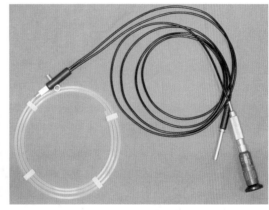

图 5-12　纤维鼻咽镜

检查时患者取坐位或平卧位，检查前先清除鼻腔内的分泌物如鼻涕，行鼻部及鼻咽部表面麻醉后，操作者将细条状管式纤维镜经前鼻孔进入鼻腔，通过调整内镜方向，可直视下详细观察鼻中隔、各鼻甲、各鼻道、鼻咽顶、中隔后缘、圆枕、咽隐窝、咽鼓管咽口黏膜是否光滑，色泽是否正常，有无分泌物和新生物。

三、鼻功能检查法

（一）呼吸功能检查法

鼻测压计又名鼻阻力计（图5-13），主要评估患者的鼻腔通气功能，如鼻阻力和鼻腔通气量，以及嗅觉功能。正常人的鼻阻力是196~294Pa，鼻腔有阻塞性疾病者，鼻阻力升高；萎缩

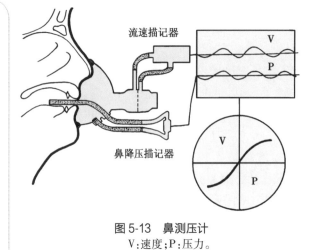

图 5-13　鼻测压计
V:速度;P:压力。

鼻的检查法
思维导图

性鼻炎,或鼻甲切除过多鼻腔宽大者,鼻阻力减小。测量鼻阻力可作为衡量鼻通气度的客观指标之一。

（二）嗅觉功能检查法

嗅瓶试验:是将含有 5 种常见气味的溶液(如蒜、醋、香精、酒精、煤油等)分别装于形状相同但瓶盖不同的 5 个褐色小瓶中,每种气味根据浓度不同分为 0～4 级,让被检者辨别各瓶气味,每瓶嗅剂依次检查。根据感知阈和识别阈判断患者嗅觉情况,分为 0～5 六个级别,能嗅出全部气味者为嗅觉存在,仅识别出 2 种以下者为嗅觉减退,此法简便易行。

第三节　咽的检查法

咽喉部检查时应首先观察患者的面容、表情及呼吸的频次、深度,因某些咽部疾病可有特殊表现。除常规视诊、触诊等外,还要借助压舌板、间接鼻咽镜、间接喉镜等专科器械对鼻咽、口咽、喉咽做仔细检查。检查时,患者需与检查者对面而坐,摆正头位,头颈部处于自然放松状态。

一、鼻咽检查法

1. 间接鼻咽镜检查法　见本章第二节中"后鼻镜检查法"。

2. 鼻咽触诊　主要应用于儿童。受检者正坐张口,头稍前倾,如为患儿应由家长抱好固定,姿势如图 5-14。检查者位于患者右后侧,左手绕过头后并固定其头部,示指压入左颊部与齿间,右手示指经口腔伸入鼻咽部,触诊后鼻孔、鼻中隔后缘、腺样体、鼻咽顶及鼻咽后壁。若为儿童,注意有无腺样体肥大,其他人群若扪及鼻咽部肿物,注意其大小、硬度及边界。当撤出手指时,注意指端有无脓血。此项检查患者有一定痛苦,事先应先解释说明,操作宜轻柔、迅速,对疑有咽部脓肿者不应做触诊检查(图 5-15)。

二、口咽检查法

嘱患者正坐张口,先观察唇、口腔、颊部、牙龈处黏膜,舌、牙齿、口底有无异常。然后用压舌板轻压舌前 2/3,嘱患者发"啊"音,同时观察软腭运动情况,悬雍垂、软腭、腭舌弓、腭咽弓、咽后壁、咽侧壁黏膜有无充血、肿胀、隆起、溃疡、假膜、缺损、新生物及异常分泌物,扁桃体的大小、形态、表面及隐窝口处有无异常分泌物、新生物。咽反射敏感者可行 1% 丁卡因表面麻醉后再检查(图 5-16)。

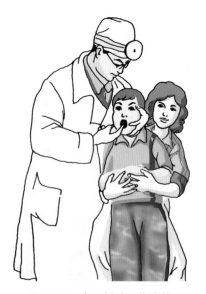

图 5-14　鼻咽触诊环抱姿势

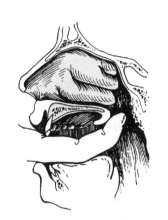

图 5-15 鼻咽部触诊

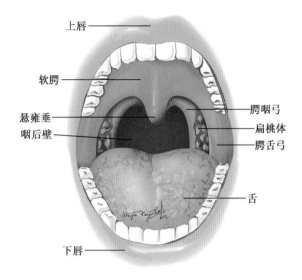

图 5-16 口咽

（图中标注：上唇、软腭、悬雍垂、咽后壁、下唇、腭咽弓、扁桃体、腭舌弓、舌）

三、喉咽检查法

喉咽检查法见本章第四节喉部检查法中"间接喉镜检查"。

四、咽部内镜检查法

鼻咽内镜检查包括硬性内镜和纤维内镜两种方法。

1. 硬性内镜检查法 有经鼻及经口两种。经鼻内镜镜身较细,常用的有 70°或 90°角镜。鼻黏膜用 1% 麻黄碱及丁卡因收缩麻醉后,硬性鼻内镜经鼻底进入鼻咽部,通过转动镜身,可全面观察鼻咽部情况。经口的内镜镜身较粗,亮度更高,麻醉口咽黏膜后,镜杆经口腔越过软腭置于口咽部,当镜杆末端镜口向上时,可观察鼻咽部情况;镜口向下时可观察喉咽及喉部情况。

2. 纤维内镜检查法 纤维内镜是由光导纤维组成的柔软可弯曲的内镜系统,采用现代光学和数字技术,同时连接摄像或摄影系统,在屏幕上清晰显示图像,方便检查者观察被检部位的正常解剖结构及异常病理改变。纤维鼻咽镜具备较好的光学显像优点,不仅可提供放大的图像,而且颜色逼真,可再现组织黏膜真实形态,更易于观察患者鼻腔及鼻咽部的细微病变。该检查安全、简便、快捷,门诊即能进行,优势明显(图 5-17)。

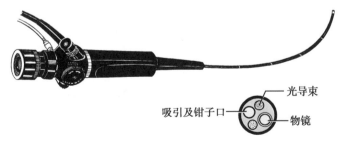

（图中标注：光导束、吸引及钳子口、物镜）

图 5-17 纤维内镜检查法

检查时患者取坐位或仰卧位,先清除鼻腔内的分泌物如鼻涕,再行鼻部及鼻咽部表面麻醉,操作者将纤维镜由前鼻孔送入鼻腔,通过调整内镜方向,可直视下详细观察鼻中隔、各鼻甲、各鼻道、鼻咽顶、中隔后缘、圆枕、咽隐窝、咽鼓管咽口黏膜是否光滑,色泽是否正常,有无分泌物及新生物。

ER-5-3

咽的检查法
思维导图

69

第四节　喉的检查法

一、喉的外部检查法

喉的外部检查法包括视诊和触诊。观察喉外观有无畸形，大小是否正常，位置是否在颈前正中部，两侧是否对称。观察局部皮肤色泽，有无损伤、瘀血、隆起，喉结的大小、位置。触诊时注意喉部有无畸形、肿胀、压痛、淋巴结肿大及皮下气肿等。还可以用拇指及示指按住喉体，向两侧推移，检查喉的移动度和摩擦感。当喉癌侵及喉内关节时，这种感觉往往消失。

二、间接喉镜检查法

嘱被检者正坐，上身稍前倾，头微后仰，张口伸舌。检查者将纱布置于舌尖与切牙之间并裹住舌前 1/3，避免损伤舌系带，左手拇指及中指将舌向前下方拉出口外，示指抵住上唇，右手持笔势拿间接喉镜，酒精灯或工作台除雾喷气口上加热镜面，手背试温不烫，镜面向下放入口咽部，镜背将悬雍垂及软腭推向上方，避免接触咽后壁，防止引起恶心（图 5-18）。转动镜面观察舌根、会厌舌面及游离缘、会厌谷、喉咽后壁、侧壁。然后嘱患者发高调长"yi"音，使会厌向前上抬起，观察会厌喉面、杓会厌皱襞、杓间区、室带、声带、声门区及声门下区、梨状窝。同时描述杓状软骨及声带的运动情况（图 5-19）。

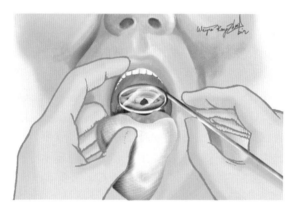

图 5-18　间接喉镜检查

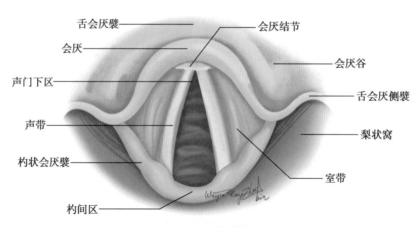

图 5-19　喉部解剖

咽反射过于敏感致不能配合检查者,可以 1% 丁卡因先行软腭、悬雍垂、咽后壁表面麻醉 2~3 次后再行检查。舌背向上拱起、会厌不能上举或会厌发育不良者(婴儿型会厌),可嘱患者反复尝试发高音"yi"。若仍不能暴露声门,则需行纤维喉镜、动态喉镜或直接喉镜进一步检查。

三、直接喉镜检查法

操作时患者肩下垫枕,取仰卧垂头位,借直接喉镜使口腔和喉腔处于一条直线上,便于直视下进行喉部检查(图 5-20)。但本法不属喉部常规检查,需在表面麻醉或全身麻醉(简称"全麻")下进行。检查同时插入喉钳(图 5-21)可进行喉腔手术,例如息肉摘除、肿物活检、异物钳取等;插入支气管镜,可行儿童支气管镜检查;插入支气管插管,可行喉梗阻抢救和麻醉插管用;插入吸痰管或吸氧管,可行呼吸道吸痰及给氧。严重全身疾病及严重颈椎病者不宜进行此项检查。有血压过高或严重心脏病患者需做此项检查者,应与内科医生一同做好术前准备。在当代,直接喉镜的许多应用已有被纤维喉镜取代之势。

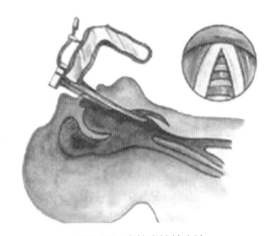

图 5-20　直接喉镜检查法

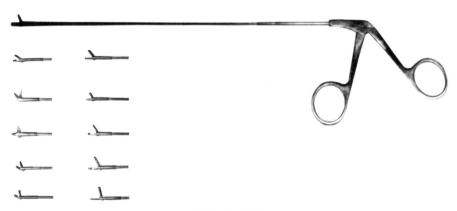

图 5-21　喉钳

四、纤维喉镜检查法

纤维喉镜是利用可曲性透光玻璃纤维制成的镜身细而软的内镜系统,其构造与原理同纤维鼻咽镜,但检查部位为咽喉部。镜身外径 3.2~6mm,长度 300mm 以上,检查前患者坐位或卧位,以 1% 丁卡因麻醉鼻腔及咽喉黏膜,鼻腔进镜,经鼻咽、口咽入喉咽,越过会厌进入喉部,观察咽部及喉部情况。由于光导纤维喉镜柔软,可弯曲,光亮度较强,对于牙关紧闭、张口困难、颈项粗短、舌体过高、咽反射敏感、会厌卷曲而间接喉镜检查困难者尤为合适。纤维喉镜通过显微镜的显像技术,可将检查部位以及病灶放大数倍,且镜体带有钳道,需要时可在纤维喉镜明视下进行某些咽、喉部肿物的手术切除及活检。纤维喉镜的优点为操作时间短,患者基本无痛苦。其镜体细软,角度灵活,尤适用于颈部畸形、张口困难、体弱、危重患者进行咽喉部检查。其缺点为容易产生鱼眼效应,使图像失真。

五、电子喉镜检查法

电子喉镜检查是利用喉电子内镜影像系统及数字影像处理系统观察喉部病变,其影像系统将所摄图像转换为电子信号后传输,与纤维喉镜相比,其分辨率与亮度均有很大提高,可避免纤维喉镜影像上的蜂房影像。其外径为5mm,检查方法同纤维喉镜。

现代通常是综合为一体的电子纤维鼻咽喉镜,并结合了现代窄带成像技术NBI,能够清晰显示黏膜表层的细微结构,尤其是有助于仔细观察黏膜表层血管的形态结构,使得病变区域组织呈现为棕褐色,周围背景黏膜组织显示为淡绿色,更有利于捕捉普通内镜不易发现的病变并初步判断病变性质,以早期发现癌变倾向。

六、动态喉镜检查法

动态喉镜检查法又称频闪喉镜,它发出的不同频率的闪光照在声带上,来观察声带的运动。当频闪光频率与声带振动频率一致时,声带似乎处于静止状态;当频闪光频率与声带振动频率不一致时,声带即出现慢动相,并观察到声带黏膜波,这是评价声带振动的重要特征。作为嗓音功能检查的重要手段之一,频闪喉镜下观察的指标包括声带振动方式、振动对称性及周期性,黏膜波特点,声门闭合特点,声门上结构代偿情况等。正常情况下两侧声带对称,振动幅度均匀,黏膜波振动正常,声门闭合良好。但当声带黏膜某一部位出现息肉、囊肿、癌变等,其他检查方法还无法观察到时,用频闪喉镜检查,即可发现声带病变处黏膜波消失,提示该处有病变。动态喉镜较纤维喉镜具有放大作用,可获得更为清晰的影像,且无鱼眼效应,对于喉功能的观察更为客观、全面。

ER-5-4

喉的检查法
思维导图

第五节　耳的检查法

一、耳的一般检查法

准备工作:患者的体位,额镜的佩戴与对光。

成人患者侧坐,受检耳朝向检查者;婴幼儿患者,家长正坐于检查椅上,将小儿抱坐于一侧大腿上,其患耳朝向检查者,家长一手固定其头部,另一手环抱其双臂并固定胸部。佩戴额镜,调整光源并对光,使反光焦点对准患者外耳道口。

（一）耳郭、耳周、外耳道口检查

1. 观察耳郭的大小、形状、位置及两侧是否对称,有无畸形、破损、隆起、疱疹、局部皮肤增厚红肿等。观察耳周有无红肿、溃疡、瘘口、瘢痕、副耳。观察外耳道口有无闭锁、狭窄、新生物、瘘口及分泌物。若有分泌物,留意其量、色及性质,某些耳部疾病的分泌物有臭味。如胆脂瘤型中耳炎的脓汁,有特殊的腐臭味;中耳癌、骨疡型中耳炎、中耳结核的分泌物,也有恶臭。

2. 按压两侧乳突及鼓窦区，观察有无压痛及淋巴结肿大。若牵拉耳郭或指压耳屏，出现耳痛者，则提示外耳道炎及疖肿的可能性大。发现耳周及耳郭瘘管者，应用探针检查其走向及深度，观察瘘管口周围有无红肿及分泌物。

（二）外耳道、鼓膜检查

1. 徒手检查法 成人患者：检查者一手将患者耳郭向后上外方牵拉。对婴幼儿患者，检查者向后下牵拉，这样可使外耳道变直。另一手将耳屏向前推，使外耳道口扩大。检查外耳道内有无充血、肿胀、隆起、耵聍、异物、分泌物；检查鼓膜的形态、色泽、活动度以及有无穿孔。

（1）双手检查法（图5-22）：一手牵拉耳郭，使外耳道变直；另一手拇指或示指将耳屏向前推压，使外耳道口扩大。

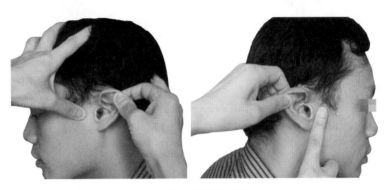

图5-22 双手检查法

（2）单手检查法（图5-23）：检查右耳时，检查者左手从耳郭上方用拇指及中指夹持耳郭并牵拉，示指向前推压耳屏；检查左耳时，检查者左手从耳郭下方以拇指及中指夹持耳郭并牵拉，示指向前推压耳屏。单手检耳法，方便右手同时进行清洗脓汁、钳取异物等操作。

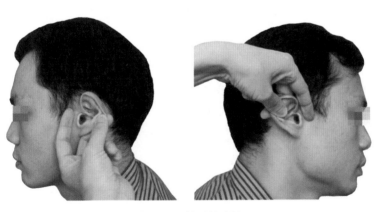

图5-23 单手检查法

2. 耳镜检查法 耳镜形状如漏斗，口径大小不一，根据被检者外耳道的宽窄选择口径合适的耳镜（图5-24）。适用于耳道弯曲、狭窄、耳毛浓密或有炎症肿胀。检查者将耳镜沿外耳道长轴置入外耳道，镜前端抵达软骨部即可。可将耳镜在耳道内向各个方向移动，以便观察外耳道及鼓膜全貌。注意耳镜勿超过软骨部与骨部的交界处，以免引起不适。

3. 电耳镜检查法 电耳镜是自带光源，且配有放大镜的窥耳器，可发现肉眼不能察觉的微小病变。检查右耳时，检查者左手牵拉患者耳郭，右手持电耳镜置入患者外耳道口即

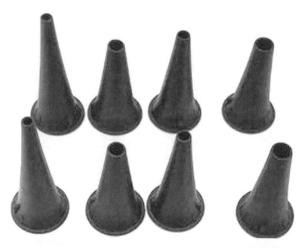

图 5-24　耳镜

可。检查左耳时则相反。由于电耳镜便于携带,且不需要额外光源,尤适用于婴幼儿及卧床患者。

4. 鼓气耳镜检查法　鼓气耳镜(图 5-25)是在耳镜一侧开一小孔,借橡皮管连接橡皮球,耳镜底部安装一放大镜,以合适的耳镜置入外耳道并使其与外耳道四周皮肤相贴,形成一密闭空间,通过反复挤压和放松橡皮球,在外耳道内交替产生正负压,同时观察鼓膜的活动度。鼓室积液及鼓膜穿孔时,鼓膜活动度降低或消失。鼓气耳镜检查有助于发现细小的、电耳镜下无法察觉的鼓膜穿孔。

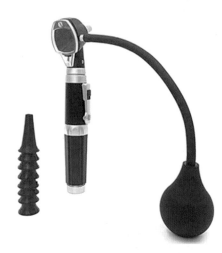

图 5-25　鼓气耳镜

5. 耳内镜检查法　耳内镜为冷光源硬性内镜,镜身在直径、角度及长度上有不同型号。耳内镜可无创性进入外道深部,将整个外耳道、鼓膜及中耳的病理改变,通过镜像放大及摄像系统直观呈现出来,其检查结果可以以彩色照片形式清晰打印出来。检查时患者可以坐位或侧卧位,检查者一手将被检查者的耳郭向后上方牵拉(婴幼儿向后下方牵拉),使外耳道变直,另一手持耳内镜缓慢推入耳道内;观察外耳道、鼓膜及中耳结构有无异常。

二、咽鼓管功能检查法

(一)吞咽法

将听诊器两端的橄榄头分别置于检查者及患者外耳道口,当患者做吞咽动作时,检查者可听到"嘘嘘"声,亦可通过耳镜观察鼓膜随吞咽动作产生的运动。若鼓膜可随吞咽动作向外运动,则其功能正常;反之,则不正常。

(二)咽鼓管吹张法

1. 捏鼻鼓气法　被检者以手指压紧两侧鼻孔,同时闭口呼气。咽鼓管通畅者,气体经鼻咽部循咽鼓管进入鼓室,检查者经听诊器可听到鼓膜的振动声,或经耳镜观察到鼓膜向外的运动。

2. 波氏球吹张法　嘱患者含一口水,检查者将波氏球前端的橄榄头塞于患者一侧前鼻孔,另一侧前鼻孔以手指紧压,嘱患者将水咽下,此时软腭上举、鼻咽腔关闭、咽鼓管开放,检查者迅速按压橡皮球,使气流进入咽鼓管到达鼓室。咽鼓管功能正常者,检查者可从听诊中可听到鼓膜的振动声,亦可于耳镜下并观察到鼓膜的运动情况。本法适用于咽鼓管功能差的患者或小儿。

3. 导管吹张法　以 1% 麻黄碱和 1% 丁卡因收缩麻醉鼻腔黏膜,检查者将咽鼓管导管沿鼻底伸入鼻咽部,并将原向下的导管口向受检侧旋转 90°,然后慢慢向后退出至有阻力感,继续向上旋转 45°,使导管前端伸抵受试侧咽鼓管咽口,用橡皮球向导管内鼓气,同时注意鼓气力度,防鼓膜被爆破。本法常用于治疗咽鼓管功能不良和分泌性中耳炎。

（三）鼓室滴药法

向患耳外耳道内滴入氯霉素或地塞米松有苦味的药液,同时配合按压耳屏,约 1 分钟后询问患者是否尝到药味。本法适用于鼓膜穿孔者咽鼓管功能的评估。

（四）声导抗仪检查法

通过声导抗仪测鼓室压力图,了解咽鼓管功能。本法优点为无创、客观、定量。

三、听觉功能检查法

（一）音叉试验

音叉试验是门诊最常用的主观听力检查法,可初步判定耳聋性质,但无法判定听力损失的程度。每套音叉有 5 个不同频率,即 C128、C256、C512、C1024、C2048,最常用的为 C256、C512。检查者手持叉柄,将叉臂在另一手手掌处适度敲击,令其振动。检查气导时(air conduction,AC),将振动的两叉臂平行置于外耳道口 1cm 处。检查骨导时(bone conduction,BC),应将叉柄末端底部置于颅面中线处或鼓窦区。

1. 林纳试验(Rinne test,RT)　又称气骨导对比试验,旨在比较受试耳气导和骨导长度的一种检查方法。方法:将振动的音叉柄底部紧压于受试耳的乳突部,当听不到声音时,将音叉臂移到同侧外耳道口测其气导听力,反之亦可。结果:气导>骨导,正常耳或感音神经性聋;骨导>气导,传导性聋(图 5-26)。

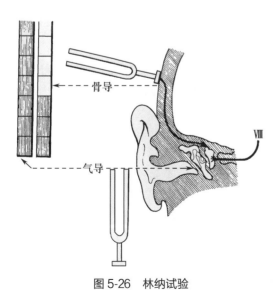

图 5-26　林纳试验

2. 韦伯试验(Weber test,WT)　又称骨导偏向试验,用于比较受试者两耳的骨导听力。方法:取 C256 或 C512 音叉,振动后叉柄底部置于颅面中线任何一点,让患者比较哪一侧耳听到的声音较响。结果:偏向患侧,传导性聋;偏向健侧,感音神经性聋;不偏,正常耳,或两耳听力损失程度一样(图 5-27)。

3. 施瓦巴赫试验(Schwabach test,ST)又称骨导对比试验,旨在比较正常人与受试耳的骨导听力。方法:将振动的音叉柄底部交替放在患耳和正常耳的乳突部,当正常耳骨导消失后,立即测试受试耳骨导听力,再按反向测试。结果:受试耳骨导延长为(+),为传导性聋;受试者骨导缩短为(-),为感音神经性聋;(±)正常。

传导性聋和感音神经性聋音叉试验结果比较见表 5-1。

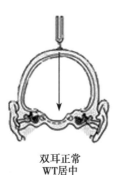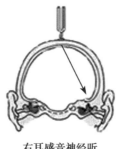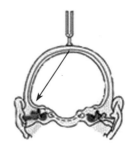

双耳正常　　　　　　右耳感音神经听　　　　　　右耳传导性听力
WT居中　　　　　　　力损失，WT偏左　　　　　　损失，WT偏右

图 5-27　韦伯试验

表 5-1　传导性聋与感音神经性聋音叉试验结果比较

试验方法	正常	传导性聋	感音神经性聋
林纳试验（RT）	（+）	（−）（±）	（+）
韦伯试验（WT）	（−）	→患耳	→健耳
施瓦巴赫试验（ST）	（±）	（+）	（−）

4. 盖莱试验（Gelle test，GT）　检查鼓膜完整者镫骨足板有无固定的试验。将振动的 C256 叉柄底部置于鼓窦区，鼓气耳镜置于外耳道口，将其密闭后向外耳道内交替加压和减压，若声音出现强弱波动，即加压时骨导顿觉减低，减压时恢复，即为阳性，表明镫骨活动正常。若加压、减压声音无变化时，则为阴性，为镫骨底板固定征象。

（二）纯音听阈测试

纯音听阈测试简称电测听，是利用电声学原理，产生各种不同频率和强度的纯音，测试听觉功能的一种检查方法。通过分别测试受检耳的各频率听阈强度以及阈上功能试验，了解受试耳的听敏度，初步判定耳聋类型以及病变部位。这种检查法属于主观测听法，因此测试结果准确与否受诸多因素影响，如测试环境、测试者的依从性、听力计的校准、检查者的操作、外耳道情况等。纯音听阈测试是目前评价听功能最基本、最重要的方法。由于骨导听觉是声音通过颅骨的振动引起内耳骨迷路和膜迷路振动而产生，未经中耳的传导，故临床上以骨导听阈代表内耳的功能；气导听觉是声音通过振动鼓膜，经听骨链到达内耳，故临床上以气导听阈代表中耳的传音功能。通过分析气、骨导听力曲线，判断听力损失的类型（传导性、感音神经性或混合性）、听阈提高的程度。正常情况下，气导和骨导曲线都在 25dB 以内，气骨导差小于 10dB。

1. 测试方法　普通听力计可发出频率 250～8 000Hz 的纯音。测试项目包括气导和骨导，先测试气导，再测试骨导。两种纯音听阈图均以横坐标为频率（单位 Hz），纵坐标为声级（单位 dB）的坐标图，或称听力曲线。将受试耳各个不同频率的听阈连接成线，即形成气导和骨导听力曲线。听阈是指人耳对某一纯音信号能接受的最小声强值。

（1）气导测试：先测量气导，然后测骨导。测试前向受试者说明检查方法。双耳佩戴耳包式气导耳机后，先测试正常耳或听力较好耳，从 1 000Hz 开始，然后按 2 000Hz、4 000Hz、6 000Hz、8 000Hz、250Hz、500Hz 顺序进行，最后复测 1 000Hz。声级则从 40dB 开始，如能清晰听到，告知受试者以规定动作示意，之后以 10dB 为一档降低声级，直至患者不再做出反应；然后再以 5dB 为一档递增，即"降 10（dB）升 5（dB）"直到患者再次做出反应，复测 5 次，受试者在同一听力级做出 3 次反应的即为其听阈级。如果两耳听阈相差超过 60dB，需要在非测试耳实施掩蔽。

（2）骨导测试：骨导耳机置于受试耳鼓窦区，对侧耳戴气导耳机，受试耳气导耳机置于额颞部，以免产生堵耳效应。测试方法与步骤同气导。测试骨导听阈时，需要在对侧耳常规实施掩蔽。

2. 结果判读　纯音听阈图以横坐标示频率（Hz），纵坐标示声强级（dB），将受试者的听阈记录其中。对最大声级无听觉时，在该处记录向下箭头"↓"，并与相邻符号不连线。一般以500Hz、1 000Hz、2 000Hz 3个频率的气导听阈值平均数称为言语听阈，用来评价耳聋的程度：25～40dB 为轻度聋，1～55dB 为中度聋，56～70dB 为中重度聋，71～90dB 为重度聋，>90dB 为全聋。根据气骨导听力曲线的关系，判断耳聋性质。若骨导正常或接近正常，气导听阈提高，气骨导间有差距大于10dB，气导曲线平坦或以低频听力损失为主而呈上升型者，多为传导性聋（图5-28）；如气骨导间距大于40dB，可考虑为听骨链中断；气骨导曲线呈一致性下降，一般以高频听力损失较重，曲线呈渐降

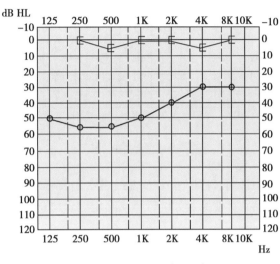

图5-28　传导性聋（右耳）

型或陡降型者，多为感音神经性聋（图5-29）；兼有上述两种听力曲线特点，气骨导曲线均下降，但存在一定气骨导差值者为混合性聋（图5-30）。

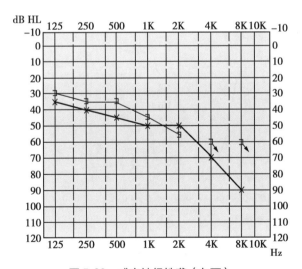

图5-29　感音神经性聋（左耳）

（三）言语测听

纯音听阈只能说明测试耳对各种频率纯音的听敏度，但不能全面反映其听功能状态或言语识别率，如感音神经性聋患者多数均"只闻其声，不明其意"的现象，言语测听法恰能弥补这一不足。言语测听法是将录入标准词汇的言语信号通过收录机或CD机传入听力计耳机进行测试，言语接受阈以声级（dB）表示。主要测试项目有言语接受阈和言语识别率。言语识别率是指测试耳在此声级上能够听懂所测词汇的百分率，正常为50%。将不同声级的言语识别率绘制成曲线，即言语听力图，有助于耳聋病变部位的判断、评估助听器的效能以及人工耳蜗植入术后听觉康复训练的评价。

（四）声导抗测试

声波在介质中传播时，遇到的阻力称声阻抗，被介质接纳的声能则称声导纳。声阻抗和声导纳合称声导抗。声导抗仪是客观测试中耳传导系统、内耳功能、听神经、脑干听觉通路功能的方法，根据等效容积原理设计，由导抗桥、刺激信号、气泵组成。测试时耳塞

笔记栏

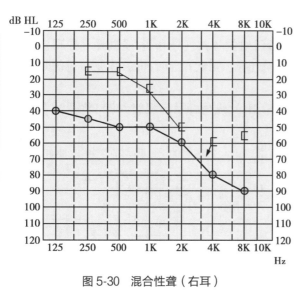

图 5-30　混合性聋（右耳）

封闭外耳道，声导抗仪持续调节外耳道气压，使之气压由 +200mmH$_2$O 连续向 -400mmH$_2$O 变化，以此观察鼓膜在被压入或拉出状态时导抗的动态变化，并由记录仪以函数曲线形式记录下来。根据曲线的形状、声顺值、峰压点、峰值数据，可较客观反映鼓室内各种病变情况。

中耳功能正常者曲线呈 A 型；As 型常见于耳硬化、听骨固定或鼓膜增厚等中耳传导系统活动度受限时；Ad 型可见于听骨链中断、鼓膜萎缩、愈合性穿孔以及咽鼓管异常开放等中耳传导结构活动度增高；B 型曲线多见于鼓室积液

和中耳明显粘连者；C 型曲线表示咽鼓管功能障碍、鼓室负压。中耳疾病错综复杂，声导抗多结合其他检查如纯音听阈测定综合判断(图 5-31)。

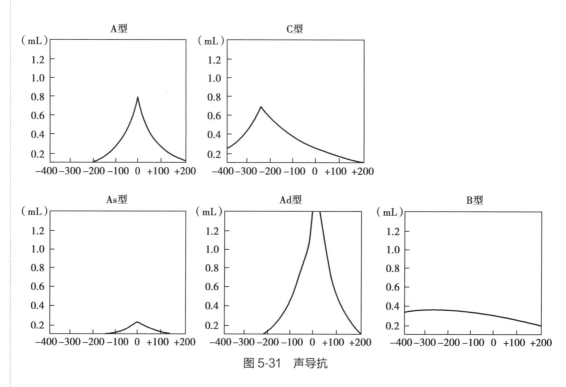

图 5-31　声导抗

（五）耳声发射检查

凡起源于耳蜗并可在外耳道记录到的声能皆称耳声发射，可在一定程度上反映耳蜗尤其是外毛细胞的功能状态。根据有无刺激声，将耳声发射分为自发性耳声发射和诱发性耳声发射。后者与主观听阈呈正相关。耳蜗性聋患者听阈高于 20~30dB(HL)时，诱发性耳声发射消失。中耳传音功能破坏时，在外耳道内亦不能记录到耳声发射。由于诱发性耳声发射检查具有简便、客观、无创、灵敏等优点，已广泛应用于婴幼儿听力筛查及耳蜗性聋(如噪声性聋、药物性聋、梅尼埃病等)的早期诊断中，对耳蜗性聋及蜗后性聋的鉴别诊断中亦发挥重要作用。

ER-5-5
耳的检查法思维导图

四、前庭功能检查法

（一）平衡功能检查

平衡功能检查法主要分为静平衡和动平衡两大类。

1. 静态平衡功能检查

（1）闭目直立检查：被检者直立，两脚并拢，双手手指互扣胸前并向两侧拉紧，观察被检者睁眼及闭目时躯干有无倾倒。前庭功能正常者，无倾倒。前庭周围性病变时，躯干倾倒并朝向前庭破坏的一侧，与眼震慢相方向一致；小脑病变时，躯干倒向病侧或后侧。

（2）对指试验：检查者与被检者相对而坐，检查者伸出双手伸出示指，被检者睁眼、闭目各数次，以两手示指轮流触碰对面检查者的示指，正常人可准确完成。若总是偏向一侧，则提示该侧小脑或迷路病变。

2. 动态平衡功能检查

（1）行走试验：选择地面平坦、开阔的场所，被检者闭目向正前方行进5步，然后再后退5步，如此进行5次。观察其步态，并计算起点与终点之间的夹角。偏差角大于90°者，示两侧前庭功能有显著差异。

（2）闭眼垂直书写试验：被检者正坐于桌前，身体不与桌子接触，右手握笔、悬腕，自上而下书写一行文字或简单符号，长度15~20cm。睁眼及闭眼各书写一行，比较两行文字的偏离程度。偏斜小于5°为正常，超过10°示两侧前庭功能有差异。

（二）眼震检查

眼球震颤简称眼震，是一种不随意的眼球节律性运动。前庭系统的周围性病变、中枢系统病变以及某些眼病均可引起眼震。前庭性眼震由交替出现的慢相和快相运动组成。慢相为眼球转向某一方向的缓慢运动，由前庭刺激引起。快相乃眼球的快速回位运动，为中枢矫正性运动。通常以快相定义为眼震的方向。按眼震方向的不同，可分为水平性、垂直性、旋转性，以及对角性眼震。

1. 自发性眼震检查　这是一种无需通过诱发措施即已存在的眼震。裸眼检查时，检查者立于受试者正前方40~60cm处，嘱受试者按检查者手指所示方向注视，即向左、右、上、下及正前方5个基本方向，观察其有无眼震及眼震的方向、强度等。注意检查者手指向两侧移动偏离中线的角度不能超过20°~30°。

2. 诱发性眼震检查

（1）冷热试验：将温度为30℃和44℃的水或空气注入外耳道内以诱发前庭反应。可用于研究前庭重振与减振、固视抑制失效等，以区别周围性和中枢性前庭系病变。

（2）位置性眼震：当患者头部处于某一位置时出现的眼震。检查时取以下三种头位：①坐位，头向左、右歪斜，前俯、后仰，向左、右各扭转旋60°。②仰卧位，头向左、右扭转。③仰卧悬头位，头向左、右扭转。在每一头位至少观察记录30秒，变换位置时要缓慢进行。观察诱发眼震的特征，如方向、潜伏期、持续时间及是否伴发眩晕等。

（3）变位性眼震：是头位迅速改变时诱发的眼震，主要用于诊断良性阵发性位置性眩晕。常用的Dix-Hallpike检查法操作如下：受试者坐于检查台上，头平直，检查者立于其右侧，双手扶其头，按以下步骤进行检查：坐位—头向右转45°—仰卧右侧45°悬头—坐位—头向左转45°—仰卧左侧45°悬头—坐位。每次变位应在3秒内完成，每次变位后，应观察、记录20~30秒，注意潜伏期、眼震性质、振幅、方向、慢相角速度及持续时间，记录有无眩晕、恶心、呕吐等。如有眼震，应连续观察、记录1分钟，眼震消失后方可变换至下一

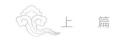

体位。

（4）瘘管征：将鼓气耳镜置于外耳道，不留缝隙，向耳道内交替加、减压力，同时观察有无眼动及眩晕。如出现眼球偏斜或眼震，伴眩晕感，为瘘管征阳性；无任何反应为阴性。瘘管征阴性者不排除瘘管存在的可能。

第六节　颈部检查法

颈部检查是各科医生均需熟练掌握的基本技能之一。查体应在光线充足环境下。患者正坐平，必要时可以采取卧位，充分暴露颈肩部。按照视、触、听的顺序仔细检查，检查手法宜轻柔。

一、颈部外形、皮肤与分区

正常人颈部直立，两侧对称，男性甲状软骨切迹（喉结）比较突出，女性则平坦不显著。头稍后仰，更易观察颈部有无包块、瘢痕和两侧是否对称。正常人在静坐时颈部血管不显露。

视诊应观察颈部位置有无偏斜、强直、活动受限，有无血管充盈及异常搏动；表皮有无局限性或弥漫性充血、肿胀、溃疡、皮疹、瘢痕及瘘管；双侧甲状腺、腮腺和下颌下腺是否对称，有无肿大；有无包块隆起，以及包块的部位、形态、大小和表面皮肤颜色，包块的活动度，是否可随吞咽上下移动等；注意胸锁乳突肌的外形，颈部各三角区的正常标志和界限是否清楚。

视诊皮肤时注意有无蜘蛛痣、破溃感染（如疖、痈、结核等）及其他局限性或广泛性病变，如红肿、皮疹、瘢痕、瘘管、神经性皮炎、银屑病等。

为描述和标记颈部病变部位，根据解剖标志，颈部每侧又可分为两个大三角区域，即颈前三角和颈后三角。颈前三角为胸锁乳突肌内缘、下颌骨下缘与前正中线之间的区域。颈后三角为胸锁乳突肌的后缘、锁骨上缘与斜方肌前缘之间的区域。

二、颈部姿势与运动

正常人坐位时颈部直立，活动自如。头部抬起困难者，常见于消耗性疾病晚期、重症肌无力、进行性肌萎缩等。头部向一侧偏斜称为斜颈，常见于先天性颈肌挛缩和斜颈、颈肌外伤、颈部瘢痕收缩等。颈部活动受限并伴有疼痛，可见于软组织炎症、颈肌扭伤、颈椎结核或肿瘤等。颈部强直为脑膜刺激征，见于各种脑膜炎、蛛网膜下腔出血等。

三、颈部包块

视诊与触诊相结合，检查时应注意其部位、数目、大小、质地、皮色、活动度、与邻近器官的关系、有无压痛、波动感等特点。炎性包块一般压痛明显，表面红肿，皮温高。恶性包块一般质硬、固定、形状不规则、边界不清、无压痛。若包块圆形、表面光滑、有囊样感、压迫能使之缩小，可能为囊状瘤。若包块弹性大、无压痛，不伴全身症状，可能为囊肿。若为肿大的甲状腺或甲状腺来源的包块，可随吞咽上下活动，以此可与颈前其他包块鉴别。

四、颈部淋巴结

为描述和标记病变淋巴，根据解剖结构，颈部淋巴结分区（图5-32）如下：Ⅰ区，颏下区和颌下区淋巴结，分A、B两个亚区；Ⅱ区颈内静脉淋巴结上组；Ⅲ区颈内静脉淋巴结中组；

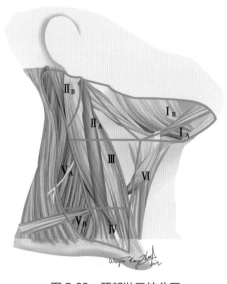

图 5-32 颈部淋巴结分区

Ⅳ区颈内静脉淋巴结下组；Ⅴ区颈后三角区，分 A、B 两个亚区；Ⅵ区中央区淋巴结，又称内脏周围淋巴结。

触诊是颈部淋巴结检查的主要方法，顺序为耳前、耳后、颌下、颏下、颈前、颈后、锁骨上淋巴结，检查内容包括其数目、大小、质地、活动度、有无压痛等。

耳前、耳后淋巴结触诊：检查时患者头微低，放松，检查者站在患者前方或后方以双手指尖滑动触诊耳前、耳后淋巴结。颏下及下颌下区淋巴结触诊（图 5-33）：检查者站在患者前面，一手置于患者枕部，协助患者转动头部，另一手指尖于颏下、下颌下部滑动至下颌角部进行触诊。颈前三角区淋巴结触诊（图 5-34A）：患者头稍前倾，检查者一手扶头，一手进行触诊，指尖深入胸锁乳突肌前缘深面，向下触摸至胸骨，分别检查颈深上、中、下淋巴结。颈后三角区淋巴结触诊（图 5-34B）：患者头向检查侧倾斜，以便于检查耳后、枕后和副神经周围的淋巴结。锁骨上淋巴结触诊法：检查者站在患者后面，拇指放在患者肩上，另外四指紧贴颈根部在锁骨上窝内进行滑动触诊。

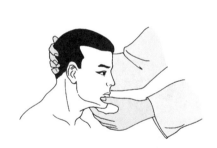

图 5-33 颏下及下颌下区淋巴结触诊

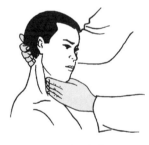

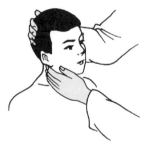

A. 颈前三角检查法　　　　　B. 颈后三角检查法

图 5-34 颈前和颈后淋巴结触诊

如为淋巴结肿大，质地不硬，活动度尚可，有轻度压痛时，可能为非特异性淋巴结炎；如质地较硬、边界不清，且伴有纵隔、胸腔或腹腔病变或体征，则应考虑恶性肿瘤淋巴结转移；如为全身性、无痛性淋巴结肿大，则多见于血液系统疾病。

五、颈部血管

正常人立位时颈外静脉常不显露，平卧时可稍见充盈，充盈的水平仅限于锁骨上缘至下颌角距离的下 2/3 以内。在坐位或半坐位（身体呈 45°）时，若颈静脉明显充盈、怒张或搏动，为异常征象，提示颈静脉高压，多见于右心衰、心包积液、上腔静脉阻塞综合征，以及胸腔、腹腔压力增加等情况。

颈静脉搏动可见于三尖瓣关闭不全等。平卧时若看不到颈静脉充盈，提示低血容量状态。颈静脉与右心房压力改变的关系，右侧颈部较左侧明显，可能是由于右无名静脉系上腔静脉的直接延续且较左无名静脉为短，故应观察右侧颈静脉。

正常人颈动脉的搏动，只在剧烈活动后心搏量增加时，且很微弱。如在安静状态下出现颈动脉搏动增强,多见于主动脉瓣关闭不全、高血压、甲状腺功能亢进及严重贫血患者。

听诊颈部血管,一般让患者取坐位,用听诊器听诊,如发现异常杂音,应注意其部位、强度、性质、音调、传播方向和出现时间,以及患者姿势改变和呼吸等对杂音的影响。如在颈部大血管区听到血管性杂音,应考虑颈动脉或椎动脉狭窄。颈动脉狭窄的典型杂音发自颈动脉分叉部,并向下颌部放射,出现于收缩中期,呈吹风样高音调性质。这种杂音往往提示强劲的颈动脉血流和颈动脉粥样硬化伴狭窄,但也可见于健侧颈动脉,可能是代偿性血流增快的关系。若在锁骨上窝处听到杂音,则可能为锁骨下动脉狭窄,见于颈肋压迫。颈静脉杂音最常出现于右侧颈下部,随体位变动、转颈、呼吸等改变,故与动脉杂音不同。如在右锁骨上窝听到低调、柔和、连续性杂音,则可能为颈静脉血流快速流入上腔静脉口径较宽的球部所产生。这种静脉音是生理性的,用手指压迫颈静脉后即可消失。

六、甲状腺

甲状腺是最大的内分泌腺,位于甲状软骨下方和两侧,成人 15～25g,表面光滑,柔软不易触及。

1. 视诊　观察甲状腺的大小以及两侧是否对称。正常人甲状腺外观不突出,女性在青春发育期可略增大。检查时嘱被检查者做吞咽动作,可见甲状腺随吞咽动作而移动。

2. 触诊　包括甲状腺峡部和甲状腺侧叶两部分检查(图 5-35)。

(1) 甲状腺峡部:位于环状软骨下方第 2～4 气管环前面。检查者站于患者对面用拇指(站于患者后面用示指),从胸骨上切迹向上触诊,即可到峡部,判断有无肿大及肿块。同时嘱患者做吞咽动作,可触及峡部在手指下滑动。

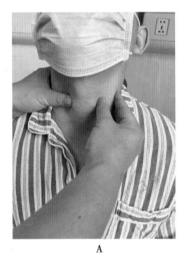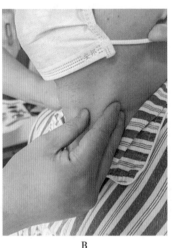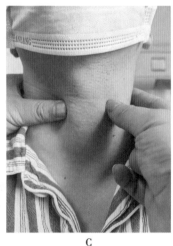

A　　　　　　　　　　B　　　　　　　　　　C

图 5-35　甲状腺侧叶前面触诊

(2) 甲状腺侧叶:前面触诊(图 5-36):检查者站在患者前面,与其面对面,检查者一手拇指压于一侧甲状软骨,将气管推向对侧,另一手示、中指在对侧胸锁乳突肌后缘向前推挤甲状腺侧叶,拇指在胸锁乳突肌前缘触诊,并配合吞咽动作,可触及被推挤的甲状腺。同法检查另一侧甲状腺。

后面触诊:检查者站于患者背后,一手示、中指施压于一侧甲状软骨,将气管推向对侧,另一手拇指在对侧胸锁乳突肌后缘向前推挤甲状腺,示、中指在其前缘触诊甲状腺,并配合吞咽动作。同法检查另一侧甲状腺。

甲状腺肿大分三度:不能看出但能触及者为Ⅰ度;能看到肿大又能触及,但在胸锁乳突肌以内者为Ⅱ度;超过胸锁乳突肌外缘者为Ⅲ度。

3. 听诊　触诊检查发现甲状腺肿大时,听诊如听到低调的连续性静脉"嗡鸣"音,对诊断甲状腺功能亢进很有帮助。另外,弥漫性甲状腺肿伴功能亢进者还可听到收缩期动脉杂音。

七、气管

正常人气管位于颈前正中。检查时患者颈部要自然直立,取舒适坐位或仰卧位,检查者将示指与环指分别置于两侧胸锁关节上,然后将中指置于气管之上,观察中指是否在示指与环指之间(图5-37)。根据气管的偏移方向可以判断病变的性质。如大量胸腔积液、积气、纵隔肿瘤以及单侧甲状腺肿大可将气管推向健侧,而肺不张、肺硬化、胸膜粘连可将气管拉向患侧。

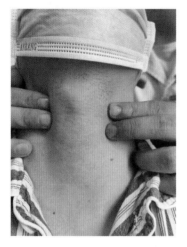

图 5-36　甲状腺侧叶后面触诊

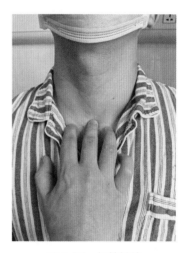

图 5-37　气管触诊

ER-5-7

颈部检查法

第七节　古代中医对耳鼻咽喉检查法的历史贡献

张宗良《喉科指掌》中记载:"凡看症,若病者以舌叠起,则不见喉间矣。必须以物压之,则舌不叠起矣。或骨,或牙,或角皆可,压舌之具。"首次提出运用压舌板检查咽喉。

《喉科秘钥》中记载:"喉内火盛,夜间切不可用灯照看,恐呼吸出入,被火内侵,如急症不能不看,宜于病人脑后先点巨蜡,再从迎面用灯照看,则光聚而患处易见矣。"提出用光学知识检查咽喉。

ER-5-8

古代中医的历史贡献

复习思考题

1. 耳鼻喉科常用的检查鼻部的器械有哪些?
2. 用前鼻镜检查鼻腔时,检查部位依次是什么?
3. 简述嗅觉功能检查法。
4. 咽部检查分几部分?步骤是什么?
5. 简述纤维喉镜与电子喉镜的相同点与不同点。
6. 与硬性鼻内镜检查法相比,纤维鼻咽镜检查的优势有哪些?
7. 简述间接喉镜检查的步骤。

8. 外耳道及鼓膜有哪几种检查方法?

9. 听功能检查有哪几种?

10. 音叉试验分几种,临床意义分别是什么?

11. 纯音听阈测试的结果如何判读,其有何不足?

12. 声导抗曲线分型及临床意义有哪些?

13. 简述平衡功能检查的分类及检查步骤。

14. 简述眼震检查的种类。

15. 简述颈部淋巴检查法。

16. 简述甲状腺肿大的分度。

17. 首次提出运用压舌板检查咽喉的医家是哪位?

18. 提出利用光学知识检查咽喉的著作是哪部?

（徐婧瑶）

扫一扫,
测一测

第六章

耳鼻咽喉头颈疾病的辨证

中医辨证方法主要有八纲辨证、脏腑经络辨证、卫气营血辨证、气血津液辨证等,耳鼻咽喉头颈疾病的辨证也遵循以上辨证方法的原则。

其辨证思维逻辑在于全身与局部的关系,以局部联系全身,以中医经典理论为基础,以八纲辨证、脏腑经络辨证等为纲领,结合五脏六腑与耳鼻咽喉头颈局部器官的临床表现、体征等,"以表见里""以微知著",确定相关疾病的辨证分型及组方用药。这种临床思路的确定既继承了中医整体观的传统理念,同时又为耳鼻咽喉头颈疾病的治疗原则提供了扎实的理论基础。

第一节　鼻部疾病辨证

一、风邪袭鼻证

风邪上犯鼻窍,鼻窍宣降失职而为病,故可见鼻塞声重,喷嚏,流涕。风寒袭鼻者,流清涕,鼻黏膜淡红,鼻甲轻微肿胀。全身症状可见恶寒发热,头痛,周身不适,口淡不渴,咽痒,咳痰白,舌淡,苔薄白,脉浮紧。常见于急性鼻炎初起。风热犯鼻,流黄黏稠涕,鼻黏膜红肿,鼻甲肿大。全身症状可见发热恶风,头痛,周身不适,口干咽痒,咳嗽痰黄,舌淡红,苔薄黄,脉浮数。常见于急性鼻炎、急性鼻窦炎,以及鼻部疖肿。

二、胃火灼鼻证

鼻塞,鼻黏膜色深红且肿胀,或有鼻衄。全身症状见发热、口渴欲饮,口臭,或牙龈红肿出血,小便短赤,大便干燥。舌质红,苔黄厚,脉洪数或滑数。常见于急性鼻窦炎、鼻衄,以及鼻部疖肿等。热毒久治不愈,可发展为热毒壅鼻,可见鼻部红肿疼痛,初起如粟粒,红赤,灼烧感,根脚坚硬,疼痛,数日后顶部现黄色脓点,根脚散漫脓溃。全身症状见壮热,头疼,烦躁,舌红绛,苔黄少津,脉数。常见于鼻部疖肿等。

三、阴虚鼻燥证

鼻腔干燥,鼻息灼热,可能伴有鼻痒鼻塞和嗅觉减退,检查可见,鼻黏膜色红干燥少津,

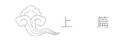

长期患病者或可见脓涕痂皮。全身症状可见咽干不利,干咳少痰,五心烦热。舌质红少苔,脉细或细数。在秋季、空气干寒、环境干燥时症状加重,多见于萎缩性鼻炎、干燥性鼻炎、鼻出血等。

四、湿热熏鼻证

鼻塞重且持续,嗅觉减退,鼻涕黄稠量多,鼻黏膜色红肿胀,鼻窦区疼痛,按压疼痛加重。全身症状见头痛,身热,口干口苦,食少纳呆,胸胁痞满,小便赤黄,大便干结。舌质红,苔黄腻,脉弦滑数。常见于急性化脓性鼻窦炎。

五、气虚鼻寒证

鼻涕清稀量多,鼻塞时轻时重,或交替性发作、嗅觉减退,反复发作性鼻痒、喷嚏,多发于早晚,遇冷加重,冬春尤甚。检查见鼻黏膜色淡或苍白,或色紫暗,或见黏膜肿胀。全身症状见面色苍白、唇甲不华,畏风怕冷,自汗,少气懒言,腰膝酸软,倦怠乏力,食少纳呆,便溏等。舌质淡有齿痕,苔薄白,脉沉细而弱。常见于慢性鼻炎、慢性肥厚性鼻炎、慢性鼻窦炎、变应性鼻炎等。

六、鼻窍瘀滞证

病程长、鼻塞重且持续不减,鼻甲色暗紫,肿胀且硬,表面呈结节状或桑椹样凹凸不平;或见鼻腔赘生物,表面血丝包裹,易出血;或外伤后,鼻部疼痛,触痛,鼻部肿胀,皮下青紫,可波及眼睑。全身症状可见面色晦暗,头胀头痛,胸胁苦闷,刺痛拒按,舌质暗红,可有瘀点、苔白腻、脉细涩,或弦涩。常见于慢性肥厚性鼻炎、鼻出血等。

第二节　咽部疾病辨证

一、外邪犯咽证

风寒外袭,卫阳被遏,气机阻遏,脾胃运化不利,则发咽痛咽痒不适、咳嗽、咳白黏痰,咽部黏膜微肿,稍红。全身见恶寒,发热,周身疼痛,可有鼻塞,流清涕。舌淡红,苔薄白,脉浮紧。风热外犯,咽痛明显,咳嗽、咳痰,咳微黄脓痰,口干,咽部、扁桃体等部位黏膜潮红肿胀。全身见恶寒,发热,可有汗出、头痛,鼻塞流脓涕。舌边尖红,苔薄白或黄,脉浮数。多见于急性咽炎等病。

二、胃热熏咽证

咽痛剧烈,吞咽时明显,甚则吞咽困难,无呼吸不畅,咳痰色黄;咽部或扁桃体黏膜肿赤焮热,扁桃体黏膜表面可有多发黄白脓点,甚则成片;或咽部黏膜局部红肿高突,触及可有波动感。全身症状见发热,口干口苦,渴欲冷饮,口臭多涎,小便黄赤,大便秘结。舌红,苔薄黄或黄腻,脉洪大或滑数。多见于急性化脓性扁桃体炎、扁桃体周脓肿等病。

三、脾胃气虚证

久病耗气,脾胃虚弱,则见咽痛咽痒,梗阻黏着感,或有咳嗽,咳白黏痰,吞咽顺畅,咽部或扁桃体黏膜稍有水肿,色淡,全身可见少气懒言,畏寒肢冷,无发热、头痛。舌淡,苔白,脉缓弱。多见于慢性咽炎、慢性扁桃体炎等病。

四、虚火灼咽证

实热后期,耗伤阴液,咽内干涩,或虚火上炎,灼伤咽窍、喉核,出现咽干咽痛,口干舌燥,渴欲少饮,灼热、梗阻不利等表现,咽部黏膜暗红干燥少津,亦可见黏膜表面结节增生。全身症状见五心烦热,腰膝酸软,失眠多梦。舌红少津,苔薄少,脉细数。多见于慢性咽炎、慢性扁桃体炎等病。

五、气郁痰凝证

情志不畅,患病日久,气血运行不畅,血瘀痰阻,咽内梗阻感,位置游移不定,如梅核,或如炙脔,吞之不下,吐之不出。伴情志忧郁,喜叹息,胸胁胀痛。咽部黏膜或与平人无异。舌淡暗或淡红,苔薄,脉弦细。多与咽异感症类似。

六、气滞血瘀证

肝气郁结,气滞不行,瘀血阻络,咽部气血瘀滞,则见咽干不适,欲漱水而不欲咽,或有打鼾、咽痛,痛有定处,咽部黏膜增生肥厚,色暗红,表面脉络曲张,扁桃体肿大、硬实,或表面有白色络纹。舌暗红,苔薄白,脉涩。多见于慢性咽炎、慢性扁桃体炎、鼾症等病。

第三节　喉部疾病辨证

一、外邪侵袭证

猝然声嘶,干咳或咳嗽有痰,喉痛不适,咽痒,咽喉肿胀疼痛、吞咽不利,喉腔黏膜稍红,声带微肿。全身症状见恶寒,发热,头痛,周身不适,或有鼻塞,流涕。舌淡,苔薄白或薄黄,脉浮数或浮紧。多见于急性喉炎。

二、肺热蒸喉证

肺胃积热,上攻喉部,喉部疼痛,呼吸频快,口干,言语困难,声音嘶哑,吞咽障碍,喉间痰鸣,咳嗽痰黄,严重者呼吸困难,声带及喉腔黏膜红肿赤燉,会厌红肿。全身或见发热。舌红,苔黄,脉数。多见于急性会厌炎、急性喉炎等病。

三、脏腑虚损证

素体阴虚或用声过度,耗伤肺气,咽喉失养,喉部微痛微痒,喉中或有灼热感,干燥但不欲饮,声音嘶哑,讲话不能持久,喉部、声带黏膜微肿色暗,干燥少津,松弛无力。全身症状见倦怠乏力,气短懒言,或有腰膝酸软,失眠多梦。舌淡,苔白,脉缓弱。多见于慢性喉炎、声带炎等病。

四、血瘀痰凝证

患病日久,气血运行不畅,血瘀痰阻,声带运动受限,声带或室带肥厚,色暗红,或有声带小结、息肉。舌暗红,苔薄白,脉涩,或弦滑。多见于慢性喉炎、声带小结、声带息肉等病。

笔记栏

第四节　耳部疾病辨证

一、风邪犯耳证

风邪外侵,壅塞耳窍而为病,故耳内胀闷堵塞或轻微疼痛,甚则听力下降及自听增强,鼓膜充血、轻度内陷或有液平面。风寒犯耳,全身症状可见恶寒发热、头痛,或有鼻塞、流涕、咽痒咳痰,分泌物色白清稀。舌质淡红,苔薄白,脉浮。风热犯耳,全身症状可见发热、恶寒轻、头痛,或有鼻塞、流涕、咽痒咳痰,分泌物色黄黏稠等,舌质红,苔薄白,脉浮数。多见于分泌性中耳炎、急性化脓性中耳炎初期等。

二、风热湿毒证

耳部皮肤潮红、瘙痒,或灼热、疼痛感,耳郭牵拉痛,耳屏压痛,时流黄水,甚至经久不愈,抓搔破溃后瘙痒、疼痛,可见出血、渗液。小儿多有发热、烦躁等症状。舌质红,苔黄腻,脉滑数或弦数。常见于外耳湿疹、外耳道炎、外耳道真菌病等。

三、血虚风燥证

耳部瘙痒难耐,患处皮肤增厚,干裂、粗糙,上覆痂皮和鳞屑。全身症状可见神疲乏力、面色萎黄、形体消瘦、食少纳呆。舌质淡,苔白,脉细缓。常见于外耳湿疹、外耳道炎等。

四、肝胆火热证

耳痛剧烈,可牵连同侧头部及面颊,耳郭或外耳道及周围皮肤红肿疼痛、患处糜烂,可见黄色脂水流出;鼓膜鲜红肿胀,或见液气平面,或见紧张部穿孔,有黄稠脓液流出;或见听力下降、耳鸣、耳聋,鸣声较大。全身症状可见身热,口苦咽干,胸胁苦满,眩晕剧烈,恶心呕吐,动则尤甚,急躁易怒。舌质红,苔黄腻,脉弦滑数。常见于化脓性耳郭软骨膜炎、外耳道炎、化脓性中耳炎、耳鸣、耳聋等。

五、肝血不足证

耳鸣耳聋,眩晕,或见听力下降,病发时常伴有情绪波动。全身症状见头痛头晕、口苦咽干、胸胁苦满、腰膝酸软、面红目赤、烦躁易怒、夜寐梦多;舌质红、苔黄少津、脉弦细。常见于化脓性耳郭软骨膜炎、外耳道炎、化脓性中耳炎、梅尼埃病、耳鸣、耳聋等。

六、阴虚耳窍失濡证

耳鸣如蝉鸣,夜间加重,听力逐渐下降,眩晕频发,或见发作时步态不稳;或耳内流浊脓,状如豆腐渣,量少而臭,日久不愈。全身症状可见腰膝酸软,精神萎靡,健忘少寐,心烦不宁,失眠多梦,形体消瘦,齿松发脱,咽干舌燥,手足心热。舌质红绛少苔,脉弦细而数。常见于分泌性中耳炎、慢性化脓性中耳炎、感音神经性聋、梅尼埃病等。

七、阳虚耳窍失煦证

病程时间长,耳鸣、耳聋,耳内流脓,量少臭秽,日久不愈,常伴耳骨蚀损,眩晕频发,多伴心下悸动,头胀沉重,咳嗽痰稀白,呕吐清涎。全身症状见面色淡白无华,腰痛背冷,四肢不温,小便清长,夜尿频多,大便溏稀。舌质淡胖,苔白润滑,脉沉细弱,尺脉尤甚。常见于耳聋、梅尼埃病、慢性化脓性中耳炎等。

八、气虚邪滞耳窍证

耳内流脓,脓液稀薄无异味,病情缠绵难愈,鼓膜增厚或有钙斑,或穿孔,或鼓室积液面,或耳部皮肤粗糙、瘙痒、结痂。全身症状可见眩晕、倦怠乏力,面色淡白无华,纳呆腹胀,口淡,大便溏稀。舌淡胖,脉缓弱。常见分泌性中耳炎、慢性化脓性中耳炎、耳后瘘管等。

九、血瘀耳窍证

耳内胀闷阻塞感,病程长短不一,听力下降,眩晕频发,鼓膜增厚,或有粘连,或咽鼓管不通畅,或有爆震、外伤病史,或无明显其他症状。舌质暗红,苔薄白,脉细涩。常见于分泌性中耳炎、耳鸣、耳聋等。

十、痰热上扰证

耳鸣声如风贯耳,耳内胀闷闭塞,听力减退。全身症状可见头晕目眩,胸闷痞满,口苦或淡而无味,恶心,咳嗽痰多,纳呆腹胀,尿黄。舌质红,苔黄腻,脉弦滑数。常见于分泌性中耳炎、化脓性中耳炎、耳鸣、耳聋、梅尼埃病等。

第五节 颈部疾病辨证

一、瘀血阻颈证

颈部创伤后,颈部肿胀、青紫,疼痛或出血,或伴声嘶、吞咽及呼吸困难。舌暗红,脉涩或弦紧。多见于颈部创伤。

二、痰湿潴颈证

单侧颈外侧或正中肿块,质中等或偏软,生长缓慢,部分穿刺可抽出清亮囊液。光滑、有弹性、与皮肤无粘连。舌淡胖,有齿痕,苔白腻。多见于神经纤维瘤、脂肪瘤、先天性颈侧囊肿、甲状舌管囊肿等。

三、热毒攻颈证

颈部单发或多发肿块,表面红肿赤焮,疼痛剧烈,局部皮温升高,或有溃破流脓,全身可有发热、乏力等症。舌红,苔薄黄或黄腻,脉洪大或滑数。多见于颈部囊肿并发感染等病。

四、邪毒壅颈证

颈部肿块,质硬,不易移动,一般无痛,压迫神经血管等可伴随头颈部等其他不适。全身可见消瘦,乏力,皮肤晦暗无泽。多见于颈部原发性或转移性恶性肿瘤。

第六节 耳鼻咽喉头颈疾病辨证的现代研究进展概要

一、关于体质研究的进展

近年来关于耳鼻咽喉头颈疾病中医体质辨识和相关治疗的研究逐渐增多,截至2022

笔记栏

年,国内关于耳鼻咽喉头颈疾病体质及相关用药研究的期刊论文近三百篇。其中九十余篇关于变应性鼻炎,六十余篇关于低通气综合征,四十余篇关于鼻咽癌,其他见于耳鸣、慢性咽炎、鼻窦炎、喉源性咳嗽、突发性聋、儿童急性扁桃体炎、声带息肉等。目前,关于中医体质辨识大致分为"平和质""气虚质""阴虚质""阳虚质""痰湿质""气郁质""血瘀质""湿热质""特禀质"9大类型。目前,研究认为变应性鼻炎患者以"气虚质""气郁质""特禀质"的发病频率较高。有研究认为气虚质和阳虚质在耳鸣患者中最为常见,同时也有大量在气虚或者阳虚体质为基础兼夹其他体质的患者;鼻咽癌主要的体质类型是"气虚质"和"平和质",少见"失调寒质",且随着鼻咽癌的进展,"失调热质""湿质"及"瘀质"逐渐增加。而鼻咽癌康复期患者常见的体质为"气郁质""阴虚质""血瘀质""湿热质",年龄、生存期与性别对"气郁质""瘀血质"和"血虚质"体质有一定的影响。目前,关于中医体质学说的研究手段主要包括文献理论研究、流行病学研究、临床研究以及实验研究等。尤其在实验研究领域,现代实验技术手段的应用极大地推进了体质学说的发展。但是,我们也应该看到,人体体质作为一个复杂的多因素交互作用问题,其深层次的生物学本质内涵不局限于人体的某个单一层面和几个指标。今后中医体质学研究的重点应放在探索不同个体体质形成原理和规律、体质易感疾病的预防及实现个体化诊疗等方面。

二、关于大样本证型分析的研究进展

开展疾病大样本辨证分型研究依然是临床辨证治疗的重要课题之一。有学者调查1 710例变应性鼻炎中医辨证分布情况,发现变应性鼻炎的4种中医证型的患者按照从高到低数量依次是:"肺气虚证""肾阳虚证""肺经蕴热证""脾气虚证",其中虚证患者最多。有学者统计分析了2003—2013年期间期刊文献中耳鸣的辨证分型,其中耳鸣最常见的9种证型频次从高到低依次为"肾精亏虚证""气滞血瘀证""肝火上炎证""肝肾亏虚证""中气不足证""清阳不升证""风热上扰证""痰热上扰证""气血不足证"。也有学者通过数据分析挖掘278名耳鸣患者中医临床证候特点,提炼其辨证分型规律,总结了耳鸣患者证型、证候规律和相关性,认为耳鸣特征与耳鸣患者的证候群存在一定的内部聚集规律;证候与证候之间,证候群与证型之间也存在密切的相关性。

三、关于诊疗指南的研究进展

学科内容的能否标准化是制约学科发展的关键因素之一,制订标准化的学科内容能够推动学科的快速发展。

2020年中华中医药学会耳鼻喉分会在中华中医药学会的指导下,组织相关专家制订并发布了耳胀耳闭、暴聋、耳鸣、耳眩晕、鼻窒、鼻槁、鼻鼽、鼻渊、鼻衄、急喉痹、慢喉痹、急乳蛾、慢乳蛾、急喉喑、慢喉喑等病种的诊疗指南,对这些疾病的定义、诊断标准、辨证及治疗等进行了规范。

复习思考题

1. 鼻科疾病具体证型分类如何?
2. 详细阐述耳科疾病实证各证型辨证要点。
3. 试述耳鼻咽喉头颈疾病辨证分型的具体研究进展。

（朱镇华）

辨证分型诊断思维导图

扫一扫,测一测

第七章

耳鼻咽喉头颈疾病治疗概要

📖 学习目标

1. 掌握耳鼻咽喉头颈外科疾病治疗方法。
2. 熟悉各治疗方法具体操作要点。
3. 了解治未病与体质调治思想在耳鼻咽喉疾病治疗中的具体应用。

第一节 鼻病治疗概要

一、内治法

（一）通窍法

通常选用具有辛散、走窜、芳香、化浊、升清功效的药物,宣发气机,透邪外出。常用于外邪滞留,鼻塞不通的病证。常用药物为苍耳子、荆芥、辛夷、白芷、石菖蒲、川芎、细辛、薄荷等。本治法根据病症配合使用。

（二）解表法

风寒袭鼻者,宜疏风散寒,临床常用方有荆防败毒散、通窍汤;药物如荆芥、防风、白芷、辛夷、苍术、葱白、生姜等。因风热袭鼻者,宜疏风散热,临床常用方有银翘散、桑菊饮;药物如银翘、薄荷、牛蒡子、桑叶、菊花、蔓荆子等。

（三）清热法

选用具有清热、消肿、解毒作用中药,促使邪热消散,宣肺热,常用麻杏石甘汤、黄芩汤;药物如蝉蜕、牛蒡子、薄荷、荆芥、防风、板蓝根、射干、山豆根、马勃、金果榄、桔梗、甘草等。

（四）行气活血法

以益气、行气药为基础,再选用具有活血祛瘀作用的中药组方,如当归芍药汤、通窍活血汤;药物如当归尾、川芎、赤芍、王不留行、丹参、桃仁、红花、路路通、郁金、蒲黄、五灵脂、三七、乳香、没药等。

（五）补益法

以益气、养阴、升阳、补血等补益药物为基础,治疗因气血不足而邪留清窍者。肺气虚卫表不固者,宜益气固表,常用玉屏风散,药物如黄芪、党参、防风、白术等。肺虚感寒者,宜温肺祛寒,常用温肺止流丹;药物如黄芪、白术、细辛、荆芥、丁香等。肺阴虚者,宜滋阴养肺,常用百合固金汤;药物如沙参、天冬、麦冬、百合、石斛、玉竹。脾气虚,宜健脾益气,常用补中益气汤、四君子汤;药物如黄芪、党参、白术、炙甘草、山药、大枣等。阳虚感寒者,宜温阳散寒,常用麻黄附子细辛汤、右归丸;药物如麻黄、附子、细辛、肉桂、鹿角胶、巴戟天、淫羊藿、花

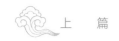

椒等。

（六）排脓法

选用清热解毒、消痈排脓的中药组方以促使脓涕消退的一种治法。用于鼻流脓涕，量多不止，或脓涕难出者。肺者，宜清热解毒排脓，常用五味消毒饮；药物如金银花、野菊花、紫背天葵、葛根、蒲公英、鱼腥草、赤芍、桔梗、白芷等。正虚毒滞者，宜健脾渗湿，常用托里消毒散；药物如皂角刺、黄芪、桔梗、薏苡仁、白芷等。

二、外治法

（一）滴鼻法

将制好的滴鼻药液滴入鼻腔，起到局部治疗的目的。滴鼻法常用于治疗伤风鼻塞、鼻窒、鼻渊、鼻槁、鼻鼽、鼻出血、鼻咽癌放疗后及某些鼻病手术后。滴鼻法应该根据患者病情不同，挑选适用的药液。如鼻甲肿胀者，宜辛散宣窍，可用辛夷滴鼻液，或适量的黏膜血管收缩剂；如浊涕不止者，宜解毒通窍，可用鱼腥草液、盐酸赛洛唑啉等；如鼻内黏膜干燥萎缩者，宜滋润黏膜、扶正祛邪，可用复方薄荷脑油、蜂蜜加冰片等滴鼻。滴鼻时可以仰卧、侧卧或坐位。无论身体何种姿态，均应使头部后仰鼻孔朝上，将药物经前鼻孔滴入鼻腔。

（二）吹药法

根据患者病情，往鼻腔吹入不同功效的药粉，以达到局部治疗目的。如清热解毒用青黛、冰连散；祛腐解毒用雄黄、白芷；鼻衄止血，用血余炭、枯矾、云南白药等。用药时将药粉轻并均匀吹入鼻腔，并应要求患者屏气，避免药粉吸入气管和肺内导致的呛咳。

（三）涂敷法

根据患者病情，将选用药物涂敷于患处，从而达到局部治疗作用。如对鼻疔、鼻疖、酒渣鼻等病，可用解毒消肿的药物涂敷。常用四黄散、新癀片、野菊花、金银花等。如鼻息肉，可选用腐蚀收敛作用的药物，如苍耳子散、硇砂散等。对于鼻腔黏膜干萎，可用养阴生肌散、玉露膏涂敷以滋润肌肤、解毒祛湿。

（四）塞鼻法

将沾有药末的纱布、药棉塞于鼻中，达到解毒止痛、止血等目的。如血余炭、大黄粉、三七末、云南白药等。

（五）熏鼻法

嘱咐患者待内服药物煎沸后，趁温热以鼻吸入热气，或以药物制成溶液，放入超声雾化器，雾化吸入鼻内，以达到疏散风寒、行气活血、宣通鼻窍、润燥止痛等治疗目的。熏鼻法常用于干燥性鼻炎、萎缩性鼻炎等病。

（六）手术法

对于鼻部的重度解剖变异（如严重的鼻中隔偏曲等）、肿瘤性病变、鼻息肉等，必要时可采用手术治疗。内镜下的鼻窦手术较大幅度地提高了鼻窦炎性疾病的手术效果。

第二节　咽、喉病治疗概要

一、内治法

（一）祛风法

外感风热者，宜疏风清热，临床常用方有疏风清热汤；药物如桑白皮、蝉蜕、射干、金银花、连翘、菊花等。因外感风寒者,宜疏风散寒,临床常用方有六味汤;药物如荆芥、防风、桔梗、苏叶、白芷等。

(二) 清热法

通常选用具有清热、消肿、解毒作用中药。如肺胃热盛,火毒上攻咽喉者,宜泻热解毒,利咽消肿,临床常用方有清咽利膈汤、凉膈散等;药物如黄芩、黄连、黄柏、石膏、栀子、牛蒡子、射干、马勃等。

(三) 祛痰法

以化痰、散结的药物为基础,配以清热、滋阴的药物。如痰火郁结者,宜清热化痰、散结通窍,临床常用方有清气化痰丸;药物如黄芩、瓜蒌仁、前胡、胆南星、半夏、天竺黄、枳实等。痰凝血瘀,宜祛痰化瘀,散结利咽,临床常用方有贝母瓜蒌散;药物如桔梗、瓜蒌、天花粉、麦冬、桔梗、陈皮等。

(四) 调理气血法

以益气、行气药为基础,再选用具有活血祛瘀作用的中药组方。如肝郁气滞者,宜疏肝理气,散结解郁,临床常用方有半夏厚朴汤、逍遥散;药物如柴胡、香附、郁金、莪术、旋覆花、苏梗等。气滞血瘀者,宜行气活血,常用方如桃红四物汤、会厌逐瘀汤;药物如柴胡、延胡索、赤芍、桃仁、红花、川芎等。

(五) 补益法

以益气、养阴、升阳、补血等补益药物为基础。因肺脾气虚者,宜补益肺脾,益气开音,临床常用方有补中益气汤、参苓白术散;药物如黄芪、党参、白术、茯苓、陈皮等。脾肾阳虚者,宜补益脾肾、温阳利咽,临床常用方有附子理中丸;药物如附子、肉桂、杜仲、补骨脂、菟丝子等。肺肾阴虚者,宜滋阴润燥、养阴生津,临床常用方有养阴清肺汤、知柏地黄汤;药物如沙参、麦冬、百合、玄参、白芍、熟地黄、贝母、山茱萸等。

(六) 排脓法

咽脓肿一般可分为酿脓期、成脓期、溃脓期三个阶段,其病因病机在三个阶段有所不同。酿脓期,风热邪毒乘虚侵袭,气血壅聚咽喉而为病,宜清热解毒、消肿散结为主,常用方如五味消毒;成脓期者,内外火热邪毒搏结于咽喉,灼腐血肉而为脓,宜清热解毒、活血排脓,临床常用方有仙方活命饮;药物如皂角刺、白芷、败酱草、泽兰等;溃脓期者,气阴两伤. 余邪未清,宜托里排脓,临床常用方有益气养血,托毒排脓,药物如黄芪、党参、白术、桔梗、升麻、薏苡仁、穿山甲、皂角刺等。

(七) 开音法

用具有开音作用的药物治疗声嘶及失音。本法须与其他治法配合应用。如因风寒或湿浊蕴聚声门而致暗者,可加入石菖蒲、藿香等以芳香化浊开音;属风热者,可加入蝉蜕、木蝴蝶祛风开音;如为阴虚肺燥者,宜加玄参、胖大海润喉开音;如因久咳肺气耗散而致暗者,宜加诃子敛肺开音。

二、外治法

(一) 吹药法

吹药前,应先用淡盐水或冷开水漱口,清除痰涎,操作方法参见"第一节鼻病治疗概要"的"吹药法"。适用于咽部红肿、疼痛、腐烂、痰涎增多、喉核菌等。如以清热解毒消肿为主的西瓜霜、冰麝散、冰硼散;以祛腐解毒为主的锡类散、硇砂散、珠黄散;以止血祛腐为主的珍珠散;以生肌收敛为主的生肌散等。

(二) 排脓法

适用于喉痈脓成后,里喉痈应采取仰卧垂头位。注意:勿刺入过深,以免伤及深部血脉

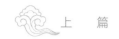
而引起出血;并在准备好抽吸痰液及气管切开器械的前提下进行,以防脓肿突然破裂,脓液涌入气道,导致窒息。

（三）外敷法

根据患者病情,将选用药物涂敷于患处,从而达到局部治疗作用,如咽部肿痛明显者,可用紫金锭或如意金黄散外敷于患处,有清热解毒、消肿止痛作用。

（四）含漱法

含漱法是根据病情选用中药制成药液,适合各种急、慢性咽部疾病。根据辨证论治选用适合的药物煎水,漱涤口咽部而达到解毒消肿、祛腐止痛、清利咽喉的作用。常用于喉痹、乳蛾、喉痈、梅核气,尤其咽喉红肿、化脓、溃烂等。咽部疾病手术前后亦可配合使用,起到清洁咽腔作用。含漱次数根据病情急慢、虚实不同而定。常用药物如金银花、桔梗、鱼腥草、野菊花、蒲公英等,或用复方硼砂溶液之类含漱。

（五）噙含法

将清热解毒、利咽止痛的中药含片、滴丸含服,使药物持久,直接地作用于咽喉,以起到清热解毒、消肿止痛、生津润燥、益气开音的作用。常用方有铁笛丸、润喉丸、冰硼散、六神丸、喉症丸、新癀片、藏青果等。

（六）蒸气及超声雾化吸入法

蒸气吸入是利用药物的气味,使药物有效成分溶解并变成气态或雾状,作用于人体达到治病目的。熏法和蒸法既可分别或同时使用,合用则称熏蒸疗法。熏蒸疗法常用于慢性咽病及风寒咽痛。注意:蒸气的温度不可太高,以防烫伤。常用药物如紫苏、细辛、香薷、薄荷、橘皮、白芷等。超声雾化法,是蒸汽吸入的进一步发展,将药物通过超声雾化器形成雾状,然后进行吸入。雾化吸入法适用于各种急、慢性鼻腔疾病,鼻窦疾病,鼻部术后,急、慢性咽喉病等。

（七）手术疗法

咽喉部的肿瘤、严重的解剖变异、淋巴组织过度增生肥厚(如扁桃体肥大)或病灶性淋巴组织炎症、咽腔狭窄所致的睡眠呼吸暂停低通气综合征等,常可选用手术疗法,声带小结、声带息肉、喉部肿瘤、喉狭窄或梗阻等,可选用手术疗法,也可选用激光疗法。

第三节　耳病治疗概要

一、内治法

（一）祛风法

风邪袭耳者,宜疏风散寒,临床常用方有荆防败毒散;药物如麻黄、独活、荆芥、防风、柴胡、川芎等。风热袭耳者,宜疏风散热,临床常用方有银翘散、蔓荆子散等;药物如金银花、连翘、蔓荆子、薄荷、菊花、柴胡等。耳痒者,多属于风邪扰耳,宜疏风止痒,临床常用方有消风散、四物消风饮;药物如荆芥、防风、蝉蜕、白鲜皮、萆薢等、苍术、苦参、白蒺藜等。

（二）清热法

通常选用清热利湿的药物,如肝胆或脾经湿热上蒸耳窍者,宜清泻肝胆,利湿解毒,临床常用方有龙胆泻肝汤、甘露消毒丹;药物如龙胆草、夏枯草、黄芩、茵陈、栀子、牡丹皮、芦荟、滑石等。

（三）和解法

外邪由表入里,在少阳半表半里之间,导致气机不利所致,宜和解少阳,兼以解表,临床常用方有小柴胡汤;药物如柴胡、黄芩、半夏、青蒿等。

（四）祛痰法

通常选用行气散结、消痰化湿的药物,如痰火壅结,蒙蔽清窍,宜清火化痰,临床常用方有加味二陈汤、清气化痰丸等;药物如黄芩、胆南星、竹茹、瓜蒌、贝母等。因痰浊中阻,清阳不升者,宜燥湿健脾,涤痰息风,临床常用方有六君子汤合五苓散加减;药物如白术、党参、陈皮、泽泻、半夏、茯苓等。

（五）活血祛瘀法

根据体质强弱、病情轻重缓急选药,活血药多与行气药配伍组方,如血瘀耳窍证,宜行气活血,通窍开闭,临床常用方有通窍活血汤、桃红四物汤等;药物如赤芍、桃仁、红花、川芎、地龙、柴胡、香附、莪术、路路通等。

（六）补益法

以益气、养阴、升阳、补血等补益药物为基础,根据患者病症部位调整用药。如脾胃虚弱者,宜益气健脾、升阳通窍,临床常用方有补中益气汤、益气聪明汤;药物如黄芪、党参、白术、炙甘草、升麻、葛根、茯苓、柴胡等。气血亏虚者,宜补益气血,健脾安神,常用方如归脾汤;药物如黄芪、党参、白术、黄精、远志、当归、龙眼肉、酸枣仁等。髓海不足者,宜滋阴补肾,填精益髓,临床常用方有六味地黄汤、杞菊地黄汤、知柏地黄汤;药物如熟地黄、山茱萸、女贞子、龟甲、枸杞子等。因肾阳亏虚、寒水上泛者,宜温肾壮阳,临床常用方有肾气丸、真武汤;药物如淫羊藿、巴戟天、肉桂、附子、菟丝子等。

（七）开窍法

选用具有升清、辛散、芳香、走窜,配合其他方法使用。用于邪闭耳窍证,临床常用方有通气散;药物如藿香、佩兰、豆蔻、菖蒲、苍耳子、石菖蒲、川芎、薄荷等。

（八）排脓法

选用具有清热解毒、活血祛瘀、透脓溃坚作用的药物,促使脓液排泄。若邪毒炽盛,脓尚未破溃,宜泻火解毒,祛瘀排脓,临床常用方有仙方活命饮;若正虚毒恋者,宜益气养血,托毒排脓,临床常用方有托里消毒散。常用排脓药物如白芷、桔梗、天花粉、薏苡仁、皂角刺、黄芪、桔梗、苍耳子、路路通等。

二、外治法

（一）清洁法

用生理盐水、过氧化氢溶液或清热解毒,燥湿收敛药物煎水清洗患处,以清洁耳郭或外耳道的分泌物和痂皮,既可以清洁局部,同时药物也可以直接作用于患部。

（二）滴耳法

通常选用清热解毒、收敛祛湿、祛邪止痛的药物直接滴入外耳道发挥治疗作用。适用于外耳道及中耳疾病,如耳疖、耳疮、脓耳、耳痒,也可用于异物入耳、耵耳等。滴耳方法:滴耳时患者取坐位或侧卧位,患耳向上,轻轻将耳郭向后上方牵拉,向耳内滴入药液,以手指轻按耳屏数次,使药液直达患处。使用滴耳法应注意使药液温度与体温接近,以免引起眩晕等不适。

（三）吹药法

用喷粉器将研磨好的药粉吹布于外耳或者耳内患处,以清热解毒,消肿止痛、祛腐生肌、止血。常用药物如耳灵散、硇砂散、麝香散、青黛散、冰硼散等。在耳内吹药之前,必须将脓液和前次所吹药粉清理干净,以免积块妨碍引流。鼓膜穿孔小者忌用。

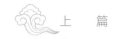

（四）涂敷法

以清热解毒、消肿止痛、敛湿祛腐的药物研磨成药粉，进行局部涂敷，可用于旋耳疮、耳疖、耳疮等疾病。常用药如青黛散、黄连解毒膏、金黄膏、紫金锭、新癀片等。也可用内服煎剂的药渣，趁热敷于红肿处。

（五）手术疗法

手术疗法适用于先天性耳郭畸形、耳部肿瘤、中耳胆脂瘤、慢性化脓性中耳炎骨疡型、耳硬化症等，或听力重建。面肌痉挛、面神经麻痹，甚至某些类型的耳鸣、眩晕等，也可用手术疗法。

第四节　颈部疾病治疗概要

一、内治法

（一）活血祛瘀法

用于瘀血阻滞颈络证，临床常用方有通窍活血汤、桃红四物汤、血府逐瘀汤等；药物如丹参、赤芍、桃仁、红花、川芎、葛根、当归等。

（二）化痰散结法

用于痰湿困结证，临床常用方有二陈汤、消瘰丸；药物如半夏、陈皮、茯苓、白术、苍术、浙贝母、玄参、牡蛎、海浮石、三棱、莪术、昆布、海藻等。

（三）益气解毒法

用于正虚邪滞证，根据患者体质予以扶正祛邪。常用方剂如补中益气汤、归脾汤等；药物如重楼、白花蛇舌草、半枝莲、苦参、鸦胆子、山慈菇、夏枯草、僵蚕、牡蛎、土鳖虫、三棱、莪术等。

二、外治法

（一）涂敷法

用于颈部外伤，或者用于颈部疮疖肿痛、糜烂流脓等症。以清热解毒、消肿止痛、敛湿祛腐的药物涂敷于患部。常用药如青黛散、黄连膏、金黄膏、紫金锭、新癀片等。

（二）手术疗法

手术疗法适用于颈部外伤需要清创缝合或者其他处理者，先天肿物亦适合手术治疗，颈部恶性肿瘤根据不同情况选择性采用手术治疗。

第五节　治未病与整体体质调治思想在耳鼻咽喉疾病治疗中的应用

中医体质和治未病学说对预防、治疗耳鼻咽喉疾病具有积极的指导意义。体质的差异决定了疾病的发生发展倾向及演变规律，决定了个体对某些疾病的易感性，但体质不仅具有稳定性，还具有可变性，适当调理可改善体质的偏颇，控制、预防疾病的发生。这也体现了中医"治未病"的思想。治未病的学术思想在《素问·四气调神大论》中就有体现："是故圣人不治已病治未病，不治已乱治未乱，此之谓也。夫病已成而后药之，乱已成而后治之，譬犹渴而穿井，斗而铸锥，不亦晚乎。"

国外有研究发现肠道微生态失衡与儿童过敏性疾病的发生、发展和转归有关。益生菌可以通过纠正微生态失衡、维护黏膜屏障完整、调节免疫功能等机制，有效降低过敏性疾病发生风险。补充益生菌为儿童过敏性疾病防治提供了一种可能的干预措施。国内临床医务人员，在辨证论治、治未病原则的指导下，针对常年性变应性鼻炎患者在三伏天进行穴位贴敷治疗，有效预防疾病的发生、发展，进而达到稳定、逆转，对于延缓和减少发病率，对提高患者的生活质量具有重大意义，也为我们提供了新的思路。

第六节　耳鼻咽喉头颈疾病常用治疗方法的现代生物科学基础概述

耳郭分布着丰富的末梢神经，并主要集中于耳甲艇、耳甲腔及三角窝区。神经学说为近年耳针机制研究的重要方向。如神经通路研究方面，有研究者经耳穴皮下注射辣根过氧化物酶（horseradish peroxidase，HRP）追踪感觉神经元，在交感干神经节处发现的酶标细胞，揭示了耳甲与其支配的内脏交感神经节之间可能会存在一条神经通路。有研究者提出"耳迷走神经传入通路"的概念，同样基于 HRP 标记的实验结果显示，刺激耳甲区后，刺激信号通过迷走神经分支可传递到脑干的孤束核与延髓，孤束核可传出包括下丘脑室旁核、杏仁核等在内核团的信号。亦有研究提出耳针调节心血管及胃肠运动、治疗癫痫及抑郁症等疾病的作用机制与耳-迷走神经-内脏（脑）反射联系密切，耳针内脏代表区治疗多种疾病是以调节自主神经功能为核心的，并开拓了穴位-外周神经-脑网络-机体功能整体调节新原理与"脑病耳治"的新概念。

鼻咽癌是起源于鼻咽黏膜上皮的恶性肿瘤，危险因素包括 EB 病毒（EBV）、人乳头瘤病毒感染，遗传易感性及饮食等生活习惯等，严重威胁我国人民生命健康。肿瘤干细胞是肿瘤中具有自我更新能力并能产生异质性肿瘤细胞的细胞，具有恶性增殖能力，能加速肿瘤生长，在肿瘤的复发和转移中发挥重要作用。国内有学者发现益气解毒方联合盐霉素通过下调鼻咽癌干细胞中生存相关蛋白达到抑制鼻咽癌干细胞增殖的效果，这提示了中药复方在针对鼻咽癌干细胞的治疗中，同样发挥了重要作用。通过合理的中西医联合用药，可提高药物的抗肿瘤效应。寻找最佳联合用药方案，中西医结合靶向去除鼻咽癌干细胞，可能成为一种新的治疗方法。

喉癌是头颈部恶性肿瘤中最常见的疾病之一，仍严重威胁人类的生命和健康。喉癌前病变是喉癌变的中心环节，它既可以恶化发展转化为癌，也可以良性逆转为正常细胞。早期发现并进行干预，可以防止其向恶性肿瘤发展。目前研究认为，细胞周期调控受正负两大类因子的调节，正负两类因子之间的平衡被打破，就可能导致肿瘤的发生，细胞周期调控异常是肿瘤发生发展的一个重要前提。这与中医认为疾病是人体阴阳平衡失调所致的理论具有相近之处。中医理论认为，痰瘀是肿瘤发生发展的重要因素。有研究者对喉癌前病变的中医四诊特征及基本证型分布特点进行研究，并结合临床发现活血化痰法对喉癌前病变具有较好的治疗作用，并在实验方面对喉癌前过程及喉癌前病变痰瘀证的细胞周期调控机制进行研究，深化对喉癌前病变发生发展及痰瘀致癌的机理认识，为临床上采用活血化痰法阻断逆转喉癌前期病变提供理论支撑与实验依据，同时也为中医证候的客观化、量化研究提供新的研究途径。

ER-7-2

治疗概述
思维导图

97

复习思考题

1. 简述耳鼻咽喉头颈外科疾病治疗方法分类。
2. 咽喉疾病外治方法具体操作要点有哪些?
3. 列举治未病与体质调治思想在耳鼻咽喉疾病治疗中的具体应用场景。
4. 试述头颈肿瘤的现代研究进展。

（朱镇华）

中 篇

第八章

鼻 部 疾 病

1. 掌握鼻疖、鼻前庭炎、鼻前庭湿疹、急性鼻炎、慢性鼻炎、变应性鼻炎、慢性鼻窦炎、鼻息肉、鼻出血的西医诊断与中医辨证要点，中西医处理方案。

2. 熟悉鼻疖、鼻前庭炎、鼻前庭湿疹、急性鼻炎的临床表现、鉴别诊断、西医病因病理与中医病因病机；萎缩性鼻炎、儿童鼻窦炎、真菌性鼻窦炎的诊断与中西医处理要点。

3. 了解鼻疖、鼻前庭炎、鼻前庭湿疹、急性鼻炎、干燥性鼻炎、鼻中隔偏曲的中西医结合诊疗思路、预防与调摄；血管运动性鼻炎、上气道咳嗽综合征的诊断与鉴别诊断，以及相关进展。

第一节 鼻 疖

鼻疖(nasal furuncle)是指发生于鼻尖、鼻翼及鼻前庭等部位单个毛囊、汗腺或皮脂腺的局限性、急性化脓性炎症。其状如钉盖，形小根紧，顶有脓点，属于中医"鼻疔"范畴。本病若治疗不当或妄加挤压，可导致感染循内眦静脉、眼上下静脉进入海绵窦，引起颅内严重的并发症——海绵窦血栓性静脉炎，即中医的"鼻疔走黄"。

一、病因病理

(一)西医病因病理

1. **病因** 本病多因拔鼻毛及挖鼻等导致鼻部皮肤受损，继而引起细菌感染；还可因鼻腔分泌物刺激，细菌自毛囊根部侵入皮下组织，而形成局限性化脓性感染。本病致病菌多是金黄色葡萄球菌。如果鼻前庭皮肤菌群失衡，路邓葡萄球菌缺乏，产生的路邓素不足以抑制金黄色葡萄球菌的增殖或产生耐药性，加之患者抵抗力降低，伴有慢性鼻前庭炎或糖尿病等疾病，更加容易罹患本病，并有反复发作的趋势。

2. **病理** 毛囊、皮脂腺周围出现的急性化脓性炎性反应，毛细血管中血液凝固，大量的炎性细胞浸润，中心逐渐坏死、化脓。若病菌向周围组织侵犯，可累及邻近组织而表现为蜂窝织炎、静脉炎及软骨膜炎。

(二)中医病因病机

本病多因拔鼻毛、挖鼻等损伤肌肤，加之邪毒乘机外袭，火毒上攻鼻窍，熏蒸肌肤而成。

1. **外录受损，邪毒侵鼻** 鼻部肌肤破损，风热邪毒乘机侵袭，邪聚鼻窍，蒸灼鼻窍肌肤，甚或灼腐化脓。

2. **肺胃积热，邪毒壅鼻** 肺胃禀赋素有积热，热毒凝结，内热外邪熏蒸，循经上灼鼻窍，热毒壅盛于肌肤。

3. 正虚邪盛,鼻疔走黄　鼻疔失治,或妄行挤压,或过早切开,甚或误治,导致邪毒扩散;亦或因正虚邪盛,邪毒内陷,毒入营血,内攻脏腑出现严重的变证。

二、临床表现

（一）症状

发病初起可有局部疼痛,继之红肿,可有明显的触痛。疔肿多在1周内成熟并溃破流脓,随之疼痛减轻。可伴有低热,严重者可出现患侧上唇、面颊部肿胀,并有全身不适感。

（二）体征

发病初起可见局限性红肿,呈丘状隆起,周围浸润变硬,疔肿成熟后顶部可见黄白色脓点。

三、并发症

1. 海绵窦血栓性静脉炎　表现为鼻侧红肿、疼痛,继而患侧眼睑、结膜水肿,眼球突出,运动障碍,瞳孔固定,并出现眼底病变改变。本病可发生眼眶蜂窝织炎,甚至累及对侧,并可出现败血症的症状,如弛张型高热、寒战、脾大,并出现头痛、呕吐、嗜睡、昏迷等一般性颅脑症状,严重者可危及生命。

2. 上唇及颊部蜂窝织炎　若炎症向周围组织扩散,引起邻近组织蜂窝织炎,表现为上唇、颊部出现弥漫性红、肿、疼痛等症状。

四、实验室检查

感染严重者,可见血中白细胞总数增多,中性粒细胞比例升高。

五、诊断与鉴别诊断

（一）诊断要点

鼻部皮肤表现为局限性充血、肿胀、触痛,疔肿成熟后可见黄白色脓头。

（二）鉴别诊断

1. 鼻部丹毒　鼻部疼痛剧烈,呈弥漫性红肿,延及面部和上唇,全身症状亦较重。

2. 鼻前庭炎　鼻部干痛明显,鼻前庭皮肤呈弥漫性潮红、微肿,表皮糜烂,并有脓痂覆盖,多为双侧发病。

（三）中医辨证要点

鼻疔的辨证,首先要明确正虚与邪盛的关系。若外鼻或鼻前庭红肿、灼热、疼痛,甚或疔肿顶有脓点,全身可见恶寒、发热、口干、大便秘结等,此时以邪盛为主,治以清热泻火、解毒消肿为主。若鼻部症状进一步加重,疔肿疮头紫暗,顶陷无脓,根脚散漫,全身可见壮热寒战,甚者神昏谵语等,此时正虚邪盛,出现鼻疔走黄的症状,治宜泻火解毒、清营凉血。

ER-8-2
鼻疔诊断
思维导图

六、治疗

以局部抗菌消炎、清热解毒、消肿排脓为主,辅以全身治疗。若热毒壅盛,甚或鼻疔走黄,则以全身治疗为主,辅以局部治疗。本病切忌挤压、碰撞、过早切开,以免邪毒扩散或内陷。

（一）中医治疗

1. 辨证论治

（1）外鼻受损,邪毒侵鼻证

证候:发病初起,外鼻或鼻前庭表现为红肿、灼热、疼痛等。局部检查可见患处粟米样突起,根脚坚硬,状如椒目。全身可伴有恶寒,发热等症状。舌质红,苔薄黄,脉浮数。

治法:疏风清热,解毒消肿。

方药:五味消毒饮加减。可加白芷、防风、荆芥、赤芍、桔梗,以疏风解毒消肿。

（2）肺胃积热,邪毒壅鼻证

证候:患处表现为肿痛,甚或跳痛。局部检查可见疖肿突起,顶有黄白色脓点,严重者并见上唇、面部及下睑等处红肿。全身可伴有发热、头痛、口干、大便秘结,小便黄等症状。舌质红,苔黄,脉数。

治法:泻火解毒,消肿止痛。

方药:黄连解毒汤加减。疼痛甚者,可加赤芍、乳香、没药;发热,可加柴胡、荆芥、薄荷;大便秘结者,可加大黄、天花粉、生石膏。

（3）正虚邪盛,鼻疔走黄证

证候:面鼻高肿,睑肿合缝,眼球突出不转,眼底检查可见静脉怒张、视乳头水肿等。患处疮头紫暗,顶陷无脓,根脚散漫。全身症状可见壮热寒战,头痛欲裂,烦躁干渴,呕吐,便秘,尿赤,甚或神昏谵语。舌质红绛,苔厚黄燥,脉洪数或滑数。

治法:泻火解毒,清营凉血。

方药:黄连解毒汤合犀角地黄汤。若脊项强直、抽搐,可加水牛角、钩藤、石决明、地龙之类,以镇肝息风止痉;若神昏谵语,加服安宫牛黄丸、紫雪丹、至宝丹之类。

2. 中医其他方法

（1）中成药:可辨证选用八宝丹。

（2）刺血法:取同侧耳尖,用三棱针点刺放血;或少商、商阳、中冲点刺放血,以泄热解毒。

（3）外敷法:脓未成者,可将内服中药渣再煎,纱布蘸汤热敷患处;或用紫金锭、四黄散等涂敷患处;亦可用野菊花、鱼腥草、仙人掌、蒲公英等捣烂外敷。

（4）排脓法:脓成顶软者,局部消毒后,用尖刀片挑破脓头,用无菌小镊子取出脓头或用吸引器吸出脓栓。切开时不可切及周围浸润部分,亦不可过深过大,切忌挤压,以免脓毒扩散。

（二）西医治疗

1. 一般治疗　局部消毒清洗,有脓头者,可小心挑破脓头,清洗脓液。

2. 抗生素治疗　有全身症状者,可酌情使用抗生素。有并发症者,应用敏感或广谱抗生素,静脉给药。

3. 局部治疗　鼻疔初起或成脓未溃,局部涂抹 10% 鱼石脂软膏,或敷如意金黄散,或紫金锭醋调敷患处,辅以超短波、红外线照射。疖肿成熟后,可待其自行溃破,或用小棉签蘸少许纯石炭酸腐蚀脓头,也可在无菌操作下,挑破脓头,取出脓栓。疖肿破溃后,局部涂抗生素软膏,或用生肌散、太乙膏敷患处;保持清洁。

此外,对重症患者、应加强对症及支持治疗。

七、预防与调摄

1. 病期禁忌一切挤压、触碰及局部灸治和早期切开,以免邪毒扩散。

2. 平素忌醇酒厚味、辛辣炙煿之品,宜多食蔬菜、水果,保持大便通畅。对糖尿病患者应积极控制血糖。

3. 戒除挖鼻、拔鼻毛的不良习惯,保持鼻部清洁卫生,提高机体抗病能力。

八、临证备要

（一）临证要点

1. 西医诊断要重点明确症状、体征及部位，中医辨证要明确正虚与邪盛的关系。

2. 治疗重视局部治疗与全身治疗相结合，局部治疗重在解毒消肿，全身治疗重在清热泻火、解毒凉血。

（二）沟通要点

1. 解释病因及现况，介绍治疗方案。

2. 介绍预后及日常调摄要点。

九、中西医结合诊疗思路

鼻疖的治疗需局部治疗与全身治疗相结合。局部治疗可以选择外用抗生素或中成药外敷，全身治疗可以选择中药口服，若出现鼻疖走黄的现象应静脉滴注敏感或广谱抗生素。除药物治疗外，预防调摄也非常重要，良好的饮食及生活习惯可加快康复。

复习思考题

1. 简述本病的西医诊断要点。

2. 如何诊断鼻疖走黄？

（孟 伟）

第二节 鼻前庭炎

鼻前庭炎（nasal vestibulitis）是指鼻前庭处皮肤的弥漫性炎症，以鼻前庭皮肤弥漫性红肿、疼痛，或干痒、结痂、鼻毛脱落为主要表现，临床上分为急性与慢性。本病常反复发作，经久难愈。属于中医"鼻疮"范畴。

一、病因病理

（一）西医病因病理

1. 病因　本病多因急性或慢性鼻炎、鼻窦炎、变应性鼻炎或鼻腔异物（多见于小儿）所致的分泌物持续刺激而引起，或有挖鼻、拔鼻毛等不良习惯，反复损伤鼻前庭皮肤所致。糖尿病患者、长期接触有害气体及粉尘职业人员，更易诱发或加重本病。

2. 病理　鼻前庭、上唇处皮肤充血，表皮脱落，血浆渗出，形成浅溃疡，并覆有干痂，病程日久可出现皮肤增厚、皲裂、脱屑等。

（二）中医病因病机

1. 邪热侵袭　多因鼻涕浸渍鼻孔，或有害气体、粉尘长期侵袭，或挖鼻损伤，邪热侵袭，湿积鼻孔肌肤所致。

2. 阴虚血燥　邪热久滞鼻孔肌肤，内耗阴血，外损肌肤，而致阴虚血燥，鼻孔肌肤失于濡养，迁延日久不愈。

二、临床表现

（一）症状

急性者可见鼻前庭处灼热、痒痛、触痛等。慢性者可见鼻前庭处作痒、干燥、异物感。

（二）体征

鼻前庭皮肤弥漫性红肿、皲裂,并有脓痂黏附。或见鼻毛脱落稀少,局部皮肤增厚,甚至结痂、皲裂,揭除痂皮后可见渗血。

三、诊断与鉴别诊断

（一）诊断要点

鼻前庭皮肤灼热疼痛,瘙痒,干燥与异物感。鼻前庭及上唇皮肤弥漫性红肿或糜烂,或皮肤增厚、皲裂、脱屑或结痂,可见鼻毛脱落稀少(图8-1)。

（二）鉴别诊断

应与鼻前庭湿疹相鉴别。此病多为面部湿疹或全身湿疹的一部分,小儿多见。其皮损为多形性,对称性分布,水疱明显,渗液较多,瘙痒剧烈。

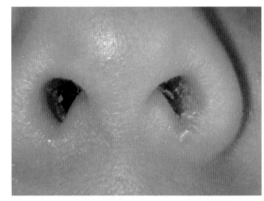

图8-1　鼻前庭炎鼻部检查

（三）中医辨证要点

鼻前庭炎的辨证,首先要明确邪热与正虚的先后关系。初期多因邪热侵袭而出现鼻前庭处灼热、痒痛等症状;邪热久滞鼻孔肌肤则出现皮肤皲裂增厚,甚或结痂。

鼻前庭炎诊
断思维导图

四、治疗

去除诱因,全身调理,并加强局部治疗,预防继发性感染为基本原则。

（一）中医治疗

1. 辨证论治

（1）邪热侵袭,湿积鼻窍证

证候:鼻前庭灼热疼痛,触之明显。局部检查可见鼻前庭及上唇交界处皮肤弥漫性红肿,鼻毛上覆有脓痂;或局部皮肤轻度糜烂,溢少许脂水。可伴见鼻塞流涕,鼻息灼热,口干等。舌质偏红,苔薄黄或腻,脉浮数。

治法:疏风清热,解毒散邪。

方药:黄芩汤加减。若红肿甚者,加板蓝根、大青叶;若灼热痛甚者,加牡丹皮、蒲公英。

（2）阴虚血燥,鼻窍失养证

证候:鼻孔处作痒且痛,灼热干燥,异物感明显。局部检查可见患处皮肤干燥,粗糙,皲裂,或有鼻毛脱落,或有结痂,清除痂皮后可见皮肤潮红,微出血。可伴有口干、咽燥等。舌质红,少苔,脉细数。

治法:滋阴祛风,养血润燥。

方药:四物消风饮加减。若痒甚者,加刺蒺藜、白鲜皮。

2. 中医其他方法

（1）外洗法:湿盛渗液多者,用明矾10g,生甘草25g,煎水0.5kg,清洗患处。

（2）外敷法:将内服药再煎取汁,湿热敷患处。亦可用生地黄汁或麻油调辰砂定痛散、紫金锭、六神丸之类涂敷患处。局部干燥皲裂者,可用黄连膏、玉露膏外搽。

（3）针灸疗法:体针可取曲池、合谷、外关等穴,用泻法;耳穴可取鼻、肺、下屏间等穴,用王不留行贴压,经常用手轻按贴穴,维持刺激。

（二）西医治疗

1. 局部治疗

（1）急性期:可用温生理盐水,或硼酸液行局部湿热敷;或局部清洁后使用激素、抗生素软膏外涂。

（2）慢性期:局部涂莫匹罗星软膏或1%黄降汞软膏。结痂多者,先用3%过氧化氢溶液清除痂皮和脓液后,再涂膏药。对顽固的慢性鼻前庭炎,可先用10%~20%硝酸银溶液涂抹患部皮肤,再涂以抗生素软膏。

2. 物理治疗　可用红外线、Nd:YAG激光照射患处。

五、预防与调摄

1. 戒除挖鼻、拔鼻毛等习惯,忌搔抓患处,保持局部清洁。

2. 积极治疗鼻腔疾患,去除病因。

3. 忌食辛辣炙煿,肥甘厚味。

六、临证备要

（一）临证要点

1. 西医诊断要重点明确症状、体征及部位,中医辨证要区分邪热与阴虚血燥。

2. 治疗上重视局部治疗与全身治疗相结合。局部治疗重在清热利湿,全身治疗重在清热解毒、滋阴养血。

（二）沟通要点

1. 解释病因及现状,介绍治疗方案。

2. 介绍预后及日常调摄要点。

七、中西医结合诊疗思路

鼻前庭炎的治疗需局部治疗与全身治疗相结合。局部治疗可以选择外用激素或抗生素软膏,或中药煎汁外敷。全身治疗可以选择中药口服,若以邪热为主,治宜疏风清热,解毒散邪,选用黄芩汤加减;若以阴虚血燥为主,治宜滋阴祛风,养血润燥,选用四物消风饮加减。同时,预防调摄也非常重要,良好的饮食及生活习惯可加快康复。

案例分析

张某,男,11岁。初诊1996年8月2日。鼻痒已2年。痒而不嚏,涕屎呈痂皮样,曾做过敏性鼻炎治疗,无效。有时痂皮中有血迹。问诊所得,鼻痒阵作,严重时疼痛。鼻腔外口结痂,痂多即通气不好。检查:两侧鼻前庭被大量痂皮覆盖,清除后,见皮肤粗糙角化,部分新鲜肉芽充血。两下甲瘦削,鼻道(一)。两颌下扪到3~4颗淋巴结肿。不粘连,无压痛。舌苔薄,脉未诊。医案:童年血气方刚,则其气必盛。气盛有余则肺经积热,循经上犯,鼻腔首当其冲,前庭之炎,亦当然应运而生矣。儿童纯阳之体,清肺泄热治之。

处方:桑白皮10g,黄芩3g,马兜铃5g,金银花10g,牡丹皮6g,赤芍6g,豨莶草6g,白鲜皮10g。7剂煎服。加味黄连膏1盒,外擦,每天2~3次。

二诊1996年8月18日。药后痒息、痛止,分泌物减少。检查:创面充血消失、干净（因用油膏而致）。颌下淋巴结同上诊。舌苔薄,脉未诊。医案:常见病常规方,有所好转,事属必然。仍取原旨,唯苦寒品向甘寒品倾转。

笔记栏

处方:桑白皮 10g,黄芩 3g,金银花 10g,牡丹皮 6g,赤芍 6g,豨莶草 6g,白鲜皮 10g,绿豆衣 10g。用维持量(隔 1 天进 1 剂)。加味黄连膏,续用。

三诊 1996 年 9 月 20 日。鼻已不痒不痛,痂皮已无,但有些灼热感。检查:肉芽已为新生皮肤覆盖,基本上已接近正常。舌苔薄,脉未诊。医案:单纯小病,一药而愈。扫尾求其巩固,再进几剂足矣。处方:桑白皮 10g,黄芩 3g,金银花 10g,绿豆衣 10g,白鲜皮 10g,连翘 6g。7 剂煎服,用维持量。

按:本案患儿年方十一,苦于罹患此病,终日以鼻为苦,鼻腔被大量痂皮覆盖,瘙痒难当,喷嚏时作,通气欠佳,且易出血,是典型的鼻前庭炎。干祖望舌脉未参,即辨为肺热炽盛,一是凭借他的临床经验,二是认为儿童乃纯阳之体,阳气旺盛,气有余便是火,而鼻为肺窍,火邪循经上犯,熏蒸鼻腔,烤炙前庭,故拟定清金泻白为大法,方中桑白皮、黄芩、马兜铃清泄肺热,马兜铃同时能清肠,而肺与大肠相表里,可清肠腑而泻肺热,金银花清热解毒,因其痂皮剥脱易出血,故加牡丹皮、赤芍清热凉血,又用豨莶草疏风止痒,白鲜皮、地肤子清热利湿止痒。干祖望治疗此病还主张内治与外治相结合,喜用黄连膏外涂患处,黄连膏有清热泻火解毒之功,且外敷患处更可以直达病所。病属常见,方亦常规,故获效不在意料之外。二诊时痒息痛止,分泌物减少,创面充血消失等俱是佳兆,原方去马兜铃,加绿豆衣,由苦寒向甘寒过渡,绿豆衣能清热利湿解毒,是湿热瘀毒证的佳品。三诊时患儿已经病瘥,只求扫尾,故干祖望只开了六味药,而且嘱其隔日服,以期祛邪而不伤正。

选自《干祖望医学文集》

复习思考题

1. 简述本病的临床特征。
2. 本病中西医局部治疗有哪些方法?

(孟　伟)

第三节　鼻前庭湿疹

鼻前庭湿疹(eczema of nasal vestibule)是指发生于鼻前庭皮肤的湿疹,可延及鼻翼、鼻尖、上唇等。以患部皮肤灼热痒痛、糜烂渗液、结痂为主要临床表现。属于中医"鼻疮"范畴。本病多见于儿童,临床上分为急、慢性两型。

一、病因病理

(一)西医病因病理

1. 病因　本病属于皮肤变态反应性疾病,多因接触敏感药物、毛织品、化妆品,或进食牛奶、鱼虾等致敏物质而诱发。鼻腔、鼻窦病变所致的分泌物刺激,或湿热环境均可诱发,甚或加重本病。常因搔抓患部进一步加重皮肤损害。

2. 病理　急性期角质层有角化不全及凝聚的血浆,偶可见中性粒细胞浸润;表皮内可见水疱,水疱周围细胞间水肿(海绵形成)和细胞内水肿,并伴有单个核细胞为主的细胞浸润及细胞外渗,真皮浅层毛细血管扩张。亚急性期角质层不同程度地角化不全、结痂,海绵形成,细胞内水肿,常有海绵型水疱,中等程度的棘层肥厚。慢性期表皮棘层肥厚明显,角化亢进及角化不全,真皮浅层毛细血管壁增厚,胶原纤维轻度变粗,炎症浸润一般分布在真皮上部的血管周围。在病变过程中,常可合并某些病毒、细菌和真菌的感染。

（二）中医病因病机

本病有虚实之分。实者多为肺经风热,湿邪侵犯鼻窍;虚者多为邪热久稽,伤津耗血。

1. 肺经风热,湿邪侵鼻　禀赋相关的特应质个体,加之鼻病经久不愈,致肺经素蕴内热;又因风热湿邪外袭,邪热引动肺热;或时常涕渍鼻孔,或挖鼻损伤肌肤,湿热侵袭,引动肺经蕴热上攻,风热湿邪搏结于鼻窍,蒸灼肌肤,致鼻孔皮肤损伤糜烂而发病。

2. 邪热久稽,血虚鼻燥　鼻孔浸淫流水日久,伤津耗血,致使局部阴血亏虚;肺脾郁热久蕴,阴血暗耗,虚热上攻;复因患处余邪未清,邪热稽留,久蒸鼻孔,肌肤失养,而致患部皮肤粗糙、脱屑、皲裂之症。

二、临床表现

（一）症状

患部瘙痒,甚者难以忍受,可有轻度疼痛,但常被瘙痒症状所掩盖。若继发感染者,则有明显的胀痛或灼痛。多伴有其他部位湿疹病史。

（二）体征

局部可见潮红斑、水疱,若继发感染则疱液混浊而成脓疱。若水疱、脓疱被抓破,浆液、血浆、脓液渗出,可形成大小不等的糜烂面,渗液干后结成白色、灰白色、黄色或黄绿色等痂片附着,结痂过多则堵塞鼻孔而致张口呼吸。慢性期可见患处肌肤粗糙、增厚、皲裂、结痂,表皮可见糠秕状脱屑,或细小鳞屑。

三、诊断与鉴别诊断

（一）诊断要点

患部皮肤为多形性损害,潮红斑、水疱、渗液、结痂、皮肤增厚、脱屑等并存。病程较长,常反复发作。多伴发邻近部位的湿疹。

（二）鉴别诊断

主要应与鼻前庭炎相鉴别。此病局部疼痛明显,可见鼻毛黏附脓痂,病损多局限于鼻前庭内,皮肤可有红肿或糜烂,严重者可侵及上唇。

（三）中医辨证要点

鼻前庭湿疹的辨证,首先要注意区分肺经风热与血虚鼻燥。初期多因肺经风热上攻,风湿热邪搏结于鼻窍而致鼻孔肌肤损伤糜烂;邪热久稽,伤津耗血,肌肤失养,而致患部皮肤粗糙、皲裂、脱屑等症。

四、治疗

去除可疑病因,局部治疗与全身治疗相结合。中药以祛风清热燥湿,止痒润燥为原则;酌情应用抗过敏药物。若继发感染者,可应用抗生素类药物。局部对症治疗,选用清洁、止痒、抗炎、抗菌、收敛类药物。

（一）中医治疗

1. 辨证论治

（1）肺经风热,湿邪侵鼻证

证候:鼻部瘙痒、灼热,甚或疼痛,小儿可见啼哭,搔抓鼻部,躁扰不安。局部检查可见鼻

ER-8-4

鼻前庭湿疹诊断思维导图

前庭及上唇交界处皮肤潮红、微肿,有多个粟粒样水疱,或轻度糜烂,溢少许脂水,或痂皮积聚。全身一般无明显表现,或可有头痛,鼻塞,流涕,微发热,口干,鼻息热等。舌质略红,苔薄黄,脉浮数。

治法:疏风清肺,泄热利湿。

方药:消风清热饮加减。若风盛痒著者,加白鲜皮、蝉蜕等;若湿重而糜烂明显者,加土茯苓、黄柏、苦参、地肤子等;若小儿疳热者,加槟榔、使君子等。

（2）邪热久稽,血虚鼻燥证

证候:湿疹反复发作,鼻孔处瘙痒,或有灼热、干燥、异物感等。局部检查可见患处皮肤粗糙、增厚、皲裂,或有干痂、脓痂,或有鼻毛脱落。全身一般无明显症状,或见口干咽燥,小便黄,大便干结等。舌质红,少苔,脉细数。

治法:滋阴润燥,养血消风。

方药:四物消风饮加减。酌情加白鲜皮、蝉蜕、地肤子以祛风止痒;加野菊花、金银花以解毒祛邪。

2. 中医其他方法

（1）外洗法:可用内服煎剂药渣再煎取汁,湿热敷患处。或用明矾、苦参各10g,生甘草25g,煎水清洗渗液和脓痂。

（2）外敷法:若湿盛脂水较多、红肿糜烂、渗液者,用青黛散干撒患处;若皮肤干燥、增厚、皲裂、脱屑者,可外用紫连膏涂抹。

（3）针灸疗法:可取曲池、合谷、外关、少商等穴,提插捻转,用泻法。

（二）西医治疗

1. 抗炎、抗过敏　常选用氯雷他定、西替利嗪等口服,可配合应用维生素 B、维生素 C、钙片等。对应用多种疗法效果仍不明显的反复急性发作者,可考虑短期使用皮质类固醇。有继发感染时,可加用抗生素。

2. 局部治疗

（1）可用 3% 过氧化氢溶液软化痂皮后清除之。

（2）可用复方氟米松软膏、曲安奈德益康唑乳膏等涂抹患处。继发感染者,可用莫匹罗星软膏外涂。

五、预防与调摄

1. 注意局部卫生,勿搔抓患处,以免加重损伤,或引起继发性感染。

2. 积极治疗慢性鼻炎、鼻窦炎等原发病,以免鼻分泌物浸渍鼻前庭皮肤。

3. 忌食辛辣炙煿、肥甘厚味。过敏体质者忌食鱼、虾等发物,以免诱发本病。小儿尤应注意饮食调养,防治肠道寄生虫病,以免疳热上攻。

六、临证备要

（一）临证要点

1. 西医诊断要重点明确症状、体征及部位,中医辨证要区分肺经风热与阴虚血燥。

2. 治疗上重视局部治疗与全身治疗相结合。局部治疗重在清热利湿、解毒止痒,全身治疗重在疏风清肺、滋阴养血。

（二）沟通要点

1. 解释病因及现状,介绍治疗方案。

2. 介绍预后及日常调摄要点。

七、中西医结合诊疗思路

鼻前庭湿疹局部治疗与全身治疗相结合。局部治疗可以选择外用激素或抗生素软膏，或中药煎汁外敷。全身治疗可以选择中药口服，若以肺经风热为主，治宜疏风清肺，泄热利湿，选用消风清热饮加减；若以血虚鼻燥为主，治宜滋阴润燥，养血消风，选用四物消风饮加减。同时，良好的饮食及生活习惯有利于加快康复。

复习思考题

1. 简述本病中医病因病机。
2. 本病的预防与调摄应注意些什么？

● （孟　伟）

第四节　急　性　鼻　炎

急性鼻炎（acute rhinitis）是由病毒感染引起的鼻腔黏膜急性炎症性疾病。全年均可发病，但多发于冬、春季节气候骤变、寒暖交替之时。属于中医"伤风鼻塞"范畴，俗称"伤风"或"感冒"。

一、病因病理

（一）西医病因病理

1. 病因　本病以鼻病毒、腺病毒、流行性感冒病毒或副流感病毒、冠状病毒等感染较为多见；并可继发细菌感染，常见致病菌有溶血性链球菌、葡萄球菌、肺炎双球菌、流感杆菌等。诱发因素多为受凉、过劳、烟酒过度、内分泌失调、维生素缺乏、全身慢性疾病等，以及鼻腔其他疾病，口腔、咽部的感染病灶等局部因素。

2. 病理　本病为一种急性非特异性炎症改变。发病初期黏膜血管痉挛，局部缺血，腺体分泌减少，继之充血水肿，腺体及杯状细胞分泌增强，黏膜表皮脱落。黏膜下层水肿，并有单核及多形核细胞浸润。至晚期，多形核细胞浸润增加，渗出黏膜表面，脱落于分泌物中，故分泌物渐成黏液脓性。鼻腔分泌物 pH 值多呈碱性，溶菌酶活力降低。至恢复期，黏膜上皮逐渐恢复正常。整个病程 7~10 天。

（二）中医病因病机

素体阳虚，易感受风寒之邪；素体阴虚，易感受风热之邪。秋、冬季多感风寒，春、夏季多感风热。此外，夏季多兼夹暑湿，秋季多兼夹燥气。

1. 外感风寒，邪滞鼻窍　起居失常、寒暖不调或过度疲劳，卫表不固，腠理疏松，风寒外袭皮毛，内舍于肺，清肃失司，邪壅鼻窍。

2. 外感风热，邪犯鼻窍　肺系素有蕴热，复感风热之邪侵袭，或风寒之邪化热，肺失清肃，邪壅清道，上犯鼻窍。

二、临床表现

（一）症状

鼻塞、涕多。鼻涕初起清稀渐转为黏液脓性，高峰期转为脓性，恢复期又转为黏液性；鼻内及鼻咽部干燥灼热感，喷嚏，伴有微恶寒或发热、周身不适等表现。

（二）体征

初期可见鼻黏膜略干红,继而鼻黏膜充血肿胀(图8-2);鼻腔分泌物的变化随病期而异,由黏转黏液脓性到脓性,最后则恢复正常。

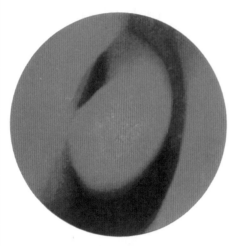

图 8-2　急性鼻炎鼻部检查

三、并发症

急性鼻炎可因感染直接蔓延,或不恰当的擤鼻方法使感染向邻近器官扩散,引发多种并发症。经鼻窦开口向鼻窦蔓延,可并发急性鼻窦炎;经咽鼓管蔓延,可引起急性中耳炎;向下扩散,可并发急性咽喉炎、气管炎,甚至肺炎。急性鼻炎反复发作,或迁延不愈则成慢性鼻炎。

四、实验室检查

血常规检查可见白细胞总数轻微升高。

五、诊断与鉴别诊断

（一）诊断要点

起病急、病程短。主要表现为鼻塞、流涕、鼻黏膜红肿,可伴有发热、微恶寒、周身不适等全身症状。

（二）鉴别诊断

1. 变应性鼻炎　阵发性喷嚏,流清水样涕,鼻痒,鼻塞,病情常反复发作,发作过后则如常人,鼻腔分泌物清稀且多,无外感症状。

2. 急性鼻窦炎　局部症状多限于一侧鼻腔,患侧鼻腔有大量黏液脓性涕或脓涕,不易擤尽,可伴有头痛和局部疼痛,鼻黏膜充血肿胀,中鼻道或嗅裂可见脓涕。

（三）中医辨证要点

急性鼻炎的辨证,重点辨寒热。若鼻塞,流清涕,下鼻甲淡红带紫,多属外感风寒;若鼻塞,鼻息热,涕黏或黏黄,鼻黏膜红肿,下鼻甲肿大,多数外感风热。

六、治疗

以疏风散邪通窍,改善鼻通气,促进鼻分泌物排出,预防并发症为原则。

（一）中医治疗

1. 辨证论治

（1）外感风寒,邪滞鼻窍证

证候:鼻塞,流清涕,喷嚏,鼻音重。局部检查可见鼻黏膜色略红,下鼻甲淡红带紫,鼻涕清稀。全身可伴有头痛,周身不适,微恶寒发热,口淡不渴等。舌质淡,苔薄白,脉浮紧。

治法:祛风散寒,辛温通窍。

方药:辛夷散加减。酌情加鹅不食草、苍耳子,以通利鼻窍。

（2）外感风热,邪犯鼻窍证

证候:鼻塞,鼻息热,喷嚏,涕黏或黏黄。局部检查可见鼻黏膜红肿,下鼻甲肿大。全身可伴有发热恶风,微汗出,头痛,或咽痛,咳嗽不爽,口微干渴等。苔薄白或薄黄,脉浮数。

治法:疏风清热,宣肺通窍。

方药:银翘散加减。酌情加苍耳子、白芷,以通利鼻窍。若咽痛甚者,加板蓝根、射干;

若头痛甚者,加蔓荆子、藁本。若体质素虚,感受风寒或风热,证属肺卫气虚者,选用参苏饮加减,以益气解表,宣肺通窍。若表虚自汗,易感风邪者,选用玉屏风散,以固表扶正,益气祛风。

2. 中医其他方法

(1) 单方验方:红枣 10 枚,生姜 5 片,葱白 5 根,红糖适量;水煎服,日 1 剂。

(2) 按摩:按揉印堂、迎香、鼻通、合谷穴。

(3) 针灸治疗:鼻塞者,取印堂、迎香,头痛加太阳、合谷、风池,泻法,留针 10~15 分钟。清涕量多,取迎香或上星穴悬灸 10~15 分钟。

(二) 西医治疗

1. 一般治疗　口服解热镇痛剂,如复方阿司匹林、复方盐酸伪麻黄碱之类。可选用盐酸吗啉胍抗病毒药,如合并细菌感染者,可酌用抗生素。

2. 局部治疗　鼻塞甚者,以 1% 麻黄碱滴鼻液或呋麻滴鼻液、盐酸赛洛唑啉鼻用喷雾剂、辛夷滴鼻液之类滴鼻,盐酸赛洛唑啉鼻用喷雾剂每日 2 次,余者每日 3~4 次。但应注意不宜过多或久用。

七、预防与调护

1. 加强锻炼,增强体质,起居有常,衣着寒暖适宜,劳作出汗后尤应谨防感冒。

2. 流行性感冒(简称流感)期间,少在公共场所逗留,外出宜戴口罩,小儿及体弱者尤应如此。

3. 病期鼻塞之际,勿强行擤涕,以免并发急性中耳炎。

八、临证备要

(一) 临证要点

1. 西医诊断要重点明确症状、体征及部位,中医辨证重点辨寒热。

2. 治疗上重视局部治疗与全身治疗相结合。局部治疗重在改善鼻腔通气,全身治疗重在对因治疗。

(二) 沟通要点

1. 解释病因及患者病情,合理选择治疗方案。

2. 介绍预后及日常调摄要点。

九、中西医结合诊疗思路

急性鼻炎的治疗需要局部治疗与全身治疗相结合,局部治疗以改善鼻腔通气为主,可选用盐酸赛洛唑啉鼻用喷雾剂、1% 麻黄碱滴鼻液或呋麻滴鼻液等外用。全身治疗可以选择中药口服,若以外感风寒为主,治宜祛风散寒,辛温通窍,选用辛夷散加减;若以外感风热为主,治宜疏风清热,宣肺通窍,选用银翘散加减。同时注意,良好的饮食及生活习惯有利于加快康复。

复习思考题

1. 本病应与哪些疾病相鉴别? 如何鉴别?

2. 简述本病的临床表现。

(孟　伟)

第五节 慢 性 鼻 炎

慢性鼻炎(chronic rhinitis)是由多种原因引起的鼻黏膜及黏膜下组织的慢性炎症性疾病,病程持续数月以上或反复发作。以鼻塞、分泌物增多及鼻甲肿胀为主要特征。包括慢性单纯性鼻炎(chronic simple rhinitis)和慢性肥厚性鼻炎(chronic hypertrophic rhinitis)。本病相当于中医的"鼻窒"。

一、病因病理

(一)西医病因病理

1. 病因 本病主要由急性鼻炎反复发作或治疗不彻底所致。鼻腔局部解剖异常、鼻窦慢性疾病、邻近器官感染,鼻腔用药不当,职业或环境因素,如粉尘或有害气体刺激等,也可导致本病。全身因素见于多种慢性疾病、营养不良、内分泌失调、烟酒嗜好、长期过度疲劳、全身用药不当、免疫功能下降等。

2. 病理 慢性单纯性鼻炎阶段鼻黏膜深层动脉和静脉,特别是下鼻甲海绵状组织呈慢性扩张,血管和腺体周围以淋巴细胞和浆细胞为主的炎性细胞浸润,黏液腺功能活跃,分泌物增多。慢性肥厚性鼻炎阶段静脉回流受阻,静脉的通透性增高,黏膜固有层水肿,继而在血管周围发生纤维组织增生,黏膜肥厚,甚至息肉样变。病变如向深层发展,可累及骨膜,产生成骨细胞,可导致下鼻甲骨增生。

(二)中医病因病机

本病的主要病机为正气亏虚,外邪侵袭导致鼻塞、流浊涕反复发作,邪毒留滞鼻窍而为病。

1. 肺经蕴热证 外邪袭肺,热郁上犯鼻窍,故鼻窍受热则肌膜肿滞,肌肿窍壅则鼻失宣通,窍失清利,气息出入受制而窒塞。

2. 肺脾气虚证 肺虚寒浊留滞,耗损阳气,凝脉滞血,鼻窍既失卫阳之温煦,复受寒浊之凝滞,致鼻窍肌膜间气血不畅;脾虚则清阳不升,鼻窍失养,水湿不化,湿邪上犯,流滞鼻窍。两者皆能使鼻窍窒塞。

3. 气滞血瘀证 鼻脉受阻,遏制气血,瘀滞肌膜,则肌膜肿厚,鼻甲肿实,清窍阻塞,气息出入不畅。

二、临床表现

(一)症状

1. 慢性单纯性鼻炎 间歇性、交替性鼻塞,白天、活动后及夏季减轻,夜间、静坐、卧床或寒冷时加重;鼻涕较多,常为半透明黏液涕;鼻塞严重时可有嗅觉减退,通畅时嗅觉改善;鼻塞严重时有头昏、头痛,说话时有闭塞性鼻音。

2. 慢性肥厚性鼻炎 鼻塞较重,多为持续性,并逐渐加重;鼻涕不多但黏稠,不易擤出;可伴嗅觉减退,时有闭塞性鼻音;可引起头昏、头痛、耳鸣、听力下降等症。

(二)体征

1. 慢性单纯性鼻炎 鼻黏膜充血,下鼻甲肿胀,表面光滑,分泌物呈黏液性,探针触诊质软有弹性,对1%麻黄碱收缩反应良好。

2. 慢性肥厚性鼻炎 鼻黏膜肥厚,呈暗红色或淡紫红色,下鼻甲肿胀,表面粗糙不平,呈结节状或桑葚状,有时鼻底或下鼻道可见黏涕或黏脓涕,探针触诊鼻甲质硬弹性差,鼻甲表面不易出现凹陷或凹陷不易恢复,对 1% 麻黄碱收缩反应不敏感。

三、并发症

慢性肥厚性鼻炎可致咽鼓管堵塞而并发分泌性中耳炎,若堵塞鼻泪管开口可致慢性泪囊炎、结膜炎。长期鼻塞张口呼吸及鼻腔分泌物刺激可导致慢性咽炎、头昏、头痛、失眠及精神衰弱等。

四、辅助检查

电子/纤维鼻咽喉镜或鼻内镜检查

内镜下可更清晰直观地观察患者鼻甲、鼻道分泌物等情况,并可进一步明确是否合并慢性鼻窦炎、鼻息肉及鼻中隔偏曲等疾病。

五、诊断与鉴别诊断

(一)诊断要点

1. 病史　急性鼻炎反复发作史。

2. 症状　以鼻塞为主要症状,鼻塞呈交替性、间歇性或持续性,部分患者有流涕、嗅觉减退、头晕、头痛、咽部不适等症状。

3. 检查　慢性单纯性鼻炎可见鼻黏膜色红,双下鼻甲肿胀,表面光滑,触之柔软,弹性好,对血管收缩剂敏感;慢性肥厚性鼻炎可见双下鼻甲肥大,呈桑椹样改变,触之质硬,弹性差,对血管收缩剂不敏感。

(二)鉴别诊断

1. 变应性鼻炎　阵发性鼻痒、打喷嚏、流清涕,鼻涕量较多,严重时伴有鼻塞,静止期症状消失,鼻甲苍白水肿,表面光滑,变应原皮内试验可助于鉴别。

2. 慢性鼻窦炎　鼻塞可轻可重,伴多脓涕、头痛及嗅觉减退,内镜下可见鼻腔有脓涕,可伴有息肉形成,鼻窦影像学检查可帮助诊断。

(三)中医辨证要点

多由伤风鼻塞失治,或治疗不彻底,邪毒未清,留滞鼻窍为患。本病早期与肺、脾两脏功能失调密切相关,后期多与气滞血瘀有关。

六、治疗

根据中医理论"正气存内,邪不可干""邪之所凑其气必虚"。慢性鼻炎早期主要以正虚邪滞为主,而后期以血瘀为主。故早期以扶正祛邪为主,后期以活血化瘀为主。

(一)中医治疗

1. 辨证论治

(1)肺经蕴热证

证候:鼻塞时轻时重,或交替性,鼻涕色黄量少,鼻气灼热;检查见鼻黏膜充血,下鼻甲肿胀,表面光滑、柔软有弹性;舌红,苔薄黄,脉数。

治法:清热散邪,肃肺通窍。

方药:黄芩汤合苍耳子散加减。若鼻塞,咳嗽痰多者,可酌加杏仁、紫菀、款冬花等;若鼻塞,涕多者,可酌加半夏、陈皮等;若鼻涕脓稠,带血者,可酌加白茅根、仙鹤草、茜草等。

(2)肺脾气虚证

主证:鼻塞时轻时重,或呈交替性,涕白而黏,遇寒冷时症状加重。恶风自汗,易患感冒。

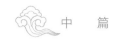笔记栏

检查见鼻黏膜及鼻甲淡红肿胀;舌淡,或有齿印、苔白,脉弱。

治法:补肺益脾,散邪通窍。

方药:可用温肺止流丹加减。可佐以桂枝、白芍、生姜等调和营卫。

（3）气滞血瘀证

主证:鼻塞较甚或持续不减,鼻涕黏黄或黏白,语声重浊或有头胀头痛,耳闭重听,嗅觉减退;检查见鼻黏膜暗红肥厚,鼻甲肥大质硬,表面凹凸不平,呈桑葚状;舌暗红或有瘀点,脉弦或涩。

治法:行气活血,化瘀通窍。

方药:通窍活血汤加减。

2. 中医其他方法

（1）针灸疗法

1）体针:主穴:迎香、鼻通、印堂、上星。配穴:百会、风池、太阳、合谷、足三里。每次取主穴 1~2 个,配穴 2~3 个,针刺。实证用泻法,虚证用补法。

2）耳针、耳穴贴压:耳针取鼻、内鼻、肺、脾、内分泌、皮质下等穴;或行耳穴贴压。

3）艾灸:取迎香、人中、印堂、百会、肺俞、脾俞、足三里等穴,温灸。适用于肺脾气虚证。

（2）局部治疗

1）滴鼻:可用芳香通窍的中药滴鼻剂滴鼻。

2）蒸气吸入:可用带挥发成分的中药煎煮,蒸气经鼻吸入。

3）下鼻甲注射:下鼻甲肥大者,可选用黄芪注射液等,进行下鼻甲注射治疗。

（二）西医治疗

1. 局部外治法

（1）局部糖皮质激素鼻用喷雾剂:作为一线治疗药物,可起到有效抗炎作用,并最终产生减充血效果。

（2）减充血剂:只有在慢性鼻炎急性发作期才推荐使用减充血剂滴鼻,每天 2~3 次。注意此类药物长期使用可引起药物性鼻炎,一般连续使用不宜超过 7 天。儿童推荐短期使用浓度较低的鼻用减充血剂。

（3）生理盐水冲洗鼻腔,可有效减少鼻腔分泌物,改善鼻腔通气。

2. 手术治疗　可选用下鼻甲黏膜部分切除术、下鼻甲黏骨膜下切除术、下鼻甲骨切除术或下鼻甲骨折外移术,也可选用激光、冷冻、微波或射频消融等治疗,一般多用于严重的慢性肥厚性鼻炎经药物治疗无效者。须注意,应严格把握下鼻甲手术的适应证,以免对鼻腔黏膜生理功能造成不可逆的损害。

七、预防与调摄

1. 锻炼身体,增强体质,减少感冒的发生,积极防治伤风鼻塞。
2. 保持鼻腔清洁湿润,避免粉尘吸入。
3. 避免长期使用血管收缩剂滴鼻。涕多时应正确擤鼻,预防并发症发生。

八、临证备要

（一）临证要点

鼻窒的现代辨证观点主要分为虚实两大类。虚证多认为是肺脾气虚证;实证多认为是肺经蕴热证、气滞血瘀证,总之,热、虚、瘀证被多数医家所认同。临床上必须辨别偏虚、偏实与兼夹证候灵活施治。

（二）沟通要点

1. 解释病因及患者病情,合理选择治疗方案。

2. 介绍预后及日常调摄要点。

九、中西医结合诊疗思路

慢性单纯性鼻炎和慢性肥厚性鼻炎被认为是慢性鼻炎的两个不同阶段,其病理变化虽然没有绝对的分界,但症状和体征随着病程的迁延而逐渐加重。中医治疗当结合病程、整体辨证,分别施以清热散邪、补益脾肺或活血行气通窍等治法。慢性单纯性鼻炎多以药物及局部治疗为主,慢性肥厚性鼻炎因鼻黏膜及骨质存在不可逆的病变,多以手术治疗为主。须注意严格把握激光、等离子消融术、下鼻甲切除术等手术治疗的适应证,避免过度治疗损伤正常鼻黏膜功能。

复习思考题

1. 简述慢性单纯性鼻炎和慢性肥厚性鼻炎的鉴别诊断要点。

2. 简述本病的中医病因病机要点。

● （谢　勇）

第六节　萎缩性鼻炎

萎缩性鼻炎(atrophic rhinitis)是一种以鼻腔黏膜萎缩性或退行性病变为病理特征的鼻腔慢性炎症性疾病。以鼻黏膜萎缩、鼻腔宽大、鼻腔内积聚黄绿色分泌物和痂皮、嗅觉减退,或有鼻腔内恶臭为主要临床特征,又称为臭鼻症(ozena)。本病发展缓慢,病程较长,女性多于男性,体弱多病者多于健壮者。本病相当于中医的"鼻槁"。

一、病因病理

（一）西医病因病理

1. 病因　原发性者病因不明,多认为与全身疾病有关,可能与维生素 A、维生素 B、维生素 D、维生素 E 缺乏,遗传因素,自主神经失调,内分泌紊乱或自身免疫性疾病有关。继发性者主要见于慢性鼻窦炎分泌物的刺激,长期吸入粉尘、有害气体,长期使用血管收缩剂滴鼻,鼻腔、鼻窦手术所致鼻黏膜广泛损害,结核、梅毒、麻风等特殊传染病对鼻黏膜的损害等。

2. 病理　病变早期病理变化为上皮变性,鼻黏膜呈慢性炎症改变并进行性萎缩,表现为鼻黏膜干燥、结痂。随着病情加重鼻黏膜和骨部血管发生闭塞性动脉炎或海绵状静脉丛炎,血管结缔组织增生并管腔闭塞,血供不良导致鼻黏膜、腺体、骨膜和骨质萎缩、纤维化及鳞状上皮化,甚至蝶腭神经节发生变性,表现为鼻腔宽大有脓痂,伴臭鼻杆菌感染者有恶臭。

（二）中医病因病机

肺气通于鼻,鼻为肺之窍,鼻窍失濡,津液枯槁责之于肺、脾、肾三脏虚损。受燥热邪毒侵袭,以致伤津耗液,黏膜干枯萎缩而为病。

1. 燥邪犯肺　燥气伤肺,津液受灼,致使鼻窍黏膜干萎;邪热伤络,败津伤肌,时有脓血涕。

2. 肺肾阴虚　肺肾阴虚,虚火循经上炎,津液被耗,可致黏膜干燥结痂。

3. 脾气虚弱　脾气虚弱,不能生化气血,使鼻失濡养,黏膜枯萎,痂皮受湿热熏蒸,化腐

笔记栏

生脓则鼻涕如浆如酪,鼻气腥臭难闻。

二、临床表现

（一）症状

起病缓慢,早期因分泌物减少及张口呼吸导致鼻腔或咽喉干燥不适;因鼻部感觉神经功能减退而出现鼻塞。病情加重逐渐出现嗅觉减退或消失;呼气带有特殊腐烂臭味,但不能自知;因鼻黏膜萎缩变薄而间断鼻出血;常伴头昏、头痛等症,吸入冷空气时尤甚。

（二）体征

可见鼻腔宽大,从鼻腔可直视鼻咽部;鼻黏膜干燥,鼻腔内附有干痂,痂皮为黄绿色或灰绿色,有恶臭味;去除痂皮后黏膜下可有少量积脓或出血。鼻甲萎缩,有时甚至无法辨认下鼻甲。自幼发病者,可出现鞍鼻。

三、并发症

萎缩性鼻炎并发症包括鼻背塌陷、慢性鼻窦炎、鼻中隔穿孔、慢性泪囊炎等,病变可累及咽喉、气管黏膜,出现相应部位黏膜萎缩及干痂形成。

四、辅助检查

ER-8-9

萎缩性鼻炎
鼻内镜图

（一）电子/纤维鼻咽镜或鼻内镜检查

通过电子/纤维鼻咽镜或鼻内镜检查可进一步观察鼻腔、鼻甲黏膜萎缩及鼻内结痂情况。

（二）影像学检查

鼻腔和鼻窦的侧位和斜位 X 线片显示正常的含气腔,鼻腔宽大且鼻甲骨质吸收。鼻部CT 可对鼻腔和鼻窦(包括鼻甲结构)进行更详细的评估。

五、诊断与鉴别诊断

（一）诊断要点

1. 症状　鼻内干燥,严重者鼻咽干燥感,鼻塞,嗅觉下降,鼻气腥臭,脓涕鼻痂多,或有头痛。

2. 检查　鼻黏膜萎缩,鼻腔宽大,鼻道内见有黄绿色或灰绿色干痂,自幼发病者可见鞍鼻。

（二）鉴别诊断

1. 干燥性鼻炎　有鼻腔干燥感,易出血,下鼻甲前端可能有少许干痂黏附,但嗅觉障碍不甚,无鼻气腥臭及鼻甲萎缩,鼻腔内脓痂甚少。

2. 鼻硬结病　无鼻臭,鼻分泌物或组织可培养出鼻硬结杆菌,病理学检查可见 Mikulicz 细胞和 Russel 小体的特征性改变。

3. 慢性鼻炎　慢性鼻炎与萎缩性鼻炎均可出现鼻塞,但慢性鼻炎以长期鼻塞为主要症状,下鼻甲肿大;萎缩性鼻炎以鼻干燥为主,鼻甲可见萎缩,鼻腔可见大量干痂。

4. 鼻梅毒　由梅毒螺旋体感染所致,可有持续性鼻塞,鼻中隔及下鼻甲前部黏膜红肿、糜烂,有时形成灰白色黏膜斑。晚期局部肿胀疼痛,并流臭脓,鼻腔骨质和软骨破坏,形成鼻中隔、硬腭穿孔及外鼻塌陷。血清中可出现特异性抗体,活体组织检查是确诊的主要依据。

5. 鼻麻风　除全身症状外,还有鼻塞,流多量脓血涕或结痂,鼻黏膜苍白、干燥、萎缩,有时充血肿胀,或发生结节或弥漫性浸润,结节溃破后留有难以愈合的溃疡或瘢痕性粘连,重者鼻中隔软骨穿孔、外鼻塌陷。鼻分泌物涂片或组织切片中可找到麻风分枝杆菌。

（三）中医辨证要点

现代中医认为本病分为虚实两证:实证多责之于外感燥邪,鼻为肺之窍,燥邪伤肺,则肺不布津,鼻窍失濡,故鼻黏膜枯槁;虚证则责之于素体气虚、阴虚,或久病耗气,久病伤阴,肺、脾、肾三脏虚损,气阴亏虚发为鼻槁。疾病的后期,久病入络,络脉瘀阻,瘀血内停不能上荣鼻窍,亦发为鼻槁,当属实证,临床上实属少见。

六、治疗

（一）中医治疗

1. 辨证论治

（1）燥邪犯肺证

证候:鼻腔干燥,黏膜色红,附有干痂,鼻内灼热;咽痒干咳;舌边尖红,苔薄白少津,脉浮数。

治法:养阴润燥,清热散邪。

方药:清燥救肺汤加减。若鼻干燥较甚,咽干疼痛者,加沙参、石斛、桑白皮等。鼻衄者,可加侧柏叶、山栀子、茜草根、白茅根等。

（2）肺肾阴虚证

证候:鼻腔干燥,黏膜色红,附有干痂,时有鼻衄,嗅觉减退;口干咽燥,干咳少痰,腰膝酸软,手足心热;舌红少苔,脉细数。

治法:滋养肺肾,生津润燥。

方药:百合固金汤加减。

（3）脾气虚弱证

主证:鼻腔干燥,鼻腔黏膜色淡,附有干痂,嗅觉减退;面色萎黄,纳差腹胀,倦怠乏力;舌淡,苔白,脉细弱。

治法:补中益气,养血润燥。

方药:补中益气汤合四物汤加减。若鼻黏膜溃烂,鼻气腥臭较甚,加鱼腥草、藿香、黄芩等。嗅觉失灵者,可加苍耳子、辛夷花、白芷、薄荷等。久病者,可适当运用活血化瘀之品,如桃仁、红花、丹参、赤芍、牡丹皮、水蛭、虻虫等。

2. 中医其他方法

（1）中成药

1）补中益气丸:口服,每次 6~10g,每日 3 次。

2）参苓白术散（丸、胶囊）:口服,每次 6g,每日 2 次;胶囊每次 3 粒,每日 3 次。

（2）局部治疗

1）鼻腔冲洗:用鱼腥草、白芷各 50g,煎水取汁 200ml,冲洗鼻腔,以清除鼻腔痂皮,消除臭味。

2）滴药:用润燥作用的药物滴鼻,如用蜂蜜、麻油加冰片少许,或复方薄荷滴鼻液滴鼻。

3）蒸汽吸入:可用内服中药再煎煮,蒸汽吸入鼻腔;或以生理盐水超声雾化经鼻吸入。

（3）其他疗法

1）针刺:取迎香、禾髎、足三里、三阴交、肺俞、脾俞等穴。每次 2~3 穴,中弱刺激,留针10~15 分钟,每日 1 次。

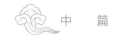

2）艾灸：取百会、足三里、迎香、肺俞等穴。悬灸至局部发热，出现红晕为止，每日或隔日 1 次。

3）穴位埋线：将鼻部周围按一般外科原则消毒，铺上小孔巾，在迎香穴位处局部注射 1% 普鲁卡因，每侧 1.2ml；然后用带有肠线的三角缝合针穿过穴位内，剪去露出皮肤外面的线头。如有出血，可稍压迫止血，不必包扎。如有线头露出，容易引起感染，或使整条肠线脱落。

（二）西医治疗

1. 对症及支持疗法

（1）维生素疗法：常服维生素 A、维生素 B_2、维生素 C、维生素 E 或鱼肝油丸等，具有一定疗效。

（2）微量元素疗法：适当补充铁、锌等微量元素对本病亦有一定治疗作用。

2. 局部治疗

（1）鼻腔冲洗：用温热生理盐水或 1∶（2 000~5 000）高锰酸钾溶液每天冲洗鼻腔，清洁鼻腔，去除痂皮及臭味，改善鼻黏膜血供。

（2）滴药：1%~3% 链霉素液滴鼻，可抑制细菌生长，减少黏膜糜烂；25% 葡萄糖甘油、复方雌二醇滴鼻剂滴鼻，有抑制鼻分泌物分解作用；50% 葡萄糖滴鼻，可促进黏膜腺体分泌。

（3）涂鼻：用 1% 新斯的明涂鼻黏膜，每周 2 次，可促进黏膜血管扩张。

3. 手术治疗　病变较重，保守治疗效果不佳者可行手术治疗。手术目的是缩小鼻腔，减少鼻腔通气量和水分丢失，缓解鼻腔干燥和结痂。主要方法有：鼻腔黏-骨膜下埋藏术、前鼻孔闭合术、鼻腔内侧壁内移术等。

七、预防与调摄

1. 保持鼻窍清洁湿润，清除鼻内积涕或痂皮，禁用血管收缩剂滴鼻。

2. 防治全身慢性疾患，加强营养，多吃蔬菜、水果、动物肝脏、豆类等食物，少食辛辣燥热之品。

3. 锻炼身体，增强体质，预防感冒，积极防治各种急性或慢性鼻部疾病。

4. 改善工作环境，减少粉尘吸入，保持空气湿润，在干燥或粉尘环境中工作，要戴口罩等。

八、临证备要

（一）临证要点

本病的辨证要抓住一个"燥"字，围绕鼻内干燥感这个核心症状进行辨证。干燥说明体内阴津不足，不能濡润鼻腔。因此本病以虚证为主，且以阴虚证为多。早期由于燥邪伤肺，肺津受损可兼有燥邪，此时鼻内干燥感尚轻，且黏膜尚无明显萎缩，后期则由于肺阴虚而伤及肾，鼻内干燥明显加重，可见黏膜萎缩。也有部分患者由于脾气虚弱，不能化生津血滋养鼻腔而致鼻黏膜干燥、萎缩。所以治疗本病常以补虚为主，兼以清热，补虚又以滋阴润肺为主。

（二）沟通要点

1. 解释病因及患者病情，合理选择治疗方案。

2. 介绍预后及日常调摄要点。

九、中西医结合诊疗思路

萎缩性鼻炎病因不明,病程迁延难愈。临床上以控制原发病为主,注意避免长期使用鼻用血管收缩剂,扩大鼻部手术适应证,以防止继发性萎缩性鼻炎的发生。疾病早期中医辨证治疗及局部治疗可收到良好效果,久病者可通过手术缩小鼻腔,以改善鼻部干燥、鼻塞及结痂等症状。

复习思考题

1. 简述本病的西医诊断要点。
2. 简述本病的中医辨证论治要点。
3. 试述本病的中西医结合治疗优势体现。

(谢 勇)

第七节 干燥性鼻炎

干燥性鼻炎(rhinitis sicca)是以鼻腔前段黏膜干燥,分泌物减少,但无鼻黏膜和鼻甲萎缩为临床特征的鼻部慢性炎症疾病。本病相当于中医的"鼻燥"。

一、病因病理

（一）西医病因病理

1. 病因　病因不明确,可能与外界气候、环境状况、患者全身状况等有关。气候干燥、寒冷及风大的地区,易导致鼻纤毛运动功能障碍,空气中的粉尘等有害物质未能得到及时清除,从而继发鼻部炎症。烟酒不良嗜好,贫血、消化不良等慢性疾病,维生素缺乏等因素亦可引发本病。

2. 病理　鼻黏膜上皮层多为排列紊乱的复层纤毛柱状上皮细胞,部分上皮已表现复层鳞状上皮化生。细胞表面纤毛倒伏、脱落、部分消失。柱状细胞间极少见到杯状细胞。基底部有较多淋巴细胞浸润,胶原纤维较正常增多,基底膜不完整且厚薄不匀,固有层内胶原纤维增多。黏膜表层可由大小、深度不一的溃疡形成。但鼻腔后部的黏膜及鼻甲不萎缩。

（二）中医病因病机

1. 肺阴亏虚　外来燥气,侵袭肺窍,或过食辛辣,耗伤阴津,故肺阴亏虚,虚火上炎,灼伤肺津而致鼻腔干燥。

2. 肺脾气虚　鼻为肺之窍,脾为运化枢纽,若脏腑功能失调,脾失健运,肺失濡养,津液无力上承,则肌膜失养,导致鼻腔干燥。

二、临床表现

（一）症状

常有鼻腔干燥、鼻痒、鼻塞,伴有鼻内异物感、灼热感,分泌物减少,易发鼻衄。干燥季节症状明显。

（二）体征

鼻腔前段有黏性分泌物或干痂附着,鼻黏膜干燥,表面粗糙,鼻中隔前下方黏膜可有糜烂或浅溃疡形成,无鼻甲萎缩。

三、并发症

严重者可并发鼻出血、干燥性鼻咽炎及干燥性喉炎。

四、辅助检查

行电子/纤维鼻咽喉镜或鼻内镜检查须注意鼻腔及鼻咽部黏膜有无广泛干燥,鼻黏膜有无糜烂及活动性出血点,鼻甲有无萎缩及结痂等。

五、诊断与鉴别诊断

（一）诊断要点

以鼻腔干燥及间断鼻出血为主要临床表现,黏膜病变主要在鼻腔前段,嗅觉正常,鼻甲无萎缩。

（二）鉴别诊断

主要应与萎缩性鼻炎相鉴别。两者虽都有鼻塞、鼻腔干燥症状,但萎缩性鼻炎的症状要更严重,可伴有嗅觉下降,鼻腔宽大,鼻甲萎缩,有大量痂皮黏附及恶臭。

（三）中医辨证要点

干燥性鼻炎患者,因鼻腔干燥不适,或有鼻部瘙痒或烧灼感,伴口干舌燥、干咳少痰,或五心烦热,腰膝酸软。舌红少苔,脉细数等,乃肺阴亏虚之象,宜以滋补肺阴法治之。若患者有慢性鼻炎、鼻窦炎病史,病程日久,中焦不振,脾气亏虚,津液不足,而致鼻内干燥少津,倦怠乏力、面色无华、纳差、舌质淡、脉弱无力,乃肺脾气虚之象,宜以健脾益气法治之。

干燥性鼻炎
诊断思维
导图

六、治疗

以去除病因为主。治疗的重点是改善工作环境,补充维生素 A、维生素 B、维生素 C 和维生素 E,加强个人保护,如戴口罩、冲洗鼻腔等措施。

（一）中医治疗

1. 辨证论治

（1）肺阴亏虚证

证候:鼻内干燥、刺痒,灼热感,时有少量衄血,鼻黏膜干燥,鼻中隔干红,有少许结痂,口燥咽干,腰膝酸软,舌红少苔,脉细数。

治法:清燥宣肺,养阴生津。

方药:百合固金汤加减。

（2）肺脾气虚证

证候:鼻内干燥感、异物感、灼热感,鼻涕带血、鼻黏膜色淡少津,鼻中隔前方干燥、糜烂、结痂。倦怠乏力,面色无华,纳差,舌质淡,脉弱无力。

治法:健脾益气,升清润燥。

方药:补中益气汤加减。

2. 中医其他方法

（1）中成药:可辨证选用补中益气丸、百合固金丸等口服。

（2）局部治疗

1）滴药:可选用具有润燥作用的滴鼻剂,如用复方薄荷滴鼻液滴鼻。

2）涂药:可选用复方木芙蓉涂鼻软膏之类油性膏剂涂抹鼻腔。

3）蒸汽吸入:可将内服中药再煎煮,蒸汽吸入鼻腔;或以生理盐水超声雾化经鼻吸入。

（二）西医治疗

1. 适当口服维生素 A 有助于上皮的恢复；维生素 B_2 能促进细胞的正常新陈代谢；维生素 C 对毛细血管壁有保护作用；维生素 E 可以起到抗氧化，保护鼻黏膜的作用。

2. 黏液促排剂可增强呼吸道黏膜纤毛摆动，使黏液主动排除出去，并可促进腺体及杯状细胞分泌增多。

七、预防与调摄

1. 保持室内适合湿度。
2. 避免冷空气刺激，加强个人防护。
3. 摄入富含维生素食物。
4. 戒烟酒，戒除挖鼻等不良习惯，保持大便通畅。

八、临证备要

（一）临证要点

干燥性鼻炎或因外来燥气，侵袭肺窍，灼伤津液；或因脏腑不足，脾失健运，肺失濡养所致，临床上须辨证施治，方能获得良好的疗效。治疗上整体调治与局部治疗并重，强调治病求本，重视病因去除与预防宣教。

（二）沟通要点

1. 解释病因及现况，合理选择治疗方案。
2. 介绍预后及日常调摄要点。

九、中西医结合诊疗思路

对于本病的治疗，目前西医治疗包括口服维生素、冲洗鼻腔、使用各类滴鼻剂等；中医可根据辨证论治原则给予口服汤药，也可选择中药制剂的滴鼻剂、软膏、蒸汽雾化吸入等，手段较为丰富且疗效较好。故中医外治法为治疗本病的特色及重要治疗手段，临床工作中应根据患者具体情况选择不同治疗方法。

复习思考题

1. 简述本病的中医病因病机要点。
2. 简述本病的中医辨证论治要点。
3. 试述本病的中西医结合治疗优势体现。

（谢　勇）

第八节　变应性鼻炎

变应性鼻炎（allergic rhinitis，AR）是指由特应性个体暴露于过敏原后，主要由免疫球蛋白 E（immunoglobulin E，IgE）介导的以鼻痒、阵发性喷嚏、流清水样涕、鼻塞为主要临床表现的鼻黏膜非感染性慢性炎性疾病。变应性鼻炎根据过敏原种类可分为常年性变应性鼻炎（perennial allergic rhinitis，PAR）和季节性变应性鼻炎（seasonal allergic rhinitis，SAR）。根据症状持续时间可将 AR 分为间歇性鼻炎和持续性鼻炎。根据疾病症状对生活质量的影响，按严重程度将 AR 划分为轻度、中度、重度。本病属中医学"鼻鼽"范畴。

一、病因病理

（一）西医病因病理

1. **病因** 变应原物质为诱发本病的直接原因,包括吸入性变应原与食入性变应原两大类。前者常见如花粉、尘螨、真菌、动物皮屑、羽绒、室内尘土等;后者常见如牛奶、鱼、虾、鸡蛋、水果等。此外,本病与遗传因素有关,本病患者常为易感的特应性个体,家族成员中多有类似患者。

2. **病理** 当变应原进入鼻黏膜后,经抗原处理与递呈,使鼻黏膜致敏。同时,对嗜酸性粒细胞有较强趋化效应的细胞因子合成和分泌大大增加。当致敏机体再次接触同类变应原,可激活肥大细胞等脱颗粒,释放大量生物活性介质,如组胺、白细胞三烯、前列腺素、血小板活化因子及神经多肽类物质等,黏膜上皮 NO 合成增加,继而导致鼻黏膜毛细血管扩张,通透性增高,组织水肿,腺体分泌增加,嗜酸性粒细胞聚集,引起鼻黏膜明显的组织反应,表现为阻力血管收缩(鼻黏膜苍白)、毛细血管通透性增高(黏膜水肿),多形核细胞、单核细胞浸润,尤以嗜酸性粒细胞浸润明显。副交感神经活性增高,腺体增生、分泌旺盛(鼻涕增多),感觉神经敏感性增强(喷嚏连续性发作),导致本病发生。

变应性鼻炎
发病机制
示意图

（二）中医病因病机

内因多为脏腑亏虚,正气不足,卫表不固;外因多为感受风邪、寒邪或异气之邪,肺气宣降失职。发病与肺、脾、肾三脏密切相关,多为本虚标实之证。

1. **肺气虚寒** 肺在体合皮,其华在毛,司宣发肃降,肺气虚弱,卫表不固,腠理疏松,风寒之邪乘虚而入,邪气停聚鼻窍,宣发肃降失职,鼻窍不利,故发鼻鼽。

2. **脾气虚弱** 脾胃为后天之本,气血生化之源,脾气虚弱,化源不足,鼻窍失养,御邪无力,外邪侵犯清窍,发为鼻鼽。

3. **肾阳不足** 肺为气之主,肾为气之根,肺司呼吸,肾主纳气,肾阳不足,温煦失职,鼻窍失于温养,外邪易侵犯鼻窍,发为鼻鼽;肾主水,亦可由于肾阳不足,肾气不固,寒水上泛鼻窍,发为本病。

4. **肺经蕴热** 肺经素有郁热,或感受风热,肺失肃降,邪热上犯鼻窍,发为鼻鼽。

二、临床表现

（一）症状

1. **全身症状** 轻重不等,多数患者则无。较常见的为头昏,倦怠,精神不振,记忆力减退,部分患者或可出现支气管哮喘症状。

2. **局部症状** 主要为头面五官症状。

（1）鼻痒:多数患者自觉鼻痒,如蚁行感,为鼻黏膜感觉神经末梢受到刺激后发生于局部的特殊感觉。

（2）喷嚏:为反射性动作,呈阵发性发作,少则三五个,多则十个以上,常在晨起或夜晚时明显。

（3）清涕:发作时有大量清水样鼻涕溢出,重者如水自流,尤以患侧为重,为鼻分泌亢进的特征性表现。

（4）鼻塞:呈间歇性或持续性,程度轻重不一,花粉症患者鼻塞常较重。

（5）嗅觉减退:多呈暂时性,偶见持久性者。

（6）眼部症状:部分患者伴眼痒流泪、眼部发红和烧灼感等,以花粉症患者尤为明显。

（二）体征

鼻镜检查典型表现为鼻黏膜苍白水肿,或为淡白、灰白甚至浅蓝色,以下鼻甲表现明显。

鼻腔多水样分泌物。长期反复发作的患者,鼻黏膜受到炎症刺激不断影响,可呈息肉样变甚至形成息肉。

三、并发症

主要有变应性鼻窦炎(包括变应性真菌性鼻窦炎)、支气管哮喘和分泌性中耳炎、过敏性咽喉炎等。变应性鼻炎与支气管哮喘两者常同时存在,且常常互为因果关系,故提出"一个呼吸道,一种疾病"的概念。

四、辅助检查

(一)前鼻镜、鼻内镜检查

鼻黏膜可为苍白、充血或浅蓝色,下鼻甲尤为明显。鼻腔常见水样分泌物。

(二)查找致敏变应原

可供选择的方法有特异性皮肤点刺试验、鼻黏膜激发试验和体外特异性 IgE 检测,三种方法中以皮肤点刺试验临床应用较多,而鼻黏膜激发试验则作为确诊试验而应用于临床研究。

(三)鼻分泌物涂片细胞学检查

脱落细胞学检查可见较多嗜酸性粒细胞、嗜碱性粒细胞和杯状细胞。嗜酸性粒细胞的多少与患者近期是否接触变应原有关。

五、诊断与鉴别诊断

(一)诊断要点

1. 病史 常有个人或家族过敏性疾病史。

2. 症状 以突然和反复发作的鼻痒、喷嚏、流清涕、鼻塞为主要症状,部分患者可伴眼痒流泪、结膜充血等眼部不适和/或咽痒咳嗽等呼吸道症状。

3. 检查 典型表现为鼻黏膜苍白水肿,或为淡白、灰白甚至浅蓝色,以下鼻甲明显。鼻腔可见清水样分泌物。

(二)鉴别诊断

1. 血管运动性鼻炎 本病与神经-内分泌系统功能失调有关。其临床表现与变应性鼻炎极为相似,发病原因不明,发作突然,消失亦快。情绪激动、精神紧张、疲劳、环境冷热变化等因素可诱发本病。变应原皮肤试验和特异性 IgE 测定为阴性,鼻分泌物涂片无典型改变。

2. 嗜酸性粒细胞增多性非变应性鼻炎 临床症状与变应性鼻炎相似,鼻分泌物中可见大量嗜酸性粒细胞,但变应原皮肤试验和 IgE 检测均为阴性,也无明显的诱因使症状发作。有认为可能是阿司匹林耐受不良三联征早期的鼻部表现。

3. 急性鼻炎 早期有喷嚏、清涕,但程度轻,病程短,一般 7~10 天。常伴有四肢酸痛、周身不适、发热等症状,发病高峰期鼻涕可变成黏液性或黏脓性。

4. 冷空气诱导性鼻炎 患者每与冷空气接触即刻喷嚏发作,继而鼻流清涕,并有鼻塞。有学者证实,此与冷空气诱导肥大细胞组胺释放有关。

(三)中医辨证要点

鼻鼽的辨证,首辨虚实寒热,次明脏腑所属。实证多为感受风邪、寒邪,肺气不能宣降而致。虚证发病多与肺、脾、肾三脏密切相关,多为本虚标实之证,孰轻孰重,自当临证参酌。

六、治疗

目前,药物治疗是控制变应性鼻炎症状的首选措施,免疫治疗是最根本的方法。本病的

ER-8-13

变应性鼻炎
诊断思维
导图

中医药治疗在缓解症状,延长间歇期,减少复发方面具有一定优势,尤其是对西药(如激素)有禁忌证的患者,中医药治疗更显重要。发作期,根据变应性鼻炎的分类和程度,采用阶梯式治疗方法,即按照病情由轻到重,循序渐进依次采用抗组胺药物、糖皮质激素等进行治疗,在短时间内迅速控制症状;缓解期或间歇期,宜以中医辨证治疗为主,有助于通过调控禀赋相关性病理环节而逐步改变特应性体质,减轻症状,减少病情反复。

（一）中医治疗

1. 辨证论治

（1）肺气虚寒证

证候:突发性鼻痒,喷嚏,流清涕,鼻塞;鼻黏膜淡白,鼻腔有水样分泌物。平素畏风怕冷,易患感冒,自汗,咳嗽痰稀,气短乏力,面色苍白,舌淡,苔薄白,脉虚弱。

治法:温肺益气,祛风散寒。

方药:小青龙汤加减。若气虚甚可加黄芪;若鼻痒甚可加荆芥、地龙;若眼痒可加木贼;若咽痒可加杏仁、蝉蜕。本病患者常合并有哮喘,除重用麻黄外,还可加地龙、百部等。亦可用玉屏风散合苍耳子散或用温肺止流丹。

（2）脾气虚弱证

证候:鼻痒,喷嚏,鼻塞,鼻黏膜肿胀明显,色淡白。全身症状见食少纳呆,四肢困倦,少气懒言,腹胀,大便溏,舌淡,舌体胖,边有齿印,脉细弱。

治法:健脾益气,升阳通窍。

方药:补中益气汤加减。若脾虚湿重可用参苓白术散;若鼻黏膜肿胀明显,鼻塞甚者可加用泽泻、茯苓、木通等。小儿鼻鼽多属肺脾气虚,用药不宜温燥,可用四君子汤合苍耳子散加减。

（3）肾阳不足证

证候:鼻痒,喷嚏频频,清涕如水样,鼻黏膜苍白水肿,鼻腔多量水样清涕。全身症状可见耳鸣、遗精,形寒肢冷,夜尿清长,神疲乏力,舌淡,苔白,脉沉迟。

治法:温补肾阳,固肾纳气。

方药:肾气丸加减。若清涕如水样,常流不止者可用真武汤;若属肺肾阳虚,可用麻黄附子细辛汤。

（4）肺经蕴热证

证候:突发性鼻痒,喷嚏,流清涕,鼻塞,鼻黏膜红肿。全身症状可见咳嗽,咽痒,口干,烦热,大便干结,舌红,苔白或黄,脉数。

治法:清宣肺气,通利鼻窍。

方药:辛夷清肺饮加减。

2. 中医其他疗法

（1）中成药:可辨证选用辛夷鼻炎丸、苍耳子鼻炎胶囊等,可同时配合应用玉屏风颗粒、补中益气丸、参苓白术丸等。

（2）针灸疗法:选迎香、印堂、风池、风府、合谷等为主穴,以上星、足三里、禾髎、肺俞、脾俞、肾俞、三阴交等为配穴。每次主穴、配穴各选1~2穴,用补法,留针20分钟。

（3）按摩疗法:主要是通过鼻部按摩,以疏通经脉,使气血流畅,达到宣通鼻窍、祛邪外出的作用。方法是用双手示指在鼻梁两侧来回摩擦,每次3分钟,早晚各1次。

（二）西医治疗

1. 药物治疗　根据变应性鼻炎的分类和程度,采用阶梯式治疗方法。即按照病情由轻到重,循序渐进依次采用抗组胺药物、糖皮质激素等进行治疗。

（1）糖皮质激素:糖皮质激素抗变态反应的药理学作用包括抑制肥大细胞、嗜碱性粒细胞和黏膜炎症反应;减少嗜酸性粒细胞数目;稳定鼻黏膜上皮和血管内皮屏障;降低刺激受体的敏感性;降低腺体对胆碱能受体的敏感性。

1）鼻用激素:局部吸收,全身生物利用度低,起效快,安全性好。该类激素的局部副作用包括鼻出血和鼻黏膜萎缩等。

2）口服激素:主要采用短期突击疗法,根据患者自身肾上腺皮质激素分泌的昼夜规律,晨起空腹给药,以缓解症状。

（2）抗组胺药:此类药物主要通过与组胺竞争效应细胞膜上的组胺(H)受体发挥作用。可以迅速缓解鼻痒、喷嚏和鼻分泌亢进。

（3）肥大细胞膜稳定剂:肥大细胞致敏后可以释放预合成和新合成的多种介质,有稳定肥大细胞膜的作用,可阻止该细胞脱颗粒和释放炎症介质,但仅适用于轻症患者且需在发作前即开始用药。

（4）抗白三烯药:对变应性鼻炎和哮喘有效。

（5）减充血药:大多数为血管收缩剂,用于缓解症状。连续使用通常限制在 7 天内,长期使用易引起药物性鼻炎。

（6）抗胆碱药:胆碱能神经活性增高可导致鼻分泌物亢进,故应用抗胆碱药可以减少鼻分泌物。此类药对鼻痒和喷嚏无效。

2. 特异性免疫治疗　主要用于治疗吸入变应原所致的Ⅰ型变态反应。通过使用反复和递增变应原剂量的方法注射特异性变应原,提高患者对致敏变应原的耐受能力,达到再次暴露于致敏变应原后不再发病或虽发病但其症状却明显减轻的目的。疗程分为剂量累加阶段和剂量维持阶段,总疗程不少于 2 年。除了皮下注射变应原外,还可选择舌下含服变应原。

3. 手术治疗　属对症治疗,对部分药物和/或免疫治疗效果不理想的病例,可考虑行选择性神经切断术,包括翼管神经切断等。鼻内镜引导下的翼管神经切断术是目前常用的术式。

4. 其他疗法　局部可配合红外线、微波、超短波及热敷等物理疗法。可经常用生理盐水或 2%～3% 高渗盐水冲洗鼻腔。

七、预防与调摄

1. 养成良好的起居习惯,增强体质,以提高机体对环境变化的适应能力。
2. 注意饮食有节,避免过食生冷寒凉及高蛋白食物。
3. 保持环境清洁,避免或减少粉尘、花粉、羽毛、兽毛、蚕丝等刺激。

八、临证备要

（一）临证要点
1. 西医诊断宜精准个体化,明确病情轻重缓急;中医辨证首辨虚实寒热,次明脏腑所属。

2. 治疗重视局部处理与整体调治相结合,局部处理重在缓解鼻痒、喷嚏、流涕等过敏症状,整体调治重在调整患者体质,恢复阴平阳秘状态。

（二）沟通要点
1. 解释病因及现况,合理选择治疗方案。
2. 介绍预后及日常调摄要点。

笔记栏

九、中西医结合诊疗思路

变应性鼻炎容易反复发作,除花粉、尘螨等致敏原因素外,患者全身及局部的免疫状态失衡也是重要因素。保守治疗患者可采用中西医结合治疗方案,重视中医辨证论治以及病理体质调治,促进体质调理,平衡阴阳,减少复发。

案例分析

朱某,女,40 岁。阵发鼻痒、打喷嚏、流清涕 3 年,冬天多发,早晚为多,伴眼痒,鼻内干燥。寐差梦多,时口干不苦,大便调。鼻甲肿胀色微紫,鼻道干洁,咽部慢性充血,眼结膜充血不显著。舌尖偏红,脉弦缓。证属阳气亏虚,刻下先按郁热以治其标。治以祛风凉血,通窍止嚏,方以清热止嚏汤加减。加用盐酸赛洛唑啉滴鼻液 1 周,配合穴位贴敷疗法。处方:葛根 20g,赤芍 15g,升麻 10g,甘草 6g,知母 10g,黄柏 6g,肉桂 1g,紫草 10g,白芷 10g,红花 6g,生地黄 15g,泽泻 10g,蒺藜 10g,菊花 10g。7 剂,水煎,每日 1 剂,分 2 次服。

2005 年 7 月 19 日二诊:症状如前,诸症减轻,空调室内症状明显,鼻寒朝显,夜尿数次。舌淡红,脉沉缓。证属阳虚。治以温补肾阳。处方:沙苑子 10g,白芷 10g,细辛 3g,蛇床子 6g,锁阳 10g,淫羊藿 10g,乌梅 10g,桑椹 10g,枸杞子 12g,白芍 12g。21 剂,水煎,每日 1 剂,分 2 次服。

按:本案鼻鼽冬天多发,早晚多发,特点当属阳气亏虚,然兼鼻干口干,多梦舌红,当属郁热。故先拟治标再图治本。首诊治标以清热止嚏汤加减,续诊图本以温阳祛风汤加减。

选自《李凡成耳鼻咽喉科医案选》

复习思考题

1. 简述本病的西医诊断要点。
2. 简述本病的中医辨证要点。
3. 试述本病的中西医结合治疗优势体现。

（吴拥军）

第九节　血管运动性鼻炎

血管运动性鼻炎(vasomotor rhinitis)是由多种非特异性刺激诱导的鼻黏膜高反应性疾病。本病以青壮年居多,女性较男性多见。属于中医"鼻鼽"范畴。

一、病因病理

(一)西医病因病理

1. 病因　本病病因不明确,但与多个因素有相关性。

(1)精神紧张、焦虑:情绪刺激使交感神经张力降低,副交感神经兴奋性增强,引起鼻黏膜血管扩张。

（2）环境因素：湿度、温度突变以及刺激性气味和尘埃可激发感觉神经纤维末梢释放较多的多肽类物质如 P 物质等，促进局部神经源性炎症，造成血管舒缩反应敏感。

（3）内分泌功能紊乱：如甲状腺功能降低也可使交感神经张力降低。

2. 病理　本病病理机制尚不明确，目前接受度较高的神经源性反应假说指出，本病是神经递质介导的鼻黏膜神经源性炎症。由于副交感神经兴奋性增强，促使乙酰胆碱类递质释放增多，从而使鼻腔黏膜血管扩张，通透性增高，腺体分泌活跃，同时伴有鼻黏膜组织学改变，如杯状细胞增多、淋巴细胞浸润、血管扩张、腺体增生和不同程度组织水肿。

（二）中医病因病机

本病的临床表现与变应性鼻炎相似，故其病因病机同鼻鼽，除了肺、脾、肾三脏虚损外，亦可见肺经蕴热，上犯鼻窍之变。

二、临床表现

（一）症状

1. 全身症状　可有头昏头痛、嗜睡表现；或精神紧张、焦虑状态；或甲减引起怕冷等内分泌失调表现。

2. 局部症状　主要为鼻部症状。

（1）鼻塞：多为交替性鼻塞，夜间加重，白天减轻或消失。易受多种环境因素影响，如温度、湿度的变化。

（2）喷嚏：多在晨起或情绪激动时发作，对异味及冷空气等理化刺激同样敏感。

（3）流清涕：白天明显，可见黏液或清水样涕，多与精神因素相关。

（4）嗅觉减退：见于病程较长的患者，可伴有头痛。

（二）体征

鼻镜检查可见鼻黏膜充血暗红，也可见色淡或苍白。反复发作者，可见黏膜水肿，下鼻甲肿大明显。可伴有鼻中隔偏曲。

三、并发症

（1）鼻窦炎：由于鼻窦黏膜与鼻腔黏膜连续，且组织学结构大致相似，鼻腔炎症反应很易波及鼻窦。鼻窦黏膜明显水肿，CT 检查可帮助诊断。

（2）分泌性中耳炎：患者可出现耳鸣、耳闷、听力下降等症状，声导抗检查有助于确诊。

四、辅助检查

（一）变应原皮肤点刺试验

以适宜浓度和微小剂量的各种常见变应原标准化浸液在前臂掌侧做皮肤点刺试验，经与组胺阳性对照液结果比对，阳性反应说明患者对该种变应原过敏。若受检者在应用抗组胺药物或糖皮质激素治疗期间，皮肤点刺试验应在停药至少 7 天后方可进行。血管运动性鼻炎患者结果阴性。

（二）变应原血清特异性 IgE 检测

采用放射免疫法或酶联免疫吸附试验检测，血清总 IgE 水平不升高，特异性 IgE 多为阴性。

（三）血常规

嗜酸性粒细胞比例<5%。

127

血管运动性
鼻炎思维
导图

（四）鼻分泌物涂片细胞学检查

鼻分泌物涂片采用伊红亚甲蓝染色,嗜酸性粒细胞计数比例<5%。

五、诊断与鉴别诊断

（一）诊断要点

细询病史,了解症状发作与精神状态,环境因素及发作时间的关系,留意内分泌及某些药物的影响。本病鼻部症状每日往往持续时间较长,多在 1 小时以上。同时变应原皮肤试验阴性,总 IgE 水平不甚高,特异性 IgE 阴性。本病诊断依靠临床症状、体征和实验室检查,无特异性诊断方法,多以排除法进行诊断。

（二）鉴别诊断

变应性鼻炎 其与本病症状相似,但性质为鼻黏膜变态反应,但实验室检查变应原皮肤试验阳性;总 IgE 水平升高,特异性 IgE 阳性;鼻分泌物涂片细胞学检查可见较多嗜酸性粒细胞、嗜碱性粒细胞和杯状细胞。

（三）中医辨证要点

鼻鼽的发生以肺、脾、肾脏腑虚损为根本,亦可见肺经郁热,上犯鼻窍之变。

六、治疗

首选药物治疗。关注患者精神状态、内分泌功能以及环境温度、湿度的变化对患者病情的影响。通过系统的中医辨证论治,制订合理的个体化治疗方案。

（一）中医治疗

1. 辨证论治

（1）肺气虚寒证

证候:突发鼻痒,喷嚏频频,鼻塞,流大量清水样鼻涕,鼻黏膜苍白水肿;平素恶风怕冷,易感冒,倦怠乏力,气短自汗。舌质淡,苔薄白,脉虚弱。

治法:温肺益气,散寒固表。

方药:温肺止流丹,亦可用小青龙汤加减或用玉屏风散合苍耳子散加减。风寒盛、营卫不和者,合桂枝汤;痒甚嚏多,加蜈蚣、全蝎、地龙、蝉蜕。

（2）脾气虚弱证

证候:鼻塞重,时有鼻痒,喷嚏,鼻涕清稀或黏白,双下鼻甲黏膜肿胀甚,色苍白或灰暗,或呈息肉样变。头昏头重,神疲气短,四肢困倦,纳差便溏。舌质淡或淡胖,边有齿痕,苔白,脉濡缓。

治法:健脾益气,升阳固表。

方药:补中益气汤加减。发作时加细辛、五味子、辛夷、白芷;清涕不止,加乌梅、诃子;鼻黏膜肿胀甚,加车前子、泽泻、浙贝母、半夏。小儿患者,可用参苓白术散或四君子汤合苍耳子散加减。

（3）肾阳亏虚证

证候:常年性发作鼻痒,喷嚏,流清涕,早晚较重,鼻黏膜苍白水肿或紫暗;腰膝酸软,四肢不温,背冷怕寒,小便清长,舌质淡,脉沉细弱。

治法:补肾益气,温阳固表。

方药:金匮肾气丸或右归丸加减。可加当归尾、赤芍、川芎。表现有肾阴不足者,可合用左归丸加减。

（4）肺经蕴热证

证候:突发性鼻痒,喷嚏,流清涕,鼻塞;鼻黏膜红肿;咳嗽,咽痒,口干,烦热,大便干结;舌红,苔白或黄,脉数。

治法:清宣肺气,通利鼻窍。

方药:辛夷清肺饮加减。

2. 中医其他方法

(1) 中成药:鼻炎片合玉屏风散。

(2) 针灸疗法:普通针刺取风池、迎香、禾髎、肺俞、脾俞、肾俞、大椎等穴位,轮换使用,每日1次,10天为1个疗程,用补法。

(3) 耳穴压豆:取过敏点、肺、脾、肾、肾上腺、内分泌、内鼻、皮质下等穴,以王不留行胶粘固定,随时按压。双耳交替使用,3天轮换1次。

(4) 灸法:取迎香、百会、上星、足三里、三阴交等穴,悬灸或隔姜灸。

(二) 西医治疗

1. 药物治疗

(1) 鼻用糖皮质激素:有局部抗炎、抗水肿作用,有效改善鼻部症状,对缓解鼻塞效果较好。

(2) 抗组胺药:具有一定的抗炎作用,鼻用或口服抗组胺药物有助于缓解部分临床症状,对缓解喷嚏、流涕效果较好。

(3) 鼻用抗胆碱能药:主要用于缓解严重的流涕症状,但对鼻塞无显著改善作用。

(4) 减充血剂:鼻用减充血剂可减轻鼻塞症状,但长期使用会导致药物性鼻炎,建议连续用药不超过7天。口服减充血剂可引起全身不良反应,不推荐使用。

2. 外科治疗　如伴有鼻腔结构异常,并经规范化药物治疗,主要症状无明显缓解,可考虑外科干预。慎重选择翼管神经切断术等以阻断神经传导为主的手术方式。下鼻甲黏膜下部分切除或减容术对改善鼻腔通气和降低鼻黏膜反应性有一定效果。

3. 其他疗法　局部可配合应用红外线、微波、超短波及热敷等物理疗法。

七、预防与调摄

1. 规避诱发因素,慎起居,调饮食,锻炼身体,增强或改善体质。

2. 每当打喷嚏之前,急按迎香穴,按摩至该处发热为度,可制止症状发作。

八、临证备要

(一) 临证要点

西医诊断选择排除法,中医辨证主辨脏腑虚损和肺经郁热。

(二) 沟通要点

1. 解释病因,合理选择治疗方案。

2. 介绍预后及日常调摄要点。

九、中西医结合诊疗思路

血管运动性鼻炎的诊断需结合患者病史,关注患者精神状态、内分泌功能以及环境温度、湿度的变化对患者病情的影响,结合实验室检查结果才可得出。治疗上首选药物治疗,中西医结合采用鼻用激素、抗组胺药等联合中药、中医外治法改善症状。如发生解剖异常或药物治疗无效,可选择下鼻甲黏膜下部分切除或减容术等外科治疗。

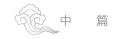

复习思考题

1. 简述本病的西医诊断要点。
2. 简述本病的主要鉴别诊断。
3. 试述本病的中西医结合治疗优势体现。

（吴拥军）

第十节　鼻中隔偏曲

鼻中隔偏曲（deflection of nasal septum）是指鼻中隔形态上偏离中线或局部不规则突起，引起鼻腔功能障碍，并导致鼻塞、鼻出血、头痛等症状者。鼻中隔偏曲按形态可分为"C"形和"S"形，呈尖锥样突起者称骨棘或矩状突，或呈由前向后呈条状屋脊状突起者，则称嵴突或骨嵴。

一、病因病理

（一）西医病因病理

鼻中隔偏曲多见于发育异常、外伤和某些病变引起的继发性偏曲。

1. **鼻腔发育异常**　鼻中隔骨和软骨发育不均衡，形成偏曲或畸形。如儿童时期腺样体肥大，出现"腺样体面容"导致硬腭高拱，使鼻中隔骨和软骨发育受限，故导致鼻中隔偏曲。

2. **外伤**　患者有鼻外伤或鼻骨骨折史，出现鼻中隔骨折或软骨脱位，形成鼻中隔偏曲或嵴突，可伴歪鼻畸形。

3. **鼻腔、鼻窦肿瘤**　巨大的鼻腔肿物长期压迫鼻中隔形成鼻中隔偏曲。

（二）中医病因病机

多因脏腑虚弱、邪滞鼻窍或气滞血瘀所致。

1. **肺脾气虚**　若肺气不足，腠理疏松，卫表不固，则易为邪毒侵袭，肃降不力，则邪毒滞留鼻窍；脾气虚弱，运化不健，清阳不升，肺金失养，寒湿浊邪上干，久滞鼻窍，发为本病。

2. **气滞血瘀**　因于肺中本有伏热，兼以邪毒久留不去，阻于经络，以致痰火结聚，气滞血瘀，鼻室加重。

二、临床表现

（一）症状

1. **鼻塞**　是鼻中隔偏曲最常见的症状。鼻塞的轻重取决于鼻中隔偏曲的类型、部位及程度。如一侧偏曲则多为单侧鼻塞，若鼻中隔呈S形偏曲或下鼻甲代偿性肥大则为双侧鼻塞。鼻塞严重者还可能继发嗅觉减退。

2. **鼻出血**　部位多见于偏曲侧的棘或嵴突黏膜菲薄处，加之鼻中隔利氏区血运丰富，受环境干燥或吸入气流影响易发生黏膜糜烂出血。

3. **反射性头痛**　如偏曲部位压迫下鼻甲或中鼻甲，可引起同侧反射性头痛，鼻腔喷血管收缩剂或表面麻醉药后，头痛症状可缓解或消失。

4. **邻近器官症状**　如高位偏曲导致鼻道狭窄，妨碍鼻窦引流，可诱发鼻窦炎并出现相应症状。长期鼻塞、张口呼吸可导致慢性鼻炎、慢性咽炎及阻塞性睡眠呼吸暂停低通气综合征（obstructive sleep apnea hypopnea syndrome，OSAHS）。

（二）体征

鼻腔检查可明确鼻中隔偏曲的类型、部位及严重程度。

三、并发症

可导致慢性鼻炎、鼻窦炎、头痛及鼻出血等并发症。

四、辅助检查

（一）鼻内镜或纤维/电子鼻咽喉镜检查

内镜下观察鼻中隔偏曲类型、部位及其与鼻甲、鼻道的解剖结构关系，评估其对鼻腔、鼻窦通气引流产生的影响。

（二）鼻窦 CT 扫描

鼻窦冠状位和轴位 CT 可评估鼻中隔偏曲的具体情况，还可以进一步诊断是否合并鼻腔、鼻窦或鼻咽部其他疾病。

（三）鼻阻力计及鼻咽声反射检查

可客观记录鼻腔通气功能受损严重程度，精准定位鼻腔阻塞部位，为手术治疗提供客观参考依据。

五、诊断与鉴别诊断

（一）诊断要点

主要以查体见鼻中隔偏曲，并导致鼻塞、鼻出血、头痛及邻近器官受累症状为诊断依据。

（二）鉴别诊断

1. 鼻中隔黏膜肥厚　又称鼻中隔结节，其形成与脓性鼻涕的慢性刺激有关，发生于鼻中隔高位近中鼻甲处，系鼻中隔黏膜局限性肥厚形成的突起，以探针触及，质地柔软，而鼻中隔偏曲触诊质硬。

2. 鼻中隔血肿或脓肿　常为外伤或手术并发症，鼻中隔一侧或两侧黏膜肿胀膨隆，触压之有弹性或波动感，可伴恶寒发热等全身症状，穿刺抽出血性或脓性分泌物可证实。

3. 鼻中隔梅毒瘤　多发生于鼻中隔的骨部，边界清楚，其周围黏膜充血，常有其他部位的梅毒病变，梅毒血清试验呈阳性。

（三）中医辨证要点

鼻中隔偏曲的临床证候主要有两大类，一是气虚，二是夹瘀。气虚是本病的主要病机与主要证候，多由脏腑功能失调引起。血瘀证的辨证以二便、舌象、脉象为主，其症状较气虚为重，鼻塞呈持续性为特点。

六、治疗

鼻中隔偏曲甚者，以手术治疗为主，术后一般预后较好。若偏曲不严重，或者患者暂时不愿意接受手术治疗，可以配合对症治疗及中医辨证论治以控制症状。手术方式主要有鼻中隔黏骨膜下矫正术、鼻中隔嵴或棘突切除术、鼻中隔成形术等，目前多在鼻内镜下手术。

中医治疗

1. 辨证论治　可以参照中医鼻窒、鼻衄、头痛及其他相关疾病进行辨证论治，鼻塞重者可适当予行气活血通窍治疗。

（1）肺脾气虚证

证候：间歇性或交替性鼻塞，早晚明显，时有少量黏浊白涕，或有嗅觉减退、头昏沉重，面

鼻中隔偏曲
鼻内镜图

鼻中隔偏曲
诊断思维
导图

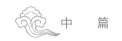

色苍白自汗。检查见下鼻甲肿胀,色淡暗。伴体倦乏力,或纳差便溏。舌质淡胖,边有齿痕,苔白,脉缓弱。

治法:补益肺脾,散邪通窍。

方药:温肺止流丹加减。酌加白芷、石菖蒲、藿香之类芳香通窍。若大便不稀溏,可改用补中益气汤,酌加白芷、川芎之类,以芳香通窍。

(2)气滞血瘀证

证候:鼻塞呈持续性,鼻涕黏黄或黏白,其量较多,嗅觉迟钝,头昏头痛。舌质暗红,脉弦或涩。

治法:行气活血,化瘀通窍。

方药:通窍活血汤加减。

2. 局部治疗　以对症治疗为主,鼻出血时,可用鼻腔黏膜润滑剂;鼻塞时,可适当应用鼻黏膜减充血剂,并配合必要的全身用药。

七、预防与调摄

1. 气候干燥季节,宜保持鼻内黏膜湿润,预防鼻腔出血。
2. 戒除挖鼻、用力擤鼻等不良习惯。
3. 积极防治各种鼻病及全身慢性疾病。

八、临证备要

(一)临证要点

鼻中隔偏曲若只以鼻塞为主要临床表现者可按"鼻窒"辨证施治;伴以经常流浊涕、头昏痛、鼻阻为主要特征的可按"鼻渊"诊治;以鼻出血为主要表现可按"鼻衄"诊治;只以头痛为主要临床表现的可按"头痛"诊治。

(二)沟通要点

1. 解释病因及现况,合理选择治疗方案。
2. 介绍预后及日常调摄要点。

九、中西医结合诊疗思路

鼻中隔偏曲严重者,特别是合并化脓性鼻窦炎、鼻息肉等症,一般以手术治疗为主,药物难以取效。对于不愿行手术治疗,或者手术后症状未能痊愈者,可以从中医的思路进行辨证论治,以获取更好的治疗效果。鼻中隔偏曲可并发慢性鼻炎、咽炎、非化脓性中耳炎、嗅觉障碍、头痛等病症,中西医结合的方法一般可以标本同治。

复习思考题

1. 简述本病的常见临床表现。
2. 简述本病的主要中医治疗方案。

(谢　勇)

第十一节　急性鼻窦炎

鼻窦炎(sinusitis)是鼻窦黏膜的炎症性疾病。多与鼻炎同时存在,故亦称为鼻-鼻窦炎(rhinosinusitis)。按照症状、体征发生和持续的时间,12周内为急性鼻-鼻窦炎(acute rhinosinusitis,ARS),超过 12 周为慢性鼻-鼻窦炎(chronic rhinosinusitis,CRS)。本病相当于中医"急鼻渊"的范畴。

一、病因病理

(一)西医病因病理

1. 病因　多由病毒及细菌感染所致。常见感染病毒为鼻病毒和冠状病毒,其他如流感病毒、副流感病毒等亦可见;最常见的病原菌为化脓性球菌,如肺炎双球菌、链球菌、葡萄球菌等,其次为杆菌,如流感杆菌、变形杆菌和大肠埃希菌等;此外,厌氧菌感染亦较常见。临床上常可表现为球菌与杆菌、需氧菌与厌氧菌的混合感染。但其发病常常有以下诱发因素。

(1)局部因素:包括阻碍鼻窦通气的各种鼻病及相关因素,如急、慢性鼻炎,鼻中隔偏曲,鼻外伤,鼻腔异物,鼻腔肿瘤,鼻腔填塞物留置过久,鼻窦气压骤变和邻近器官的感染病灶的影响等,均可诱发鼻窦的急性感染。

(2)全身因素:过度疲劳、受寒受湿、营养不良、维生素缺乏引起全身及局部抵抗力降低。生活与工作环境不洁等,是诱发本病的常见原因。此外,全身性疾病如贫血、糖尿病、甲状腺和脑垂体功能低下、上呼吸道感染和急性传染病(流感、麻疹、猩红热和白喉)等均可诱发本病。

2. 病理　与急性鼻炎相似。①卡他期:病初鼻窦黏膜短暂贫血,继而血管扩张和充血,上皮肿胀,固有层水肿,多形核白细胞和淋巴细胞浸润,纤毛运动缓慢,浆液性或黏液性分泌亢进;②化脓期:卡他期病理改变加重,上皮坏死,纤毛脱落,小血管出血,分泌物转为脓性;③并发症期:炎症侵及骨质或经血道扩散,引起骨髓炎或眶内、颅内感染等并发症。上述病理过程并非必然过程,及时的诊断和治疗可以使绝大多数患者在卡他期获得治愈。

急性鼻窦炎的病理学变化与致病微生物的种类、毒力强弱、抗生素耐药性有密切关系,如肺炎链球菌多引起卡他性炎症、不易化脓、不侵及骨壁、较易治疗。葡萄球菌引起的鼻窦炎多引起化脓性炎症,治疗比较困难。病毒感染可以上调干扰素(interferon,IFN)(如 IFN-α、IFN-γ),白细胞介素(interleukin,IL)(如 IL-1β、IL-6、IL-8、IL-10)和肿瘤坏死因子 α(tumor necrosis factor-α,TNF-α)等细胞因子表达,引起炎症细胞浸润,加之过敏反应和其他因素,导致鼻黏膜上皮屏障破坏,杯状细胞增生以及黏液清除功能减退,鼻窦黏膜肿胀,有利于细菌定植和生长。细菌感染又可以进一步刺激 IL-2、IL-4、IL-10、IL-12、IL-13、TNF-α 以及 IFN-γ 表达。

(二)中医病因病机

鼻渊之病名最早见于内经,如《素问·气厥论》:"胆移热于脑,则辛頞鼻渊。鼻渊者,浊涕下不止也。"急鼻渊多属实热之证,乃因外感风寒湿邪,内传肺与脾、胃、肝、胆;或脾胃素有蕴热,因外邪引动,邪毒循经上蒸,壅滞于鼻。

1. 肺经风热　起居不慎,冷暖失调或过度疲劳,风热犯肺或风寒外袭,内合于肺,蕴而化热,肺失宣降,肺热循经上灼鼻窍而成鼻渊。

2. 胆腑郁热　情志不遂,郁怒伤肝,胆失疏泄,气郁化火,胆火循经上犯;或肝胆素有郁热,复感外邪,邪毒引动胆热,上移于脑,熏蒸于鼻而成鼻渊。

3. 脾胃湿热　平素嗜食肥甘厚味,湿热内蕴脾胃。复受外邪侵袭,与湿热相合,困结脾胃,升降失常,湿热循经上蒸,停聚鼻窍,蒙蔽清阳而成鼻渊。

二、临床表现

(一)症状

1. 全身症状　急性鼻窦炎患者可伴有烦躁不适、畏寒、发热、头痛、精神萎靡等症状。

2. 局部症状

（1）鼻塞：多为患侧持续性鼻塞，若两侧同时罹患，则为双侧持续性鼻塞。此为鼻黏膜炎性肿胀、黏脓性分泌物蓄积总鼻道所致。

（2）脓涕：鼻腔内大量脓性或黏脓性鼻涕，难以擤尽，脓涕中可带有少许血液。上颌窦、额窦和前组筛窦感染时，分泌物常位于中鼻道；后组筛窦感染时，分泌物位于上鼻道；蝶窦感染时，分泌物来自蝶筛隐窝。厌氧菌或大肠埃希菌感染者脓涕恶臭（多是牙源性上颌窦炎）。脓涕可后流至咽部和喉部，刺激鼻咽部或咽部黏膜引起咽痒、恶心、咳嗽和咳痰。

（3）头痛或局部疼痛：为鼻窦急性炎症时最常见症状。其发生机制是脓性分泌物、细菌毒素、黏膜肿胀刺激和压迫神经末梢所致。一般而言，前组鼻窦炎引起的头痛多在额部和面颊部，后组鼻窦炎的头痛则多位于颅底和枕部。

各鼻窦炎症时引起头痛的特点如下：

1）急性上颌窦炎：疼痛常位于上颌窦体表投影部位的面颊部，常为同侧面颊部痛或上颌磨牙痛。时间节律性为：晨起轻，午后重。这与上颌窦的解剖相关，上颌窦腔较大，窦口位置高，白天直立位时窦内分泌物不易引流，晚间睡觉时，平卧位时窦内分泌物易于自窦口引流，故而晨起疼痛轻，但白天随着分泌物的积聚，疼痛逐渐加重，因此有午后重的特点。

2）急性筛窦炎：一般头痛较轻，疼痛局限于筛窦体表投影部位内眦或鼻根部，也可放射至头顶部。前组筛窦炎的头痛有时与急性额窦炎相似，后组筛窦炎则与急性蝶窦炎相似。无明显时间节律性。

3）急性额窦炎：为前额部周期性真空性疼痛。时间节律性为：晨起即感头痛，逐渐加重，至午后开始减轻至消失，次日重复出现。周期性头痛的机制与鼻额管的解剖相关，额窦借鼻额管开口于中鼻道，鼻额管较长而曲折，黏膜充血肿胀易致阻塞。额窦炎患者晨起后，头呈直位，窦内分泌物积聚其下部，但由于鼻额管细长，分泌物堵塞于此，额窦内呈真空状，受重力和纤毛运动的作用，窦内分泌物逐渐被排出，在排空过程中额窦腔内产生负压甚至真空，因此发生剧烈的"真空性头痛"。中午以后，随着额窦内分泌物渐渐排空，窦腔通气改善，疼痛逐渐缓解。晚间睡觉时，窦内分泌物再次集聚，次日直立位时，分泌物进入鼻额管，再次逐渐被排空，因此由早晨至中午，疼痛由轻到重，至午后逐渐减轻至消失，呈周期性真空性疼痛。

4）急性蝶窦炎：蝶窦位置深，因此，蝶窦炎时的头痛为颅底或眼球深处钝痛，可放射至头顶和耳后，亦可引起枕部痛。早晨轻，午后重，此时间节律亦与蝶窦口解剖位置有关。

（4）嗅觉障碍：急性炎症时多因鼻塞而出现传导性嗅觉减退；亦有少数病例为感觉性嗅觉减退。前者随着鼻塞好转，嗅觉可恢复正常；而后者则常常遗留永久性嗅觉减退。

（二）体征

前鼻镜检查或鼻内镜检查常见到如下病变：①鼻黏膜肿胀：鼻黏膜急性充血、肿胀、中鼻道变窄。②黏脓性鼻涕：分泌物积聚于中鼻道、鼻底、蝶筛隐窝或嗅裂区域。③局部压痛与叩击痛：受累鼻窦窦壁处明显。

三、辅助检查

（一）鼻内镜检查

用含减充血剂（麻黄碱或肾上腺素）和表面麻醉剂（丁卡因）的棉片收缩鼻腔黏膜并行黏膜表面麻醉后，鼻内镜检查鼻腔各部，注意中鼻道、嗅裂、窦口及其附近黏膜的病理改变，包括分泌物的来源，分泌物的性质（脓性/黏脓性/黏性）、窦口形态、黏膜红肿程度、黏膜有无息肉样变，鼻腔内有无新生物，新生物的来源及形态等。鼻内镜检查可清楚地直视中鼻道脓性分泌物并可取分泌物培养,已在临床广泛应用,是临床诊断鼻窦炎的有效工具。此外,在鼻内镜下清除各鼻道分泌物,亦是鼻窦炎治疗的有效方式之一。

（二）影像学检查

鼻窦 CT 可清楚地显示鼻窦黏膜增厚,病变累及鼻窦范围、有无骨质破坏等,因此是诊断鼻窦炎的首选影像学检查。MRI 检查可较好地显示软组织病变,是与肿瘤性病变鉴别的重要手段,但不作为鼻窦炎影像学检查的首选。X 线对鼻窦炎的诊断意义不大,目前已很少用于临床诊断。

（三）诊断性上颌窦穿刺冲洗

无发热的急性上颌窦炎患者可在抗生素控制下施行穿刺。上颌窦穿刺有助于了解上颌窦内有无脓性分泌物,若有脓液则应作细菌培养和药物敏感试验。穿刺冲洗上颌窦内分泌物后,可向上颌窦腔内注入抗生素,是鼻窦炎治疗的有效手段之一。但因穿刺为有创性治疗,且仅有上颌窦病变时才可行穿刺术,故目前在临床上应用较少。

（四）血常规检查

细菌感染者外周血白细胞总数可能升高,中性粒细胞比例增加。

四、诊断与鉴别诊断

（一）诊断要点

依靠典型症状和体征以及病程特点可以做出诊断。影像学检查有助于确诊。

（二）鉴别诊断

1. 变应性鼻炎　发病快,阵发性鼻塞,以鼻痒、喷嚏、流清涕为主要症状,症状消失后则如常态,发作时间短,往往数小时即减轻或消失。

2. 急性鼻炎　主要症状是鼻塞,多呈双侧交替性,少见头面部疼痛,病理改变多在下鼻甲,中鼻道和嗅裂中一般无脓液,鼻窦检查呈阴性。

五、治疗

以全身治疗为主,合理应用抗生素,积极进行辨证论治。解除鼻腔与鼻窦引流和通气障碍;根除相关病灶,控制感染并预防并发症。

（一）中医治疗

1. 辨证论治

（1）肺经风热证

证候:病初起,鼻塞流涕,涕白黏或黄稠。鼻黏膜红肿,相应鼻窦或有叩痛、压痛。伴发热恶寒、头痛、咳嗽、嗅觉减退;舌质红,苔薄黄,脉浮数。

治法:疏风清热,宣肺通窍。

方药:银翘散合苍耳子散加减。若鼻涕量多者,可加蒲公英、鱼腥草等;若涕中带血,可酌加白茅根、仙鹤草、茜草等;若头痛较甚,可酌加薄荷、川芎、藁本、蔓荆子、菊花等。

（2）胆腑郁热证

证候:鼻流脓涕、黄稠量多,或有臭味,鼻塞,嗅觉减退,头痛较甚;鼻黏膜红肿,中鼻道或嗅裂等处可见脓性分泌物。前额、颌面及鼻根、枕后等处有压痛;全身可有烦躁易怒,口苦咽干,眩晕耳鸣,便秘尿赤;舌红,苔黄,脉弦数。

治法:清利肝胆,化浊通窍。

方药:龙胆泻肝汤加减。一般加苍耳子、白芷、石菖蒲之类以芳香化浊通窍。火热极盛,头痛较剧,便秘尿赤者,可用当归龙荟丸;病程日久,黄绿浊涕不止,并见口苦咽干,舌红苔

急性鼻窦炎
诊断思维
导图

黄,脉弦有力等肝胆郁热证者,可用奇授藿香丸,以木通、茵陈蒿煎水送服。

（3）脾胃湿热证

证候:鼻流脓涕,黄黏量多,鼻塞较重,嗅觉减退,头昏闷胀或头重如裹;鼻黏膜红肿较甚,中鼻道或嗅裂等处可见黏脓性分泌物。前额、颜面及鼻根等处有压痛;全身可有胸脘痞闷,倦怠乏力,食少纳呆,小便黄赤;舌红,苔黄腻,脉滑数。

治法:清热利湿,化浊通窍。

方药:甘露消毒丹加减。涕难出者,可加皂角刺;热甚伤阴者,可加麦冬、玄参之类。

2. 中医其他方法

（1）中成药:可辨证选用鼻渊通窍颗粒、鼻窦炎口服液、霍胆丸等。

（2）针刺疗法

1）体针:以上星、迎香、印堂、风池、攒竹等为主穴,合谷、列缺、足三里、三阴交、肺俞、肝俞、胆俞、脾俞等为配穴,诸穴行针用泻法。根据患者特点,每次选主穴和配穴各1~2穴,每日针刺1次,7~10日为1个疗程。

2）耳针:选神门、内鼻、鼻尖、额、肺、脾、肾等穴,以王不留行贴压以上穴位。

（3）穴位按摩:选取迎香、合谷、巨髎,自行以手指按摩。每次5~10分钟,每日1~2次。或用两手大鱼际,沿两侧迎香穴上下按摩至局部发热,每日数次。

（4）中药鼻腔熏洗、盥洗:可选用芳香通窍、化浊辟秽的中药雾化熏鼻或盥洗。

（二）西医治疗

1. 全身治疗

（1）一般治疗:同上呼吸道感染和急性鼻炎,适当注意休息。

（2）抗生素治疗:及时控制感染,防止发生并发症或转为慢性。明确致病菌者应选择敏感的抗生素,未能明确致病菌者可选择广谱抗生素。明确厌氧菌感染者应同时应用替硝唑或甲硝唑。

（3）对特应性体质者（如变应性鼻炎、哮喘）,应给予全身/局部抗变态反应药物。

（4）对邻近感染病变如牙源性上颌窦炎或全身慢性疾病等,应针对病因进行治疗。

2. 局部治疗

（1）鼻用减充血剂:减充血剂对减轻鼻腔及窦口黏膜肿胀,改善窦口引流有显著效果,但减充血剂的疗程应少于7天,以减少减充血剂的不良反应,避免药物性鼻炎的发生。

（2）鼻用糖皮质激素:糖皮质激素具有抗炎作用,其机制为脂溶性分子穿过靶细胞膜进入细胞质,与糖皮质激素受体结合,通过调节基因的转录,增加抗炎基因的转录和减少炎性基因的转录而发挥抗炎作用。鼻用糖皮质激素通过在鼻黏膜局部降低鼻黏膜炎性反应程度而缓解鼻塞等症状,其全身生物利用度低,因而不良反应小,是鼻腔和鼻窦炎症性疾病的理想局部用药。其不良反应主要局限于鼻腔局部,如鼻部干燥感,有时可有出血,个别病例出现鼻中隔穿孔。喷鼻时应注意:喷雾器喷头应朝向鼻腔外侧（即目外眦方向）;喷完后尽量使鼻孔朝天,用尽力往里吸,这样可使药液向后较均匀地分布在鼻腔黏膜,充分地发挥药物治疗作用。鼻用糖皮质激素喷鼻时需注意不同制剂对儿童患者可使用的年龄范围。

3. 鼻腔冲洗　目前临床上较多使用特制的鼻腔冲洗器进行鼻腔冲洗。冲洗液可选择有生理盐水、高渗盐水、生理盐水+庆大霉素+地塞米松,或生理盐水+甲硝唑+地塞米松等,每天1~2次。使用何种液体冲洗,应根据患者的具体情况而定。

4. 上颌窦穿刺冲洗　上颌窦穿刺冲洗用于治疗上颌窦炎。此方法同时亦有助于诊断,但应在全身症状消退和局部炎症基本控制后施行。每周冲洗 1 次,直至无脓液冲洗出为止。每次冲洗后可向窦内注入抗生素、替硝唑或甲硝唑溶液。部分患者一次冲洗即获治愈。

5. 其他疗法　局部可配合应用红外线、微波、超短波及热敷等物理疗法。

六、预防与调摄

1. 增强体质,改善生活和工作环境。

2. 及时合理地治疗急性鼻炎以及鼻腔、鼻窦、咽部和口腔的各种慢性炎性疾病,保持鼻窦的通气和引流。

3. 注意鼻部清洁及正确的擤鼻方法。

4. 如伴有全身性疾病应积极治疗原发病。

七、临证备要

（一）临证要点

治疗应重视局部处理与整体调治相结合,局部处理重在改善鼻窦通气引流,整体调治重在改善患者体质,及时截断病程。

（二）沟通要点

1. 告知疾病与上呼吸道感染及急性鼻炎的联系与区别,合理选择治疗方案。

2. 介绍预后转归及日常调摄要点。

八、中西医结合诊疗思路

中西医结合治疗急性鼻窦炎不仅强化了针对病原菌的直接杀伤效应,更有利于调动机体自身抗病能力,包括全身免疫系统的功能活性以及病变器官局部的抗病机制,有利于提高疗效、缩短疗程。根据中医治未病原理,可以将目标定位于预防急性鼻窦炎发作。调整机体的阴阳平衡,将能够有效预防急性鼻窦炎的发病,特别是减少慢性鼻窦炎的急性发作频度及减少急性向慢性的转化。

复习思考题

1. 简述各鼻窦病变的疼痛特点。
2. 简述本病的中医疗法。

（吴拥军）

第十二节　慢性鼻窦炎

慢性鼻窦炎（chronic sinusitis）是鼻窦黏膜的慢性炎症性疾病。本病多因急性鼻窦炎反复发作未彻底治愈,迁延而致,以反复流脓涕为主要特征。本病可单侧或单窦发病,但常为双侧或多窦同时或相继患病。可细分为不伴有鼻息肉的慢性鼻窦炎和伴有鼻息肉的慢性鼻窦炎。本节主要论述不伴有鼻息肉的慢性鼻窦炎,相当于中医"慢鼻渊"的范畴。

一、病因病理

（一）西医病因病理

1. 病因　多因急性鼻-鼻窦炎治疗不当或治愈不彻底,导致反复发作,迁延不愈而转为慢性。除了与感染、变态反应、鼻腔解剖异常有密切关系外,环境、遗传因素、呼吸道纤毛系统疾病、全身免疫功能低下等均可为诱因。

2. 病理　约半数慢性鼻-鼻窦炎患者病变黏膜固有层有显著的腺体增生(腺体型),小部分患者表现为固有层纤维组织增生(纤维型)及显著水肿(水肿型),其余患者表现为腺体增生、纤维组织增生及水肿同时存在(混合型)。不伴有鼻息肉的患者没有显著嗜酸细胞浸润,而大多数为中性粒细胞浸润,同时伴有上皮细胞增生、杯状细胞增生、基底膜增厚及鳞状上皮化生。

（二）中医病因病机

本病有虚实之分。实者多为郁热,病在肺与胆;虚者多为气虚夹寒湿,病在肺、脾、肾。慢鼻渊的形成,与患者个体禀赋相关的病理体质条件有关。

1. 胆腑郁热　反复感受风热邪毒,邪热郁滞,胆失疏泄,气郁化火,蒸腐鼻窍肌膜,浊涕长流不止。

2. 气虚邪恋　鼻渊久不愈,耗伤肺脾之气,致肺脾气虚,清阳不升,湿浊上干,久滞窦窍,流浊涕不止。

3. 肾虚寒凝　久病伤气损阳,病变由脾及肾,督脉虚寒,湿浊上干,寒湿留滞窦窍,浊涕难已。

二、临床表现

（一）症状

1. 全身症状　轻重不等,多数患者则无。较常见的为头昏、倦怠、精神不振、失眠、记忆力减退、注意力不集中等,尤以青年学生明显。

2. 局部症状　主要为鼻部症状。

（1）多脓涕:为本病的特征性症状。呈黏脓性或脓性,色黄绿或灰绿。前组鼻窦炎的脓涕易从前鼻孔流出,部分可流向后鼻孔;后组鼻窦炎的脓涕多经后鼻孔流入咽部而表现为咽部多痰甚或频繁咳痰,此即"后鼻孔流涕",是为"无声之嗽"的重要原因,仅闻主动的咳痰之声而无反射性咳嗽动作之声;部分慢性鼻-鼻窦炎患者有时可能仅仅表现为此类症状。牙源性上颌窦炎的鼻涕常有腐臭味。

（2）鼻塞:多呈持续性,患侧为重。鼻塞的程度随病变的轻重而不同,伴鼻甲肥大、鼻息肉者,鼻塞尤甚。

（3）头痛:不一定有,即使有头痛,也不如急性鼻窦炎那样明显和严重。一般表现为钝痛和闷痛,或头部沉重感。若出现明显的头痛,应小心并发症可能。

（4）嗅觉障碍:因鼻黏膜肿胀、肥厚或嗅器变性所致,多数为暂时性,少数为永久性。

（二）体征

鼻镜检查可见下鼻甲肿胀,少数患者也可表现为萎缩。或有中鼻甲息肉样变,钩突黏膜水肿(慢性鼻-鼻窦炎的重要体征),中鼻道变窄。前组鼻窦炎时,脓液多见于中鼻道,上颌窦炎者脓液一般在中鼻道后下段,并可沿下鼻甲表面下流而积蓄于鼻底和下鼻道;额窦炎者,脓液多自中鼻道前段下流。后组鼻窦炎脓液多位于嗅裂,或下流积蓄于鼻腔后段,或流入鼻咽部。

三、并发症

慢性鼻窦炎属鼻窦黏膜病变,主要症状是鼻塞、涕多、嗅觉障碍、头痛;其兼证与变证很多,较常见的有鼻中隔偏曲、鼻息肉、鼻窦囊肿、鼻窦息肉或出血性息肉、变态反应性鼻炎与鼻的变态反应、中耳炎、慢性咽喉炎,以及小儿腺样体肥大等。

四、辅助检查

(一)影像学检查

鼻窦 X 线平片和断层片是本病诊断之重要手段,可显示鼻腔大小、窦腔密度、液平面或息肉阴影等。必要时行鼻窦 CT 扫描及 MRI 检查,对精确判断各鼻窦,特别是后组筛窦炎和蝶窦炎,鉴别鼻窦占位性或破坏性病变有重要价值。

(二)上颌窦穿刺冲洗

对于慢性上颌窦炎,穿刺冲洗可用于诊断,也可用于治疗,其诊断价值可能优于鼻窦 X 线检查。通过穿刺冲洗,可了解窦内脓液之性质、量、有无恶臭等,并便于做脓液细菌培养和药物敏感试验。

(三)电子/纤维鼻咽镜或鼻内镜检查

可进一步查清鼻腔和窦口鼻道复合体病变性质、范围与程度。

(四)鼻阻力计检查

可客观记录鼻腔通气功能受损情况。

五、诊断与鉴别诊断

(一)诊断要点

本病病程长,症状时轻时重,多脓涕、鼻塞,既往有急性鼻窦炎发作史。鼻源性头部不适或伴有胀痛感为本病之重要病史和症状。鼻腔检查见中鼻道或嗅裂积脓,伴有比较明显的鼻腔黏膜病变,鼻窦影像学检查有阳性改变,全身症状多不明显。

(二)鉴别诊断

1. 慢性鼻炎　主要症状是鼻塞,多呈双侧交替性,病理改变多在下鼻甲,中鼻道和嗅裂中一般无脓液,也无息肉形成,鼻窦检查呈阴性。

2. 鼻腔、鼻窦恶性肿瘤　可有长期鼻塞及流脓血涕史。常为一侧鼻塞,呈进行性加重,鼻内疼痛,头痛头胀。鼻腔内可见肿块,色红,触之易出血。

(三)中医辨证要点

慢鼻渊的辨证,首辨寒热虚实,次明脏腑所属。涕黄浊多属热邪,涕清黏多属寒邪。郁热之证主要与肺、胃、肝、胆关系密切;脏腑亏虚之证主要与肺脾肾虚有关,气阳虚衰多见。临床上,慢鼻渊的寒热虚实之证可以互兼或相互转变。其中最为重要的是郁热之证经过治疗,可能显露气阳不足之本,故郁热之治,后期当酌兼补益固本;或气阳本虚不足,但局部兼夹湿热之邪久滞而见涕黄浊量多,治宜补托与清化并举,孰轻孰重,自当临证参酌。

ER-8-18

慢性鼻窦炎
诊断思维
导图

六、治疗

西医强调个体化阶梯式治疗,保守治疗无效或伴有结构性障碍者可考虑手术治疗,手术治疗目的在于恢复或改善鼻腔鼻窦的通气引流。中医治疗可以调治患者的病理体质,最大限度地恢复窦腔引流和鼻腔正常生理功能,控制炎症。中西医结合治疗本病既重视局部症状及结构,又能从整体出发,调整病理体质,有利于提高远期疗效。

(一)中医治疗

1. 辨证论治

(1)胆腑郁热,上犯窦窍证

证候:鼻涕脓浊,色黄或黄绿,或有腥臭味,鼻塞,头昏重。鼻黏膜红肿。兼见烦躁易怒,口苦咽干,小便黄赤。舌质红,苔黄腻,脉弦滑数。

治法:清泄胆热,利湿通窍。

方药:奇授藿香丸加味。一般加木通、茵陈、黄芩、栀子、鱼腥草。咽痛者,加牛蒡子、青黛;大便秘结者,可加大黄。

（2）气虚邪恋,留滞窦窍证

证候:鼻塞或轻或重,稍遇风冷则鼻塞加重,鼻涕黏白量多,无臭味,嗅觉减退。鼻黏膜晦暗,鼻甲肿大,或有息肉样变。全身症状见倦怠乏力,头昏闷或重胀,恶风自汗,咳嗽痰稀,食少腹胀,便溏。舌质淡或胖而有齿印,苔白或腻,脉濡弱。

治法:健脾补肺,渗湿化浊。

方药:参苓白术散合温肺止流丹加减。鼻塞甚者,可合苍耳子散。若鼻涕浓稠量多者,可酌加陈皮、半夏、枳壳、瓜蒌等;若畏寒肢冷,遇寒加重者,可酌加防风、桂枝等。

（3）肾虚寒凝,困结窦窍证

证候:鼻塞,嗅觉减退,流黏白浊涕不止,遇风寒而症状加重,缠绵难愈。鼻黏膜淡红肿胀,中鼻甲水肿明显。并见形寒肢冷,精神萎靡,腰膝冷痛,小便清长,夜尿多。舌淡苔白,脉沉细。

治法:温壮肾阳,散寒通窍。

方药:麻黄附子细辛汤加味,可合桂附八味丸。若脓涕较多者,可加苍耳子、藿香;头痛重者,可加川芎;倦怠乏力、精神萎靡者,可加黄芪、党参。

2. 中医其他方法

（1）中成药:可辨证选用鼻炎康、千柏鼻炎片、鼻窦炎口服液、藿胆丸等,可同时配合应用补中益气丸、参苓白术丸等。合并有变态反应因素者,可以选用前药配合玉屏风颗粒口服。

（2）针灸疗法:可选迎香、印堂、风池、风府、合谷等为主穴,足三里、肺俞、脾俞等为配穴,用补法,留针20分钟。

（3）按摩疗法:双手大鱼际贴于鼻梁两侧,自鼻根至迎香穴往返摩擦,至局部有热感为度。

（4）中药鼻腔灌洗/熏洗:将具有芳香通窍,活血消肿的药液置入洗鼻器中在鼻腔反复灌洗;或将芳香通窍的中药放入砂锅内煎煮令患者趁热用鼻吸入药雾热气,从口吐出,反复熏鼻。

（二）西医治疗

1. 药物治疗　可予鼻用糖皮质激素喷鼻,鼻塞严重者可以短期使用鼻用减充血剂如盐酸赛洛唑啉鼻用喷雾剂(一般不超过7天,应慎用);黏液促排剂可增强呼吸黏膜上皮细胞纤毛运动功能,稀化黏液,有助于窦腔内脓性分泌物的排出,可结合运用。

2. 局部外治法

（1）上颌窦穿刺冲洗:如为上颌窦炎,可行上颌窦穿刺冲洗,每周1~2次。必要时可经穿刺针导入硅胶管,留置于窦内,以便每日冲洗和灌注抗生素、激素或中药制剂。

（2）鼻窦负压置换疗法:用负压吸引法促进鼻窦引流,并将药液带入窦内,以达到治疗目的。本法尤适用于后组鼻窦炎及慢性全组鼻窦炎。

3. 手术治疗

（1）鼻腔病变的手术处理:鼻腔内阻碍鼻窦引流的病变主要包括鼻中隔偏曲、鼻甲肥大、鼻息肉等,因此可行鼻中隔偏曲矫正术、鼻息肉摘除术、鼻甲消融或部分切除以及咬除膨大的钩突与筛泡等。手术目的是改善鼻窦通气引流,促进鼻窦炎症的消退。

（2）鼻窦手术:应在正规的保守治疗无效后方可采用。包括传统手术和功能性鼻内镜手术两大类,现多倾向于开展功能性鼻内镜手术,在祛除不可逆病变,尽量保护正常结构的基础上,重建鼻窦口的通气和引流功能。

4. 其他疗法 局部可配合应用红外线、微波、超短波及热敷等物理疗法。可经常用生理盐水或 2%～3% 高渗盐水冲洗鼻腔。

七、预防与调摄

1. 慎起居,调饮食,锻炼身体,增强或改善体质。

2. 注意防寒,预防感冒,特别是要提高或改善患者对寒冷的适应能力。

3. 积极彻底治疗急性鼻窦炎,以免转为慢性。

4. 注意鼻腔清洁,保持鼻腔、鼻窦引流通畅。

5. 练习中医养生保健操,如八段锦、太极拳、五禽戏等,增强体质,提高免疫功能及抗病能力,促进疾病的转归。

八、临证备要

（一）临证要点

1. 西医诊断宜精准个体化,中医辨证首辨寒热虚实,次明脏腑所属。

2. 治疗应重视局部处理与整体调治相结合,局部处理重在改善鼻窦通气引流,整体调治重在改善患者病理体质。

（二）沟通要点

1. 解释病因及现况,合理选择治疗方案。

2. 介绍预后及日常调摄要点。

九、中西医结合诊疗思路

慢性鼻窦炎之所以顽固难治,容易反复发作,除去解剖结构性因素外,患者全身及局部的免疫状态低下也是重要因素。因此,对保守治疗的患者可采用中西医结合方案外,即使是必须进行手术治疗的患者,如鼻内镜手术后,积极结合中医辨证论治以及病理体质调治,可以加速促进术腔黏膜水肿消退和上皮化,加快康复过程。

案例分析

殷某,女,64 岁。2011 年 11 月 26 日初诊。患者反复脓涕七八年,刻下脓涕黄白 2 个月,鼻塞,无头痛,近半月早上起床前出汗,平时怕冷,早上口苦,食可,便调。鼻甲稍大,鼻道干净,咽部正常。舌偏淡,脉尺沉弱,寸关部弦滑数。证属肺肾两虚,肝火内郁,邪滞清窍。治拟益气清热,祛邪通窍;局部配合辅舒良喷鼻剂喷鼻。处方:金银花 15g,黄芪 30g,白芷 15g,川芎 10g,白芍 15g,皂角刺 15g,败酱草 10g,甘草 6g,白术 15g,麦冬 10g,五味子 6g,栀子 10g,柴胡 10g,黄芩 10g,车前子 10g,当归 10g,升麻 10g。14 剂,每天 1 剂,水煎,分 2 次服。

2013 年 1 月 12 日复诊,谓上次鼻病愈,未再发。

按:寐醒汗多者火郁阳虚,口苦多咎肝火,肝木火郁则肺金生热,故涕黄白而寸关脉弦滑。方中黄芪、白术、麦冬、五味子、升麻益气扶正,升阳止汗;当归、白芍、柴胡养血疏肝,助栀子、黄芩、车前子清肝降火;金银花、白芷、川芎、皂角刺、败酱草化浊止涕通鼻。

选自《李凡成耳鼻咽喉科医案选》

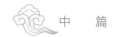

复习思考题

1. 简述本病的西医诊断要点。
2. 简述本病的中医辨证要点。
3. 试述本病的中西医结合治疗优势体现。

●（吴拥军）

第十三节　儿童鼻窦炎

儿童鼻窦炎（pediatric sinusitis）是儿童较为常见的疾病。可发生于幼儿,甚至发生于半岁左右婴儿。由于婴幼儿对局部感染常表现为明显的全身反应,或多见呼吸道及消化道症状,故常因去儿科就诊而延误专科治疗。其病因、临床表现、诊断和治疗有其特点,与成年患者不尽相同。各窦之发病率与其发育先后有关,上颌窦和筛窦发育较早,故常先受感染。额窦和蝶窦一般在2~3岁后才开始发育,故受累较迟。

一、病因病理

（一）西医病因病理

1. **病因**　儿童鼻窦感染最常见的致病菌为金黄色葡萄球菌、肺炎球菌及流感嗜血杆菌;厌氧菌感染亦不少见,其次为卡他莫拉菌等;而慢性儿童鼻窦炎患儿多见厌氧菌感染。其感染的发生,与其鼻窦解剖和生理特点、功能状况密切相关,故儿童鼻窦炎的病因有如下特点:①窦口相对较大,鼻腔感染易经窦口侵入;鼻腔和鼻道狭窄,鼻窦发育不全,黏膜较厚,淋巴管和血管丰富,一旦感染致黏膜肿胀较剧和分泌物较多,极易阻塞鼻道和窦口引起鼻窦引流和通气障碍;②身体抵抗力和对外界的适应能力均较差,易患感冒、上呼吸道感染和急性传染病,鼻窦炎常继发于上述疾病;③扁桃体或腺样体肥大,以及先天性腭裂和后鼻孔闭锁等影响正常鼻生理功能时,也易致鼻窦引流受阻;④内分泌功能障碍时,也对鼻窦黏膜产生不利影响;鼻变态反应与局部感染效应常互相叠加,为病程迁延或反复发作的重要原因;变态反应因素在儿童鼻窦炎发病中的作用远远超过成人。

由于鼻窦发育上的差异,新生儿即可患急性筛窦炎,婴儿期可患上颌窦炎,而且常可两窦同时发病。7岁以后可发生额窦炎,但多见于10岁以后。蝶窦炎只发生在10岁之后。一般儿童鼻窦炎多发生于学龄前期及学龄期。

2. **病理**　急性者窦内黏膜改变与成人基本相同,表现为黏膜充血肿胀明显,渗出较多,分泌物为黏液性或浆液性,引起窦口阻塞或分泌物潴留可转为脓性,致其感染更易向邻近组织扩散。慢性者,窦内黏膜多表现为水肿型、滤泡型和肥厚型病变,纤维型病变罕见于儿童。

（二）中医病因病机

儿童为稚阴稚阳之体,卫外不足,极易感受风寒湿热疫疠之邪,侵犯清窍,或病邪久留不去而病变迁延难愈。

1. **风热犯窦**　感受风寒之邪,郁而化热,或风热侵袭,肺经受邪,与患儿稚阳之体相互作用,导引邪热循经上犯窦窍,致成鼻渊之变。

2. **湿浊滞窦**　邪热久留不去,伤胃损脾,困顿患儿稚嫩之脾阳,使运化失常,致水湿积聚,滞留窦窍,浊涕长流。

二、临床表现

（一）急性儿童鼻窦炎

多继发于伤风感冒之后。早期症状与急性鼻炎或感冒相似，但全身症状较成人明显。

1. 症状　局部症状以鼻塞、流脓浊涕为主，并可有局部红肿压痛。全身可见发热、恶寒、脱水、精神萎靡或躁动不安、咽痛、咳嗽、食欲不振或呕吐腹泻等。较大儿童可能主诉头痛或一侧面颊疼痛。

2. 体征　鼻腔检查可见鼻黏膜红肿，窦口部位尤为显著，鼻腔内有大量脓涕。前组鼻窦炎时脓涕自中鼻道流下，后组鼻窦炎则脓涕自嗅沟流下。

（二）慢性儿童鼻窦炎

1. 症状　主要表现间歇性或经常性鼻塞，常张口呼吸，流多量黏液性或黏脓性鼻涕，常发鼻出血。

2. 体征　鼻腔黏膜肿胀，中鼻道、嗅裂有脓涕。

三、并发症

1. 急性儿童鼻窦炎并发症　可并发急性中耳炎、鼻出血等。

2. 慢性儿童鼻窦炎并发症　患儿可伴有支气管-肺部症状及消化道症状，表现为咳嗽声嘶、食欲减退、慢性腹泻、营养不良等，或同时存在慢性中耳炎、咽炎、腺样体病变等。小儿易感冒，或有低热、厌食、精神萎靡、注意力不集中、记忆力减退、智力低下、发育障碍等。

四、辅助检查

鼻窦 X 线检查可供参考。但需注意的是，5 岁以下的幼儿鼻窦黏膜较厚，上颌骨内尚有牙胞，所以幼儿 X 线片显示上颌窦窦腔混浊并不一定意味着鼻窦炎。CT 扫描则具有诊断意义，儿童鼻窦炎的 CT 特征为：①范围广。由于儿童鼻-鼻窦黏膜的炎症反应重，一旦发生鼻窦炎，多数显示为全鼻窦密度增高。②变化快。经过恰当的药物治疗后，CT 显示的密度增高可在 1~2 个星期内转为正常透光。因此，在对慢性儿童鼻窦炎儿童采用手术治疗之前，必须首先进行规范的药物治疗，手术前应再次行 CT 扫描。必要时，可对较年长患儿行鼻内镜检查，有助于诊断。6 岁以上患儿可行诊断性上颌窦穿刺冲洗术。

五、诊断与鉴别诊断

（一）诊断要点

在详细了解病史的基础上，结合临床症状和检查，不难做出诊断。如学龄前儿童感冒持续 1 周以上，脓涕不见减少甚至增多，以及症状加重者，应考虑合并鼻窦炎。

儿童鼻窦炎分三种类型，即急性儿童鼻窦炎，症状持续时间不超过 8 周；急性复发性鼻窦炎，症状持续时间不超过 8 周，每年发作 3 次以上；慢性儿童鼻窦炎，症状持续存在 12 周以上。

（二）鉴别诊断

急性期者，应与婴幼儿上颌骨骨髓炎相鉴别。该病全身症状明显且严重，局部皮肤红肿显著，并可累及结膜、龈及硬腭。

（三）中医辨证要点

儿童症状收集多有困难，因而常需结合病史，以局部辨证为主。本病属本虚标实，以虚为主的疾病，补虚扶正法则需贯穿于整个治疗过程中。

ER-8-19

儿童鼻窦炎诊断思维导图

笔记栏

六、治疗

以中西医结合全身治疗为主,中医治疗尤宜重视辨证论治,西医治疗强调保守治疗为主,慢性者保守治疗无效时,可考虑小范围功能性手术;强调根除病因,促进鼻窦引流,防止并发症发生。

（一）中医治疗

辨证论治

（1）风热犯窦证

证候:鼻塞,涕黄浊,鼻黏膜红肿,鼻窦相应部位可有叩痛、压痛。并可兼见发热微恶寒,咳嗽,纳差,神疲乏力。舌红,苔薄黄,脉浮数。

治法:疏风清热,宣肺通窍。

方药:苍耳子散加减。一般可加黄芩、连翘、桔梗、藿香。口干微渴,涕黄浊而量多者,可合升麻葛根汤加金银花。

（2）湿浊滞鼻证

证候:久病鼻塞,时轻时重,浊涕黏白,鼻甲肿胀。兼见面色萎黄无华,神疲乏力,纳差便溏。舌淡胖,脉缓弱。

治法:益气健脾,利湿化浊。

方药:参苓白术散加减。一般可加石菖蒲。若鼻涕黄浊量多者,可用升麻葛根汤加黄芩、连翘、金银花等。

（二）西医治疗

1. 急性儿童鼻窦炎　及早全身应用足量、足疗程的抗生素,以青霉素类药物阿莫西林克拉维钾酸效果最好,头孢类可以选用二代及三代头孢产品;鼻腔局部可应用鼻用糖皮质激素和减血充剂(一般不超过 7 天),以利通气引流。若发生并发症者,则应同时治疗。

2. 慢性儿童鼻窦炎　首先应采取规范保守治疗,不可轻易进行手术治疗。全身应用口服抗生素 4 周以上;鼻腔局部可应用鼻用糖皮质激素和减血充剂(一般不超过 7 天),可同时使用黏液促排剂;可配合负压置换法,尽量避免应用耳毒性抗生素。应特别注重针对腺样体肥大、胃食管反流和免疫力低下等伴随性疾病的相应治疗。

保守治疗无效者,可行手术治疗。由于手术对 9 岁以下儿童的颅面发育影响较大,故应选择功能性鼻内镜手术,手术范围应尽量小,应尽最大可能保留鼻腔、鼻窦黏膜、骨膜和骨质;如腺样体肥大者可行腺样体切除术。

七、预防与调摄

1. 预防感冒,保持鼻腔通气无阻。

2. 儿童鼻窦炎急性期易并发上颌骨骨髓炎,眶内与颅内并发症等,应注意密切观察病情变化,及时给予处理。

3. 慢性儿童鼻窦炎常持久难愈,应坚持治疗。

八、临证备要

（一）临证要点

1. 西医诊断要区分急性和慢性,中医辨证强调本病属本虚标实,以虚为主的疾病,补虚扶正法则需贯穿于整个治疗过程中。

2. 治疗强调以药物保守治疗为主,及早全身应用足量、足疗程的抗生素,如有并发症者,同时治疗;慢性者保守治疗无效时,可选择小范围内功能性鼻内镜手术;强调及时治疗原发病,加强营养和锻炼身体,预防感冒。

（二）沟通要点

1. 解释病因及现况,合理选择治疗方案。

2. 介绍预后及日常调摄要点。

九、中西医结合诊疗思路

儿童慢性鼻窦炎之所以迁延不愈、反复发作,与多种因素有关,应仔细辨别并处理。本病应以药物治疗为主,应及早全身应用足量、足疗程的抗生素,尤其要注重结合中医辨证论治的综合治疗。本病属本虚标实,以虚为主,补虚扶正法则需贯穿于整个治疗过程中。药物治疗无效者,可以考虑腺样体切除及鼻内镜手术。即使感染症状比较明显,也应控制感染与扶正并重。通过功能调整,改善体质,有望获得满意疗效。

复习思考题

1. 简述本病的西医诊断要点。

2. 简述本病的中医辨证要点。

3. 试述本病的中西医结合治疗优势体现。

● （吴拥军）

第十四节　鼻　息　肉

鼻息肉（nasal polyp）是以鼻内出现光滑柔软的赘生物为主要临床特点的疾病。本病可发于单侧或双侧鼻腔,好发年龄为30~60岁,成人发病率较儿童高。本病中医属于"鼻痔""鼻息肉"范畴,多并发于鼻鼽或鼻渊。

一、病因病理

（一）西医病因病理

1. 病因　目前发病机制仍不明确,系多因素致病。

（1）感染与异常解剖结构:鼻窦感染合并解剖学异常,如窦口鼻道复合体阻塞、鼻中隔偏曲等,使中鼻道天然防御功能减弱,致窦内出现缺氧等改变,可促进鼻息肉的形成和发展。

（2）嗜酸性粒细胞浸润:嗜酸性粒细胞是常见鼻息肉组织中最多的炎细胞类型。研究发现,该细胞的浸润对鼻息肉的发生起重要作用。嗜酸性粒细胞可释放多种介质,如嗜酸性粒细胞阳离子蛋白、嗜酸性粒细胞源神经毒素等,均可引起细胞和组织损伤,导致炎症活化。该类细胞可通过炎症反应及细胞外基质而发挥作用,促进鼻息肉的形成和发展。

（3）变态反应:鼻腔或鼻窦在组胺、白细胞三烯等化学介质的作用下,鼻黏膜小血管通透性增高,血浆渗出增加,鼻黏膜极度水肿,受重力影响逐渐下垂,形成息肉。

（4）细胞因子作用:细胞因子是体内具有不同生物学效应的物质,如白细胞介素、转化生长因子、粒细胞巨噬细胞集落刺激因子等。有研究表明,鼻息肉固有层炎性细胞的浸润,血管扩张、增生,弥漫性或局限性组织水肿等病理表现与细胞因子有直接或间接的关系。这些细胞因子在鼻息肉的发生、发展过程中发挥一定作用。

（5）纤毛运动功能障碍:某些疾病,如囊性纤维变、不动纤毛综合征等导致鼻黏膜纤毛

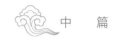

运动障碍,鼻腔/窦分泌物排出或引流不畅,分泌物长期刺激不仅使鼻黏膜发生水肿逐渐形成息肉,还可致鼻窦和下呼吸道反复感染发生鼻窦炎。

（6）其他因素:如遗传与体质特异性。鼻息肉病的患者既往多有阿司匹林耐受不良、支气管哮喘、变应性鼻炎或鼻窦炎、代谢性疾病等病史。

2. 病理　鼻息肉主要病理特点为黏膜组织高度水肿,大量白细胞,特别是嗜酸性粒细胞的浸润。其是由局部微环境中组织来源的生长因子和细胞因子调控的自身延续的炎性反应产物。这些细胞因子对鼻息肉中的嗜酸性粒细胞积聚活化具有重要作用。在多种细胞因子的相互作用下,血管通透性增高,血浆渗出,组织水肿,加上重力作用,逐渐形成息肉。鼻息肉病患者的鼻黏膜在炎性细胞浸润、组织水肿后,进而出现了上皮破裂、黏膜疝出、疝出部位的上皮及基质变化、新腺体形成等多种病理表现。

（二）中医病因病机

本病多为清阳不升,浊阴上干,湿浊凝结鼻窍,赘生物滋生而成。清阳不升为本,湿浊凝结为标。病机可分为湿热熏蒸和寒湿凝聚两个方面。

1. 湿热蕴积　肺经蕴热,宣畅失职,水液内停生痰生湿,痰湿蕴久化热,湿热循经上蒸鼻窍,日久变生息肉。

2. 寒湿凝聚　久病或素体脾肾阳虚,阳失气化,水湿内停,壅遏于鼻;或肺气本虚,腠理疏松,卫外不固,风寒之邪入侵,肺失肃降,水道通调不利,寒湿停聚于鼻窍,日久变生息肉。

二、临床表现

（一）症状

进行性鼻塞,流涕,或伴嗅觉减退、头痛,睡眠时打鼾或呼气不畅。息肉坠入后鼻孔,挤压咽鼓管咽口,可出现耳鸣、听力减退或耳堵塞感等症状。

（二）体征

鼻腔内见单个或多个表面光滑之赘生物,外观似葡萄或剥了皮的荔枝,色灰白或淡黄,半透明,多有蒂。其蒂多位于嗅裂或中鼻道处,活动度较好;或见中鼻甲息肉样变,根基较广,质地稍硬,色略红。病史较长,息肉较大者,外鼻可发生畸形,形似"蛙鼻"。

三、并发症

（1）支气管哮喘:鼻息肉病患者易并发支气管哮喘。如患者再有阿司匹林耐受不良,则为阿司匹林耐受不良三联征。

（2）鼻窦炎:鼻息肉病患者,鼻黏膜广泛水肿增生,鼻窦黏膜受损,或息肉堵塞窦口,引发增生性鼻窦黏膜反应,致鼻窦黏膜水肿增厚,易继发感染,发生化脓性鼻窦炎。

（3）分泌性中耳炎:鼻息肉病中,息肉压迫咽鼓管咽口,致咽鼓管阻塞,可发生分泌性中耳炎。

四、辅助检查

（一）鼻镜检查（前鼻镜、鼻内镜、纤维/电子鼻咽镜检查）

鼻镜检查(前鼻镜、鼻内镜、纤维/电子鼻咽镜检查)对明确鼻息肉的部位和范围有重要意义,同时有助于发现鼻腔后部的息肉或其他病变。

（二）影像学检查

鼻窦 X 线摄片与 CT 扫描对判断病变范围有重要意义,同时可了解合并的鼻窦病变情况。

笔记栏

五、诊断与鉴别诊断

（一）诊断要点

常单侧发病，可结合临床表现和辅助检查进行诊断，术后不易复发。

（二）鉴别诊断

1. 鼻腔良、恶性肿瘤 如内翻性乳头状瘤、鳞状细胞癌等，需仔细分辨，一般行病理检查即可明确诊断。

2. 鼻咽血管纤维瘤 瘤体基底广，多见于鼻腔后段及鼻咽部，偏于一侧，不能移动。表面可见血管，色红，触之较硬，有鼻塞、反复鼻出血史，多见于16~25岁的男性青年。

3. 鼻内脑膜-脑膨出 多发生于新生儿或幼儿，系筛板有先天性缺损，脑膜连同脑组织向鼻腔突出所致，形似息肉。可做颅前窝的CT扫描，以助诊断。

4. 出血性坏死性息肉 平素多有鼻出血病史，鼻窦CT扫描可见鼻窦多有占位性病变，鼻腔检查可见一侧有暗红色的坏死组织或出血性组织，触之易出血。

5. 真菌性鼻窦炎 两者均可见鼻腔有新生物。但本病鼻腔内肿物边界不清，表面粗糙，多伴有脓血涕，且有腥臭味。一般通过鼻内镜检查即可区别，必要时可行病理检查。

（三）中医辨证要点

鼻痔的辨证，重在辨明邪气及相关脏腑，继审正气虚实之象，则主次分明，治法明确。

1. 辨邪气 局部有形之"结肿"多与痰、湿、瘀有关，而此病的发生多因寒湿、湿热之邪壅滞经络而致。

（1）寒湿：患者纳差、面色萎黄，畏风怕冷，舌淡、苔白腻，脉沉缓；检查见鼻黏膜色淡，息肉呈透明状或白色黏冻样。询问患者的病史及饮食、二便等情况有助诊断。

（2）湿热：患者多觉纳呆腹胀，周身困重，舌红、苔黄腻，脉滑数；检查见鼻黏膜色红肿胀，息肉呈淡红或暗红色，涕液黄稠。询问患者平素饮食及生活习惯等，有助判断。

（3）瘀血：病程较长。患者多有情志不畅，舌暗，舌下络脉曲张，脉涩或弦滑。检查见鼻黏膜色暗，鼻息肉暗红。

2. 辨脏腑 本病由内因和外因共同致病，外因以寒湿、湿热之邪入侵为主，内因为脏腑功能失调，以肺、脾胃失调为主。

（1）肺脏失调：鼻为肺之官窍。外邪经鼻入侵，扰及于肺，肺失宣降，气血、津液输布失常，聚为痰湿，痰湿搏结于肺窍，形成"结肿"。

（2）脾胃失调：脾胃居于中焦，为气血津液运行之枢纽。若脾胃功能失调，痰湿内生，蕴久化热，导致湿热内蕴。肺之经脉循于胃口，脾胃之脉散布口鼻，湿热邪气循经上犯，滞于局部，则变生"结肿"。

3. 辨虚实 本病初起以实证居多，但邪气留恋日久，气血、津液耗伤，则会出现虚、实夹杂之证。

（1）实证：一般病程较短，鼻黏膜色红，鼻息肉色淡红，流黏稠涕，舌红，脉象有力。凡声高有力、形体壮实者，多为实证。

（2）虚实夹杂证：本病单纯虚证少见，多为虚实夹杂之证。虚或由邪气久留，耗伤正气所致，或与患者体质素弱有关。

六、治疗

本病以中西医结合治疗为主。中医治疗以祛邪扶正，调理脏腑为原则，在鼻息肉治疗过程中均可辨证论治运用中医药治疗。对于早期较小的炎症性、过敏性鼻息肉，可采取药物治

ER-8-20

鼻息肉诊断
思维导图

疗(中药+鼻用类固醇激素);若息肉较大者,可及时采用手术治疗,同时配合中药的内服、外用;对于有变应性鼻炎或慢性鼻窦炎等病史,鼻息肉反复发作或患鼻息肉病者,可运用中药调理,增强体质,或联合使用抗过敏药物,同时需定期检查,防止发生新的病变。

（一）中医治疗

1. 辨证论治

（1）湿热熏鼻证

证候:持续性鼻塞,流黄浊涕,或伴嗅觉减退。鼻黏膜肿胀色红,息肉色淡红或暗红、灰白,鼻道内可见脓涕。头胀痛,口干渴,大便不爽,小便黄。舌红,苔黄腻,脉滑数。

治法:清热利湿,散结通窍。

方药:辛夷清肺饮加减。湿热盛者,加车前子、泽泻、薏苡仁等以清热利湿;脓涕多者,加鱼腥草、败酱草以除湿排脓;头痛明显者,加白芷、蔓荆子以清利头目;息肉暗红者,加桃仁、赤芍、川芎等以活血散结。

（2）寒湿凝聚证

证候:渐进性或持续性鼻塞,鼻黏膜淡白或苍白,半透明,触之柔软,嗅觉减退或丧失,流清稀涕或黏涕。畏风寒,易感冒,身倦怠。舌淡,苔白腻,脉缓弱。

治法:温肺散寒,化瘀散结。

方药:温肺止流丹加减。鼻塞甚者,加辛夷、白芷以芳香通窍;畏风易感者,可合玉屏风散以祛邪扶正;痰湿较重者,加半夏、陈皮、藿香等化痰除湿。

2. 中医其他方法

（1）涂敷法:选具有腐蚀收敛作用的中药研末,香油调和后,用棉球蘸之塞于鼻腔。

（2）熏吸法:辨证选取中药,煎汤后,趁热由鼻吸入蒸汽,或用雾化吸入法。此法可用于鼻息肉术后或息肉较小者。

（3）滴鼻法:用芳香通窍的中药滴鼻剂滴鼻以疏通鼻窍。

（4）吹药法:选择具有散结通窍功效的药物,研末后吹于息肉处。此法与内治法合用可明显降低术后鼻息肉的复发率。

（5）鼻息肉摘除法:经保守治疗无效者,可采用此法。

（二）西医治疗

1. 药物治疗　常选择鼻用类固醇皮质激素及抗组胺药。初发且单侧鼻腔息肉较小者,可局部使用鼻用糖皮质激素喷鼻,促进炎症消退,缩小息肉体积。息肉体积较大堵塞鼻腔,影响通气或规律用药后,症状改善不明显、息肉体积无缩小者,行手术治疗,同时在术前、术后可联合糖皮质激素类药物。术前短疗程口服,术后改用鼻用激素,有利于手术的进行和术后病情恢复,防止复发。有变应性鼻炎、支气管哮喘等过敏性疾病者,可联合使用抗组胺药,以降低气道炎性反应,缓解症状。

2. 手术疗法　传统的方法是以圈套器或息肉钳摘除息肉,现多采用鼻内镜手术,易于彻底清除鼻腔及窦内病变组织。

3. 其他疗法

（1）针灸疗法:取迎香、内迎香、合谷等穴进行针刺,或配合鼻旁相关穴位的艾灸治疗,可增强治疗效果,缩短病程。

（2）激光治疗:用激光烧灼息肉或有息肉变的黏膜。此疗法利于改善鼻腔通气,不易出血,但治疗后复发率较高。

七、预防与调摄

1. 积极锻炼身体,增强机体抗病能力,预防感冒。

2. 及时防治过敏性鼻炎、慢性鼻窦炎等各种慢性鼻病。

3. 注意饮食,起居有节,戒烟酒,忌辛辣、肥甘厚腻之品,预防术后复发。

八、临证备要

（一）临证要点

1. 本病以综合治疗为主,治疗重点在预防和延缓术后复发。西医诊断宜精准个体化,中医辨证应首辨邪气和病变脏腑,继辨正气虚实之象。

2. 治疗应重视局部处理与整体调治相结合,局部处理以去除或缩小病灶,改善鼻塞等症状为主,整体调治重在改善患者体质。

（二）沟通要点

1. 向患者解释此病的病因及目前治疗进展情况,合理选择治疗方案。

2. 给患者介绍预后及日常调摄要点。

九、中西医结合诊疗思路

本病治疗多采取以手术为主的综合治疗,但在治疗过程中,仍需要积极采取中医药干预以调节体质;同时,在术后积极运用中医药也可起到控制病情复发的良好作用。对鼻息肉病的治疗而言,若患者并发阿司匹林耐受不良、其他变应性疾病及囊性纤维病等,应避免接触已知过敏原,或进行脱敏治疗,在控制息肉生长的同时积极治疗并发症;对有鼻息肉病家族史且免疫学检查异常的患者而言,应定期检查、日常配合药物治疗,防止疾病的发生或可早发现、早诊治;对合并有鼻腔、鼻窦解剖结构异常或骨质破坏的鼻息肉患者而言,应积极进行手术干预;对鼻腔或鼻窦黏膜发生广泛炎性病变或息肉样变的鼻息肉患者,应联合使用全身和鼻腔局部类固醇激素,可手术者在控制炎症后,积极手术。

案例分析

欧某,女,39岁,干部。

一诊:患者主诉常流脓涕、双鼻呼吸不畅伴流脓性涕反复发作不愈8年余。曾数次手术治疗。刻双下鼻塞甚,多涕,色黄而黏稠,间有头痛,伴咽部不适,频做咳痰动作。检查见双侧中鼻甲息肉样变,中道及术腔黏膜广泛性水肿明显。舌淡而胖嫩,边有齿痕,边尖散在瘀点,苔白较厚偏腻,关脉滑,尺脉沉细弱,以右尺细弱尤为明显。诊为慢鼻渊(慢性全组鼻-鼻窦炎),鼻息肉(双)。脾肾阳虚,痰湿瘀阻,息肉窒窍证。治以温补肾阳,健脾化湿,行瘀开窍。方用益气温阳活血方加减。处方:黄芪50g,太子参15g,茯苓15g,锁阳10g,石菖蒲10g,藕节15g,地龙10g,牡丹皮10g,川芎10g,法半夏12g,肉桂9g,制附子10g,辛夷12g,苍耳子10g,肉豆蔻10g,炙甘草5g。15剂,水煎服。

二诊:自诉用药之后,自觉症状有所减轻,鼻塞情况稍有改善,鼻分泌物减少,咽部不适感减轻,食纳增进,余症同前。查鼻腔黏膜暗红,下甲肿胀,中甲水肿,中道分泌物较前稍有减少,术腔黏膜水肿及息肉样变同前。舌淡而胖嫩,边有齿痕,边尖散在瘀点,苔白偏腻,关脉滑,尺脉沉细弱,右尺细弱仍较明显。证同初诊,治法依旧,原方稍事加减,去川芎、加苍术12g、干姜10g。予15剂,如前服用。局部治疗同前。

后续多次就诊,局部病变逐渐好转,息肉性病变基本消失,症状明显改善。继续以前方加减调治半年之久,病变趋愈。

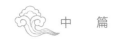

按：本案患者历经数次手术治疗，却依然每次术后均出现病变复发。虽然窦腔实际上已经完全开放，仅有窦口黏膜水肿存在。据此，本例发病为禀赋不足所导致的先天之本缺陷，是患者脾肾阳虚之根本，清窍无以温煦，故而黏膜苍白水肿明显且广泛，息肉生长或息肉样变起伏不断，绝难自已。夹杂有痰湿凝聚、瘀阻鼻窍之继生性病机变化，因而，根据温肾补阳、健脾益气治法，辅以行瘀开窍，予以益气温阳活血方加减，着重肾阳之温补，脾气之健运，兼以化瘀通窍，自然中的。但非长时不能达到有效愈疾水平，因而在显示疗效苗头之际，坚持守法守方并适当随症加减，便成为另一个非常重要的节点。且不宜过分在乎"春忌麻黄夏忌桂"之类的戒语。所以，本案得以获得较好疗效。

选自《田道法医案精华》

复习思考题

1. 简述鼻息肉的诊断要点。
2. 如何防治鼻息肉的复发？
3. 鼻痔如何进行辨证论治？

（张勤修）

第十五节　鼻　出　血

鼻出血（nasal hemorrhage）是耳鼻喉科临床上常见的急症之一，既可单侧发病亦可双侧同时发病，轻者仅为涕中带血，重者大出血，甚则可致出血性休克。本病的发生除了局部原因外，与全身疾病关系更为密切。本病属中医"鼻衄"范畴。

一、病因病理

（一）西医病因病理

1. 病因　导致此病发生的病因分为局部因素和全身因素。

（1）局部因素：包括鼻腔鼻窦的外伤及炎症、鼻中隔偏曲、鼻部良恶性肿瘤、鼻腔异物、鼻部特殊传染性疾病等。

（2）全身因素：包括凝血功能障碍性疾病（如再生障碍性贫血、白血病等）、肝肾疾病、心脏及循环系统疾病、急性发热性传染病等。

（3）其他因素：如中毒、非甾体抗炎药的使用、饮食偏嗜等。

2. 病理　局部或全身疾病导致鼻腔黏膜肿胀，鼻部血管静脉压或动脉压升高，血管破裂导致出血；或血管虽未破，但局部黏膜糜烂，毛细血管壁受损，血液渗出血管壁；或血液成分发生改变，毛细血管壁的脆性和通透性增加而发生鼻出血。

（二）中医病因病机

鼻衄与心、肝、脾、肺、肾等脏腑关系密切，和全身的气血偏盛偏衰有关。病性分虚、实两大类。实证者，多因火热气逆，迫血妄行而致；虚证者，多与阴虚火旺或气不摄血有关。

1. 心火上炎　劳神思虑太过，引动心火，心火亢盛，迫血妄行发为鼻衄。

2. 肝火上逆　情志不舒，肝气郁结，郁而化火，循经上炎，或暴怒伤肝，肝火上逆，灼伤脉络，血随火动，血溢脉外而为衄。

3. **脾胃积热** 脾胃素有积热,或因嗜食辛辣厚味,致胃热炽盛,火热内燔,循经上炎,损伤阳络,迫血妄行,发为鼻衄。

4. **肺经风热** 外感风热或燥热之邪上犯于肺,肺失肃降,邪热循经上犯鼻窍,损伤脉络,血溢于外而为衄。

5. **气虚鼻衄** 久病不愈,忧思劳倦,饮食不节,致脾胃受损,脾气虚弱,统摄无权,气不摄血,血不循经,渗溢于鼻窍而致衄。

6. **阴虚肺燥** 肺开窍于鼻,燥邪耗伤肺津,肺阴不足,鼻窍失于濡养,鼻黏膜干燥糜烂,发为鼻衄。

二、临床表现

(一)症状

1. **全身症状** 轻重不等,出血量少者则无,出血量多者,可伴头昏、心慌、血压下降、呕吐、口渴、全身乏力、黑便等症状。

2. **局部症状** 以鼻部症状为主。

(1)鼻出血:多为单侧鼻腔出血,量少者如涕中带血,出血剧烈或鼻腔后部的出血常表现为口鼻同时流血或双侧流血。血块大量凝集于鼻腔可导致鼻塞症状。

(2)鼻内干燥灼热感:可出现在鼻出血前后。对于反复鼻出血者,此症状可能长时间持续存在。

(3)鼻痒、喷嚏:部分鼻衄患者常伴有鼻痒、嚏多,以儿童较为多见。

(二)体征

前、后鼻镜或鼻内镜检查可见鼻黏膜色淡或深红、干燥,或表面静脉曲张或可见血痂附着;鼻中隔黏膜糜烂或有溃疡,鼻中隔前段或后段出血,部分患者可见鼻中隔明显偏曲。出血量大时,血液可向后流入鼻咽部。

三、并发症

鼻出血严重者可并发失血性休克,消化道感染等疾病。

四、辅助检查

(一)鼻镜检查

鼻镜检查主要有前、后鼻镜、鼻内镜、纤维/电子鼻镜、纤维鼻咽镜检查等。

对出血量较少者,可行前鼻镜检查,观察鼻腔黏膜有无糜烂,有无小血管瘤,鼻中隔有无偏曲等;若怀疑鼻腔后段出血,可行后鼻镜检查。鼻内镜、纤维/电子鼻镜检查可用于明确鼻腔后部或隐匿部位的出血。纤维鼻咽镜检查用以检查鼻腔后端出血部位。

(二)实验室检查

血常规及凝血功能检查,帮助判断出血原因、出血量,有无贫血等。

五、诊断与鉴别诊断

(一)诊断要点

务必详询病史,仔细检查,逐步明确其病因,排除消化道、下呼吸道出血。鼻出血为本病的主要临床表现,临证时应注意出血的量、频次、部位和方式等。同时结合主要的伴随症状,如鼻内干燥灼热、恶心呕吐、心慌汗出、黑便等及相应的辅助检查手段,来对此病做出综合判断。

鼻出血诊断
思维导图

（二）鉴别诊断

与呕血及咳血相鉴别。三者从以下几方面进行鉴别：①出血前症状：呕血多表现为上腹部疼痛，恶心呕吐等；咳血多有咳嗽、胸闷胸痛等不适；而本病常觉鼻腔干燥或有异物感。②出血形式：呕血多为呕出，呈喷射状，伴胃内容物；咳血可从口鼻涌出；而本病多从前鼻孔或自咽部吐出，剧烈时可从口鼻流出。③临床检查：呕血者上消化道检查可找到出血部位；咳血者肺或支气管镜检查可见出血部位；而本病一般通过鼻腔检查寻找出血点。

（三）中医辨证要点

鼻衄的病因主要分为两大类：火热妄行和气不摄血。故对于鼻衄的辨证应首辨火热与气虚，即辨虚实。一般而言，实证鼻衄，发病较急，出血量较多，颜色鲜红或深红；虚证鼻衄，多表现为鼻衄反复发作，时作时止，血色淡红，量多少不一，出血难止且病程较长。其次为辨脏腑，鼻衄与肺、胃、肝、心、脾、肾关系密切，实证鼻衄多与肺、胃、肝、心有关，虚证鼻衄多涉及脾、肾二脏。

六、治疗

鼻出血为耳鼻喉科常见急症之一，治疗原则首先为止血，然后循因施治。寻找出血部位，判断出血原因，以缩短治疗时间。同时，应注意患者的全身症状，采取补液或补充血容量等对症治疗措施。

（一）中医治疗

1. 辨证论治

（1）心火上炎证

证候：鼻衄，色鲜红，伴心烦失眠，身热口渴，口舌生疮，大便秘结，小便黄赤等。舌红苔黄，脉数。

治法：清心泻火，凉血止血。

方药：泻心汤加减。心火较重者，加栀子、木通、竹叶等以增强清心泻火之力。

（2）肝火上逆证

证候：突发鼻衄，量多迅猛，色深红。鼻黏膜色深红或暗红。常伴头痛头昏、耳鸣、口苦咽干，胸胁苦满，面红目赤，烦躁易怒。舌红，苔黄，脉弦数。

治法：清肝泻火，凉血止血。

方药：龙胆泻肝汤加减。可加白茅根、仙鹤草、茜草根等加强凉血止血之功；口干甚者，可加麦冬、玄参以养阴生津。

（3）胃火上炎证

证候：鼻血量多，色深红。鼻黏膜色深红而干，或有糜烂。多伴有烦渴引饮，口臭，大便干结，小便短赤。舌红，苔黄而干，脉滑数或脉洪大。

治法：清胃泻火，凉血止血。

方药：凉膈散加减。若大便通利，可去芒硝。热甚伤津伤阴者，可加麦冬、玄参、白茅根、茜草之类以助养阴清热生津，凉血止血。

（4）风热伤鼻证

证候：鼻中出血，点滴而下，色鲜红，鼻腔干燥，灼热感。出血部位多位于鼻中隔，或见黏膜糜烂。多伴有身热烦躁，口干咽痛，咳嗽痰少。舌红少苔，脉数或浮数。

治法：疏风清热，凉血止血。

方药：桑菊饮加减。可酌加牡丹皮、白茅根、栀子炭、侧柏叶等凉血止血药。

（5）气虚鼻衄证

证候：鼻衄常发，出血势缓，色淡红，量或多或少，淋漓难尽。鼻黏膜色淡白或苍白。病程较久者可伴见面色无华,倦怠懒言,食少便溏。舌淡,苔白,脉缓弱。

治法:健脾益气,摄血止血。

方药:归脾汤加减。出血不止者,可加白及、仙鹤草以收敛止血。出血量多,全身症状明显者,可加黄精、首乌、生地黄等养血生津之品。出血量多势猛,有气随血亡,阳随阴脱等危急证候者,可选用独参汤或参附汤以回阳益气、固脱摄血。

(6) 阴虚血燥证

证候:涕中带血,量少色淡红,多于擤涕、揉鼻,喷嚏时诱发。鼻黏膜干燥,鼻腔有干痂附着,伴口干咽燥,咳嗽少痰或头晕眼花,五心烦热,耳鸣,失眠盗汗等症。舌红、苔少,脉细数。

治法:养血生津,润燥止血。

方药:养阴清肺汤加减。咽干较甚者,可合用增液汤或黄精、当归等滋血生津之品。

2. 中医其他方法

(1) 体针:肺经热盛者,取少商、尺泽、合谷等穴;胃热炽盛者,取内庭、大椎等穴;心火亢盛者,取阴郄、少冲等穴;肝火上逆者,取太冲、阳陵泉、阴郄等穴;肝肾阴虚者,取太溪、太冲、三阴交等穴;脾不统血者,取脾俞、足三里等穴。实证用泻法,虚证用补法。

(2) 耳针或耳穴贴压:取肺、胃、肾上腺、肝、肾等穴,用王不留行贴压。

(二) 西医治疗

1. 药物治疗

(1) 镇静剂:有助于安定情绪,减缓出血。可选用地西泮、艾司唑仑等口服或肌内注射。

(2) 止血剂:如巴曲酶、酚磺乙胺等;或将棉片浸润在以 1% 肾上腺素+奥布卡因(1:1)溶液中,干湿适中,紧塞鼻腔 3~5 分钟,以达到局部止血的目的。

(3) 补充维生素:如维生素 C、维生素 K、维生素 P 等。

(4) 出血量大者静脉补液以扩充血容量,必要时可输血,防止休克。

2. 局部外治法

(1) 冷敷法:取坐位,以冷水浸湿的毛巾或冰袋敷于患者的前额、鼻旁或上颈部,以达到止血的目的。

(2) 压迫法:用手指紧捏双侧鼻翼 10~15 分钟以达到止血目的。

(3) 滴鼻法:用血管收缩剂滴鼻或以浸有该类药物的棉片置入鼻腔止血,以便寻找出血部位(有高血压病史者慎用)。

(4) 吹鼻法:主要用清热收敛、涩血止血的药末,吹入鼻腔止血,多用于少量出血。注意粉剂吹入不可过多,以免造成局部刺激或阻塞鼻腔。

(5) 烧灼法:本法适用于反复小量出血且能找到固定出血点者。此外,还可用低温等离子或激光烧灼出血点。

(6) 鼻腔填塞法:常用的有前、后鼻孔填塞术,适用于鼻出血较剧或出血部位不明显时。

(7) 鼻咽填塞法:用于后鼻孔附近或鼻咽部剧烈出血或出血部位较深者。(注:此法的操作和后鼻孔填塞法类似,不同之处在于,此法是用 2 根橡胶导尿管分别从两侧鼻腔导入,以便将填塞物拉入鼻咽部,再用示指伸入鼻咽部将填塞物压紧,引出前鼻孔处的两个线端进行固定)。

3. 手术治疗

(1) 鼻中隔手术:若因为鼻中隔偏曲或鼻中隔棘/嵴或鼻中隔血管暴露导致鼻出血者,可行此方法去除病因。

(2) 血管结扎或栓塞术:对上述治疗方法无效的顽固性鼻出血者,可适时行手术结扎颈外动脉、上颌动脉或进行血管栓塞。

4. 其他疗法 导引法:双足浸入温水中,或以大蒜捣成泥,贴敷于涌泉穴。

笔记栏

七、预防与调摄

1. 鼻出血时,患者情绪波动较大,故应注意安抚患者情绪,必要时可给予镇静剂。

2. 鼻出血患者应避免剧烈运动。宜静卧休息,一般采用坐位或半卧位。出现休克时,取平卧低头位。告知患者及时吐出口中或咽部的血液,以免吞入刺激胃肠引发呕吐。

3. 忌食辛燥刺激及肥甘厚腻之品,以免生火助湿。保持大便通畅。

4. 适时锻炼,调节情志,忌忧郁暴怒。

5. 注意鼻腔卫生,戒除挖鼻等不良的生活习惯。

八、临证备要

(一)临证要点

对于鼻出血的患者,应注意询问病史,根据患者临床表现评估整体情况,从而采取正确的治疗措施。治疗此病应遵循"急则治标,缓则治本"的原则,以止血为主,同时寻找出血部位,明确病因,缩短治疗时间;对于出血量大者,及时补充血容量,维持生命体征。当鼻腔无活动性出血且患者整体状态较佳时,可结合中医药的内外治疗,以提高治疗效果。

(二)沟通要点

1. 安抚患者情绪,使之镇静,耐心解释病因,合理及时地选择治疗方案。

2. 给患者介绍预后及日常注意事项。

九、中西医结合诊疗思路

鼻出血为耳鼻喉科常见急症之一,治疗应以止血为首要原则。对活动性出血患者而言,应立即采取正确的止血措施,以防失血过多。在治疗鼻出血时,应积极寻找出血原因,治疗原发疾病;当患者病情稳定时,可结合中医药治疗及心理治疗,从而促进疾病的恢复。

经典病案

徐某,男,38岁。患者反复发作鼻衄半年余就诊。刻下症见面色萎黄虚浮,头昏心慌,失眠,神倦懒言。舌质淡、边有齿痕、苔腻微黄燥,脉数而无力。血液检查:血红蛋白6g/L,红细胞$2.0×10^{12}$/L。证属心脾两虚,统血无权。拟养心健脾、益气摄血,佐以凉血止血。处方:党参、焦白术、当归、茯苓神、酸枣仁、藕节炭、侧柏叶、血余炭(包)各10g,黄芩9g,甘草3g。服药3剂。

服用后未见鼻衄发生,心慌头昏减轻,睡眠尚好,精神较前为佳。舌淡红、苔微腻略黄,脉弦微数。血液检查:血红蛋白7.1g/L,红细胞$2.38×10^{12}$/L。原方去藕节炭、血余炭,加生黄芪10g,陈皮6g,续服3剂而病愈。

按:夏鼎《幼科铁镜》:"脾热传肺,血从鼻出。"此案乃脾虚鼻衄,如赵濂《医门补要》中云:"肺主气,脾统血,肺虚气不外护,脾虚血失中守,若阴络一伤,逼血上溢清道而出。"所以宜用补气摄血、养心健脾一法,止衄归脾汤为首选方剂加减(黄芪、党参、白术、熟地黄、当归、山药、棕榈炭、血余炭、甘草、大枣)。干老认为,此型鼻衄多病程较长,血液检验均有贫血之象,初治宜用该方,收效后可改用归脾丸固本。

(干祖望医案)

复习思考题

1. 鼻出血多发生于鼻腔哪些部位?
2. 简述本病的病因病机。
3. 鼻出血常与哪些疾病相鉴别?

（张勤修）

第十六节　真菌性鼻窦炎

真菌性鼻窦炎(fungal sinusitis)又称霉菌性鼻窦炎,现多称之真菌性鼻-鼻窦炎(fungal rhino-sinusitis,FRS),是耳鼻喉科较常见的一种特异性感染性疾病,以鼻塞、流脓涕、血涕、头痛等为常见的临床表现。近年来,本病的发病率有逐渐上升趋势。传统观点认为本病多在机体长期使用激素、免疫抑制剂或抗生素等情况下发生,也可见于一些慢性消耗性疾病致机体抵抗力下降的情况下。本病的辨证论治可参考"鼻渊"。

一、病因病理

(一) 西医病因病理

1. **病因**　此病的确切病因目前尚不明确。有研究表明,此病的发生与微生物感染(曲霉菌为主要致病菌)和宿主免疫状态密切相关,现就常见的致病因素进行简述。

(1) 全身因素

1) 药物因素:广谱抗生素、类固醇皮质激素、免疫抑制剂、化疗药物等不合理地运用或长期运用,使机体免疫功能降低而致病。

2) 环境因素:空气污染严重、气候湿热等均会导致此病的发病率增高。

3) 职业因素:长期接触土壤、家禽者及粮仓管理者更易罹患此病。

4) 机体因素:患糖尿病、肿瘤等慢性消耗性疾病者患病率相对更高。

5) 其他因素:如缺乏体育锻炼、鼻内镜手术的广泛开展、病床利用率高等原因。

(2) 局部因素

1) 鼻外伤。

2) 鼻腔、鼻窦病变:如长期患变应性鼻炎、慢性鼻窦炎或鼻中隔明显偏曲者,鼻通气引流不畅,窦腔分泌物潴留。

2. **病理**　根据组织病理学上真菌是否侵犯鼻腔鼻窦黏膜及黏膜下组织和病变缓急,临床上将此病分为四种类型。

(1) 急性侵袭型真菌性鼻窦炎:病变迅速,大量真菌侵犯血管,引起血栓性动脉炎、血管栓塞、骨质破坏和组织坏死。病变可波及鼻腔外侧壁,甚至上颌窦前、上、下壁,累及面部、眼眶和硬腭,后期破坏筛窦顶壁或蝶窦壁,侵犯颅内。鼻窦内可见坏死样组织、干酪样物或肉芽样物,并有大量黏稠分泌物,或血性分泌物。

(2) 慢性侵袭型真菌性鼻窦炎:病理改变同急性侵袭型真菌性鼻窦炎,但进展缓慢,早期真菌侵犯多局限在鼻窦腔内、黏膜和骨壁。后期侵犯周围结构和组织。此型又可据其窦内病变的大体特征分为肉芽肿型和非肉芽肿型。

(3) 真菌球型:为目前临床上最常见的非侵袭性真菌性鼻窦炎,好发于上颌窦,以单侧鼻窦发病为主,鼻窦内病变不断增大可压迫窦壁骨质,使其变薄或吸收。曲霉菌为最常见致

笔记栏

病菌。组织学特征:可见大量真菌菌丝、孢子、退变的白细胞和上皮细胞,真菌球呈黑色或暗褐色的团块状。鼻窦黏膜水肿或增厚,但无真菌侵犯。

（4）变应性真菌性鼻窦炎:由真菌作为变应原介导的变态反应性疾病,因其致病因素复杂,目前对此尚无统一的诊断标准。组织学特征为无定形淡嗜酸性或淡嗜碱性变应性黏蛋白,以及分布的大量嗜酸细胞及夏科-莱登结晶(Charcot-Leyden crystal),单个或成簇状分布的大量真菌丝。鼻窦黏膜水肿或增生。

（二）中医病因病机

在中医典籍中并无本病的记载,大部分鼻-鼻窦真菌病可能归属于"鼻渊"的范畴。在鼻病经久不愈或长期治疗不当的基础上,加之生活、起居不慎,感染真菌,复因风、湿、热邪侵袭,郁于鼻窦,湿热熏蒸,腐蚀肌膜而成。本病有虚实之分,实证起病急、病程短,多因肺经风热、胆腑蕴热、脾胃湿热所导致;单纯虚证较少见,多为虚实夹杂证,表现为肺气亏虚和脾虚失养。

1. 肺经风热犯鼻　起居不慎,寒暖失调,或过度劳累,风热邪气袭表伤肺,或风寒外袭,郁而化热,内犯于肺,肺失宣降,邪热循经上壅鼻窍而为病。

2. 胆腑郁热熏鼻　情志不畅,郁怒不节,胆失疏泄,气郁化火,胆火循经上犯,移热于脑,伤及鼻窍;或邪热犯胆,胆热上蒸鼻窍而为病。

3. 脾经湿热壅鼻　饮食不节,过食肥甘厚味,湿热内生,伤及脾胃,运化失常,湿热邪毒循经熏蒸鼻窍而为病。

4. 气虚鼻窍寒滞　久病体弱,或病后失养,致肺脏虚损,肺卫不固,邪气内犯,正虚托举无力,邪滞鼻窍而为病。

5. 脾虚鼻窍失养　久病失养,或疲劳思虑太过,伤及脾胃,致脾胃虚弱,运化无力,不能升清降浊,湿浊内生,困聚鼻窍而为病。

二、临床表现

本病多单侧鼻窦发病,以上颌窦发病率最高,进一步发展可累及多窦。不同的临床类型表现各异。

1. 急性侵袭型真菌性鼻窦炎　多见于有严重的免疫缺陷或免疫功能低下者。起病急骤,病变进展迅速,病情凶险,病死率较高。临床表现为发热,面部肿痛,视力下降、眼球突出、头痛、嗜睡等,严重者出现昏迷或死亡。后期还可经血液循环侵犯肝、脾、肺等脏器。鼻镜检查可发现鼻腔有颗粒性黏稠分泌物、鼻腔黏膜苍白或形成黑色焦痂、鼻中隔或上腭穿孔等。

2. 慢性侵袭型真菌性鼻窦炎　病变进展缓慢,病程较长。可见于免疫功能正常者,易发于免疫功能低下者。早期临床症状不典型,主要表现为鼻塞、流涕、血涕、头痛等,严重者视力丧失。后期侵犯不同部位时,引起相应症状。鼻窦CT表现为窦内软组织密度影,窦壁骨质缺损,伴或不伴骨质增生硬化。

3. 真菌球型　多见于中老年女性。患者的免疫功能多正常。临床表现为血涕、头痛、额面部不适等,其余症状类似于慢性鼻窦炎,表现为鼻塞、脓涕、有腥臭味等。鼻窦CT显示单侧鼻窦不均匀密度增高影,或可见高密度钙化斑(点),可有窦壁膨隆或吸收,无骨质破坏。

4. 变应性真菌性鼻窦炎　本病多发于具有过敏性疾病病史的青年人群。临床表现为鼻塞、白色黏稠涕,过敏反应严重者可并发眼眶及颅内病变,出现眼球突出、视觉丧失等症状。过敏反应相关指标升高,皮肤变应原试验(+);鼻窦CT显示单侧或双侧鼻窦密度均匀的云絮状或毛玻璃样高密度影,周边为黏骨膜增厚影,窦壁骨质可见膨胀性吸收、破坏。

三、并发症

真菌性鼻窦炎可并发中耳炎,哮喘、咽炎、扁桃体炎等呼吸道相关疾病及消化系统等疾病。

四、辅助检查

（一）鼻内镜、纤维/电子鼻咽检查

鼻黏膜苍白,鼻腔内有大量黏性分泌物或血性分泌物,甚则可见暗红色或灰褐色的团块样物质。

（二）影像学检查

鼻窦 CT 或 MRI 可见受累窦腔内的软组织密度影或点片状的高密度影,晚期有邻近骨质破坏现象。

（三）过敏反应相关指标检查

血清 IgE 水平升高、外周血嗜酸性粒细胞计数增多;皮肤变应原试验(+)。

（四）病理学检查

取病变部位的黏膜及黏液,可见真菌菌丝及孢子。

（五）鼻分泌物涂片

取病变窦腔内容物或黏膜标本,制作涂片,经染色后在显微镜下可见有分隔的分叉菌丝或孢子。

（六）真菌培养

取病变窦腔内的分泌物在合适的培养基中进行培养,可见曲霉菌的菌丝生长,对菌落进行染色后在显微镜下可见有分隔的菌丝和孢子。

五、诊断与鉴别诊断

（一）诊断要点

根据临床表现,鼻内镜检查,鼻窦 CT 或 MRI 可对此病做出初步诊断。进一步明确诊断可结合鼻分泌物涂片/压片+真菌培养或病理学检查。

（二）鉴别诊断

本病应与慢性鼻窦炎、鼻腔与鼻窦恶性肿瘤相鉴别。

1. 慢性鼻窦炎　本病临床主要表现为鼻塞、流脓涕,头痛及局部压痛。鼻窦 CT 显示鼻窦黏膜不规则增厚及窦壁骨质硬化,可伴黏膜囊肿或息肉形成,增强扫描可见黏膜下线性强化。鼻分泌物做真菌培养无菌丝形成或生长。

2. 鼻腔、鼻窦恶性肿瘤　可有长期鼻塞及流脓血涕史。常为一侧鼻塞,呈进行性加重,鼻内疼痛,头痛头胀。鼻腔内可见肿块,色红,触之易出血。鼻窦 CT 表现为窦腔软组织肿块伴窦壁溶骨性破坏,部分肿瘤见粗大条片状、环状钙化,增强扫描后肿瘤不均匀强化,可侵犯周围及远处转移。真菌性鼻窦炎骨质破坏以内侧壁为主,少有向外浸润。

（三）中医辨证要点

本病的辨证,首辨虚实。而在虚实之中,又分寒热、化归脏腑。实证者,多起病急,病程短,多因肺经风热、脾胃湿热、胆腑蕴热所导致,临床上患者多形体相对壮实,检查见流涕色黄浊量多,鼻甲黏膜红肿等;虚证者,起病缓,但单纯虚证者较为少见,多见于鼻渊反复发作的患者,临床多表现为涕多色白量多,鼻黏膜色白肿胀,鼻塞较重,全身虚弱症状明显。

ER-8-22

真菌性鼻窦炎诊断思维导图

六、治疗

中医治疗以祛除湿热邪毒为主,同时注意调理患者体质,促进正气恢复,提高抗病能力。西医治疗应根据本病的临床类型,选用不同的治法,其治疗原则是以手术治疗为主,同时积极治疗相关基础疾病,并根据个体情况适当联合抗真菌药或免疫调节治疗。

（一）中医治疗

1. 辨证论治

（1）肺经风热犯鼻证

证候:鼻流多量黄白黏涕,鼻塞,嗅觉减退;鼻甲肌膜红肿,前额或颧部疼痛;全身并见发热恶寒,咳嗽痰多,口干;舌质红,苔薄白,脉浮数或浮滑数。

治法:疏风清热,芳香通窍。

方药:苍耳子散加减。鼻涕量多者可加鱼腥草、瓜蒌等药;表证明显者,可加麻黄、防风、桔梗等药。

（2）胆腑郁热熏鼻证

证候:鼻涕黄浊黏稠如脓,量多,有臭味,鼻塞,嗅觉差;鼻窍肌膜红赤肿胀;头痛剧烈,或前额痛,或面部颧骨疼痛,全身并见发热,口苦咽干,目眩,耳鸣耳聋;舌质红,苔黄,脉弦数。

治法:清泄胆热,利湿通窍。

方药:龙胆泻肝汤加减。头痛甚者加菊花、蔓荆子等;大便秘结者可加大黄、火麻仁等药。

（3）脾经湿热壅鼻证

证候:鼻涕黄浊量多,涓涓长流,涕带臭味,鼻塞较甚,嗅觉消失;鼻窍肌膜红肿,全身并见头痛剧烈,肢体困倦,食欲不振,脘腹胀满,小便黄;舌质红,苔黄腻,脉滑数或濡。

治法:清脾泄热,利湿祛浊。

方药:黄芩滑石汤加减。鼻塞明显者,可加辛夷、苍耳子等;头痛甚者加川芎、葛根、菊花、白芷等;食欲不振者,加藿香、佩兰、砂仁等。

（4）气虚鼻窍寒滞证

证候:鼻涕黏白而量多,无臭味,嗅觉减退,鼻塞或轻或重;鼻窍肌膜肿胀淡红,每遇风冷则症状加重;全身可见头重、头晕、自汗恶风、气短无力,懒言低声,咳嗽痰稀;舌质淡,苔薄白,脉缓弱。

治法:温补肺气,疏散风寒。

方药:温肺止流丹加减。如肺脾气虚,易感外邪者,可合玉屏风散;鼻涕黄浊量多者,因湿浊滞留,久郁化热,为正虚邪实,需用托里透脓之法,可选用托里消毒散。畏寒肢冷者,可加麻黄、防风、桂枝等;涕多者,可加半夏、陈皮、薏苡仁等。

（5）脾虚鼻窍失养证

证候:涕黏白或黏黄而量多,无臭味,嗅觉减退,鼻塞较重,嗅觉减退;鼻窍肌膜淡红,肿胀较甚;全身并见头重眩晕,肢倦乏力,食少腹胀,面色苍白或萎黄,食少便溏;舌质淡红,苔薄白,脉缓弱。

治法:温补肺气,疏散风寒。

方药:参苓白术散加减。鼻涕浓稠量多者,加半夏、石菖蒲、瓜蒌等;纳呆、腹胀者,加枳壳、厚朴等药。

2. 中医其他方法

（1）中药制剂鼻腔冲洗:可辨证选用黄柏、苦参、蛇床子、苍术、金银花等中药煎液取汁,温度适中后用鼻腔冲洗器冲洗术腔,每日 2 次,连续冲洗 4~6 周,可明显抑制真菌活性,减少复发。

（2）艾灸:主穴选百会、前顶、迎香、四白、上星等;配穴选足三里、三阴交、肺俞、脾俞等。悬灸至局部有灼热感、皮肤潮红为度。此法一般用于虚寒证。

（3）穴位按摩:选取迎香、合谷,自我按摩,每次 5~15 分钟,每日 1~2 次,用两手大鱼际,沿两侧迎香穴上下按摩至发热,每日数次。

（4）滴鼻法:选用芳香通窍的药物滴鼻,以疏通鼻窍,促进分泌物排出。

（二）西医治疗

1. 药物治疗+早期手术治疗

（1）非侵袭型真菌性鼻窦炎及真菌球型:一般均可采用鼻内镜手术彻底清除病灶及病变组织,促进鼻腔、鼻窦的通气和引流,术后可不用抗真菌药物。

（2）急、慢性侵袭型真菌性鼻窦炎:鼻内镜手术,病变严重者,可联合其他术式,彻底清除病变组织和累及的鼻窦黏膜和骨壁,术后必须用抗真菌药物。常用抗真菌药物有酮康唑、伊曲康唑、两性霉素 B 等。

（3）变应性真菌性鼻窦炎:鼻内镜手术联合糖皮质激素治疗。

2. 其他疗法

（1）鼻窦穿刺冲洗法:多用于病变部位在上颌窦者,穿刺冲洗后,可选择注入合适的药物进行治疗。

（2）鼻窦负压置换法:用负压吸引法将鼻窦内的黏稠分泌物吸引出来,再将适宜的药液置换进入鼻窦,从而达到治疗目的。

（3）局部可配合应用激光、微波、超短波等物理疗法;等渗或高渗盐水冲洗鼻腔。

3. 对症支持治疗　增强免疫功能,积极治疗原发病,必要时输全血或血浆。

七、预防与调摄

1. 避免职业危害,对于需长期接触潮湿土壤、家禽等的从业者应注意个体防护,做好定期体检。

2. 不滥用抗生素及类固醇皮质激素等药物。

3. 合理均衡饮食,注意鼻腔卫生和擤涕方法。

八、临证备要

（一）临证要点

1. 临床应根据不同的病理类型采取相应的治疗方案,结合正确的中医辨证。针对本病应首辨虚实,再分寒热和脏腑所属,中西医综合治疗,以达到控制病情或根治疾病的目的。

2. 治疗应重视局部处理与整体调治相结合,局部处理重在去除病理因素,改变鼻腔微环境,改善鼻腔鼻窦通气引流,整体调治重在调理体质、提高机体抗病能力。

（二）沟通要点

1. 解释病因及现况,合理选择治疗方案。

2. 介绍预后及日常注意事项和调摄方法。

九、中西医结合诊疗思路

真菌性鼻窦炎治疗应根据不同的临床类型选择治疗方案。西医的治疗原则是以手术治疗为主,同时积极治疗相关基础疾病,并根据个体情况选用抗真菌治疗和/或免疫调节治疗。

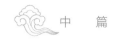

很多中药都可以增强机体免疫功能,改善患病机体的功能状况,提高抗病能力,应根据中医辨证论治的原则尽可能选择短期内即可见效的方药。

复习思考题

1. 简述本病的西医诊断要点。
2. 简述本病的病因病机。
3. 试述本病的中西医结合治疗优势体现。

（张勤修）

第十七节　上气道咳嗽综合征

上气道咳嗽综合征(upper airway cough syndrome,UACS)是指因鼻部疾病引起鼻分泌物倒流至鼻咽和下咽部,甚至反流入喉腔或气管,导致以咳嗽为主要临床表现的综合征。中医辨证可参考"咳嗽"。

一、病因病理

(一)西医病因病理

本综合征的病因较为复杂。研究表明,其发病可能与鼻窦炎、变应性鼻炎、非变应性鼻炎、过敏性咽炎(喉炎)、腺样体肥大、慢性扁桃体炎等疾病有关。本综合征临床虽较为常见,但至今仍没有一个明确的理论能够解释其发病机制,因此提出了一系列的假说。

1. **鼻后滴流理论**　主要是由于病原体或异物的侵入引起鼻部或咽部的分泌物回流至鼻后部或鼻咽部,刺激咳嗽反射感受器,通过神经传导而引发咳嗽。

2. **气道炎症理论**　气道炎症不仅仅是上气道炎症,还包括下气道尤其是支气管等的炎症,引起这些气道炎症反应的原因目前尚不清楚。

3. **气道神经超敏反应理论**　该理论认为上气道咳嗽综合征引起的原因可能是因为前列腺素等炎性介质对气道神经的刺激,气道内的咳嗽感受神经因此更加敏感,一些可能会引起咳嗽的因素进入气道后更容易引起上气道咳嗽的发生。

4. 与咽部或喉部的慢性炎症有一定关系。

(二)中医病因病机

本病的发生多与体质虚弱易感受风邪,或内有湿、热、痰、瘀之邪有关,从而致使肺失宣降,气道不畅,肺气上逆而发病。病性分虚实,病变涉及肺、脾、胃等多个脏腑。

1. **风邪犯肺**　风为阳邪,易袭阳位,若人体正气虚弱,肺卫不固,感受外邪,邪气侵袭肺经,宣降失调,则见咳嗽、咳痰等症。

2. **痰湿阻滞**　素体虚弱,中气不足,脾胃虚损;或饮食不节,损伤脾胃;或思虑过度、劳倦,伤及脾胃,致中焦运化失司,水湿内停凝结成痰,痰湿内阻,气机升降不利,发为咳嗽等症。

3. **痰热内蕴**　各种原因导致痰湿内生,久则郁而化热,痰热上犯清窍,清窍不利,则出现咳嗽、流涕等一系列症状。

4. **瘀血阻滞**　情志不舒,肝气不畅,气滞血行不利;或气虚运血无力,均会导致血液凝聚于脉中,全身气机不通,肺宣发肃降失常,发为此病。

5. **肺脾气虚**　久病不愈,耗气伤脾,脾土失健,导致气血津液生化乏源,咽喉失养,发为本病。

二、临床表现

（一）症状

1. 主要症状　咳嗽、咳痰。

2. 伴随症状　鼻塞、流涕、频繁清嗓、反复咽痛或咽痒、鼻涕倒流咽喉，打鼾、发热等。

（二）体征

鼻镜检查可见咽后壁淋巴滤泡明显增生（鹅卵石样改变），咽后壁有黏液附着；可疑过敏性鼻炎时可见黏膜苍白、水肿等；怀疑鼻窦炎时可见总鼻道、中鼻道有较多脓性分泌物，或可见腺样体肥大。

三、并发症

上气道咳嗽综合征的并发症较为少见，常见的有鼻窦炎、慢性咽炎、慢性扁桃体炎等疾病。

四、辅助检查

（一）鼻镜检查（前鼻镜、鼻内镜、纤维/电子鼻咽镜检查）

变应性鼻炎的鼻黏膜主要表现为苍白或水肿，鼻道及鼻腔可见清涕或黏涕。非变应性鼻炎鼻黏膜多表现为黏膜充血或肥厚，部分患者口咽部黏膜呈鹅卵石样改变或咽后壁有黏脓性分泌物附着，甚至可见分泌物沿咽后壁向下流注的现象。过敏性咽炎表现为咽部黏膜苍白或水肿，非变应性咽炎表现为咽部黏膜充血或/和淋巴滤泡增生。

（二）鼻窦 CT 扫描

慢性鼻窦炎表现为窦腔黏膜增厚，鼻腔鼻窦内可见黏性或脓性分泌物等。

（三）变应原筛查试验

在条件许可的情况下，对于变应性鼻炎所导致的上气道咳嗽综合征可行此项检查，尤其对于儿童患者尤其重要。

（四）实验室检查

常用实验室检查如血生化、痰液细菌培养等。伴有感染时，该类检查可提示中性粒细胞或其百分比升高或痰液培养阳性等，有助于明确病原菌，协助治疗。

（五）肺功能检查、纤维支气管镜及 24 小时食管 pH 值测定等

该类检查有助于鉴别其他原因如哮喘、气管或支气管异物、慢性反流性咽炎等导致的慢性咳嗽。

五、诊断与鉴别诊断

（一）诊断要点

本病诊断很大程度上依赖于患者的病史及主诉，如既往有无变应性鼻炎、慢性鼻窦炎等疾病，咽部有无异物感、有无自觉鼻腔分泌物倒流咽后部等情况。同时，应仔细进行体格检查和借助相关辅助检查，用现有手段除外合并下气道疾病、咳嗽变异性哮喘等复合病因的情况下针对所确定的基础疾病进行治疗，咳嗽经治疗后得以缓解，诊断方能明确。

（二）鉴别诊断

1. 慢性咽炎　常表现为咽部异物感、干咳，严重者可有晨起干呕等表现，检查可见咽部黏膜菲薄、干燥，咽后壁淋巴滤泡增生及咽部黏膜肥厚等表现，但无鼻部病变表现及胸闷、咳

痰等症状。

2. 咳嗽变异性哮喘 常因感冒或冷空气、灰尘、油烟等刺激下发作。主要表现为刺激性干咳,通常咳嗽较剧烈,夜间加重为其重要特征。支气管扩张剂治疗可有效缓解咳嗽症状,可作为诊断的重要依据。

3. 胃食管反流性咳嗽 典型症状为日间或直立位时咳嗽明显,多为干咳或咳白色黏痰,伴有烧心、胃酸反流,于进食中、后症状加重,可伴有其他食管外症状如声嘶、哮喘、咽喉疼痛和胸痛等。24 小时食管 pH 值监测可明确诊断。

4. 嗜酸粒细胞性支气管炎 临床症状表现为持续干咳,受寒冷、尘埃、异味、吸烟、运动等因素影响,但患者自主排痰或诱导后痰中嗜酸细胞明显增多(>25%),支气管肺泡灌流液中嗜酸细胞增多,但气道反应性正常,24 小时流速峰值变异率在正常范围。针对此病支气管扩张剂及抗组织胺药物治疗效果不理想,但糖皮质激素治疗(吸入或全身用药)有一定效果。

（三）中医辨证要点

咳嗽辨证,首辨虚实,次辨病变部位和不同病理因素。实证起病急,虚证起病缓;本病的病位涉及肺、脾、胃、咽喉等部位;常见的病邪以风邪为主,在病变发展过程中,还可产生痰湿、湿热、瘀血等邪气,后期甚则出现耗气伤阴之证。故治疗时当分清虚实,辨证选用补、泻之法。

上气道咳嗽
综合征诊断
思维导图

六、治疗

本病病因复杂,中医治疗应以祛除病邪为主,同时结合患者体质进行调理,或清或补,需辨证施治。西医治疗应针对不同的病因进行原发病治疗,除了慢性鼻窦炎引发者,其他疾病引起者多采用保守治疗,对症干预,调节上呼吸道黏液分泌,修复受损的黏膜纤毛系统。中西医结合治疗既可改善上呼吸道各种不适症状,又能从整体出发,调整病理体质,有利于提高远期疗效。

（一）中医治疗

1. 辨证论治

（1）风邪犯肺证

证候:外感后出现鼻痒,流水样涕,频繁喷嚏,或咽痒,干咳无痰,或皮肤瘙痒,舌淡苔薄,脉浮。

治法:疏风宣肺,止咳化痰。

方药:三拗汤合止嗽散加减。咽痒明显者可加入防风、僵蚕、射干等疏风止痒;若咳痰较多者,可加青果、浙贝母利咽化痰。

（2）痰湿阻滞证

证候:痰多易咯,色白质稀,咽部滴流感,舌淡、苔白腻,脉弦或滑。

治法:燥湿健脾,化痰止咳。

方药:二陈汤合三子养亲汤加减。纳少腹胀者,加苍术、石菖蒲等以健脾和胃,祛痰利咽。

（3）痰热内阻证

证候:鼻塞流黄涕,咳痰量多黄稠,咽部灼热,频繁清嗓,咽喉部红肿,舌红、苔黄腻,脉滑数。

治法:清热化痰,宣肺止咳。

方药:芎芷石膏汤加减。咽干咽痛者,加蝉蜕、牛蒡子、薄荷以清热利咽;咳痰质稠难咳者,加紫菀、杏仁、桔梗、金银花等以宣肺化痰。

（4）瘀血阻滞证

证候:鼻塞不通,咽干伴刺痛,或咽痒,咳嗽,检查可见咽后壁淋巴滤泡呈结节样增生。舌暗淡、边有瘀斑,脉细涩。

治法:活血化瘀,通利咽喉。

方药:桃红四物汤加减。鼻塞、鼻涕黏稠明显者,加丝瓜络、砂仁、薏苡仁等以祛除浊涕;咽痒、咽异物感较甚者,加射干、桔梗、牛蒡子等以散结清咽。

（5）肺脾气虚证

证候:鼻流白色浓稠涕,咽部黏滞感,咳嗽反复发作,痰黏色白,伴胸闷脘痞,便溏,咽后壁淋巴滤泡呈团块状增生,局部充血。舌淡苔薄腻,脉滑。

治法:补肺益脾,养阴润燥。

方药:参苓白术散加减。若平日易感冒者,可合用玉屏风散以益气固表;鼻塞、涕多者,可加辛夷、苍耳子、路路通等以宣通鼻窍,清利湿浊。

2. 中医其他方法

（1）中成药:可辨证选用苏黄止咳胶囊、紫贝止咳颗粒等。合并有变态反应因素者,可以结合玉屏风颗粒口服。

（2）穴位贴敷:可选双侧肺俞、脾俞,以及天突、膻中穴进行穴位贴敷。

（3）电针配合鼻腔冲洗:选择肺经上的腧穴,如中府、肺俞、尺泽、列缺等进行电针刺激,同时配合等渗生理盐水或具有清热解毒、芳香化湿功效的中药煎成的汤液行鼻腔冲洗,临床效果可观。

（二）西医治疗

根据导致本综合征的基础病而定。

1. 由非变应性鼻炎、血管运动性鼻炎及普通感冒引起　首选抗组胺剂,如受体拮抗剂富马酸氯马斯汀、酮替芬和减充血剂如盐酸伪麻黄碱(注:减充血剂使用时应短期、间断、按需使用,一般连续使用时间≤7天,否则易导致药物性鼻炎)。

2. 变应性咽炎　各种抗组胺药治疗均有效果,可选无镇静作用的第二代抗组胺剂,如氯雷他定等。

3. 变应性鼻炎　首选药物为鼻腔吸入糖皮质激素,可改善环境、避免变应原刺激。

4. 鼻窦炎　可采用有效的抗菌药物、第一代抗组胺剂和鼻用减充血剂(使用注意事项同上)、鼻吸糖皮质激素等。内科治疗效果不佳时可行负压引流、穿刺引流或外科手术。

七、预防与调摄

1. 定时通风、避免干燥,保持空气新鲜以及一定的湿度。

2. 多饮水有助于新陈代谢的加速进行,减轻鼻炎症状,从而减轻上气道咳嗽综合征。

3. 避免由于过度疲劳、睡眠不足、受凉导致免疫力下降,诱使鼻炎发作。

4. 坚持体育锻炼,增强体质,提高人体对寒冷的耐受力,避免感冒。

5. 正确擤鼻。分别堵住一侧鼻孔进行擤涕。

6. 变应性鼻炎患者应远离过敏原,避免接触毛皮、地毯、羽绒制品,家里尽量用吸尘器清洁环境,可以使用负离子发生器净化空气,经常开窗通风,保持空气清新。

八、临证备要

（一）临证要点

1. 西医诊断宜精准个体化,中医辨证首辨虚实,次明病变部位和不同致病邪气。

2. 治疗应重视局部处理与整体调治相结合,局部处理重在针对原发病进行治疗,改善鼻咽部症状,整体调治重在改善患者体质,增强抵抗力。

（二）沟通要点

1. 解释病因及治疗现状和进展,合理选择治疗方案。

2. 介绍预后及日常调摄要点。

九、中西医结合诊疗思路

上气道咳嗽综合征病因复杂,单纯的中医或西医治疗均各有不足,难以获得满意的治疗效果。故临床上针对此综合征多采用中西医结合治疗,西医是针对原发病进行治疗,控制上呼吸道黏液分泌物的刺激效应,修复受损的黏膜纤毛系统;中医内外结合的辨证治疗重在祛邪扶正,两者合用的前景更好。

复习思考题

1. 简述上气道咳嗽综合征的诊断标准。

2. 简述上气道咳嗽综合征的中医辨证论治。

（张勤修）

ER-8-24

扫一扫,
测一测

思政元素

中西医理论互鉴、融合发展，走出具有中国特色的卫生健康之路

针灸是中医学的重要组成部分,在中医学中发挥着重要的作用。随着时代发展,针灸这一传统项目展现出崭新的生命力,有越来越多的国家承认针灸的效果。现代研究显示,针灸干预与西药、手术的方法、作用途径、起效机制等有很大区别,所以在疾病诊治中有很大的互补性。千余年的临床实践显示,针灸具有操作简便、不良反应少、适应范围广泛、可以长期反复使用等特点。这些特点可有效地解决现代社会特别是西方医学所面临的抗生素滥用、医疗费高昂的问题。

2015 年,美国耳鼻喉头颈外科学会发布的《变应性鼻炎临床实践指南》建议将针灸作为变应性鼻炎的非药物治疗手段。2018 年发表的我国首部英文版《中国过敏性鼻炎诊疗指南》指出,针灸治疗变应性鼻炎有效性不容置疑,并且针灸治疗在安全性及疗效的持久性具有一定的优势。

随着医学的深入发展、疾病谱的变化、老龄社会的到来,疾病医学在众多方面都面临着巨大挑战,引发了医学目的从疾病治愈的高科技追求向健康维护的转变。

当前,我国人民的健康理念已经发生很大变化,人们不仅要治病,而且想要少生病,还想要过得心情舒畅、身体不疲劳、精神状态好。如果能够在中西医优势互补的基础上,中西医理论互鉴,对健康的认知互鉴,不光能够在诊疗方法上优势互补,为形成具有中国特色的健康维护之路奠定坚实基础。针灸治疗变应性鼻炎写入国际治疗指南中,证明中国特色的卫生健康之路得到了国际上的认可,也说明了中国在国际公共卫生问题上扮演着越来越重要的角色。

PPT 课件

第九章

咽 部 疾 病

> **学习目标**
>
> 　　1. 掌握急性咽炎、慢性咽炎、急性扁桃体炎、慢性扁桃体炎、扁桃体周脓肿的西医诊断与中医辨证要点，中西医处理方案；阻塞性睡眠呼吸暂停低通气综合征的中医病因病机、辨证要点、处理方案、西医诊断要点、鉴别诊断；咽异感症的中医病因病机、辨证要点、处理方案。
>
> 　　2. 熟悉急性咽炎、慢性咽炎、急性扁桃体炎病因病理、鉴别诊断；慢性鼻咽炎的诊断与中西医处理要点；咽后脓肿的西医诊断与中医辨证要点、中西医处理方案；阻塞性睡眠呼吸暂停低通气综合征的西医病因；咽异感症的西医诊断与鉴别诊断。
>
> 　　3. 了解急性咽炎、慢性咽炎、急性扁桃体炎预防与调摄、临证备要、中西医结合诊疗；腺样体肥大的诊断与鉴别诊断、相关进展；咽旁脓肿的西医诊断与中医辨证要点、中西医处理方案；阻塞性睡眠呼吸暂停低通气综合征的西医病理；咽异感症的西医病因病理。

第一节　急 性 咽 炎

　　急性咽炎（acute pharyngitis）是咽部黏膜及黏膜下组织的急性非特异性炎症，多累及咽部淋巴组织，以发病急、咽痛、咽黏膜肿胀为主要特征。多发生于秋冬及冬夏之交。本病相当于中医的"急喉痹"，多因感受风寒或风热引起，故又有"风寒喉痹"和"风热喉痹"之称。"喉痹"一词最早见于帛书《五十二病方》，在《素问·阴阳别论》有"一阴一阳结，谓之喉痹"的论述。

一、病因病理

（一）西医病因病理

1. 病因　目前认为病毒感染为本病的主要原因，可以混合细菌感染。

（1）病毒感染：以柯萨奇病毒、腺病毒、副流感病毒多见；通过飞沫和密切接触而传染。

（2）细菌感染：以链球菌、葡萄球菌及肺炎双球菌多见，其中以 A 组乙型链球菌感染者最为严重。

（3）诱发因素：如在高温、粉尘、烟雾、刺激性气体环境中停留过久，以及受凉、过度疲劳、烟酒过度及全身抵抗力下降等，均可诱发本病。

2. 病理　咽部黏膜充血，血管扩张，浆液渗出，使黏膜上皮及黏膜下水肿，并有白细胞浸润。黏液腺分泌亢进，黏膜下淋巴组织受累，由于淋巴细胞的积聚，使淋巴滤泡肿胀。如病情进一步发展，则可化脓，黏膜表面有白色点状渗出物。

（二）中医病因病机

本病多因感受风邪染病,可兼夹湿邪;饮食不当,或感受燥邪、戾气亦可患病。

1. **外邪侵袭**　气候骤变,起居不慎,肺卫失固,易为外邪所中。若风寒束表,卫阳被遏,肺气不宣,邪滞咽喉,则发为风寒喉痹;风寒郁而化热,或风热外邪从口鼻而入,内犯于肺,肺失宣降,邪热上壅咽喉,则发为风热喉痹。

2. **肺胃热盛**　表邪不解,壅盛传里;或肺胃素有蕴热,复感外邪,内外邪热搏结,熏蒸咽喉而为病。

二、临床表现

（一）症状

起病较急,初起时咽干、灼热、咽痒,继有咽微痛,空咽时明显,并可放射至耳部。全身症状一般较轻,但因个体体质、免疫力、年龄及细菌、病毒毒力不同而症状表现轻重不一,可伴有恶寒、发热、头痛、四肢酸痛、食欲不振等。病程一般在1周左右。

（二）体征

咽部黏膜急性弥漫性充血、肿胀,或见悬雍垂及软腭水肿。咽后壁淋巴滤泡及咽侧索红肿,表面可见黄色点状渗出物。颌下淋巴结肿大、压痛。

三、并发症

本病可并发急性中耳炎、鼻窦炎、喉炎、气管炎、支气管炎及肺炎。急性脓毒性咽炎可能并发急性肾炎、风湿热及败血症等。

四、辅助检查

可行咽拭子培养和相关抗体测定,以利于明确病原体。

五、诊断与鉴别诊断

（一）诊断要点

根据外感病史,急起咽部疼痛(空咽时痛甚)的临床症状,以及咽黏膜充血肿胀、咽后壁淋巴滤泡及咽侧索红肿等体征特点,诊断不难。

（二）鉴别诊断

应与某些急性传染病的前驱症状相鉴别。在儿童患者全身及血液学检查尤为重要,咽拭子培养和抗体检测以及流行病学调查,对鉴别诊断具有重要意义。

1. **流行性感冒**　咽痛、高热、头痛,同时有鼻塞、流涕、喷嚏、干咳等上呼吸道症状。尤以该病的流行季节及流行状况为重要参考依据。

2. **猩红热**　咽痛,高热,咽部黏膜弥漫性充血,扁桃体红肿,有脓性物,舌乳头红肿突起似杨梅,发病24小时后出现典型皮疹。

3. **麻疹**　咽痛,发热,同时出现流泪畏光、喷嚏、流涕及干咳,两颊黏膜可见灰白色斑点(麻疹黏膜斑),发病3~4天后出现典型皮疹。

（三）中医辨证要点

1. **辨表里**　首先根据病程长短、症状轻重、有无恶寒发热、鼻塞流涕等辨明其证属表属里。表证者,有风热、风寒不同,临床常以风热为主。

2. **辨脏腑病机**　初起时,风热邪毒侵袭咽喉,内伤于肺,以肺经之热为主,邪在卫表,病情较轻。若外邪不解,或失治误治,或肺胃邪热壅盛传里,出现胃经热盛之证候,病情较重。涉及脏腑主要有肺、胃。

六、治疗

无全身症状,或全身症状较轻者,可以局部用药为主。对病情较重,伴有发热者,除局部用药外,可以辨证论治为主进行治疗。若有高热,也可选用抗生素和抗病毒药,必要时可以静脉途径给药,同时应注意休息,多饮水,进流质饮食,保持大便通畅。

（一）中医治疗

1. 辨证论治

（1）外邪侵袭证

证候:咽部疼痛,吞咽不利,偏于风寒者,见于本病初起,咽痛较轻;检查见咽部黏膜淡红;周身不适,咳嗽痰稀,鼻塞;舌淡红,苔薄白,脉浮紧。偏于风热者,咽痛较重,吞咽时痛甚;检查见咽部黏膜充血、肿胀;伴有发热恶风,头痛,咳嗽痰黄;舌质边尖红,苔薄黄,脉浮数。

治法:疏风散邪,宣肺利咽。

方药:风寒外袭者,宜疏风散寒,宣肺利咽,用六味汤加减。咳嗽痰多可加紫菀、前胡、杏仁;鼻塞流涕可加苍耳子、白芷、辛夷等。风热外袭者,宜疏风清热,消肿利咽,用疏风清热汤加减。咽痛甚者,加射干、桔梗;头痛甚者,加蔓荆子、川芎、藁本等。

（2）肺胃热盛证

证候:咽喉疼痛较剧,吞咽困难,痰多而黏稠,咽喉梗塞感。检查见咽部黏膜充血、肿胀,咽后壁淋巴滤泡红肿隆起,表面可见黄白色分泌物。颌下淋巴结肿大压痛。并见发热,口渴喜饮,便秘尿黄;舌红,苔黄,脉洪数。

治法:泄热解毒,消肿利咽。

方药:清咽利膈汤加减。若咳嗽痰黄、颌下淋巴结肿大压痛,可加瓜蒌仁、射干、夏枯草;高热者,可加水牛角、大青叶、生石膏。

2. 中医其他方法

（1）中成药:可辨证选用金叶败毒颗粒、喉咽清口服液或颗粒、新癀片等中成药制剂;病情较重而表现肺胃热盛者,可以服用八宝丹。

（2）含漱:选用金银花、连翘、荆芥、薄荷等药物煎汤含漱。

（3）吹药:将中药制成粉剂,直接吹于咽部患处,以清热解毒、消肿止痛。可选用冰硼散、冰珠散、珠黄散、西瓜霜、双料喉风散等。

（4）含药:将药物制成丸或片剂,含于口内,慢慢溶化,使药液较长时间润于咽部患处,起消肿止痛、清咽利喉作用。可选用六神丸、草珊瑚含片等。

（5）蒸气吸入:所用药物一般以辛香散邪为主。亦可根据证情之寒热选用相应药煎煮后,吸入药液散发的蒸气。

（6）针刺:取合谷、内庭、曲池、足三里等为主穴,内关、鱼际、天突等为配穴,每次选3~4穴,强刺激泻法针之。

（7）放血疗法:若红肿痛甚时,可用三棱针在耳尖、耳背或少商、商阳点刺放血,以泄热毒。

（8）耳针:选穴咽喉、肺、心、肾上腺、神门,用耳针刺或用王不留行贴压,每日按压3次,每穴1分钟,两耳交替进行。

（二）西医治疗

1. 抗生素、抗病毒药物治疗 感染严重或有并发症者,常伴有高热,可根据血常规检查白细胞分类情况,选用抗生素或抗病毒类药。

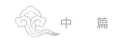

2. 局部治疗

（1）局部用复方硼酸剂或温生理盐水漱口，以清洁口腔或用消菌酶片、华素片等口含，每次 1 片，每日 3~4 次。

（2）用 1%~3% 碘甘油、2% 硝酸银涂抹咽后壁肿胀的淋巴滤泡，有消炎作用。

（3）用地塞米松 5mg，庆大霉素 8 万 U，加入生理盐水 20ml，雾化吸入。

七、预防与调摄

1. 注意饮食有节，忌过食辛辣、肥甘厚味。

2. 注意防寒保暖，尤其在季节交替、气温变化时，宜及时增减衣物，防止受凉感冒。

3. 积极治疗邻近器官疾病，如急性鼻炎、慢性鼻炎、鼻窦炎、龋齿等，以防诱发本病。

八、临证备要

（一）临证要点

1. 本病起病急，要注意与咽部其他急性感染性疾病的鉴别诊断，针对病因对症治疗，可尽早中医干预，中医辨证首辨寒热虚实，次明脏腑所属。

2. 治疗应重视局部处理与整体调治相结合，急性期要及时控制病情发展，以防变证。

（二）沟通要点

1. 解释病因及现况，合理选择治疗方案。

2. 介绍预后及日常调摄要点。

九、中西医结合诊疗思路

中医、西医治疗急性咽炎各有所长，疾病不同阶段都有各自优势。确定中西医结合治疗的措施，应根据患者的不同情况或疾病的不同阶段选择不同的方法治疗，以进一步提高临床疗效和减少并发症的发生。

在急性咽炎发病早期，患者的咽痛症状不明显，风邪在表，这时中药治疗效果较好，同时配合点刺放血、中药雾化吸入等疗法就可奏效。如病势凶猛，得不到有效控制，或患者体质较差，无力祛邪外出，邪气从表入里，出现咽喉疼痛较剧、发热（T>38.5℃）、淋巴结肿大等症状，此时应考虑是否合并有细菌或病毒感染，应在全身辨证使用中药的同时，加用抗生素等药物治疗。在急性咽炎的恢复期，随着咽痛症状的逐渐减轻，病势的逐渐减弱，可根据局部辨证和全身辨证进行中药调理。

复习思考题

1. 简述本病的西医诊断要点。

2. 简述本病的中医辨证要点。

3. 试述本病的中西医结合治疗优势体现。

（韦升利）

第二节　慢性咽炎

慢性咽炎（chronic pharyngitis）为咽部黏膜、黏膜下及淋巴组织的弥漫性炎症。以长期咽部不适，咽黏膜肥厚或萎缩为主要特征的咽部疾病。常为呼吸道慢性炎症的一部分。本病为咽喉科常见疾病之一,多发生于成年人,病程较长,常反复发作,不易治愈。本病相当于中医的"慢喉痹""阳虚喉痹"和"虚火喉痹"。

一、病因病理

(一)西医病因病理

1. 病因

(1)急性咽炎反复发作或延误治疗转为慢性,此为主要原因。

(2)上呼吸道慢性炎症刺激,如患有慢性鼻炎、鼻窦炎、慢性扁桃体炎、牙周炎等,均可引起慢性咽炎。

(3)烟酒过度,粉尘、有害气体等刺激及嗜食刺激性食物等,均可引起本病。

(4)职业因素,如教师、播音员、歌唱家等,说话及用嗓过多,也易患慢性咽炎。

(5)全身因素,如贫血、心血管病、慢性支气管炎、支气管哮喘、反流性食管炎、便秘、内分泌紊乱、免疫功能低下及维生素缺乏等,都可继发本病。

2. 病理

(1)慢性单纯性咽炎:咽部黏膜慢性充血,黏膜下结缔组织及淋巴组织增生,血管周围淋巴细胞浸润,黏液腺肥大,分泌功能亢进,黏液分泌增多。

(2)慢性肥厚性咽炎:咽部黏膜慢性充血肥厚,黏膜下有广泛的结缔组织及淋巴组织增生,形成咽后壁颗粒状隆起的淋巴滤泡。如咽侧索淋巴组织增生肥厚,则呈条索状隆起。

(3)干燥性咽炎与萎缩性咽炎:主要病理变化为腺体分泌减少,初见黏膜干且粗糙,继而萎缩变薄。初起黏液腺分泌减少,分泌物黏稠,黏膜干燥;继因黏膜下层慢性炎症,逐渐发生机化和萎缩,压迫黏液腺与血管,使腺体分泌减少,黏膜营养障碍,致黏膜萎缩变薄,咽后壁上可有干痂附着,或有臭味。

(二)中医病因病机

慢喉痹的发生,常因急喉痹反复发作,失治误治,邪气留滞咽喉;或脏腑虚损,咽喉失养;或病久不愈,痰凝血瘀,结聚咽窍所致。

1. 肺肾阴虚 温热病后,或劳伤过度,耗伤肺肾阴液,阴液不足,咽失濡养;或虚火上炎,灼于咽窍,发为喉痹。

2. 脾胃虚弱 饮食不节,思虑过度,劳伤脾胃,或久病伤脾,致脾胃受损,水谷精微生化不足,津不上承,咽喉失于濡养,发为喉痹。

3. 脾肾阳虚 禀赋不足,或劳损过度,或久病误治,以至脾肾阳虚,咽失温煦,寒邪凝闭;或虚阳浮越,上扰咽喉,发为喉痹。

4. 痰凝血瘀 饮食不节,损伤脾胃,运化失常,水湿停聚,聚而为痰,凝结咽窍;或喉痹反复发作,余邪滞留咽窍,久则经脉瘀滞,闭阻咽窍而为病。

二、临床表现

(一)症状

咽部可有各种不适感觉,如异物感,发痒、干燥、灼热、微痛等。常有黏稠分泌物附着于咽后壁,晨起时可出现频繁的刺激性干咳,甚至咳出带血的分泌物。由于分泌物增多而黏稠,常有清嗓动作,部分患者刷牙、漱口时恶心、作呕。萎缩性咽炎时咽干较重,有时可咳出带臭味的痂皮。上述症状因人而异,轻重不一,往往在用嗓过度、受凉或疲劳时加重。全身症状一般均不明显。

(二)体征

1. 慢性单纯性咽炎 咽黏膜弥漫性充血,血管扩张,呈暗红色,咽后壁有散在的淋巴滤泡,常有少许黏稠分泌物附着于黏膜表面。悬雍垂可增粗,呈蚯蚓状下垂,有时与舌根接触。

2. 慢性肥厚性咽炎　咽黏膜肥厚,弥漫充血,咽后壁有较多颗粒状隆起的淋巴滤泡,可散在分布或融合成块。两侧咽侧索也有充血肥厚。

3. 干燥性咽炎及萎缩性咽炎　临床少见,常伴有萎缩性鼻炎。可见咽黏膜干燥,萎缩变薄,色苍白发亮,咽腔宽大,咽后壁颈椎椎体轮廓清楚,常附有黏稠的分泌物或带臭味的痂皮。

三、诊断与鉴别诊断

（一）诊断要点

1. 本病的病程一般较长,多有急性咽炎反复发作史。

2. 临床表现以局部症状为主,咽部可出现异物感、发痒、干燥、灼热、微痛等多种不适症状。

3. 检查可见咽黏膜慢性充血、肥厚,咽后壁淋巴滤泡增生,或咽黏膜干燥萎缩。

（二）鉴别诊断

1. 咽异感症　多见于中年女性。咽部感觉异常,如堵塞感、烧灼感、紧迫感、痒感、黏着感,患者常能指出存在咽部异物感的部位,空咽时明显,而进食时症状减轻或消失,一般无疼痛。症状随情绪起伏而波动,异常感觉也可以随时改变。咽部检查多无明显异常发现。病程较长者,常伴有焦虑、急躁和紧张等精神症状,其中以恐癌症较多见。

2. 咽部良性肿瘤和恶性肿瘤　一般都可出现咽部不适感觉。应详询病史,全面仔细检查。通过体格检查及咽喉镜检,CT、MRI及病理检查,可以明确诊断。

3. 茎突综合征　表现为一侧咽部刺痛、牵拉痛或咽部异物感,在扁桃体窝处可触及坚硬物,茎突X线拍片或CT可确诊。

（三）中医辨证要点

1. 辨虚实　常以里证、虚证为主,其次虚实夹杂,一般根据咽部黏膜颜色及全身症状和舌脉,可以辨明。

2. 辨脏腑病机　本病基本病机为脏腑虚损咽喉失养;或虚火上烁,咽部气血不畅所致。涉及脏腑主要有肺、脾、肾。

四、治疗

（一）中医治疗

1. 辨证论治

（1）肺肾阴虚证

证候:咽干灼热,隐隐作痛,午后较重,或咽部梗梗不利,干咳痰少而稠。咽部黏膜暗红、微肿,或黏膜干燥、萎缩变薄发亮。伴有头晕眼花,腰膝酸软,手足心热,午后颧红。舌质红少苔,脉细数。

治法:养阴清热,生津利咽。

方药:肺阴虚为主者,宜养阴清肺,选用养阴清肺汤加减。若咽黏膜干燥、萎缩明显者,酌加丹参、当归、玉竹、桑椹之类以助祛瘀生新,养血润燥;若淋巴滤泡增生,可加桔梗、香附、枳壳、郁金等以行气活血,解郁散结。肾阴虚为主者,宜滋阴降火,清利咽窍,可用六味地黄汤加减。若咽部干燥焮热较重,大便干结,此为虚火亢盛,宜加强降火之力,可用知柏地黄丸加减。

ER-9-3

慢性咽炎诊断思维导图

（2）脾胃虚弱证

证候：咽部不舒、微干、微痒、微痛，有异物梗阻感或痰黏着感，易恶心。若疲倦、多言、受凉则症状加重。咽黏膜淡红或微肿，咽后壁淋巴滤泡增生，或融合成片，或有少许分泌物附着。伴有面色无华或萎黄，倦怠乏力，少气懒言，胃纳欠佳，腹胀便溏。舌质淡红或边有齿痕，苔薄白，脉缓弱。

治法：益气健脾，升清利咽。

方药：补中益气汤加减。若痰黏者加贝母、香附、枳壳以理气化痰，散结利咽；若咽干明显者，可加玄参、麦冬、百合以利咽生津；若咽后壁淋巴滤泡增生，加川芎、丹参、郁金以活血行气；若纳呆、腹胀便溏，可加砂仁、茯苓、薏苡仁、藿香以健脾利湿；易恶心者，加半夏、厚朴等和中降逆。

（3）脾肾阳虚证

证候：咽部异物感，梗梗不利，微干痛，痰涎稀白，咽黏膜色淡红；伴面色㿠白，形寒肢冷，腰膝酸软，腹胀纳呆，大便稀薄，尿频清长。舌质淡胖，苔白，脉沉细。

治法：补脾益肾，温阳利咽。

方药：附子理中汤加减。若咽部不适、痰涎清稀量多者，可加半夏、陈皮、白芥子、茯苓等；若腰膝酸软冷痛者，可加枸杞子、肉苁蓉、杜仲、牛膝等；若腹胀纳呆者，可加砂仁、木香等。

（4）痰凝血瘀证

证候：咽部异物梗阻感、痰黏着感，咽干灼热，微痛或刺痛，痰黏难咯，恶心欲呕。咽部黏膜暗红，咽后壁淋巴滤泡增生或融合成片，咽侧索肥厚。伴有咽干不欲饮，胸闷不舒。舌质暗红，或有瘀斑瘀点，苔白或微黄腻，脉弦滑。

治法：祛痰化瘀，散结利咽。

方药：贝母瓜蒌散加减。若咽干不适、咳嗽痰黏，加杏仁、半夏、紫菀、款冬花等；若咽部刺痛、异物感，可加香附、枳壳、郁金等。

2. 中医其他方法

（1）中成药：可以辨证选用百合固金丸、补中益气丸、六味地黄丸等制剂。

（2）单方验方：胖大海、银花、菊花、麦冬、玄参、生甘草，开水冲泡代茶饮。

（3）含法：可含服铁笛丸。

（4）烙法：咽后壁淋巴滤泡增生明显者可烙治。

（5）啄治法：咽后壁淋巴滤泡增生明显或咽侧索肥厚者，可用啄治刀在咽后壁淋巴滤泡及咽侧索上啄治。

（6）针灸疗法：体针取合谷、曲池、足三里、颊车，中等或弱刺激，留针20~30分钟，每日1次。灸法用于体质虚弱者，可选合谷、足三里、肺俞等穴悬灸，每次2~3穴，每穴20分钟。可配合耳针、穴位注射、激光、雾化、按摩等疗法。

（二）西医治疗

1. 病因治疗　消除各种致病或诱发因素，如戒除烟酒等不良嗜好，保持室内空气清新，积极治疗口、鼻等邻近器官慢性炎症及其他全身相关性疾病。

2. 局部治疗

（1）慢性单纯性咽炎：常用复方硼砂溶液、呋喃西林溶液、复方氯己定含漱液等含漱。含漱时头后仰、张口发"啊"声，使含漱液能清洁咽后壁。亦可含服华素片、碘喉片等。

（2）慢性肥厚性咽炎：除可用上述治疗方法外，还可配合应用电凝、冷冻、激光、微波、射频等方法治疗咽后壁淋巴滤泡增生，亦可局部涂用硝酸银溶液，但治疗范围不宜过广。

（3）干燥性咽炎与萎缩性咽炎：可用2%碘甘油涂抹咽部，可改善局部血液循环，促进腺体分泌。口服维生素 A、维生素 B$_2$、维生素 C、维生素 E 等，可促进黏膜上皮生长。

五、预防与调摄

1. 少食煎炒和辛辣刺激性食物。
2. 减少或避免长时过度用声等。
3. 改善工作和生活环境，避免粉尘和有害气体刺激。
4. 多食富有营养和具有清润作用的食物，改善消化功能，保持大便通畅。

六、临证备要

（一）临证要点

1. 本病临床应做到详细询问病史和病情变化，仔细检查鼻咽、喉咽及进行必要的全身检查，注意排除隐性病变，以免误诊，耽误病情。

2. 应注重局部与脏腑的关系辨证施治，治疗以补为主，滋阴降火，温补脾肾。

（二）沟通要点

1. 积极沟通、详细询问病史，同患者解释致病原因及发病过程，合理选择中西医治疗方案。

2. 介绍疾病预后、如何做好日常调摄以预防慢性咽炎的发生和发展。

七、中西医结合诊疗思路

对于慢性咽炎，西医缺乏特异性的治疗方法，多强调局部治疗和对症处理，而中医药在这方面具有较大的优越性。中医应用辨证论治，不同个体运用不同的方药，不同的疾病发展阶段方药不同。治疗方法多样性，包括含法、代茶饮、烙法、啄治法、针灸等手段，充分调动人体的正气抵御邪气。实现中西医的融合，需要充分利用西医学的研究手段和方法，寻找中医药治疗慢性咽炎的机制，使中医药治疗更合理和规范；利用西医学的治疗方法和手段，结合中医药使治疗效果更确切，如利用离子导入仪行中药离子导入治疗等。

案例分析

李某，男，60岁，退休干部。

初诊（2011 年 12 月 6 日）：患者主诉咽喉部疼痛不适 2 年余，加重 3 天。患者半年前始觉咽部疼痛不适感，自服草珊瑚含片无明显改善，3 天前受凉感冒后症状加重。咽喉疼痛，梗梗不利，吞咽不适，纳差，小腹冷痛，便溏，小便清白而多，口干喜饮但饮而不多，腰膝酸痛，夜尿频多。舌淡胖、苔白，脉沉细。专科检查：鼻黏膜淡红，双下鼻甲无明显肿胀，鼻中隔不偏，双侧鼻道未见明显分泌物及新生物。咽黏膜淡红微肿，咽后壁淋巴滤泡增生；鼻咽部未见明显异常，舌根淋巴组织增生。喉腔黏膜淡红，声带色白，双侧声带运动可，闭合可。诊为慢喉痹（慢性咽炎）。辨为脾肾阳虚证。治以补脾益肾，温阳利咽。方用附子理中汤加减。处方：熟地黄15g，枸杞子12g，茯苓10g，泽泻10g，牡丹皮 10g，附片 10g，玄参 10g，麦门冬 10g，怀山药 20g。5 剂，每日 1 剂，水煎 2 次，分 2 次温服。嘱患者减少或避免长时间过度用声；每当内服汤药煎好后，倒于杯中，张口于杯口上方，趁热缓缓吸其蒸汽，每日 1~2 次。

二诊：2011 年 12 月 11 日。患者自诉咽部症状减轻，自觉口鼻稍干燥，耳部发热。专科检查：鼻黏膜淡红，双下鼻甲无明显肿胀，鼻中隔不偏，双侧鼻道未见明显分泌物及新生物。咽黏膜淡红微干，咽后壁淋巴滤泡增生；鼻咽部未见明显异常，舌根淋巴组织增生。喉腔黏膜淡红，声带色白，双侧声带运动可，闭合可。耳部物理检查未见明显异常。舌淡稍胖，苔薄白，脉偏弦细。前方去附片，10 剂，每日 1 剂。继续以刚煎好的内服汤药倒于杯中，张口于杯口上方，趁热缓缓吸其蒸汽，每日 1~2 次。

后续继守前法间断调治数月，病情趋愈。

按：慢喉痹属咽科常见疾病。其病程一般较长，多有咽痛反复发作史，临床表现以局部症状为主，全身症状多不明显。咽部可出现异物感、干燥、灼热、微痛等多种不适症状。此患者久病误治，以致脾肾阳虚，虚阳浮越，上扰咽喉而为病。治疗时应以补脾益肾、温阳利咽为主。日常生活要注意保暖和休息，避免长时间过度用声，避免辛辣肥甘之物，戒除烟酒。

选自《田道法医案精华》

复习思考题

1. 简述慢性咽炎的西医诊断要点。
2. 简述慢性咽炎的中医辨证要点。

（韦升利）

第三节　急性扁桃体炎

急性扁桃体炎（acute tonsillitis）是腭扁桃体的急性非特异性炎症，常伴有一定程度的咽黏膜及其他咽淋巴组织炎症。多见于儿童和青年。季节更替、气温变化时容易发病，劳累、受凉、烟酒过度或某些慢性病等常为诱发因素。急性扁桃体炎是一种常见咽部疾病，相当于中医的"急乳蛾""风热乳蛾"。

一、病因病理

（一）西医病因病理

1. 病因　乙型溶血性链球菌是主要的致病菌。少数病例可由葡萄球菌、肺炎球菌或流感嗜血杆菌引起。此外，腺病毒、鼻病毒或单纯性疱疹病毒等也可引起本病。细菌和病毒混合感染者不少见。

某些病原体会寄生在正常人的咽部及扁桃体隐窝内，在机体防御能力正常时并不致病。然而，当人体抵抗力降低时，病原体则可大量繁殖，毒素破坏隐窝上皮，细菌侵入扁桃体实质而导致炎症。受凉、过度劳累、烟酒过度、有害气体刺激、上呼吸道有慢性病灶存在等均可成为诱因。急性扁桃体炎时，病原体可通过飞沫或直接接触而传染，通常呈散发性，偶有集体发病现象。

2. 病理

（1）急性卡他性扁桃体炎：多由病毒感染引起，病变较轻，炎症局限于黏膜表面，表现为扁桃体表面黏膜充血，无明显渗出物，隐窝内及扁桃体实质无明显炎症改变。

（2）急性滤泡性扁桃体炎：炎症侵及扁桃体实质内的淋巴滤泡，引起充血、肿胀甚至化脓性炎症。在隐窝口之间的黏膜下，可呈现黄白色斑点。

（3）急性隐窝性扁桃体炎：炎症侵犯扁桃体隐窝上皮。扁桃体充血、肿胀。隐窝内有渗出物，后者由脱落上皮、纤维蛋白、脓细胞、细菌等组成，并从隐窝口排出。有时隐窝口渗出物互相连成一片，形似假膜，易于拭去。

临床上常将急性滤泡性扁桃体炎和急性隐窝性扁桃体炎统称为急性化脓性扁桃体炎。

（二）中医病因病机

起病急骤，多因风热之邪外袭，火热邪毒搏结喉核而致。

1. 风热外侵　风热邪毒自口鼻入侵肺系，咽喉首当其冲，或风热外侵，肺气不宣，风热循经上犯，结聚于咽喉，与邪毒互结于喉核，使脉络受阻，肌膜受灼而成乳蛾。

2. 肺胃热盛　外邪壅盛，乘势传里，肺胃受之，肺胃热盛，火热上蒸，灼腐喉核；或过食肥甘，过饮热酒，脾胃蕴热，热毒上攻，蒸灼喉核而为病。

二、临床表现

（一）症状

局部症状主要为剧烈咽痛，多伴有吞咽痛，疼痛常放射至耳部。部分病例出现下颌角淋巴结肿大触痛，以及由于口咽部肿胀所致的说话声弱。全身症状多见于急性化脓性扁桃体，表现为畏寒、高热、头痛、食欲下降、疲乏无力、周身不适等。小儿患者可因高热而引起抽搐、呕吐及昏睡。急性卡他性扁桃体炎的全身症状及局部症状均较轻。

（二）体征

患者呈急性病容。急性卡他型者，检查可见扁桃体及腭舌弓黏膜充血肿胀，扁桃体实质无明显肿大，表面无渗出物。急性化脓型者，见咽部黏膜充血，腭舌弓、腭咽弓充血肿胀，扁桃体红肿突起，隐窝口之间黏膜下或隐窝口有黄白色或灰白色点状豆渣样渗出物，可连成一片形似假膜，不超出扁桃体范围，易拭去但不遗留出血创面。可伴有下颌角淋巴结肿大、压痛。

三、并发症

（一）局部并发症

由于感染性炎症波及邻近组织所致。最常见者为扁桃体周脓肿，也可并发急性中耳炎、急性鼻炎及鼻窦炎、急性淋巴结炎及咽旁脓肿等。

（二）全身并发症

很少数情况下，急性扁桃体炎还可引起身体其他系统的疾病。一般认为，这些并发症的发生与个别靶器官对链球菌相关抗原所诱发的Ⅲ型变态反应相关。也就是说，免疫复合物型的抗原-抗体反应可以引起后链球菌疾病，可累及肾脏、大关节或心脏，引起急性肾小球肾炎、急性风湿热、风湿性心内膜炎。

四、辅助检查

（一）血常规

细菌感染者，白细胞总数升高，中性粒细胞增多。

（二）咽拭子涂片检查和细菌培养

多为链球菌、葡萄球菌、肺炎球菌等病原菌。

五、诊断与鉴别诊断

（一）诊断要点

常有受凉、疲劳等病史；临床表现起病急，咽痛剧烈，吞咽困难；检查见扁桃体及腭舌弓、腭咽弓充血肿胀，扁桃体表面可见黄白色脓点，或隐窝口有黄白色点状渗出物，或连成片状假膜。

（二）鉴别诊断

本病应与咽白喉、樊尚咽峡炎及某些血液病引起的咽峡炎相鉴别（表9-1）。

表9-1 急性扁桃体炎的鉴别诊断

	咽痛	咽部检查	淋巴结	全身情况	实验室检查
急性扁桃体炎	咽痛剧烈，吞咽困难	两侧扁桃体表面有白色或黄色点状渗出物，可连成膜状，容易擦去，不易出血	下颌淋巴结肿大，压痛	急性病容，畏寒、高热等	涂片：多为链球菌、葡萄球菌；血液：白细胞明显增多
咽白喉	咽痛轻	灰白色假膜常超出扁桃体范围；假膜坚韧，不易擦去，强剥易出血	有时肿大，呈"牛颈"状	精神萎靡，低热，面色苍白，脉搏微弱，呈现中毒症状	涂片：白喉杆菌；血液：白细胞一般无变化
樊尚咽峡炎	单侧咽痛	一侧扁桃体覆盖灰色或黄色假膜，擦去后可见下面有溃疡	患侧有时颈部淋巴结肿大	全身症状较轻	涂片：梭形杆菌及樊尚螺旋体；血液：白细胞稍增多
单核细胞增多症性咽峡炎	咽痛轻	扁桃体红肿，有时盖有白色假膜，易擦去	全身淋巴结肿大	高热、头痛，急性病容。有时出现皮疹、肝脾大等	涂片：阴性或查到呼吸道常见细菌；血液：异常淋巴细胞、单核细胞增多可占50%以上。血清嗜异性凝集试验（＋）
粒细胞缺乏症性咽峡炎	咽痛程度不一	坏死性溃疡，上覆有深褐色假膜，周围组织苍白、缺血。软腭、牙龈有同样病变	颈部淋巴结无肿大	脓毒性弛张热，全身情况迅速衰竭	涂片：阴性或查到一般细菌；血液：白细胞显著减少，分类则粒系白细胞锐减或消失
白血病性咽峡炎	一般无咽痛	覆有灰白色假膜，常伴有口腔黏膜肿胀、溃疡或坏死	全身淋巴结肿大	急性期体温升高，早期出现全身性出血，严重者可致衰竭	涂片：阴性或查到一般细菌；血液：白细胞增多，分类以原始白细胞和幼稚白细胞为主

（三）中医辨证要点

1. 辨表里　首先根据病程长短，症状轻重，有无恶寒发热、鼻塞流涕、面赤唇红、口渴引饮、大便秘结等辨明其证属表属里。

2. 辨脏腑　本病基本病机为邪热上犯咽喉，结于喉核，脉络受阻，肌膜受灼，脏腑功能失调相关。涉及脏腑主要有肺、胃。

ER-9-4
急性扁桃体炎诊断思维导图

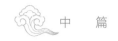

笔记栏

六、治疗

本病以溶血性链球菌感染为主,规范的抗生素治疗为主要原则。辅之以辨证论治,对于快速缓解症状、减少各种并发症,具有很好疗效。

（一）中医治疗

1. 辨证论治

（1）风热外袭证

证候:病初起,咽部干燥、灼热,疼痛逐渐加重,吞咽时疼痛尤剧。咽部黏膜弥漫性充血,扁桃体红肿,表面或有少量黄白色脓点。伴有发热恶风,头痛,咳嗽。舌淡红,苔薄黄,脉浮数。

治法:疏风清热,消肿利咽。

方药:疏风清热汤加减。若头痛甚加蔓荆子、白芷、菊花、桑叶;若大便秘结加大黄、芒硝;热盛加石膏、大青叶、板蓝根。

（2）肺胃热盛证

证候:咽部疼痛剧烈,痛连耳根及颌下,吞咽困难,痰涎多。扁桃体红肿,表面有黄白色脓点,甚者腐脓成片,下颌角淋巴结肿大、压痛。高热,口渴引饮,咳嗽,痰黄稠,便秘溲黄,舌红、苔黄,脉洪大而数。

治法:清泄肺胃,消肿利咽。

方药:清咽利膈汤加减。若持续高热,加生石膏、知母、天竺黄;若咳嗽痰黄稠,颌下淋巴结肿大,可加射干、瓜蒌、贝母;若扁桃体假膜成片,加马勃、天花粉、蒲公英等;若肿痛甚者,加射干、牡丹皮以消肿止痛。

2. 中医其他方法

（1）中成药:卡他型者可以选用金叶败毒颗粒、喉咽清口服液或颗粒、新癀片等中成药制剂,化脓型而表现胃热熏咽者,可以服用六神丸、八宝丹等制剂。

（2）含漱:可选用金银花、连翘、荆芥、薄荷煎汤含漱。

（3）吹药:可选用清热解毒、消肿利咽的中药粉剂吹入患处,每日数次。如西瓜霜喷雾剂。

（4）含药:将药物制成丸或片剂,含于口内,慢慢溶化,使药液较长时间润于咽部患处,起消肿止痛、清咽利喉作用。可选用清咽滴丸、铁笛丸、六神丸、草珊瑚含片等药物。

（5）外敷:选用双柏散、三黄散、如意金黄散等,用水、蜜调成糊状,外敷于与喉核对应之颈部或肿大的淋巴结。

（6）蒸气吸入:将药物加水煎煮,吸入热气入口内,或用超声雾化机将药液雾化吸入口中,能清热解毒,消肿利咽。常用药物如清热解毒注射液、鱼腥草注射液、双黄连注射液等。

（7）针灸疗法:体针选合谷、内庭、曲池为主穴,天突、少泽、鱼际为配穴,每次 2~4 穴,强刺激泻法,每日 1~2 次。也可点刺少商、商阳放血,每穴放血 1~2 滴,每日 1 次,以泄热解毒,消肿止痛。

（8）耳针:适用于各型急乳蛾。取扁桃体、肺、胃、肾上腺,强刺激,留针 20~30 分钟,每日 1 次。或用王不留行贴压扁桃体、肾上腺、肺、胃、内分泌等穴,每日按压 3 次,双耳交替贴压。

（9）穴位注射:选脾俞、肩井、曲池、足三里,用鱼腥草、穿心莲或柴胡注射液注射。每次每穴注射 0.5~1ml,每日 1 次。

（二）西医治疗

1. 一般疗法　卧床休息,进流质饮食及多饮水,加强营养,保持大便通畅。咽痛剧烈或高热时,可口服解热镇痛药。因本病具有一定传染性,患者要适当隔离。

2. **抗生素疗法**　首选青霉素类,根据病情轻重,决定给药途径。若治疗 2~3 天病情无好转者,应分析原因,改用其他种类抗生素,如有条件可在确定致病菌后,根据药敏试验选用抗生素,或加用抗病毒药,或酌情使用糖皮质激素。

3. **局部治疗**　局部可用复方硼砂溶液、1:5 000 呋喃西林液或淡盐水漱口;可选用华素片、溶菌酶含片等含服;亦可用地塞米松 5mg,庆大霉素 8 万 U,加生理盐水 20ml,超声雾化吸入。

4. **手术治疗**　如反复发作,特别是已有并发症者,应在急性炎症消退后施行扁桃体切除术。

七、预防与调摄

1. 注意口腔卫生,及时治疗邻近组织疾病。
2. 避免过食辛辣、肥腻、刺激食物。
3. 注意保暖,防止受凉、感冒。

八、临证备要

（一）临证要点
1. 西医诊断需通过鉴别以明确,应尽快控制病情发展,尽早中医干预。
2. 治疗应重视内治与外治相结合,内治方药整体调理以治其本,外治含漱、吹药等治法缓解局部症状以治其标。

（二）沟通要点
1. 积极主动与患者沟通,通过对病史的了解、查体,结合必要的合理检查,明确诊断,制订精准化个体化的诊疗方案。
2. 嘱咐患者用药、预后及日常调摄要点。

九、中西医结合诊疗思路

在制订中西医结合治疗急性扁桃体炎计划时,要深入了解中医、西医对急性扁桃体炎各证型的治疗措施,并比较这些治疗措施的优缺点,结合患者的实际情况,根据"取长补短"的原则,力求达到有机结合、优势互补的目的。

西医的主要治疗措施是针对病原体,对细菌性感染如能选用敏感的药物,其效果是理想的,还可以通过静脉输液、迅速补充体液,缓解发热、吞咽困难、失水等问题,这些都是西医的优势。中医药的优点是辨证求因、审因论治,根据脏腑经络学说,即用针灸、点刺放血等方法调动人体的潜能去抗击疾病,有利于患者的全面康复,而且药物的毒性和不良反应都比较低。不同阶段、不同证型,选择合适的中西医结合方案,最大程度发挥药物的效能和降低药物不良反应,达到治愈疾病的目的。

复习思考题

1. 简述本病的西医诊断要点。
2. 简述本病的中医辨证要点。
3. 试述本病的中西医结合治疗优势体现。

（韦升利）

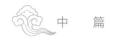

第四节 慢性扁桃体炎

慢性扁桃体炎(chronic tonsillitis)是扁桃体的慢性持续性炎症。本病多由急性扁桃体炎反复发作或因扁桃体隐窝引流不畅引发,以反复发作咽痛或异物感,扁桃体肿大或干瘪,或有脓栓等为主要特征。本病多发生于大龄儿童和年轻人,是临床上最常见的疾病之一。相当于中医的"慢乳蛾"。

一、病因病理

(一)西医病因病理

1. 病因 本病的病原菌以链球菌和葡萄球菌常见,主要病变在隐窝中。当急性扁桃体炎反复发作,使隐窝黏膜受损,增生或纤维蛋白样变性致使瘢痕形成,引流不畅,细菌与炎性渗出物积聚其内,反复刺激使扁桃体增大。急性传染病,如流感、麻疹、白喉等也可引起扁桃体慢性炎症。鼻腔及鼻窦感染也能并发本病。

2. 病理 根据其病理组织学变化,可分为三型。

(1) 增生型:由于炎症反复刺激,扁桃体淋巴组织增生,淋巴滤泡增多,结缔组织增生,扁桃体肥大、质软,突出于腭弓之外,隐窝口有分泌物堆积或有脓点。多见于儿童。

(2) 纤维型:扁桃体淋巴组织和滤泡变性萎缩,间质内纤维瘢痕组织增生,整个扁桃体小而坚韧,常与腭弓及周围组织粘连。病灶感染多为此型,多见于成年人。

(3) 隐窝型:扁桃体隐窝深处有大量脱落的上皮细胞、细菌、淋巴细胞及白细胞聚集形成脓栓,或隐窝口有瘢痕粘连,内容物排出不畅,形成脓肿或囊肿,成为感染灶。此型病变严重,易发生并发症。

(二)中医病因病机

本病以脏腑虚损,虚火上炎为主,多由急乳蛾反复发作,治疗不彻底,邪毒久滞,邪热伤阴,或温热病后余邪未清所致。脏腑失调,脏腑虚损以肺肾阴虚、脾胃虚弱多见。

1. 肺肾阴虚 邪毒滞留,灼伤阴津,或温热病后,肺肾阴液不足,不能上承以滋养咽喉,阴虚内热,则虚火上炎,与余邪搏结于喉核而为病。

2. 脾胃虚弱 素体脾胃虚弱,运化失职,气血化生不足,喉核失于濡养;或脾不运化,湿浊内停,结聚于喉核而为病。

3. 痰瘀互结 余邪久滞,气机不畅,痰浊内生,气滞血瘀,痰瘀互结于喉核,致使脉络闭阻而为病。

二、临床表现

(一)症状

1. 全身症状 由于扁桃体隐窝内脓栓排出被咽下,刺激胃肠道,或由于隐窝内细菌毒素等被吸收,可导致消化不良或头痛、乏力、低热等全身反应。

2. 局部症状 主要为咽部症状。

(1) 咽痛:为本病的特征性症状。发作间歇期可有咽干、发痒、异物感、刺激性咳嗽等轻微症状。

(2) 口臭:若扁桃体隐窝内潴留干酪样腐败物或有厌氧菌感染,则可出现口臭。

(3) 打鼾:小儿患者,由于扁桃体过度肥大,可出现睡眠打鼾、呼吸不畅、吞咽或言语共鸣障碍。

（二）体征

扁桃体大小不定,成人扁桃体多已缩小,扁桃体表面可见瘢痕形成,凹凸不平,与周围组织粘连。扁桃体和腭舌弓呈慢性充血,黏膜呈暗红色,隐窝口有时可见黄、白色干酪样点状物溢出,挤压时分泌物外溢。常见下颌角淋巴结肿大。

三、并发症

慢性扁桃体炎在身体受凉或潮湿、全身衰弱、内分泌紊乱、自主神经系统失调或生活及劳动环境不良等情况下,容易发生变态反应,产生各种并发症,如风湿性关节炎、风湿热、心脏病、肾炎等。因此,慢性扁桃体炎常被视为全身其他部位感染的"病灶"之一,称为"病灶扁桃体"。

四、辅助检查

实验室检查

实验室检查白细胞总数、培养咽拭子等有助于慢性扁桃体炎的诊断及治疗。血沉、抗链球菌溶血素O试验、血清黏蛋白、心电图等异常改变在"病灶"型病例中可见,有助于并发症的诊断。

五、诊断与鉴别诊断

（一）诊断要点

急性扁桃体炎反复发作病史,为本病的主要诊断依据。局部检查见扁桃体及腭舌弓呈暗红色慢性充血,扁桃体表面凹凸不平,有瘢痕或黄白色点状物,挤压腭舌弓有分泌物从隐窝口溢出。全身症状多不明显。

（二）鉴别诊断

1. 扁桃体生理性肥大　多见于小儿和青少年,无自觉症状,扁桃体光滑,呈淡红色,隐窝口结构清晰,边界清楚,无分泌物潴留,与周围组织无粘连,触之柔软,无急性炎症反复发作病史。

2. 扁桃体角化症　为扁桃体隐窝口上皮细胞过度角化,形如黄白色角状或尖形沙粒样角化物,触之坚硬,根基牢固,不能拭掉,如用力擦除,则遗留出血创面。可无明显自觉症状,或感觉咽部不适或异物感,可同时发生于咽后壁、咽侧索和舌根等处。

3. 扁桃体肿瘤　一侧扁桃体迅速增大或扁桃体肿大而有溃疡,均应考虑肿瘤的可能性。如扁桃体肉瘤,早期可局限于扁桃体黏膜下,表面光滑,主要症状为一侧扁桃体迅速增大,常有颈淋巴结转移,活检可确诊。

（三）中医辨证要点

慢乳蛾的辨证,首辨虚实,次明脏腑所属。咽部干痒、喉核干瘪多见于虚证,咽部刺痛、喉核肥大多属虚实夹杂证。脏腑虚损主要与肺肾阴虚、脾胃虚弱有关。临床上,治疗本病以扶正、消肿、利咽为原则。有肺肾阴虚证者,治疗应养阴利咽;有脾气虚弱证者,治疗应益气利咽;有痰瘀互结证者,治疗应化瘀祛痰。

六、治疗

中医治疗可补益正气,增强机体免疫功能,控制炎症,缓解自觉症状,还可以减少急性发作,对于不愿或不耐受手术的患者尤其适合。西医强调根据病情轻重考虑治疗方法,在保守治疗无效或伴有并发症时可考虑手术治疗切除扁桃体,根除病灶,以利并发症的治疗。

ER-9-6

慢性扁桃体炎思维导图

（一）中医治疗

1. 辨证论治

（1）肺肾阴虚证

证候：咽部干燥不适，梗梗不利，微痛，微痒，喉核色黯红，肥大或干瘪，喉核上有黄白色脓点，或挤压时有黄白色脓样物溢出。朝轻暮重，可伴有干咳少痰，午后颧红，腰膝酸软，虚烦失眠，头晕眼花，耳鸣耳聋，大便干。舌红少苔，脉细数。

治法：滋养肺肾，养阴利咽。

方药：百合固金汤加减。偏于肺阴虚者，可用养阴清肺汤加减；偏于肾阴虚者宜用六味地黄汤。如喉核肿大不消可加丹参、生牡蛎、浙贝母等；咽痛者，可加牛蒡子、蝉蜕、马勃等；失眠者可加酸枣仁等。

（2）脾胃虚弱证

证候：咽部干痒不适，有异物感；喉核淡红或暗红，肥大或干瘪；神疲乏力，咳嗽痰白，口淡不渴，恶心呕吐，纳差便溏；舌淡、苔白，脉缓弱。

治法：健脾祛湿，和胃利咽。

方药：六君子汤加减。如痰多者加厚朴、胆南星；痰湿重可酌加石菖蒲、厚朴等；喉核肿大不消可加丹参、生牡蛎、浙贝母等。

（3）痰瘀互结证

证候：咽干涩不利，或刺痛胀痛，痰黏难咯，迁延不愈；喉关暗红，喉核肥大质韧、表面凹凸不平；咳嗽痰白，胸脘满闷。舌质暗红有瘀点，苔白腻，脉细涩。

治法：活血化瘀，祛痰利咽。

方药：会厌逐瘀汤合二陈汤加减。如喉核暗红，质硬不消者，加昆布、莪术等；复感热邪，溢脓黄稠，可加黄芩、蒲公英、车前子、鱼腥草等。

2. 中医其他方法

（1）中成药：可辨证选用百合固金丸、补中益气丸、参苓白术丸等。

（2）含法：可含服铁笛丸、润喉丸、新癀片、银黄含片等。

（3）烙治法：喉核肥大者可用烙治法。烙时注意勿触及其他部位。经多次烙治后可使喉核逐渐缩小，如患处表面有烙后的白膜，应轻轻刮去再烙。一般3~5日1次，直至患处平复为止。

（4）啄治法：喉核肥大或有脓栓者，用啄治刀在喉核上做雀啄样动作，每侧4~5下，3~4日1次。

（5）针灸疗法：可选合谷、足三里、曲池、颊车等穴位，留针20分钟。亦可选咽喉、肺、扁桃体、内分泌等穴，埋针或以王不留行贴压。

（6）按摩疗法：按揉角孙、风池、扁桃体、足三里等穴位。

（二）西医治疗

1. 药物治疗　急性发作期可使用敏感抗生素进行抗感染治疗，免疫力低下的可应用各种增强免疫力的药物，如注射胎盘球蛋白、转移因子等。

2. 局部外治法　局部冲洗扁桃体隐窝，清除隐窝积存物，保持引流通畅。

3. 手术治疗　慢性扁桃体炎反复发作或有并发扁桃体周脓肿病史；扁桃体过度肥大，影响呼吸，妨碍吞咽及发声功能；慢性扁桃体炎已成为引起其他脏器病变的病灶或与邻近组织器官的病变有关联时，可以考虑扁桃体切除术，但要合理掌握手术适应证。

（1）扁桃体切除术：挤切法一般适用于扁桃体体积较大，突出而粘连少的扁桃体。剥离术剥离沿包膜外进行，操作需细致，谨防大量出血。

（2）低温等离子刀切除术：借助等离子低温消融系统，消除病变组织、增生组织，减少慢性扁桃体炎患者出血量，缩短手术操作时间、伪膜脱落时间和疼痛时间，且并发症较少，安全性高。

4. 其他疗法　局部可配合应用冷冻及激光疗法等。

七、预防与调摄

1. 患扁桃体急性炎症应彻底治愈，以免留下后患。
2. 坚持锻炼身体，增强或改善体质。
3. 注意饮食，营养全面，戒除烟酒，患病期间饮食清淡，忌食辛辣炙煿之品。
4. 起居有常，避免过度劳累、受凉、受潮或感冒诱发急性扁桃体炎。
5. 预防各类传染病、流行病。

八、临证备要

（一）临证要点
1. 西医诊断宜精准个体化，通过鉴别诊断以明确，中医辨证要辨明虚损脏腑，明确证型。
2. 治疗应重视局部处理与整体调治相结合，局部处理选用中医治疗可明显缓解自觉症状，补足正气，减少急性发作。西医在手术治疗中有一定优越性，可根除病灶，以利并发症的治疗。

（二）沟通要点
1. 解释病因及现况，合理选择治疗方案。
2. 介绍预后及日常调摄要点。

九、中西医结合诊疗思路

慢性扁桃体炎容易反复发作，且易引起并发症，但扁桃体在青少年上呼吸道中有重要的免疫保护作用，所以不应轻易切除扁桃体，不然会引起上呼吸道局部免疫力下降。因此，对保守治疗患者可采用中西医治疗方案，对必须进行手术治疗的患者，要积极结合中医辨证论治并辅以外治法，加快康复过程。

复习思考题

1. 慢性扁桃体炎的西医诊断要点有哪些？
2. 慢性扁桃体炎如何进行中医辨证？
3. 试述慢性扁桃体炎的中医、西医治疗各自有何优势。

● （姜　红）

第五节　鼻　咽　炎

鼻咽炎（nasopharyngitis）是鼻咽部黏膜、黏膜下组织和淋巴组织的急性或慢性炎症。本病与鼻咽邻近器官及全身疾病密切相关，以鼻塞、流鼻涕或鼻咽部干燥不适，疼痛，有黏脓性分泌物自鼻咽部流下为主要特征。本病为临床常见病、多发病，诱发因素较多，包括上呼吸道炎性疾病、粉尘等，与关节炎、长期低热、内分泌功能紊乱等有关。急性鼻咽炎相当于中医的"伤风鼻塞""风热喉痹"，慢性鼻咽炎相当于中医的"痰病""鼻渊""梅核气"等。

一、病因病理

（一）西医病因病理

1. 病因

（1）病毒感染：以柯萨奇病毒、腺病毒、副流感病毒多见，鼻病毒及流感病毒次之，通过飞沫和密切接触而传染。

（2）细菌感染：以链球菌、葡萄球菌及肺炎链球菌多见，其中以 A 组乙型链球菌感染者最为严重，可导致远处器官的化脓性病变。

（3）环境因素：如高温、粉尘、烟雾、刺激性气体等均可引起本病。

2. 病理　鼻咽黏膜有丰富的淋巴组织，当各种化学、物理和微生物等因子的作用时，以及邻近器官特别是鼻腔鼻窦、中耳等炎症时，均可导致鼻咽黏膜的炎症反应。上皮和间质都可发生组织形态的改变，可表现为有炎性细胞浸润，在黏膜表面形成炎性细胞、纤维蛋白和黏液等混合的渗出物；杯状细胞增生、分泌亢进鳞形上皮化生，有时上皮脱落，形成浅表溃疡和肉芽组织。间质表现为淋巴组织增生，少数可呈弥漫性增生，同时还可伴有网状细胞增生和数量不等的浆细胞、单核细胞浸润。腺体增生并分泌亢进；毛细血管增生，内皮细胞增殖，管壁及周围有炎症细胞浸润，纤维组织也可增生。

（二）中医病因病机

本病有虚实之分，实者多为郁热，病在肺、肝、脾、胃；虚者多为阴虚、气虚；虚实夹杂多为痰凝血瘀，病位在脾。多因情志内伤、劳逸失度、饮食不节导致，初期邪在气分，壅遏肺窍。久之由气分进入血分，因气滞导致痰凝血瘀。

1. **肺胃蕴热**　饮食不节，肺胃蕴热，上蒸于颃颡肌膜；或肺胃功能失调，呼吸无律，宣降失常，升降失序，则咽腔壅塞不畅，气过不利；或肺胃火热上蒸咽腔，咽肿窍塞，气息出入不畅，则颃颡不开而为病。

2. **肝经郁热**　情志不畅，或肝阴不足，致使肝失疏泄，气郁化火；或邪热内传肝胆，致肝胆热盛，循经犯脑迫咽，蒸灼肌膜，甚或煎炼津液而为病。

3. **湿热蕴脾**　湿热蕴脾，清阳不升，颃颡失养，湿热氤氲上蒸而为病。

4. **肺肾阴虚**　有吸烟、刺激性气体的吸入、熬夜等不良生活习惯，致使津液耗损；或久病失养，热病伤阴，房劳过度等，损伤肾阴，肺肾阴虚，颃颡肌膜失去濡润，或虚火灼烁肌膜而致病。

5. **脾气虚弱**　脾气虚弱，精微难化，津液无处而来，肺脏无以输布，肾脏无以收藏，肌膜失去濡养干燥而为病。

6. **痰凝血瘀**　脾失健运，聚为湿浊，病久痰浊凝聚，血脉瘀阻，肌膜肥厚而为病。

二、临床表现

（一）症状

1. 全身症状　急性期有发热、畏寒等上呼吸道感染症状，多呈自限性。慢性鼻咽炎全身有消化不良、头晕、头痛、恶心、低热、乏力等症状。

2. 局部症状

（1）鼻部症状：鼻咽炎患者通常有 1~3 天的潜伏期，初期表现为鼻内干燥、灼热感或痒感和喷嚏，继而出现鼻塞、水样鼻涕、嗅觉减退和鼻塞性鼻音，继发细菌感染后鼻涕变为黏液性、黏脓性或脓性。

（2）鼻咽部症状：慢性鼻咽炎患者鼻咽部发痒、干燥不适，有异物感，有黏稠样分泌物不易咳出,表现为经常清嗓、咳嗽、吸痰,多伴有恶心和作呕,严重者有咽痛、声音嘶哑症状。

（二）体征

鼻咽部黏膜呈急性弥漫性充血、肿胀。咽后壁淋巴滤泡隆起,有黏脓性分泌物自鼻咽部流下。下颌下淋巴结肿大有压痛。慢性患者可见咽侧索红肿,鼻咽黏膜慢性充血,增生肥厚,覆以分泌物或干痂。

三、并发症

鼻咽炎炎症扩散时可并发邻近器官疾病,如急性中耳炎、急性鼻窦炎和急性气管炎。

四、辅助检查

（一）实验室检查

白细胞数量正常或低,淋巴细胞比例高。在细菌感染过程中,观察到白细胞计数、中性粒细胞比例增加和左核移位。

（二）病因学检查

细菌培养和敏感试验有助于细菌感染的诊断和指导。

（三）间接鼻咽镜、鼻内镜检查或纤维、电子鼻咽镜

间接鼻咽镜(后鼻镜)、鼻内镜、纤维或电子鼻咽镜检查可见鼻咽部黏膜弥漫性充血肿胀,或慢性充血、增生、肥厚,黏(脓)性分泌物增多,可流入口咽部,附着于咽后壁,或有干痂。可见咽侧索红肿,咽后壁淋巴滤泡增生,有黏(脓)性分泌物自鼻咽部流下。儿童常伴有腺样体组织充血肿大,表面附着炎性渗出物。

（四）影像学检查

鼻咽部 CT 检查表现为咽隐窝变浅、鼻咽后壁或侧壁软组织增厚、局部软组织肿块、鼻咽形态怪异、伴副鼻窦炎等,咽旁间隙受压较轻,一般不伴中耳乳突炎,颅底骨质结构完整,增强扫描鼻咽黏膜线完整。MRI 检查表现为鼻咽顶壁、后壁、双侧壁、咽鼓管圆枕黏膜弥漫性、对称性肿胀增厚;增强扫描为病灶呈均匀显著强化,黏膜线完整。

五、诊断与鉴别诊断

（一）诊断要点

急性鼻咽炎以鼻塞、流鼻涕为典型症状,鼻咽部检查可见鼻咽部黏膜弥漫性充血、水肿。婴幼儿全身症状明显,有突发高热、脑膜炎或消化道症状;成人全身症状轻微。

慢性鼻咽炎以鼻咽干燥,频繁咳痰或吸鼻涕,声音嘶哑等为典型症状。鼻咽部检查可见鼻咽黏膜充血、增厚,有黏液或脓痂。

（二）鉴别诊断

1. 急性鼻咽炎应与上呼吸道感染、各种急性传染病进行鉴别

（1）流行性感冒:以冬春季节为主,全身中毒症状明显,常为高热、头痛,全身疼痛常见且严重,可伴有程度较重的鼻塞、喷嚏、咽痛,胸部不适及咳嗽,易出现肺部并发症。

（2）急性鼻窦炎:主要症状是持续性鼻塞,多脓涕,中鼻道和嗅裂中有脓液,鼻窦检查呈阳性。

（3）急性咽炎:以咽干咽痛、咳嗽、粗糙感为主要症状,咽部黏膜充血肿胀,呈深红色,咽后壁淋巴滤泡肿大充血,鼻腔黏膜充血肿胀。

（4）急性传染病:麻疹、猩红热、百日咳等急性传染病,根据症状病史、动态观察和相关

实验室检查可以鉴别。

2. 慢性鼻咽炎需与咽囊炎（鼻咽脓肿）及早期鼻咽癌相鉴别　后者鼻内镜检查可见咽囊开口，部分患者可有脓性分泌物；早期鼻咽癌以鼻涕中带血，耳鸣、耳闷、听力下降等咽鼓管功能障碍及颈部淋巴结肿大为主要症状，需活检确诊。

（三）中医辨证要点

鼻咽炎的辨证，首辨虚实，次明脏腑所属。后鼻溢液色黄多属热邪，溢液色白多属寒邪。郁热之证主要与肝、胆、肺、脾、胃有关；脏腑虚损主要与肺肾阴虚、脾胃虚弱密切相关。临床上，急、慢性鼻咽炎相互转变。慢性鼻咽炎病情缠绵，久病伤及气阴，以脾胃虚弱者多见，要注意强调益气升阳的重要性，避免应用大量苦寒药物伤及阳气，阴阳互根，导致该病治疗效果欠佳，易于反复。

六、治疗

中医治疗可以改善患者体质阴阳偏盛、偏衰的平衡失调，使炎症控制，鼻咽部通利。西医强调针对病因对症治疗，同时辅以局部给药快速缓解症状，避免出现并发症。中西医结合治疗既可以快速缓解急性期的炎症，又注重从整体出发，充分考虑体质因素，有利于防止反复发作和进一步传变。

（一）中医治疗

1. 辨证论治

（1）肺胃蕴热证

证候：鼻咽不适，疼痛，咽异物感，鼻塞、后鼻溢液黄稠，耳堵闷感。胃脘灼热，口渴喜饮，口臭，牙龈肿痛，大便秘结，小便短赤。鼻咽黏膜红肿，或可见黄稠分泌物附着。舌质红，苔黄或腻，脉洪数。

治法：清肺泄热，疏风通窍。

方药：疏风清热汤加减。如咳嗽痰黄，可加射干、瓜蒌仁、夏枯草；高热者，可加水牛角、大青叶；咽痛剧烈可加桔梗、牛蒡子、甘草、玄参。

（2）肝经郁热证

证候：鼻咽不适，干痛，咽异物感，后鼻溢液色黄，或带血丝。情绪抑郁或急躁易怒，脘胁胀痛，耳鸣耳堵，大便秘结。鼻咽黏膜色红，静脉曲张，无分泌物或分泌物量少色黄。舌质红，苔黄，脉弦数。

治法：疏肝健脾，解郁清热。

方药：龙胆泻肝汤加减。如鼻塞重，可加苍耳子、辛夷、薄荷等；头痛者，可加菊花、蔓荆子等；大便秘结者，可加大黄等。

（3）湿热蕴脾证

证候：鼻咽不适，异物感，后鼻溢液，黄浊量多，耳堵闷感。头重如裹，脘腹胀闷，口渴少饮，食少纳呆，大便溏而不爽，小便短赤，肢体困重。鼻咽黏膜红肿，大量黄浊分泌物附着。舌质红，苔黄腻，脉濡数。

治法：清热利湿，健脾益气。

方药：藿朴夏苓汤加减。如鼻塞重，可加苍耳子、辛夷等；头痛者，可加白芷、川芎、菊花等。

（4）肺肾阴虚证

证候：鼻咽干燥，灼痛，后鼻溢液，量少，黏稠难咳，或带血丝。腰膝酸软，五心烦热，口干欲饮，咳嗽痰少或带血丝，失眠健忘。鼻咽黏膜色红，干燥，微肿，有少量黏稠分泌物或干痂附着。舌红少苔,脉细或细数。

治法:滋阴润肺,益肾填髓。

方药:百合固金汤加减。如咽痛者,可加牛蒡子、蝉蜕、桔梗、马勃等;失眠者可加酸枣仁、远志。

(5) 脾气虚弱证

证候:鼻咽不适,干燥,喜清嗓,分泌物白黏,易咳,耳堵闷感。头昏,纳呆,腹胀脘闷,乏力倦怠,大便不成形,排便无力,面色萎黄,口淡不渴。鼻咽黏膜色淡肿胀,分泌物白黏。舌淡苔白,脉弱。

治法:补脾益气,培土生金。

方药:补中益气汤加减。如纳差、便溏者,可加砂仁、藿香、茯苓等;如咽黏膜肥厚者,可加丹参、川芎、郁金等;如易恶心,可加陈皮、佛手。

(6) 痰凝血瘀证

证候:鼻咽不适,异物梗阻感,喜用力倒吸清嗓,干燥刺痛,耳堵闷感,可有鼻音,讲话时鼻咽部不适加重。鼻咽黏膜暗红或色淡,肿胀肥厚,静脉曲张,有白或黄分泌物附着,或可见腺样体肿大。舌暗或有瘀点,脉涩。

治法:祛痰散结,活血化瘀。

方药:贝母瓜蒌散加减。如咳嗽痰黏者,可加杏仁、紫菀、款冬花、半夏等;如鼻咽部刺痛、胸胁胀痛者,可加香附、郁金、合欢皮等。

2. 中医其他方法

(1) 含法:可含服铁笛丸、润喉丸等。

(2) 中药鼻腔熏洗、盥洗:可选用芳香通窍、化浊辟秽的中药雾化熏鼻或盥洗。

(3) 针灸疗法:可以选取太溪、鱼际、三阴交、足三里等穴位进行针灸,平补平泻;还可以对耳穴点刺放血。

(二) 西医治疗

1. 药物治疗 针对病因进行治疗,如病毒感染,以抗病毒治疗为主;如合并细菌感染,给予口服或静脉应用足量、敏感的广谱抗菌药物进行治疗;如过敏性疾病引起的,需针对过敏性疾病进行抗过敏治疗;胃肠反流引起的,则需给予抗酸药物控制胃酸分泌。鼻塞严重者,可短期应用局部减充血药滴鼻或鼻腔喷雾。对高热者酌情予以解热药,辅以物理降温。如有急性鼻窦炎、急性中耳炎等并发症,应按相关疾病的治疗原则进行处理。

2. 局部外治法

(1) 洗鼻、滴鼻:鼻咽部黏膜肿胀者可用芳香通窍的滴鼻剂,疏通鼻窍;鼻咽部干燥者可应用生理盐水鼻腔冲洗,可用油性滴鼻剂滴鼻,促进支气管纤毛运动,湿润支气管黏膜,促进分泌物排出。

(2) 雾化吸入:雾化吸入糖皮质激素药物,使微小血管收缩,减轻炎症渗出、水肿和毛细血管扩张,具有高效的局部抗炎和抗过敏作用。

(3) 理疗:可配合超短波或红外线等进行局部物理治疗。

七、 预防与调摄

1. 彻底治疗急性鼻咽炎,避免反复发作迁延成慢性,成为引发鼻咽癌的可能因素。

2. 锻炼身体,增强或改善体质。

3. 注意饮食,戒除烟酒,患病期间饮食清淡,忌食辛辣炙煿之品。

4. 起居有常,避免接触高温、粉尘或烟雾诱发因素。

笔记栏

八、临证备要

（一）临证要点

1. 西医诊断宜精准个体化，中医辨证首辨寒热虚实，次明脏腑所属。

2. 治疗应重视局部处理与整体调治相结合，局部处理重在改善鼻咽不适，整体调治重在改善患者病理体质。

（二）沟通要点

1. 解释病因及现况，合理选择治疗方案。

2. 介绍预后及日常调摄要点。

九、中西医结合诊疗思路

鼻咽炎之所以顽固难治，容易反复发作，关键在于患者全身及局部的免疫状态的低下和外界诱发因素的影响。治疗宜采用中西医结合方案，在纠正炎症的基础上，通过中医辨证论治调治病理体质，既能防止加速康复，又能防止反复发作。

复习思考题

鼻咽炎的病因病机主要有哪些？

（姜　红）

第六节　腺样体肥大

腺样体肥大（adenoid hypertrophy）是腺样体因炎症的反复刺激而发生的病理性增生肥大。本病常与慢性扁桃体炎合并存在，以肥大的腺样体不同程度堵塞后鼻孔、睡眠中打鼾为主要特征。多发生于儿童，成年人少见，且此病好发于寒冷、潮湿的地区。本病有遗传因素，与鼻咽部反复炎症有关，慢性鼻咽炎、鼻炎或慢性鼻窦炎患者易发此病；患急性传染病、变态反应性疾病的儿童，也多有腺样体肥大。本节论述内容相当于中医的"鼾眠"。

一、病因病理

（一）西医病因病理

1. 病因　鼻咽部及其毗邻部位或腺样体自身的炎症反复刺激，使腺样体发生病理性增生。多因乙型溶血性链球菌、金黄色葡萄球菌、流感嗜血杆菌、流感病毒、腺病毒等感染致病。

2. 病理　腺样体肥大常显慢性炎症，表面纤毛柱状上皮转化为鳞状上皮。黏膜下淋巴细胞浸润，嗜酸粒细胞增多，血管壁增厚，纤维组织肿胀增厚。腺样体近后鼻孔部较厚，至鼻咽后壁则渐薄，有时可堵满鼻咽腔或堵塞后鼻孔。变态反应、胃内容物反流、微量元素异常等，均可增加腺体样组织增生的风险。

（二）中医病因病机

小儿系稚阴稚阳之体，形气未充，脏腑娇嫩，肺脾肾常不足，本病外因责之于感受外邪，有风寒、风热之别；内因多为肺、脾、肾三脏不足或饮食内伤。本病的发生多与肺脾气虚、肺肾阴虚、气血阻滞和痰凝血瘀有关。

1. 肺脾气虚　小儿肺卫不固，腠理疏松，卫表不固，子盗母气，脾气亦因而虚弱，肺脾气虚,尤易感受六淫邪气而发病。感受风温热邪,伤阴耗气,灼津成痰;或感受风寒湿邪,引动痰湿,结聚于鼻咽部,导致腺样体增生肥大。

2. 肺肾阴虚 肾常不足,久病肾阴亏虚,虚火上炎,灼津成痰,滞于鼻咽而为病。

3. 气血瘀阻 小儿脾胃虚弱,过食肥甘厚味,安逸少动,形体肥胖,脾失健运,气血化生无力,不能运化水谷精微,久则聚湿生痰,痰湿聚集于鼻咽部,导致腺样体增生肥大。

4. 痰凝血瘀 余邪滞留,日久不去,气机阻滞,痰浊内生,气滞血瘀,痰瘀互结于鼻咽部,脉络闭阻而为病。

二、临床表现

（一）症状

1. 全身症状 患儿生长发育迟缓,反应迟钝,注意力不集中,记忆力下降,夜间多梦易惊、性情烦躁、学习困难、多动障碍、抑郁等。

2. 局部症状 腺样体肥大可引起耳、鼻、咽、喉及下呼吸道的症状。

（1）鼻部症状:鼻塞是本病的主要症状,肥大的腺样体组织及黏(脓)性分泌物不同程度地阻塞后鼻孔,导致鼻塞、流涕、闭塞性鼻音,严重时张口呼吸。

（2）耳部症状:肥大的腺样体组织压迫单侧或双侧咽鼓管咽口,引起咽鼓管阻塞,导致分泌性中耳炎,出现耳闷、耳痛,严重者会出现耳鸣、听力下降。

（3）咽喉及下呼吸道症状:鼻咽部分泌物向下流刺激呼吸道黏膜,可引起咳嗽、咽痒、咽异物感、支气管炎性刺激等症状。

（二）体征

视诊时可见部分患者张口呼吸,颌面部发育畸形,如腭弓高拱、上切牙突出、上唇上翘、下唇悬挂、下颌下垂等,加之出现精神萎靡、表情愚钝,即所谓的腺样体面容（adenoid face）。咽部充血,咽后壁附有脓性分泌物,硬腭高而窄,常伴有腭扁桃体肥大。间接鼻咽镜检查可见鼻咽部红色块状隆起。触诊鼻咽部顶后壁有柔软的淋巴组织团块,不易出血。

三、并发症

由于腺样体增生肥大,可导致分泌性中耳炎、化脓性中耳炎、鼻炎、鼻窦炎、阻塞性睡眠呼吸暂停低通气综合征（OSAHS）、心血管功能改变、心理行为异常及认知功能改变等并发症。

四、辅助检查

（一）间接鼻咽镜或纤维/电子鼻咽镜及鼻内窥镜检查

鼻咽顶后壁可见红色团块状隆起,呈分叶状的淋巴组织。同时可观察后鼻孔堵塞的程度,检查咽鼓管咽口是否受压以及压迫程度。

（二）影像学检查

鼻咽部 X 线侧位片可判断腺样体大小及气道狭窄的程度。必要时行鼻咽部 CT 检查,能够测量鼻咽气道阻塞程度,观察邻近骨质。

（三）听力学检查

声导抗测试可根据鼓室导抗图评价鼓室内压力及中耳功能。纯音测听可判断有无听力障碍以及听力障碍的类型和程度,但低龄儿童不易配合检查。

五、诊断与鉴别诊断

（一）诊断要点

本病以鼻塞、打鼾、张口呼吸为主要症状,部分患者也可首发耳闷、耳鸣、耳痛等耳部症状。口咽部检查可见黏脓液从鼻咽部流下,腭扁桃体肥大;鼻咽部检查可见鼻咽顶后壁分叶状淋巴组织,有5~6条深纵槽。鼻咽顶后壁可扪及柔软块状物。X线鼻咽侧位拍片及CT、MR扫描可判断腺样体的部位及大小。若腺样体组织占到通气道的70%以上,即可诊断为腺样体肥大。

（二）鉴别诊断

1. **鼻咽部肿瘤** 发病年龄较大,多有涕带血丝史,CT检查见咽后壁增厚的软组织影,左右两侧多不对称,咽隐窝不对称性消失,咽旁间隙模糊,变窄甚至闭塞,可有颅底骨质破坏。

2. **鼻咽囊肿** 多发生于鼻咽顶后壁中线部位,边界清楚,触之有囊性感,穿刺可抽出囊液。

（三）中医辨证要点

腺样体肥大诊断思维导图

腺样体肥大要结合患儿的生理特点进行辨证。早期当补益肺脾,后期则以活血化瘀为主。

腺样体肥大的辨证,宜明脏腑所属。脏腑虚损主要与肺、脾、肾有关。少量黄黏痰多属阴虚,无痰或少量白痰多属气虚。腺样体肥大色淡多与脾气虚弱,运化失职有关;腺样体肥大色暗,多与瘀血阻滞有关。气虚之证与肺、脾关系密切;阴虚之证多与肺、肾有关;气血瘀阻及痰凝血瘀多为虚实夹杂证。

六、治疗

中医治疗可有效控制鼻咽局部炎症,减轻腔黏膜水肿,减小患儿腺样体体积,增强鼻咽通气引流,减轻睡眠呼吸暂停、打鼾、鼻塞、呼吸困难等症状,使部分患儿避免手术,降低手术患儿感染概率,使复发患儿避免接受二次手术治疗。西医治疗以手术为主,目的在于恢复或改善鼻腔通气引流,减轻睡眠呼吸暂停等症状。

（一）中医治疗

1. 辨证论治

（1）**肺脾气虚证**

证候:交替性、间断性鼻塞,涕清稀或黏白,咳嗽,无痰或少量白痰,多汗,倦怠,气短懒言,声音低怯,纳少腹胀,大便溏泄,睡眠时有鼾声,可见张口呼吸;腺样体肿大色淡,多伴有鼻黏膜苍白;舌淡胖有齿痕,苔白,脉缓弱。

治法:益气健脾,化痰散结。

方药:玉屏风散合二陈汤加减。若腹胀纳呆、不思饮食者加山楂、砂仁、鸡内金、谷芽、麦芽;鼻塞重、涕色白者加细辛、白芷、辛夷花。

（2）**肺肾阴虚证**

证候:交替性、间断性鼻塞,涕黄白,量不多,颃颡不适,口咽干燥,偶有咽痛,咳嗽,少量黄黏痰,体弱多病,形体消瘦,学习能力差,睡眠时有鼾声,可见张口呼吸,夜卧不宁;腺样体肿大色红或暗红,舌红少苔,脉沉细弱或细数。

治法:滋阴益肺,补肾填精。

方药:知柏地黄汤加减。若鼻塞重者加白芷、细辛、辛夷花;健忘者加益智仁、女贞子、枸杞子;头痛者加川芎、菊花。

（3）**气血瘀阻证**

证候:鼻塞日久,持续不减,少量白黏涕,咳嗽,少量白黏痰,耳内闷胀,听力下降,睡眠中鼾声时作,张口呼吸;腺样体肿大、暗红,上布血丝,舌质暗红或有瘀斑,脉涩。

治法:行气活血,散结消肿。

方药:会厌逐瘀汤加减。若鼻塞较甚,可加苍耳子、辛夷花等;咳痰量多者加浙贝母、玄参、天花粉。

（4）痰凝血瘀证

证候:鼻塞日久,持续不减,鼻涕黏稠,色黄,咳嗽,咳痰,痰白黏,量不多,咽痛,尿床,听力下降,睡眠中鼾声时作,张口呼吸;腺样体肥大,表面凹凸不平,呈明显分叶状,色红或暗红,表面可附有分泌物;舌红或紫暗,苔腻,脉滑或涩。

治法:祛痰散结,活血化瘀。

方药:导痰汤合桃红四物汤加减。若中耳积液者加泽泻、茯苓;鼻涕浓稠量多,可加陈皮、半夏、枳壳、瓜蒌等;涕黄者加黄芩、连翘。

2. 中医其他方法

（1）艾灸:用雷火灸、温热电灸等灸法灸印堂、上星、素髎、迎香、睛明、百会、大椎、合谷、列缺、足三里、身柱、太溪等穴位;根据不同症状选择不同配穴施灸,若鼻塞症状重者加迎香,伴鼻窦炎者加上星,睡眠打鼾者加丰隆,伴中耳炎、听力下降者加阳池。

（2）推拿:结合临床表现辨证取穴,准确运用补泻手法,使诸穴相配,疏风邪,实卫表,通鼻窍,和脏腑。

（3）耳穴贴压:选取内鼻、鼻咽点、扁桃体、肺、脾、肾、三焦、内分泌及肾上腺等耳穴,用王不留行进行贴压。

（4）中药熏鼻、滴鼻:选用辛夷、鹅不食草、薄荷等芳香通窍的中药雾化熏鼻或滴鼻。

（二）西医治疗

1. 药物治疗　症状较轻者,可应用鼻内糖皮质激素、白三烯受体拮抗药等抗炎药物先进行保守治疗1~3个月。经保守治疗无效者,可选择手术。

2. 局部外治法　鼻腔滴用0.5%麻黄碱,可以减轻鼻塞,但不宜长期使用。局部用生理盐水进行冲洗。

3. 手术治疗　腺样体肥大引起并发症者,应尽早手术治疗。合并腭扁桃体肥大者,可同时切除腭扁桃体。传统手术方式为腺样体刮除术,因该术式易造成邻近组织损伤,故现已少用。目前可选用鼻内镜下动力系统辅助腺样体切除术、低温等离子腺样体射频消融术、腺样体激光治疗术、腺样体微波治疗术等进行治疗。

七、预防与调摄

1. 加强锻炼,增强机体抵抗力。

2. 避免经常用力擤鼻、用力揉搓鼻部,减少对鼻部的刺激。

3. 加强营养,合理饮食;戒除烟酒,患病期间忌食辛辣炙煿之品。

4. 起居有常,防寒保暖,预防感冒,避免接触过敏原。

八、临证备要

（一）临证要点

1. 西医诊断宜精准个体化,中医辨证宜明辨脏腑所属。

2. 治疗应重视局部处理与整体调治相结合,局部处理重在恢复或改善鼻腔通气引流,整体调治重在改善患者病理体质。

（二）沟通要点

1. 解释病因及现况,合理选择治疗方案。

2. 介绍预后及日常调摄要点。

九、中西医结合诊疗思路

正常生理情况下,儿童6~7岁时腺样体发育为最大,10岁以后逐渐萎缩,成人基本消失。病理情况下,肥大的腺样体经西医保守治疗无效后可选择手术治疗,手术治疗预后良好。如不能接受手术治疗,则要根据具体证候进行中医辨证治疗或中西医结合治疗。中医在腺样体肥大患儿的治疗过程中起着重要的作用,是治疗和改善儿童睡眠呼吸紊乱的重要治疗手段。经过治疗,可使一些患儿的腺样体体积减小,改善临床症状,使部分患儿避免手术;可改善单纯腺样体肥大引发睡眠呼吸暂停的症状;在等待手术的一段时间内,可改善患儿的症状,减轻患儿的痛苦;也可改善鼻腔局部炎症,为手术治疗创造条件;也可使复发患儿避免接受二次手术治疗。

案例分析

李某,男,3岁。

初诊(2012年12月11日):患儿有鼻塞、流涕,鼻呼吸不通畅,睡眠中打鼾明显,张口呼吸年余,白日易汗,眠中多汗,近来症状加剧。刻下:患者双侧鼻塞、流涕,面色苍白。检查:鼻黏膜暗红,下鼻甲肿胀,中隔偏右,双侧鼻道可见黏性分泌物;充分收缩鼻腔黏膜后,从鼻腔可见腺样体下缘距后鼻孔下缘水平约小于0.5cm;咽部黏膜暗红,双侧扁桃体Ⅰ度;鼻咽侧位X线片示腺样体肥大,A/N比值0.86。大便稀,小便清长;舌淡,苔薄白,脉细弱。诊为颃颡窒塞(腺样体肥大);气虚卫表不固证。小儿系稚阴稚阳之体,形气未充,脏腑娇嫩,肺脾肾常不足,易于出现肺脾气虚,痰瘀阻滞,导致腺样体肥大,滞塞颃颡。治以益气固表,化痰散结。用玉屏风散合二陈汤加减。处方:黄芪12g,白术9g,防风9g,陈皮3g,法半夏5g,茯苓5g,桔梗3g,山慈菇5g,射干5g,浙贝母9g,锁阳5g,甘草5g。7剂,水煎服,日1剂,早晚分服。

二诊(2013年1月8日):鼻部症状明显减轻,稍有咽喉不适;舌淡红,苔薄白,脉细;继前治疗。检查:鼻黏膜暗红而稍粗糙,咽部黏膜暗红,双侧扁桃体Ⅰ度,双侧鼻道无明显分泌物附着,充分收缩鼻腔黏膜后,从鼻腔可见腺样体下缘距后鼻孔下缘水平约1.0cm,继续予前方加减治疗。处方:黄芪12g,白术9g,防风9g,陈皮3g,法半夏5g,茯苓5g,桔梗3g,山慈菇5g,射干5g,浙贝母9g,锁阳5g,野马追5g,甘草5g。7剂,水煎服,日1剂,早晚分服。

后续继续守法调治2个月余,症状基本消失,鼻呼吸通畅,腺样体约为Ⅱ度。

按:腺样体肥大是儿童期常见病,多见于学龄期前后儿童。这与儿童稚阴稚阳之体,脏腑娇嫩,形气未充密切相关。腺样体肥大易堵塞后鼻孔及咽鼓管咽口,引起鼻塞、张口呼吸、打鼾、分泌性中耳炎、鼻窦炎、咽炎等病变。玉屏风散益气固表扶正,能有效改善患儿体质,双向调节患儿免疫功能,对儿童腺样体肥大的治疗和预防也有显著效果。二陈汤功在利湿化痰散结,可有效治疗腺样体肥大。方中入浙贝母、山慈菇、射干、野马追等化痰散结、清热利咽之品,疗效更甚。配合鼻用激素能改善鼻、咽局部的炎症反应和变态反应,安全性明显高于全身用激素,比较适合儿童使用。

选自《田道法医案精华》

复习思考题

试述腺样体肥大如何进行中医治疗。

（姜　红）

第七节　咽部脓肿

咽部脓肿（pharyngeal abscess）是指发生于咽部及其邻近颈部筋膜间隙的化脓性感染。易受侵及的间隙有扁桃体周隙、咽后隙、咽旁隙。除扁桃体周隙外，其余间隙相互之间均有直接或间接沟通，间隙感染可以相互蔓延，各间隙位于肌层深面，感染后局部引流不易，加之周围血管丰富，易发生菌血症或脓毒血症，致使症状较为严重。咽部脓肿中医称之为喉痈，意指本病发展迅速，可致咽喉肿塞、剧痛、吞咽困难，甚则阻塞呼吸，危及生命。

扁桃体周脓肿

扁桃体周脓肿（peritonsillar abscess）是扁桃体周围间隙内的急性化脓性炎症。初起为蜂窝织炎（称扁桃体周炎），继之形成脓肿。秋冬季多见，好发于青壮年。中医称喉关痈，又称骑关痈。

一、病因病理

（一）西医病因病理

1. 病因　常见致病菌为金黄色葡萄球菌、乙型溶血性链球菌、甲型溶血性链球菌及厌氧菌等。本病大多继发于急性化脓性扁桃体炎，尤其多见于慢性扁桃体炎屡次急性发作者。由于扁桃体隐窝，特别是扁桃体上隐窝被堵塞，引流不畅，其中的细菌或炎性产物破坏上皮组织，向隐窝深部发展，穿透扁桃体包膜，进入扁桃体周围间隙所致。

2. 病理　本病多为单侧发病，两侧同时发病极少。按其发生部位，临床上分为前上型和后上型两种。前者脓肿位于扁桃体上极与腭舌弓之间，此型最常见；后者位于扁桃体与腭咽弓之间，较少见。镜下见扁桃体周围疏松结缔组织中大量炎性细胞浸润，继之组织细胞坏死液化，融合形成脓肿。炎症浸润和组织水肿影响局部血液循环，常可导致患侧扁桃体上方软腭充血肿胀，悬雍垂水肿，偏向健侧。

（二）中医病因病机

1. 风热侵袭　风热邪毒侵袭，循口鼻入肺系，上循咽喉，与气血结聚不散，壅聚咽喉为患。

2. 热毒腐脓　素体肺胃蕴热，复感外邪，内外火热邪毒搏结于咽喉，蒸灼肌膜，血滞肉腐为脓。

3. 正虚毒滞　邪毒壅盛，结聚咽喉，损伤正气，致脓出后，余邪未清，肿胀仍然难消。或因气血亏虚之体，复外感风热之邪，结于喉关，虽已化腐成脓，因正气不足，祛邪不力，致痈肿难溃难愈。

二、临床表现

（一）症状

1. 全身症状　可见高热，畏寒，全身乏力，肌肉酸痛，纳差，便秘等。

2. 局部症状 初起如急性扁桃体炎症状,3~4天后发热仍持续或加重,一侧咽痛加剧,疼痛常向同侧耳部或牙齿放射。因痛而不敢吞咽,致唾液滞留口中,甚至口涎外溢。吞咽困难,饮水易从鼻腔反流,言语含糊,张口困难,口臭。

（二）体征

患者呈急性病容,表情痛苦,头部倾向患侧。早期可见患侧腭舌弓显著充血,若局部明显隆起,甚至张口困难时,提示脓肿已形成。属前上型者,可见患侧软腭及悬雍垂红肿,悬雍垂向对侧移位,腭舌弓前上方隆起,扁桃体被遮盖且被推向内下方。属后上型者,腭咽弓肿胀,扁桃体被推向前下方,悬雍垂及软腭可无水肿。患侧下颌角淋巴结肿大。

三、并发症

1. 炎症扩散到咽旁隙,可发生咽旁脓肿;向下方蔓延可导致喉炎及喉水肿,可出现相应症状。

2. 感染经血行播散可能引发脓毒血症或败血症,也可能造成远隔脏器的感染甚至脓肿形成。

四、辅助检查

血常规 外周血白细胞总数升高,中性粒细胞比例增高。

五、诊断与鉴别诊断

（一）诊断要点

发病4~5天后,张口受限,剧烈咽痛,扁桃体周围隆起明显,即可判定脓肿已形成。穿刺抽出脓液可确定诊断。

（二）鉴别诊断

1. 咽旁脓肿 系咽旁隙的化脓性炎症,脓肿发生在咽侧至同侧颈外下颌角处,咽部黏膜充血轻微,患侧颈部疼痛剧烈,并向同侧耳颞部放射,伴有局部压痛明显。患侧咽侧壁连同扁桃体被推向中线,但扁桃体本身无明显改变。

2. 智齿冠周炎 多发生于阻生的下颌智齿周围。牙冠上覆盖的牙龈红肿明显,触痛剧烈,挤压时有脓溢出。炎症波及腭舌弓,可发生吞咽和张口困难,但一般不累及扁桃体及悬雍垂。

3. 扁桃体恶性肿瘤 一侧扁桃体迅速增大或肿大的扁桃体伴有溃疡,一般不发热,应考虑扁桃体恶性肿瘤的可能。

（三）中医辨证要点

喉关痈是发生在扁桃体周围间隙的喉痈,辨证应围绕脓肿是否形成、是否破溃,脓未成谓之酿脓期,脓已成谓之成脓期,脓肿已溃破谓之溃脓期。脓之形成,多为热毒搏结,致血腐肉败,多为实证、热证,而溃脓期由于气阴损耗,余邪未清,多为虚实夹杂证。

六、治疗

根据脓肿形成与否确定治疗方案。脓肿形成之前,有效抗生素与中药联合运用,常可遏止病情发展,避免脓肿形成。脓肿一旦形成,切开排脓是最有效的治疗手段。协同应用中药,对减轻症状、促进病愈有良好作用。

（一）中医治疗

1. 辨证论治

（1）风热侵袭证

证候：病初起，咽痛，一侧为重，吞咽时加剧。腭舌弓上段及附近软腭红肿隆起，散漫无头，触之坚硬。可见发热，恶风，周身不适，头痛，口微干渴。舌质偏红，苔薄黄，脉浮数。

治法：疏风清热，解毒消肿。

方药：五味消毒饮加减。可加荆芥、防风、连翘加强疏风清热之力，加白芷、桔梗、牛蒡子以助利咽消肿止痛，加皂角刺、乳香、没药疏通气血。

（2）热毒蒸腐证

证候：一侧咽部剧痛，痛连耳窍，吞咽困难，汤水难下；咽中痰涎壅盛，讲话如口中含物；张口困难，甚至牙关紧闭。一侧腭舌弓前上方红肿高突，扁桃体被推向内下方，悬雍垂被推向对侧。颌下淋巴结肿大、压痛。全身症状见高热，头痛，口渴，口臭，鼻息气热，小便黄，大便秘结。舌质红，苔黄厚，脉洪数有力。

治法：清热解毒，利膈消肿。

方药：清咽利膈汤加减。高热者加石膏、青天葵清热泻火；若痰涎多，加天竺黄、胆南星、僵蚕之类以清热祛痰；如颌下肿胀、瘰核疼痛者，加射干、瓜蒌、贝母清热化痰散结。

（3）正虚毒滞证

证候：咽部脓肿穿刺排脓后，或年老体弱之人，一侧咽痛仍存，吞咽障碍，咽中痰涎多，病程持续5~7日以上乃至2~3周。局部虽隆起高突，但色偏淡或暗红，无光亮之感，或按之软，穿刺有脓。伴轻度发热，口干，欲饮而不多，疲倦乏力，小便黄。舌红苔黄，脉虚弱。

治法：补益气血，托里排脓。

方药：黄芪解毒汤加减。咽痛重者，可加射干、桔梗利咽止痛，加金银花、蒲公英清解余毒；若大便秘结，可加大黄泻火通便，或用火麻仁、郁李仁润肠通便；气虚乏力明显者，可加党参、太子参以扶正。

2. 中医其他方法

（1）擒拿法：是推拿手法之一，主要用于咽喉肿痛剧烈，张口受限，吞咽困难，汤水难下，不能进食者。

（2）局部治疗

1）含漱：可用金银花、桔梗、甘草煎水或用内服中药渣再煎之药液，冷后含漱，每日数次。

2）含药：六神丸或新癀片含服，每日数次。

3）敷涂药：颌下淋巴结肿痛者，紫金锭醋磨外涂，或用如意金黄散醋调外敷。

4）放血疗法：脓未成时，用三棱针于红肿部位局部刺血，能泄热、消肿止痛。针刺少商、商阳穴出血以泄热解毒。

（二）西医治疗

1. 药物治疗

（1）脓肿形成前：静脉给予足量抗生素，联用抗厌氧菌药物如甲硝唑类，并可配合适量类固醇激素。

（2）脓肿形成后：发病4~5天后，脓肿多已形成。于全身继续应用有效抗生素的同时，也可于脓腔内注入抗生素。

2. 脓肿排脓术

（1）穿刺抽脓：可明确脓肿是否形成及脓肿部位。1%丁卡因表面麻醉后，用16~18号

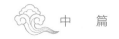

粗针头于脓肿最隆起处刺入。穿刺时,应注意方位,不可刺入太深,以免误伤咽旁隙内的大血管。针进入脓腔即有脓液抽出。

(2)切开排脓:对前上型者,在脓肿最隆起处切开排脓。常规定位是从悬雍垂根部作一假想水平线,从腭舌弓游离缘下端作一假想垂直线,两线交点稍外即为适宜的切口处。切开黏膜及浅层组织后,用长弯血管钳插入切口,沿扁桃体包膜外方进入脓腔,充分排脓。对后上型者,则在腭咽弓处排脓。术后第二天复查伤口,必要时可用血管钳再次撑开排脓。

(3)扁桃体切除术:因本病易复发,故应在炎症消退2周后行扁桃体切除术。有人主张穿刺确诊后,在抗生素治疗的保护下,行脓肿扁桃体切除术,其优点为排脓通畅,恢复快,能一次治愈本病。

七、预防与调摄

1. 多饮水,注意休息。
2. 吞咽困难者,宜进流质、半流质饮食。
3. 密切观察病情变化。脓成者应及时切开排脓,谨防喉阻塞。
4. 对急性扁桃体炎应及早治疗,以免继发本病。因慢性扁桃体炎屡次急性发作引起者,病愈后宜行扁桃体摘除术。

咽 后 脓 肿

咽后脓肿(retropharyngeal abscess),中医称里喉痈,为咽后隙的化脓性炎症。多因咽后淋巴结感染化脓所致,按发病机制分为急性和慢性两种。急性型最为常见,多发于3岁以下婴幼儿;慢性型较少见。

一、病因病理

（一）西医病因病理

1. 病因 急性型多为咽后隙化脓性淋巴结炎引起。最初常因上呼吸道感染、流行性感冒、肺炎、腮腺炎,或耳、鼻、咽部的急性感染继发咽后淋巴结感染,继而形成蜂窝织炎,最后发展为脓肿。咽后壁异物及外伤后感染,或邻近组织炎症扩散进入咽后隙,也可发生咽后脓肿。慢性型多由颈椎结核病变所致。

2. 病理 急性型为咽后隙的急性化脓性炎症,间隙内发生明显炎性渗出和坏死,局部积脓。由于咽中缝的限制,脓肿偏于一侧。慢性型病变表现为结核性坏死,呈冷脓疡特征。因脓液积聚于椎前间隙内,故脓肿位于中央。

（二）中医病因病机

小儿脏腑娇嫩,抗病力弱,易感风热邪毒,上攻于咽。或因咽部损伤,邪毒乘势入侵,致气血壅滞,热盛肉腐成脓。

二、临床表现

（一）症状

1. 急性型者,起病急、畏寒、高热、烦躁、吞咽困难、拒食、吸奶时吐奶或奶汁反流入咽腔,有时可吸入呼吸道引起呛咳。说话及哭声含糊不清,如口中含物,睡眠时打鼾,常有不同程度的呼吸困难。患者头常偏向患侧以减轻患侧咽壁张力,并扩大气道腔隙。如脓肿增大,压迫喉入口或并发喉炎,则呼吸困难加重。

2. 慢性型者,多数伴有结核病的全身症状,起病缓慢,病程较长,无咽痛,多在脓肿大而出现咽部阻塞症状时方来就诊。

（二）体征

咽后壁一侧隆起,黏膜充血。脓肿较大者,可将患侧腭咽弓及软腭向前推移。结核性咽后脓肿系"冷脓肿",常位于咽后壁中央,黏膜色泽较淡。检查时,压舌板宜轻轻用力,切不可用力强压,否则可能造成脓肿破裂,引起窒息。如于检查中突然发生脓肿破裂,应急速将病儿双足提起,头部倒置,以免脓液流入喉腔或下呼吸道。

三、并发症

1. **窒息与肺部感染** 脓肿较大可压迫喉腔或并发喉水肿,发生呼吸困难;脓肿破裂,脓液涌入下呼吸道,可引起肺炎甚至窒息死亡。

2. **咽旁脓肿** 咽后脓肿可能破入咽旁间隙,引起咽旁脓肿。

3. **出血** 脓肿可能侵蚀颈部大血管,导致致命性大出血。

四、辅助检查

（一）血常规检查

急性型患者白细胞总数升高,中性粒细胞比例增高。

（二）颈侧位 X 线片或 CT 检查

可见咽后壁软组织肿胀阴影,或见脓腔形成。

五、诊断与鉴别诊断

（一）诊断要点

1. 婴幼儿出现咽痛拒食,吞咽困难,吸奶时吐奶,或奶汁反呛入鼻等典型症状,应首先考虑本病。

2. 颈部 X 线片可见颈椎前隆起的软组织影或液平面。颈椎结核病变时可见颈椎骨质破坏征,有助于诊断。CT 检查准确性更高。

3. 穿刺抽脓可明确诊断,但必须非常小心,最好在仰卧垂头位下进行穿刺,以免脓肿破裂而引起窒息。

（二）鉴别诊断

1. **口底化脓性蜂窝织炎** 初起表现为患侧颌下三角区肿胀,舌下区后部黏膜水肿潮红,可有张口困难及吞咽疼痛。病变发展,蔓延及口底诸间隙包括颌下、舌下区发生广泛的肿胀,水肿可波及上颈部,口底肿胀致舌体抬高,口半张状,言语、吞咽均感困难。局部触诊如木板。

2. **咽后肿瘤** 如咽后型颈内动脉瘤。其起病缓慢,无急性感染征,触诊有助诊断。

3. **颈椎畸形** 也可引起咽后壁一侧凸起,触诊即可区别。

（三）中医辨证要点

里喉痛是发生于咽后隙的喉痛,辨证应围绕脓肿是否形成、是否破溃。脓之形成,多为热毒搏结,致血腐肉败,多为实证、热证,而溃脓期由于气阴损耗,余邪未清,多为虚实夹杂证。

FR-9-1

咽后脓肿诊断思维导图

六、治疗

一旦怀疑本病,所有诊疗活动都必须小心谨慎,不宜强行做咽部检查或影像学检查,尤其不能随意或强行搬动患儿,以免诱发脓肿破裂,发生意外。在确诊为急性型后应及早切开排脓或穿刺抽脓,并结合抗生素和辨证论治等全身治疗。

（一）中医治疗

辨证论治

病初起多为风热在表,宜疏风清热解表。脓已成,多为热毒炽盛,肉腐成脓,宜清热解毒排脓。可参照扁桃体周脓肿进行辨证论治。结核性咽后脓肿则多为阳虚阴寒凝滞,宜扶正托毒排脓,佐以杀虫之法。

（二）西医治疗

1. 切开排脓　急性型咽后脓肿一经确诊,应及早施行切开排脓,为防止脓肿切开后脓液涌入气道。患者应采取仰卧头低位,用直接喉镜或麻醉喉镜将舌根压向口底,暴露口咽后壁,以长粗穿刺针穿刺抽脓。随后用尖刀在脓肿下部做一纵形切口,并用长血管钳撑大切口,排尽脓液。术中随时用吸引器吸出脓液。如切开排脓后又发生脓液引流不畅,应再用血管钳撑开切口排脓。若因设备所限不能施行手术,可考虑穿刺抽脓,并注入抗生素,但须反复多次施行。因术中患儿可突发窒息,故应备有气管切开包、气管插管等器械,以便在出现意外情况时能随时使用。结核性咽后脓肿者,可在口内穿刺抽脓,脓腔内注入链霉素,切忌在咽部进行切开排脓。

2. 抗生素疗法　术后使用足量广谱抗生素控制感染。结核性咽后脓肿,或存在颈椎结核者,应辅以全身抗结核治疗。

七、预防与调摄

1. 对小儿发热,并有进食啼哭、拒食、食物反流、言语含糊如口内含物等症状者,首先应考虑到本病的可能,宜及早确诊。一旦疑及本病,宜做好各种应急准备后再开始行咽部检查,切忌盲目草率行事,也不宜随意粗暴搬弄患儿。

2. 密切观察呼吸情况,警惕喉阻塞的出现。

咽旁脓肿

咽旁脓肿（parapharyngeal abscess）,类似于中医的颌下痈,是咽旁隙的急性化脓性感染,早期为蜂窝织炎,继而形成脓肿。该间隙是头颈部最易受感染的间隙之一。

一、病因病理

（一）西医病因病理

1. 病因　致病菌以溶血性链球菌为主,其次为金黄色葡萄球菌、肺炎双球菌。其感染途径有多种。

（1）邻近组织或器官的化脓性炎症,如急性咽炎、急性扁桃体炎及颈椎乳突等部位的急性感染;扁桃体周脓肿、咽后脓肿、牙槽脓肿、腮腺脓肿、颞骨岩部脓肿及耳源性颈深部脓肿等直接溃破或蔓延至咽旁隙。

（2）咽侧壁受异物及器械损伤而继发本病,咽或口腔手术（如扁桃体切除或拔牙）中,可经麻醉针头将细菌直接带入咽旁隙而引起感染。

（3）经血流和淋巴系感染,邻近器官或组织的感染可经血行和淋巴系累及咽旁隙,引发本病。

2. 病理　本病是咽旁隙急性化脓性炎症,早期为蜂窝织炎,随后组织坏死溶解,形成脓肿。

（二）中医病因病机

1. **邪热侵咽**　风热邪毒侵袭,上犯于咽,致咽部邪毒与气血搏结,壅聚不散而发病。

2. **热毒攻咽**　外邪入里化火,引动脏腑积热上攻于咽,灼腐血肉化为脓。

3. **虚邪滞咽**　邪毒结聚于咽,损伤正气,或气血亏虚之体,祛邪不力,致痛肿难溃难愈。

二、临床表现

（一）症状

1. **全身症状**　患者可有精神萎靡,头痛,周身不适,食欲不振,持续高热,或伴寒战,病情严重时呈衰竭状态,可发生虚脱。

2. **局部症状**　主要表现为咽痛及颈侧剧烈疼痛,可放射至耳部,患侧颈项强直,转动不利,张口困难。

（二）体征

患侧颌下区及下颌角后方肿胀,触诊时觉坚硬且有压痛。严重者,肿胀范围可上达腮腺,下沿胸锁乳突肌而达锁骨上窝。如已形成脓肿,则局部可能变软,但因脓肿部位较深,虽脓肿已成而常难以触及波动感。咽部检查可见患侧咽侧壁隆起,亦可能存在患侧扁桃体的异常改变。

三、并发症

1. **向周围扩展**　咽旁脓肿可能引起咽后脓肿、喉水肿、纵隔炎等。

2. **颈动脉鞘感染**　可导致颈内动脉壁糜烂,可能引起致命性大出血;若侵犯颈内静脉可发生血栓性静脉炎或脓毒败血症。

四、辅助检查

（一）血常规检查

外周血白细胞总数升高,中性粒细胞比例增高。

（二）影像学检查

1. **B 超及 CT 检查**　颈部 B 超或 CT 检查可见液化腔、发现脓肿形成。

2. **X 线颈部摄片**　可见咽侧软组织阴影加宽。

五、诊断与鉴别诊断

（一）诊断要点

全身症状严重,咽侧及颈部疼痛剧烈、咽侧壁隆起明显等为诊断本病的重要依据。但由于脓肿位于深部,从颈外触诊不易摸到波动感,故不能以有无波动感作为主要诊断依据。

（二）鉴别诊断

1. **扁桃体周脓肿**　多见于 20~35 岁成年人,常有急性扁桃体炎病史。脓肿多位于扁桃体前上方,患侧腭舌弓及软腭明显红肿突出。扁桃体红肿,被推向内下方。悬雍垂红肿并被推向对侧。

2. **咽后脓肿**　脓肿突起于咽后壁一侧,软腭、腭咽弓无充血或稍充血,呼吸困难明显,发音含糊不清。

3. **咽旁肿瘤**　起病缓慢,初起可无症状或症状轻微。如为恶性肿瘤,至溃疡出现,则有显著咽痛、口臭或咯血性分泌物,晚期可出现消瘦、衰竭等恶病质表现,局部查及肿块。

（三）中医辨证要点

颌下痈是指咽旁隙的喉痈,辨证也应围绕脓肿是否形成、是否破溃展开。

ER-9-12
咽旁脓肿诊断思维导图

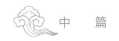

六、治疗

脓肿形成之前,应用大剂量抗生素及辨证论治以控制感染,防止脓肿形成、感染扩散及发生并发症。脓肿一旦形成,应及时切开排脓。术后应继续应用抗生素及辨证论治,促使感染早日消退。

（一）中医治疗

1. 辨证论治

（1）邪热侵咽证

证候:病初起,一侧咽壁及颈侧肿痛,语音不清,吞咽障碍,或有张口困难。患侧咽侧壁向咽腔突出,患侧颈部、颌下区及下颌角后方肿胀,肤色不红,触之坚硬,压痛明显。伴见发热恶寒,头痛,周身不适,口微干渴。舌红,苔薄黄,脉浮数。

治法:疏风解毒,消肿止痛。

方药:五味消毒饮加减。可加荆芥、防风、白芷助疏风解表之力;加桔梗、牛蒡子利咽止痛;加黄芩、败酱草、皂角刺解毒消肿。

（2）热毒攻咽证

证候:咽部及颈部疼痛剧烈,吞咽困难,张口受限,壮热,烦躁,口臭,胸闷腹胀,大便秘结,小便黄。患侧咽侧壁充血,被推向咽腔中央。颈部、颌下及下颌角后方明显肿胀、触痛,穿刺可有脓,苔黄厚,脉弦滑数有力。或发热夜甚,烦躁不眠,甚或谵语、神昏,舌质红绛,脉数或细数。

治法:清热解毒,利膈消肿。

方药:清咽利膈汤加减。可加蒲公英、紫花地丁,以加强清热解毒之力。可配合服用八宝丹。

（3）虚邪滞咽证

证候:年老、体弱患者,一侧咽壁及颈侧肿胀,疼痛不剧,吞咽不利,言语含混不清。患侧咽侧壁隆起处黏膜淡红,被推向咽腔。患侧颈部、颌下区及下颌角后方肿胀,皮色不红,触之不硬,微痛,穿刺有稀脓。发热不高,少气懒言,纳差,面色淡白或萎黄。舌红苔黄,脉细无力。

治法:补益气血,托里排脓。

方药:托里消毒散加减。若大便秘结,加火麻仁、郁李仁润肠通便,或酌加酒制大黄泻火通便。

2. 中医其他方法

含漱、吹药、外敷等,参见扁桃体周脓肿。

（二）西医治疗

1. 药物治疗　脓肿形成前予大剂量敏感抗生素,疗程要足。以静脉途径给药为妥。

2. 切开排脓术　脓肿形成后需切开排脓,可在局麻下经颈外径路切开排脓。以下颌角为中点,于胸锁乳突肌前缘做一纵行切口,血管钳钝性分离软组织进入脓腔,排脓后冲洗干净,放置引流条,缝合部分切口并包扎。每日换药 1 次,用抗生素液冲洗脓腔。

七、预防与调摄

1. 应积极治疗可能引起咽旁隙感染的各种原发病。

2. 患者卧床休息,多饮水,进流质饮食。

3. 严密观察,预防并发症的发生。

八、临证备要

（一）临证要点

1. 西医诊断宜精准个体化,中医辨证应围绕脓肿是否形成、是否破溃展开。

2. 治疗应重视局部处理与整体调治相结合,局部处理重在脓肿引流,整体调治重在改善患者病理体质。

（二）沟通要点

1. 解释病因及现况,合理选择治疗方案。

2. 介绍预后及日常调摄要点。

九、中西医结合诊疗思路

咽部脓肿应根据脓肿形成与否确定诊疗方案。早期治疗宜疏风清热、解毒利咽,同时要注意清淡饮食,避免进食质地过硬的食物,以免对咽喉部黏膜造成损伤,进一步加重咽喉疼痛的症状。咽部脓肿一旦形成,切开排脓是最有效的治疗手段,加强局部换药,同时进行抗感染治疗,协同应用中药,促进恢复愈合。

案例分析

侯某,男性,38岁。

初诊(1976年3月16日):患者左侧咽痛1周,近3天吞咽困难,伴有发热。因用多种抗生素肌内注射效果不佳,于今日入院。检查:咽充血,左扁桃体周围红肿,咽后柱及悬雍垂水肿,左扁桃体上极处有破溃脓点。鼻、耳无特殊。全身亦无异常发现。体温:38.5℃。血常规:血红蛋白12.5%,白细胞计数16 800/mm³,中性90%,淋巴8%,单核2%。尿常规正常。诊断为:左扁桃体周围脓肿。现诊得咽喉焮红肿胀已有头形,自觉有脓样物吐出,疼痛咽饮不利,痰黏咯吐不爽,头胀发热。脉滑数,苔薄腻。由风痰蕴肺,夹胃火上升,而成喉痛。治以疏泄化痰,清热泻火。处方:薄荷叶(后下)4.5g,荆芥6g,牛蒡子9g,僵蚕9g,浙贝母9g,白桔梗4.5g,甘草3g,挂金灯12g,赤芍9g,银花9g,黄芩9g,知母9g,3剂。

二诊(3月18日):喉痛自溃吐出稠脓,肿胀已退,发热头胀已除。脉滑,苔薄腻已化,再以前法继治。上方去薄荷叶、荆芥、知母、挂金灯,加天花粉9g,3剂。

三诊(3月20日):喉痛已愈,日来感受外邪,头胀畏寒,咳嗽较甚,咳痰不爽。脉细滑,苔白腻,治以疏风肃肺。处方:荆芥6g,防风6g,前胡9g,白桔梗4.5g,浙贝母9g,光杏仁9g,熟牛蒡9g,款冬花9g,陈皮3g,茯苓9g,蜜炙枇杷叶(包)9g。服4剂后病症消失,于3月24日出院。

按:初诊时,发热头昏,喉核焮红肿胀疼痛,痰黏难咯,苔薄腻等,辨证为风痰蕴肺,夹胃火上升结于喉,治用疏风清热、泻火化痰为法。由于喉关肿胀有头形而自溃,故不用吹喉药。三诊时,因患者复感外邪,症见畏寒、咳嗽等,故治当药随症转,改用疏风肃肺之剂。连诊三次,诸症消失。

选自《张赞臣临床经验选编》

复习思考题

1. 试述咽旁脓肿的并发症。
2. 简述咽后脓肿的主要临床表现及其危险性。
3. 简述扁桃体周围脓肿的临床表现。

（陈　宇）

第八节　阻塞性睡眠呼吸暂停低通气综合征

阻塞性睡眠呼吸暂停低通气综合征（obstructive sleep apnea hypopnea syndrome, OSAHS）是指睡眠时上气道塌陷阻塞引起的呼吸暂停和低通气,通常伴有打鼾、睡眠结构紊乱,频繁发生血氧饱和度下降、白天嗜睡、注意力不集中等,并可导致高血压、冠状动脉粥样硬化性心脏病、糖尿病等多器官多系统损害。本病发病率有逐年增加趋势,人群发病率为 2% ~ 5%,可发生于任何年龄,但多见于中年男性肥胖者,男女之比为(2~3)∶1。

中医关于本病的论述较少,大致属中医"鼾眠"范畴。"鼾眠"首载于《诸病源候论》:"鼾眠者,眠里喉咽间有声也。人喉咙气上下也,气血若调,虽寤寐不妨宣畅:气有不和,则冲击喉咽而作声也。其有肥人眠作声者,但肥人气血沉厚,迫隘喉间,涩而不利亦作声。"除肥胖外,鼻䶥、鼻窒等鼻病以及乳蛾等咽喉疾病是引起本病的常见因素,可参照诊治。

一、病因病理

（一）西医病因病理

1. 病因　本病的发病原因和机制尚不完全清楚,目前认为与以下因素密切相关。

（1）上气道结构异常或病变

1）鼻腔及鼻咽部狭窄:如鼻中隔偏曲、鼻息肉、鼻甲肥大、腺样体肥大、鼻咽狭窄或闭锁,以及鼻腔、鼻咽部肿瘤等。

2）口咽狭窄:由于口咽由软组织构成,咽壁无软骨和骨性支架,腭扁桃体肥大、悬雍垂粗长、舌根扁桃体或软腭肥大、老年肌紧张度下降等病理因素,均可发展成病理性口咽腔狭窄或阻塞。

3）喉咽和喉腔病变:如婴儿型会厌、会厌组织的塌陷、肿瘤、声门上水肿等。

4）畸形:上、下颌骨发育不全或畸形等,均可引发本病。

（2）上气道扩张肌张力异常:上气道扩张肌张力异常是 OSAHS 患者气道塌陷的重要因素,但引起张力异常原因不明。上气道扩张肌包括颏舌肌、咽侧壁肌肉和腭肌等。

（3）呼吸中枢调节异常:可为原发性,也可继发于长期睡眠呼吸暂停和或低通气引起的低氧血症,主要表现为睡眠时呼吸驱动异常降低,或对高 CO_2、高 H^+ 及低 O_2 的反应异常。

ER-9-13

阻塞性睡眠
呼吸暂停低
通气综合征
发病原因及
机制

（4）代谢异常:肥胖症为主要病因之一,肥胖者的舌体肥大,悬雍垂、口咽、下咽都有过多的脂肪组织堆积而使气道变狭窄。其他如甲状腺功能减退所致的黏液性水肿,绝经期后内分泌紊乱、糖尿病等,也可出现上述症状。

2. 病理　OSAHS 患者由于睡眠时反复发生上气道塌陷阻塞而引起呼吸暂停和/或低通气,引发一系列病理生理改变。主要包括低氧与二氧化碳潴留、睡眠结构紊乱以及胸腔压力的变化。

频繁的呼吸暂停及低通气,会导致夜间睡眠低氧血症、高碳酸血症,引起呼吸努力增加、反复微觉醒,影响睡眠质量;严重者可发生呼吸骤停。长期缺氧刺激,可对心、脑、肺、肾、血管等器官组织造成损害。

ER-9-14

阻塞性睡眠
呼吸暂停低
通气综合征
病理生理

（二）中医病因病机

本病是由于气道阻塞,气息出入受阻所致,可分虚实两类。实证多因痰瘀互结,阻塞气道所致;虚证多属脏腑气虚,宗气下陷所致。

1. 痰瘀互结　过食肥甘厚味或嗜食烟酒,损伤脾胃,运化失司,水湿停聚,湿聚成痰,痰浊结聚,气机受阻,脉络壅塞,气血不畅,气息出入不利而为病。

2. 肺脾气虚　饮食不节,损伤脾胃,化源不足,肌肉失养,松弛无力;或久病伤肺,肺气不足,致肺脾气虚,清阳不升,宗气下陷,气道肌肉弛张无力,气息出入受阻而为病。

二、临床表现

以睡眠时严重鼾声、呼吸暂停及低通气为主要症状,同时伴有白天嗜睡、困倦,严重者可并发高血压,心、肺功能衰竭等症。

（一）症状

1. 全身症状　睡眠时张口呼吸,鼾声如雷。睡眠中频发呼吸暂停及低通气,时时被憋醒。白天嗜睡、困倦,晨起头痛,血压升高,记忆力下降,注意力不集中,工作效率低,甚或表现行为怪异等。重者可出现性功能下降、夜尿增多、遗尿、梦游等。病程长者可出现性格改变;小儿可出现颌面、胸廓发育畸形,发育迟缓等。

2. 局部症状　咽干、咽痛、咽部异物感、口臭、咳嗽等,以晨起后明显。

（二）体征

1. 一般征象　成年患者多肥胖,颈部粗短,部分人可见上下颌骨发育异常,外鼻狭小,鼻孔上翘。儿童患者一般发育较同龄人差,可见腺样体面容、发育迟缓、胸骨畸形等。

2. 上气道征象　口咽腔黏膜组织肥厚,咽腔狭窄,悬雍垂肥大或过长,软腭松弛肥厚,扁桃体肥大,舌体肥厚,舌根淋巴组织增生、腺样体肥大,鼻甲肥大、鼻中隔偏曲、鼻息肉、鼻腔肿瘤等。

三、并发症

常见多系统损害,多见于病程较长者,可并发高血压、心律失常、冠心病、夜尿增多、遗尿、性功能下降等症,严重者可出现心搏骤停、呼吸骤停、脑血管意外,导致死亡。

四、辅助检查

（一）多导睡眠图监测

多导睡眠图监测（polysomnography,PSG）是目前评估睡眠相关疾病的重要手段,其中整夜 PSG 是诊断 OSAHS 的标准手段。通过对患者进行持续 7 个小时以上的连续性睡眠监测,可监测口鼻气流、血氧饱和度、心电图、脑电图、肺功能、眼电图、下颌肌电图、胸腹呼吸运动等,以了解其睡眠呼吸暂停的性质（分型）和程度等,可作为选择治疗方案、预后估计的依据。

本综合征所谓的呼吸暂停,是指睡眠过程中一次性口鼻气流停止时间≥10 秒。呼吸暂停为阻塞性,即口鼻虽无气流通过而胸腹呼吸运动存在。所谓低通气,亦称通气不足,系睡眠期间呼吸气流量较基础水平减少≥50%,同时出现动脉血氧饱和度（SaO_2）降低 24%。把睡眠过程中平均每小时呼吸暂停和低通气的总次数,称为睡眠呼吸暂停低通气指数（sleep-related apnea-hypopnea index):平均每小时发生呼吸暂停、低通气和呼吸努力相关微觉醒(respiratory effort arousal,RERA)事件的总次数,称为呼吸紊乱指数(respiratory distur-bance index,RDI)。

（二）鼻咽喉镜检查

鼻咽喉镜检查有利于进一步查明病因,判断阻塞部位及程度。睡眠状态下检查更有利于判断。

（三）影像学检查

头颅侧位 X 线片测量,CT、MRI 可以获得上气道病变部位及狭窄程度。睡眠状态下行上气道矢状位和轴位超快速 MRI 扫描动态观察,可对软腭后区、舌后区,会厌区等处的阻塞情况进行有效判断。

（四）上气道持续压力测定

上气道持续压力测定是目前最准确的定位诊断方法。将含有微型压力传感器的导管自鼻腔经咽腔到食管,检测不同呼吸平面的压力。

五、诊断与鉴别诊断

（一）诊断要点

（1）熟睡时鼾声严重,一般认为响度>60dB,以呼吸暂停及低通气反复发作为最主要的临床症状。

（2）检查发现明显的上气道狭窄因素。

（3）晚间,PSG 监测 7 小时睡眠历程,期间呼吸暂停及低通气反复发作频度在 30 次以上,或睡眠呼吸暂停低通气指数,即平均每小时睡眠中呼吸暂停和低通气现象的发作次数≥5 次,且呼吸暂停以阻塞性为主。

（二）鉴别诊断

1. 单纯打鼾　睡眠时不同程度打鼾,但 AHI<5,白天无症状。

2. 上气道阻力综合征　夜间可出现不同程度、频度的鼾症,虽上气道阻力增高,但 AHI<5,白天有嗜睡症或疲劳等症状,试验性无创通气治疗有效可支持该诊断。

3. 中枢性睡眠呼吸暂停低通气综合征　患者无上气道狭窄,入睡后鼾声轻微,但可出现呼吸窘迫。呼吸暂停期间,鼻腔、口腔气流与胸腹式呼吸运动同时暂停。但是,中枢性睡眠呼吸暂停和 OSAHS 可以共存(即混合型),而且两者还可以相互转化,临证之际需要仔细鉴别。

4. 继发于内分泌障碍的睡眠呼吸暂停　如甲状腺功能减退、肢端肥大症等。

（三）中医辨证要点

中医对本病的研究尚处于起步阶段,其主要病因病机有痰、瘀、虚三个方面,痰气搏结是打鼾的主要病理机制。中医有"肥人多痰"之说,而本病多见于肥胖者,治疗多从化痰祛瘀、调理肺脾肾入手,配合针刺、按摩、推拿等法,有望改善症状。围手术期的中医调理,能够巩固手术效果,有利于获得更好的远期疗效。本病常伴有鼻、咽、喉疾病,可以参照相应疾病进行辨治。

六、治疗

根据病因和病情程度,因人而异选择治疗方法。对于腭扁桃体肥大、悬雍垂粗长、舌根扁桃体或软腭肥大、鼻甲肥大、腺样体肥大、肥胖症、糖尿病等,辨证论治可收一定的效果。

（一）中医治疗

1. 辨证论治

（1）痰瘀互结证

证候:患者多体态肥胖或超肥胖,痰多胸闷,白天嗜睡,困倦乏力,神疲懒言,恶心纳呆。夜间鼾声如雷,经常憋醒。查体可见鼻咽腔狭窄,悬雍垂肥厚或鼻腔内息肉生长。舌体胖

ER-9-15

阻塞性睡眠
呼吸暂停低
通气综合征
诊断思维
导图

大,或暗或有瘀点,苔白腻,边有齿痕,脉弦滑或涩。

治法:化痰散结,活血祛瘀。

方药:导痰汤合桃红四物汤加减。舌苔黄腻,可加黄芩清热;局部组织增生肥厚明显者,可加僵蚕、贝母、蛤壳、海浮石等以加强化痰散结之效。

（2）肺脾气虚证

证候:多见于中老年人。白天嗜睡,夜眠鼾声,经常睡眠中憋醒,倦怠乏力,注意力不集中。查体可见软腭下垂或舌根后坠。小儿可见发育不良,注意力不集中,腺样体面容等。舌淡苔白,脉细弱。

治法:健脾和胃,益气升阳。

方药:补中益气汤加减。若夹痰湿,可加茯苓、薏苡仁健脾利湿,加半夏燥湿化痰;若兼血虚,可加熟地黄、白芍、枸杞子、龙眼肉以加强养血之力;若记忆力差,精神不集中,可加益智仁、芡实等;若嗜睡可加石菖蒲、郁金以醒脑开窍。

2. 中医其他方法

（1）针灸疗法:取百会、水沟、足三里、合谷、三阴交,可配合丰隆、列缺、尺泽、肺俞、太渊等穴。每次选主、配穴各 2~3 个,平补平泻,每日或隔日 1 次。

（2）推拿疗法:拿揉两侧胸锁乳突肌,揉、一指禅推两侧骶棘肌及斜方肌。重点按揉天鼎、中府、缺盆、水突等穴,配合肩井、风池、少冲、合谷。也可推揉腰背部足太阳膀胱经、督脉,点揉肺俞、天柱等。每日 1 次。

（3）其他治疗:因睡眠中张口呼吸而致口舌干燥,可以芦根、麦冬、天花粉煎水含漱,具有生津止渴之效。或口含服铁笛丸、西瓜霜润喉片等清润之剂。

（二）西医治疗

1. 一般治疗　加强体育锻炼,减肥,戒烟限酒,调整睡眠姿势,睡眠时采取侧卧位,可减轻舌根后坠,保持咽腔大小变化不甚,维持呼吸道畅通,减轻呼吸暂停症状;良好的睡眠及生活习惯、白天避免过度疲劳等。

2. 非手术治疗

（1）持续正压通气治疗（continuous positive airway pressure,CPAP）:睡眠时,通过密闭的面罩输入一定正压空气,抵消吸气阻力,阻止上气道塌陷。长期应用,可改善呼吸调节功能,逆转 OSAHS 引起的并发症,降低其病死率。

（2）口腔矫正器或舌托治疗:睡眠时带口腔矫正器或舌托,牵拉下颌向前及使舌根前移,扩大舌根后气道,可在一定程度上改善症状。

3. 手术治疗

（1）去除阻塞性病因:对鼻息肉、鼻甲肥大、鼻中隔偏曲、腺样体肥大、扁桃体肥大、舌根扁桃体肥大等,施行相应的手术治疗。

（2）悬雍垂腭咽成形术或腭咽成形术:主要适用于口咽部狭窄的患者,术后可增加咽腔左右及前后间隙,以减少睡眠时上呼吸道的阻力。

（3）气管切开术:适用于重度 OSAHS,或作为悬雍垂腭咽成形术的术前治疗,可改善患者的低氧血症。

（4）低温等离子射频组织消融术:是利用低温等离子消融系统,实现组织切割与消融的一项微创外科治疗技术。可用于悬雍垂、软腭、扁桃体、舌根、舌扁桃体和下鼻甲等的消融治疗。

（5）CO_2 激光治疗:使用 CO_2 激光刀沿软腭和悬雍垂边缘做弧形切除,使软腭和悬雍垂缩短,愈合后的软腭游离缘因瘢痕而较为坚硬,以减少振动造成的阻力,并可扩大咽腔,改善通气。间隔一段时间后,可重复操作。

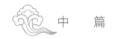

（6）其他:硬腭截短软腭前移术、软腭小柱植入术、舌根悬吊术等。有颌骨畸形者,需行颌骨畸形矫正术。

七、预防与调摄

1. 本病与肥胖有一定关系,因此控制饮食,加强体育锻炼,戒烟限酒,增加运动,减轻体重,有预防和辅助治疗作用。

2. 调整睡眠姿势,尽量采取侧卧位,以减少舌根后坠,改善通气。

3. 外感时应积极治疗,以免加重鼻窍、颃颡及喉关等部位的阻塞症状。

4. 患者不宜从事高空作业和驾驶工作。

八、临证备要

（一）临证要点

1. 西医诊断宜精准个体化,中医辨证首辨虚实,次明脏腑所属。

2. 治疗应重视局部处理与整体调治相结合。局部处理重在缩窄上气道肥大的组织,开放气道,增加通气量;整体调治重在改善患者病理体质。

（二）沟通要点

1. 解释病因及现况,合理选择治疗方案。

2. 介绍预后及日常调摄要点。

九、中西医结合诊疗思路

明确诊断,制订个性化的治疗方案是本病治疗的关键。如轻度 OSAHS 则可予保守治疗或给予 CPAP 治疗,注意改变生活习惯;中重度 OSAHS 则可考虑 CPAP 治疗,但患者常对该治疗方法耐受性差引起依从性下降;对于单一阻塞平面的 OSAHS 手术效果明显,已成为该部分患者的主要治疗方法。其次,发挥中医药综合治疗的优势,标本兼治,扶正的同时辅以祛邪。

案例分析

苗某,男,33 岁。患者 8 年前因睡醒后胸中憋闷,经检查诊断为睡眠呼吸暂停低通气综合征,2 年来自觉胸中憋闷加重。刻诊:睡眠打鼾,且与呼吸暂停交替出现,憋醒后出现心悸,胸闷,喉中痰阻,头晕,咽干不欲饮水,咳痰,舌质淡,苔白腻略厚,脉沉或滑。辨为寒痰壅滞证,治当温化寒痰,开窍利肺,给予三物白散与苓甘五味姜辛汤合方加味。处方:桔梗 9g,巴豆 1g,贝母 9g,茯苓 12g,炙甘草 9g,干姜 9g,细辛 9g,五味子 12g,生姜 15g。6 剂,水煎服,每日 1 剂,每日 3 次,药汤稍凉服用。

二诊:自觉睡醒后心悸,胸闷减轻,复予前方 6 剂。

三诊:胸痛,胸闷未再出现,又予前方 6 剂。

四诊:将前方汤剂变为散剂,每次 6g,每日 3 次,断断续续服药约 1 年。随访 1 年,除睡眠仍打鼾外,其他症状未再出现。

按:根据喉中痰阻辨为痰,再根据咽干不欲饮水、舌质淡、苔白腻略厚辨为寒,因心悸、胸闷、头晕辨为痰阻清窍,以此辨为寒痰壅滞证。方以三物白散荡涤顽痰,通利喉咽;以苓甘五味姜辛汤温肺化痰,宣降肺气;加生姜宣肺降逆,温肺化痰。

选自《王付经方医案》

复习思考题

1. 试述阻塞性睡眠呼吸暂停低通气综合征的处理原则。
2. 简述阻塞性睡眠呼吸暂停低通气综合征的病因。

（陈　宇）

第九节　咽异感症

咽异感症（paresthesia laryngis）常泛指除疼痛以外的各种咽部异常感觉，多发生于中年女性。中医对本病的认识较早，属"梅核气"范畴。

一、病因病理

（一）西医病因病理

1. 病因　本病可由局部或全身因素诱发。

（1）局部病变

1）咽部疾病，各种类型的咽炎、扁桃体病变，如咽后壁滤泡增生、舌扁桃体肥大、茎突综合征、咽部肿瘤等。

2）鼻及鼻咽部疾病，如鼻窦炎、鼻咽炎、咽囊炎等。

3）喉部疾病，如会厌囊肿、喉部肿瘤、喉软骨膜炎、环咽肌和咽下缩肌痉挛等。

4）食管疾病，如反流性食管炎等。

5）甲状腺疾病，如甲状腺功能亢进或甲状腺功能减退。

6）颈椎疾病，如颈椎骨质增生或炎症等。

（2）全身因素：如缺铁性贫血、自主神经功能失调、更年期内分泌失调等。

（3）精神因素和功能性疾病：疑病症、神经衰弱、癔症、强迫性神经症等。

2. 病理　支配咽部的神经极为丰富，除由迷走神经、舌咽神经、副神经和颈交感干等诸多神经的分支构成的咽丛外，尚有三叉神经第二支和舌咽神经的分支支配喉咽、软腭、舌根、扁桃体区等部位的感觉。全身许多器官的疾病，可导致咽部出现感觉异常，大脑功能失调所引起的咽部功能障碍，常伴有咽部的感觉异常。

（二）中医病因病机

多因情志所伤，肝失条达，肝气郁结而发病。

1. 肝郁气滞　情志抑郁，肝气郁结，气机阻滞，肝气上逆，郁滞于咽喉，发为梅核气。

2. 痰气互结　思虑伤脾，或肝郁脾虚，以致津液不得输布，积聚成痰；痰气互结，循经上结咽喉，发为梅核气。

二、临床表现

（一）症状

1. 全身症状　病期较长的患者，常常伴有焦虑、急躁和紧张等精神症状，其中以恐病症较多见。

2. 局部症状　患者感到咽部或颈部中线有团块阻塞感、烧灼感、痒感、紧迫感、黏着感等。常位于咽中线或偏于一侧，多在环状软骨或甲状软骨水平，其次在胸骨上区，较少在舌骨水平，少数位置不明确或有移动性。在做吞咽动作或吞咽唾液时症状加重，但无吞咽困难。常常企图通过咳嗽、咳痰和吞咽等动作来解除上述症状,结果由于咽部频繁地运动和吞入大量的空气,使原有的症状更为严重。

（二）体征

本病阳性体征不明显,检查时可仅有轻微咽部病变表现,甚至正常。

三、辅助检查

（一）纤维鼻咽喉镜检查

应通过对鼻、咽、喉部进行详细的有序检查,以排除上呼吸道及上消化道之良、恶性肿瘤及特殊炎症。

（二）颈椎 X 线、MRI 摄影检查

排除颈椎骨质增生或炎症等。

（三）食管镜及胃镜检查

排除下咽病变、反流性食管炎、食管肿瘤及胃部疾病等。

（四）甲状腺功能检查

排除甲状腺功能亢进或甲状腺功能减退等疾病。

四、诊断与鉴别诊断

（一）诊断要点

对病史、症状、检查的全部资料进行综合分析后方可做出诊断。在诊断中要注意以下几点：

1. 注意区分器质性病变和功能性因素　只有排除了咽部、颈部、上呼吸道、上消化道等部位的隐蔽性病变后,始可诊断为功能性感觉异常。

2. 注意区分全身性因素和局部因素　许多全身性疾病（如某些急性或慢性传染病、血液系统疾病和内分泌系统疾病等）常常表现有咽部症状。

（二）鉴别诊断

1. 慢喉痹　咽内不适、异物感,常有咳咯动作。咽黏膜充血,滤泡增生。

2. 咽喉、食管肿瘤　吞咽困难、有碍饮食。喉镜检查或影像学检查可见肿物。

（三）中医辨证要点

本病多为实证,辨证的关键在于区分是单纯的气滞,还是夹有痰湿。一般来说,痰气互结者,喉间多自觉痰阻感,咳之不爽,兼有脾胃失调的表现,舌苔腻;而单纯气滞则多有胸胁胀闷、喜太息的表现,较少出现脾经症状。

咽异感症诊断思维导图

五、治疗

1. 病因治疗　针对各种病因进行治疗。

2. 心理治疗　排除器质性疾病之后,针对患者的精神、心理等方面查明相关发病诱因,并结合患者所处的社会背景,耐心解释,解除其恐惧,消除其心理负担。

中医治疗

1. 辨证论治

（1）肝郁气滞证

证候:自觉咽中如有异物梗阻,咯之不出,咽之不下,不碍饮食;咽喉无异常发现;患者常抑郁多疑,胸胁胀满,心烦易怒,喜太息;舌淡红、苔薄白,脉弦。

治法:疏肝理气,散结解郁。

方药:逍遥散加减。烦躁易怒、头痛不适、口苦口干者可加牡丹皮、栀子;失眠者可加合欢花、酸枣仁、五味子、夜交藤等;情志抑郁明显者,可配合越鞠丸。

(2) 痰气互结证

证候:咽中异物感,痰多不爽,脘腹胀满,肢倦,纳呆嗳气;舌淡胖、苔白腻,脉弦滑。

治法:行气导滞,祛痰散结。

方药:半夏厚朴汤加减。多疑多虑者,可加甘麦大枣汤;胸闷痰多者加陈皮、瓜蒌仁、薤白;纳呆、苔白腻者加砂仁、陈皮;若脾虚明显者,可合四君子汤加减;若兼气滞血瘀者,可用桃红四物汤合二陈汤。

2. 中医其他方法

(1) 针灸疗法

1) 体针:全身取肝经穴位如行间、太冲,局部取天突、廉泉、人迎。胸胁胀满的配章门、膻中、气海;多虑多疑、少寐心烦者,配内关、劳宫、神门;纳呆脘痞者,配足三里、中脘等。

2) 灸法:取膻中、中脘、脾俞、气海、肾俞穴等灸治。

3) 穴位注射:于天突、廉泉、人迎、肝俞、阳陵泉、内关,每次选1~2穴注射,可用柴胡注射液。

4) 埋线法:可选天突、廉泉、气海等穴位埋线治疗。

5) 耳针:取咽喉、肺、肝胆、心、脾、内分泌、神门为主,可用耳针针刺,亦可用王不留行贴压。

(2) 疏导治疗:用探针或压舌板于咽后壁黏膜表面寻找异常感觉点。然后以3~5枚长毫针捆扎一束,在咽后壁有明显异物感的部位速刺2~3下,使之微微出血。

(3) 穴位敷贴和按摩:取天突、廉泉、人迎、行间、太冲等穴,施以按、压、揉、推等手法。

六、预防与调摄

1. 了解患者的思想情绪,细心开导,排除患者思想顾虑,增强其治病信心。

2. 避免精神刺激,保持心情舒畅。

3. 忌食煎炒炙煿、辛辣食物,戒除烟酒,饮食清淡。

七、临证备要

(一) 临证要点

1. 西医诊断应根据症状和检查进行综合分析,注意区分器质性因素和功能性因素,区分全身性因素和局部因素,中医辨证重在调理情志。

2. 治疗应重视局部处理与整体调治相结合。局部处理重在改善鼻窦通气引流,整体调治重在改善患者病理体质。

(二) 沟通要点

1. 解释病因及特点,消除不必要的顾虑,合理选择治疗方案。

2. 介绍预后及日常调摄要点。

八、中西医结合诊疗思路

本病应利用现代诊疗手段仔细检查咽、喉、颈部、食管、胃及其他有关器官,排除器质性病变,切忌不进行详细检查就轻易诊断,其次解除患者思想顾虑,消除恐癌心理,避免激惹咽部,克服不良习惯,应用中药进行整体调理。

笔记栏

扫一扫，
测一测

复习思考题

1. 为什么咽异感症应需排除原发病灶后方能确诊？

2. 咽异感症的病因与哪些因素有关？

（陈　宇）

第十章

喉 部 疾 病

1. 掌握急性会厌炎、急性喉炎、小儿急性喉炎、慢性喉炎、喉阻塞、反流性喉咽疾病的临床表现、诊断要点及中医、西医治疗方案;掌握声带小结与息肉的西医诊断与中医辨证要点,中、西医处理方案。

2. 熟悉急性会厌炎、急性喉炎、小儿急性喉炎的西医病因和病理、中医病因病机、辅助检查、并发症、鉴别诊断、中医辨证要点、临证备要及中西医结合诊疗思路;喉水肿、嗓音疾病的康复治疗的诊断与中西医处理要点。

3. 了解急性会厌炎、急性喉炎、小儿急性喉炎、功能性失音的预防与调摄;声带小结与息肉的诊断与鉴别诊断,相关进展。

第一节　急性会厌炎

急性会厌炎(acute epiglottitis)病变部位主要位于会厌,又称为急性声门上喉炎,是发生于声门上区喉黏膜的急性炎症性疾病。本病的临床特征是咽喉痛、咽喉部堵塞感、吞咽困难、吸气性呼吸困难。各年龄段人群均可患病,多在冬春季节发病,主要病因包括感染、损伤、变态反应等。此病病势急,进展快,易致上气道梗阻。本病类似于中医的"急喉风""会厌痈"。

一、病因病理

（一）西医病因病理

1. 病因

（1）感染为本病最常见的病因。病原体侵入人体的途径包括呼吸道感染、血行感染、邻近组织感染蔓延。其中,经由呼吸道感染是本病最常见的感染途径。引起本病的主要致病细菌有流感嗜血杆菌、金黄色葡萄球菌、链球菌以及肺炎球菌。除细菌感染之外,还可以合并病毒感染。

（2）创伤、咽喉异物、烟酒过度、刺激性食物、吸入有害气体及粉尘、误服有毒化学药品、放射线损伤等也可以导致急性会厌炎发病。

（3）变态反应可引起急性会厌炎。患者通常在接触变应原之后发病。常见的变应原主要是药物和食物,药物如青霉素、阿司匹林、碘剂等,食物如虾、蟹、贝类等。

2. 病理　声门上区喉黏膜充血、水肿,病变区域以会厌最为显著,可累及杓状软骨区和室带黏膜,甚至蔓延至咽侧壁及颈前软组织。组织病理学改变分为以下 3 种类型:

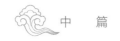

（1）急性卡他型：喉黏膜呈弥漫充血、水肿，会厌舌面肿胀尤其明显，病变处有大量白细胞浸润。

（2）急性水肿型：会厌肿胀，外形如圆球，可形成会厌脓肿。

（3）急性溃疡型：较为少见，病情严重，发展迅速，炎症累及黏膜下层和腺体组织，形成溃疡。血管壁被侵蚀可导致出血。急性变态反应性会厌炎的病理组织学表现为喉黏膜高度水肿，有较多嗜酸性粒细胞浸润，可见嗜碱性粒细胞以及肥大细胞增多。

（二）中医病因病机

本病为实证，平素多有脏腑积热，加之复感风热外邪，又或是因外伤染毒，内外之热毒相互搏结，风痰火毒上攻咽喉，结聚于喉窍，灼烧会厌血肉而致病。

1. 热毒搏结　风热外邪侵袭，邪热上攻咽喉，蒸灼会厌，或是素有肺脾积热，又有复感外邪，内外邪毒互相搏结，灼烧喉窍血肉，壅阻气道而为病。

2. 痰火壅盛　热毒壅盛，郁滞而化火，火热熏蒸，炼液成痰，痰火结聚咽喉，灼腐化脓而为病。

二、临床表现

（一）症状

1. 全身症状　急性起病。过敏所致者常在用药或进食后发生。可有畏寒、发热，体温 37.5～39.5℃。可有精神萎靡，乏力，烦躁不安。部分患者病情迅速恶化，出现昏厥或休克。

2. 局部症状　主要为咽喉部症状。

（1）咽喉疼痛：为本病的主要症状，吞咽时疼痛症状加重。部分患者的咽喉疼痛症状不明显，此类患者多为变态反应性会厌炎。

（2）吞咽困难：吞咽动作时，会厌受到刺激，咽喉疼痛会加重，流涎，拒食。如果病变部位黏膜肿胀明显，则出现吞咽困难。

（3）呼吸困难：声门上结构发生水肿，喉口明显缩小，造成上气道狭窄，从而引起吸气性呼吸困难。严重者可能发生窒息。

（4）咽喉部堵塞感：变态反应导致的会厌炎，其症状以咽喉部堵塞感为主，伴有言语含混不清。

（5）颈部淋巴结肿大：急性会厌炎可出现颈部淋巴结肿大及疼痛，可伴有耳部和背部放射痛。

（二）体征

1. 喉外部体征　颈淋巴结肿大、压痛。舌骨和甲状软骨上部压痛。病情严重时，会出现颈前皮下红肿。

2. 间接喉镜检查　会厌红肿，尤其是会厌舌面的黏膜红肿明显，重者整个会厌肿胀如圆球状。形成会厌脓肿时，会厌表面出现黄色脓点。变态反应性会厌炎表现为会厌水肿明显，会厌黏膜颜色苍白。

三、并发症

喉阻塞　本病会引起会厌舌面及喉入口黏膜肿胀，导致喉入口狭窄，引发喉阻塞。表现为吸气性呼吸困难、吸气性喉喘鸣、声音嘶哑、烦躁不安、出冷汗、发绀等，可见胸壁和周围软组织凹陷形成的四凹征（吸气时出现锁骨上窝、胸骨上窝、肋间隙以及上腹部的凹陷，称为四凹征），如果救治不及时，可能导致窒息，危及患者生命。

四、辅助检查

（一）实验室检查

1. 血常规 本病血细胞分析结果通常表现为白细胞总数增多,中性粒细胞增多为主。嗜酸性粒细胞升高见于变态反应性会厌炎。

2. 变应原皮内试验 变态反应性会厌炎的变应原皮内试验结果可表现为阳性反应。

（二）纤维喉镜或电子喉镜检查

纤维喉镜或电子喉镜具有充分的照明和清晰的视野,通过鼻腔导入直达咽喉部,对口咽部的刺激较小,容易被多数患者所接受,能够直接观察下咽及喉腔,从而明确会厌、下咽及喉腔黏膜充血、水肿的程度,观察有无会厌脓肿形成以及判断脓肿的大小,同时可以评估喉气道阻塞的风险(图 10-1)。

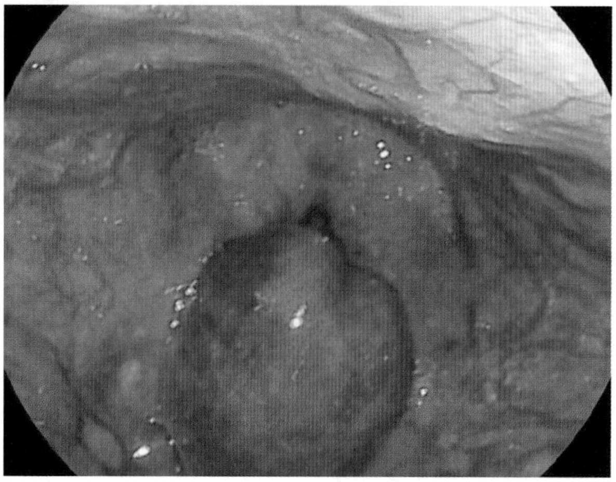

（三）影像学检查

可选择 CT 或 MRI 检查。影像表现为喉咽腔的空间变窄,声门上区组织肿胀增厚。通过影像学检查能够发现脓腔,从而明确会厌脓肿是否形成。

图 10-1 急性会厌炎

五、诊断与鉴别诊断

（一）诊断要点

急性会厌炎可能导致喉阻塞,会危及生命。临床诊疗工作中,务必要提高警惕,重视急性会厌炎的早期诊断。对于突然发作的咽喉疼痛,吞咽时疼痛症状加重,如果未发现口咽黏膜充血、扁桃体红肿等急性炎症病变的体征,就要考虑急性会厌炎的患病可能,必须进行间接喉镜或喉内窥镜检查,以明确诊断。

（二）鉴别诊断

1. 小儿急性喉炎 好发于婴幼儿,病情危重,典型临床表现为犬吠样干咳、声音嘶哑、喉喘鸣以及吸气性呼吸困难。检查可见声带充血,声门下区喉黏膜及气管黏膜显著充血、肿胀,声门下区喉腔变窄,声门上组织结构正常。

2. 白喉 全身中毒症状重,呼吸困难,声音嘶哑,检查可见病变部位有灰白色片状假膜,假膜不易清除,强行剥脱假膜容易发生出血。涂片及培养可找到白喉杆菌。

3. 会厌囊肿 本病往往是在咽喉部内窥镜检查时所发现,无明显临床症状,检查可见会厌囊性肿物,病变位于会厌舌面,会厌黏膜无充血、水肿改变。

4. 喉水肿 突然发病,表现为声音嘶哑、呼吸困难、吞咽困难等。无明显咽喉疼痛表现。检查可见喉黏膜显著水肿。

（三）中医辨证要点

本病为实热之证,外因与风热邪毒、疫疬之气侵袭有关,内因则为患者平素肺脾积热,加之复感外邪,又或因外伤染毒,内外热邪相互搏结咽喉,灼腐会厌血肉而导致发病。总之,本病的发病与风、热、痰三者密切相关。临床辨证,需要辨明寒热,明确风、热、痰三者的主次。

ER-10-2

急性会厌炎诊断思维导图

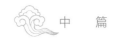

六、治疗

急性会厌炎是耳鼻咽喉科的严重感染,可因声门上结构肿胀导致上气道狭窄甚至闭塞,重者造成窒息死亡,需及早诊断和治疗。西医治疗重点在于控制感染、减轻喉黏膜水肿、保持气道通畅,病情严重者采取气管插管或气管切开建立人工气道。中医治疗以内服、外治相互结合,迅速、有效消除喉黏膜炎症,加快机体的康复。

（一）中医治疗

1. 辨证论治

（1）热毒搏结证

证候:病初起,咽喉疼痛,吞咽困难,恶寒,发热,口干,头痛等。检查见会厌红肿,尚未成脓。舌红,苔黄,脉浮数。

治法:清热解毒,消肿散结。

方药:五味消毒饮加减。可加连翘、荆芥、板蓝根等,或者选用疏风清热汤加减。

（2）痰火壅盛证

证候:病情重,突发剧烈咽喉疼痛,吞咽困难,张口困难,言语含糊不清,痰涎外溢,呼吸困难,高热,口干,口臭,头痛,尿黄,便秘等。检查见会厌红肿,或有会厌脓肿形成。舌红,苔黄厚,脉洪数。

治法:泻火解毒,化痰消肿。

方药:仙方活命饮合清咽利膈汤加减。大便干结者加大黄;痰涎多者加天竺黄、浙贝母。

2. 中医其他方法

（1）中成药:可以辨证服用六神丸、新雪丹颗粒、喉咽清颗粒等,八宝丹适用于病情严重者。

（2）吹药:可选冰硼散。

（3）含服:可用铁笛丸、新癀片等含化。

（4）含漱:可用桔梗、甘草、金银花等煎汁含漱。

（5）外敷:可用如意金黄散外敷。

（6）体针:选取合谷、曲池、少商、商阳、天突等穴位,强刺激手法针刺,能够改善咽喉疼痛症状。

（7）刺血疗法:三棱针点刺,可选少商、商阳,或耳尖,使出血数滴,或血色变而止。

（8）擒拿法:擒拿法能够疏通经络,缓解疼痛症状,临床适用于咽喉疼痛剧烈的患者。

（二）西医治疗

1. 药物治疗

（1）全身用药

1）全身使用糖皮质激素。药物可选地塞米松,或者选用甲泼尼龙琥珀酸钠。

2）使用敏感抗生素控制细菌感染。抗生素可选青霉素类,或选用头孢菌素类。

（2）局部用药:呼吸道局部用药可以抗炎、减轻咽喉部黏膜水肿,能够稀化黏稠的痰液、促进痰液排出,同时有助于保持呼吸道湿润状态。布地奈德混悬液雾化吸入可抗炎、减轻黏膜水肿。痰多黏稠者,可用乙酰半胱氨酸吸入剂或盐酸氨溴索吸入剂进行雾化吸入治疗。

2. 手术治疗

（1）脓肿切开引流:适用于会厌脓肿切开引流的情况:①会厌脓肿形成;②会厌脓肿形成并且破溃,但是引流不畅。建议在全麻气管插管下进行手术,保证气道的通畅,以防脓液瞬时涌出堵塞呼吸道。根据术前影像学检查评估脓腔范围,如果估计脓液很多,切开之前先用空针抽出大部分脓液。为减少出血,可以采用激光、等离子或电刀等切开黏膜及脓肿壁,吸尽脓液后,清除坏死组织干净,脓腔内使用3%过氧化氢溶液及生理盐水反复清洗,需要切除包括黏膜在内的部分会厌脓肿壁,使脓腔保持向外开放,以避免术后切口闭合妨碍脓腔引流。

（2）气管切开术:病情严重的患者,经过药物治疗未见改善,应该考虑施行气管切开术以保证呼吸道通畅。适用于以下情形:①病情严重,进展迅猛,有Ⅲ度喉阻塞的表现。②咽喉分泌物明显增多,同时存在严重吞咽困难者。③咳嗽功能较差的老年患者。

如果在疾病过程中患者出现发绀、昏厥、休克、呼吸停止等紧急状况,应该立即施行紧急气管插管、环甲膜穿刺术或气管切开术。

3. 其他 卧床休息。对症治疗及支持治疗。吞咽困难严重者,加强补液,维持机体的水、电解质和酸碱平衡。重症患者加强口腔护理,保持排便通畅。

七、预防与调摄

1. 注意锻炼身体,改善体质。
2. 关注气候变化,及时防寒保暖,预防感冒发生。
3. 清淡饮食,忌食辛辣刺激食物。
4. 戒烟、戒酒。
5. 保持安静,避免剧烈活动,注意休息。
6. 吞咽困难明显的患者,可给予流质饮食。
7. 避免接触变应原。

八、临证备要

（一）临证要点

1. 西医诊断及早明确,中医辨证应明确风、痰、热之主次。
2. 本病为喉科急重症,病情凶险,治疗重点在于保证气道通畅,促进炎症消退,中医辨证治疗务必要求用药猛、见效快。

（二）沟通要点

1. 解释病因及疾病的严重性,迅速制订有效治疗方案。
2. 介绍日常调摄要点,避免病情加重。

九、中西医结合诊疗思路

急性会厌炎是耳鼻咽喉科的常见急症,病情进展迅猛,严重可致喉阻塞,危及生命。及早明确诊断,迅速控制感染、消除喉黏膜水肿,结合中医辨证治疗,可以促进炎症消退,加快疾病痊愈。

案例分析

张某,男,32岁。初诊:患者喉痛3天,喉头作梗,夜痛严重,咳嗽1周未愈,左耳深部作痛。检查:会厌偏左红肿,呈球状,桂圆核大小,周围也有辐射性水肿,充血,舌薄苔,质红,脉数。血白细胞:12 500/mm³,中性80%,体温37.4℃。处方:白芷6g,僵蚕10g,天竺黄6g,马勃3g,甘草3g,川连3g,川柏3g,山栀10g,陈皮6g,半夏6g,防风6g。1剂,水煎服。通用消肿散3g,吹喉外用。

案解:急性会厌炎,中医向称"急喉风",亦即张介宾认为"实可怜也"之症,《景岳全书》曰风、热、痰三者杂凑而然,诚可谓"走马看喉风"之景,治当疏风清热消痰。

二诊:药进1剂,当夜即疼痛大减。检查:咽(-),会厌红肿大减,球状消失,表面有局限型黄苔,会厌正常。处方:金银花10g,紫花地丁10g,菊花10g,天竺黄6g,马勃3g,桔梗6g,天葵子10g,甘中黄3g,蝉衣3g,金果榄6g。3剂,水煎服。

按:本案患者是典型的急喉风之症,以风为主,夹有痰热,拟疏风清热化痰为大法。白芷、僵蚕、防风疏风解表;马勃、川连、川柏、山栀、生甘草清热解毒;陈皮、半夏、天竺黄功专化痰,配合通用消毒散吹喉。药进1剂之后,症状大减,化险为夷,以五味消毒饮加味善后,清解余毒,作为扫平劫后余波。

选自《百岁名医干祖望耳鼻喉科临证精粹》

复习思考题

1. 简述急性会厌炎的西医诊断要点。
2. 简述急性会厌炎的中医辨证要点。

(邓 华)

第二节 急 性 喉 炎

急性喉炎(acute laryngitis)是常见的急性上呼吸道感染性疾病之一,是声门区喉黏膜的急性弥漫性炎症,又称为急性卡他性喉炎。本病多在冬春季节发生,患病人群中,男性和女性的患病率相似。主要的临床表现为声音嘶哑。本节内容介绍成人的急性喉炎。

本病类似于中医的"暴喑""急喉喑"或"卒喑"等疾病。

一、病因病理

(一)西医病因病理

1. 病因

(1)感染:感染是急性喉炎的主要病因。本病的致病病原体主要是病毒或细菌。

(2)不良用嗓行为:用嗓方法不当,或是疲劳用嗓,或是剧烈咳嗽等,会导致喉腔黏膜的急性炎症。教师、演员、销售等职业因工作需要频繁用嗓,容易发生本病。

(3)有害的气体或粉尘:有害气体(如氨、氯、硝酸、硫酸等)或是有害粉尘被吸入呼吸道内,这些有害物质会损伤喉腔黏膜,引发急性喉炎发病。

(4)创伤:外伤、异物,或者医源性损伤,引起喉黏膜受损,容易发生本病。

(5)烟酒、刺激性食物、受凉、疲劳、环境温度及湿度剧烈变化等容易诱发急性喉炎。

2. 病理 本病早期为喉黏膜急性弥漫性充血,喉黏膜及黏膜下层有多形核白细胞及淋巴细胞浸润,黏膜下组织间隙内渗出形成水肿。黏液腺分泌增多,喉黏膜表面附着稀薄分泌物,炎症进展时,分泌物由稀薄变黏稠,严重时可变成脓性分泌物或形成假膜。喉黏膜损伤和脱落可形成溃疡。

(二)中医病因病机

外邪侵袭,肺金为风寒或风热外邪所犯,肺失宣降,引起气机不畅,喉窍脉络受阻,则声门开合不利,发为喉喑,即所谓"金实不鸣"。

1. 风寒侵袭 风寒之邪侵袭肺金,肺气不宣,气机不畅,寒凝喉窍,脉络阻滞,致使声门开合不利而致病。

2. 风热外犯 风热之邪犯肺,或因外感风寒化热,邪热上犯,蒸灼喉窍,又或是平素肺胃素有积热,加之复感外邪,内外邪热互相搏结于咽喉,灼烧喉窍,引起气血壅滞,喉窍脉络受阻,声门开合不利而致病。

3. 过度用嗓,喉窍损伤 不良用嗓行为损伤喉窍,引起局部脉络阻滞,声门开合不利而致病。

二、临床表现

（一）症状

1. 全身症状 可有畏寒、发热、纳差、乏力、倦怠等全身表现。多数患者全身症状较轻。

2. 局部症状

（1）声音嘶哑:突发声音嘶哑是本病的主要症状。症状轻者,表现为音质变差,音调变粗、低沉。重者出现声音嘶哑、失声。

（2）喉痛:喉部微痛,用声时喉痛症状会加重,可出现咽喉部异物感,或有喉部干燥感、灼热感。

（3）咳嗽、咳痰:常有咳嗽,病初起之时,以夜间咳嗽明显,无咳痰。之后出现不易咳出的黏脓性分泌物,分泌物附于声带表面,会使声音嘶哑加重。

（4）鼻部和咽部的症状:可伴有流涕、鼻塞、咽痛、咽干、鼻部或咽部灼热感等。

（二）体征

间接喉镜检查显示喉腔黏膜弥漫性充血、肿胀。会厌及声带黏膜红肿,逐渐发展可累及声门下区。声带呈淡红色或鲜红色。声带毛细血管充血,可出现黏膜下出血。声带肿胀增厚,声门闭合不佳。偶尔有喉腔黏膜细小的浅表溃疡。喉黏膜表面可见稠厚分泌物。

三、并发症

成人急性喉炎症状较轻,预后佳,少有并发症发生。部分急性喉炎患者未规范治疗,或是反复发作,喉部炎症迁延难愈,发展成为慢性喉炎。

四、辅助检查

（一）实验室检查

多数急性喉炎患者的血常规改变不明显,部分患者可出现白细胞总数增加。

（二）纤维喉镜或电子喉镜检查

纤维喉镜或电子喉镜检查可以直接观察喉腔内的状况,判断喉腔病变的性质,明确喉黏膜炎症的范围与严重程度,判断是否有声带运动障碍。

五、诊断与鉴别诊断

（一）诊断要点

本病典型的临床表现是感冒或过度用声后出现声音嘶哑,检查见声带弥漫性充血、肿胀,声带活动正常。依据临床表现、间接喉镜检查及喉内窥镜检查可诊断。

（二）鉴别诊断

1. 喉结核　该病多继发于肺结核。表现为喉痛、声音嘶哑、喉部灼热感、咽喉干燥感等。检查见喉黏膜充血、粗糙，可有浅溃疡、结节状突起、肉芽组织增生等改变。结核菌素试验、喉分泌物涂片抗酸染色、结核感染 T 细胞检查等可以辅助诊断，必要时活检明确诊断。

2. 喉麻痹　该病临床表现以发音费力和声音嘶哑为主，部分患者可能出现呛咳、呼吸困难等症状。喉黏膜无充血、水肿，声带活动障碍，患侧的声带固定不动，而健侧的声带活动自如。

3. 急性声门下喉炎　5 岁以下幼儿患病多见，病情严重，声音嘶哑轻。主要表现是犬吠样咳嗽、喘鸣、呼吸困难，可有发热，重者发生窒息。

4. 过敏性喉水肿　患者通常在接触过敏原之后发病，急性起病，病情进展快，表现为声音嘶哑、咽痛、呼吸困难等，检查可见喉黏膜色淡，声带水肿。血细胞分析见嗜酸性粒细胞数值升高。

（三）中医辨证要点

急喉暗属于表实证，其中又有寒热的区别，需要分清风寒、风热证。临床上，急喉暗的辨证，首先要辨清寒热，重点是辨明风热、风寒或热毒。

ER-10-3

急性喉炎诊断思维导图

六、治疗

急性喉炎西医治疗常用糖皮质激素减轻喉黏膜炎症，有细菌感染者可选用抗生素治疗。本病为六淫侵袭，邪客咽喉所致，初起多为风邪侵犯，风寒证宜辛温解表，风热证宜辛凉解表。若因过度用嗓损伤喉窍者，则需活血化瘀、清利咽喉。

（一）中医治疗

1. 辨证论治

（1）风寒侵袭证

证候：骤然发病，声音嘶哑，咽喉痛轻微，咽喉干燥或灼热感，咳嗽，恶寒，发热，鼻塞，口干等。检查可见声带充血，黏膜干燥。舌淡红，苔白，脉浮或脉浮紧。

治法：疏风散寒，宣肺开音。

方药：六味汤加减。可酌加木蝴蝶等利嗓开音；咳嗽痰多者可加半夏、杏仁等；咳嗽严重者可加紫菀、白前等。

（2）风热外犯证

证候：骤然起病，声音嘶哑，或失声，伴有咽喉痛，咽喉干燥或烧灼感，有黄痰不易咳出，可有发热，恶寒，头痛等。检查可见声带红肿，声带黏膜下出血，可见少许黏液附着于声带表面。舌红，苔白或苔黄，脉浮，或脉浮数。

治法：疏风清热，宣肺开音。

方药：疏风清热汤加减。可加木蝴蝶、胖大海、蝉蜕等利嗓开音；痰稠厚难以咳出，加天竺黄、浙贝母等；咽痛加板蓝根、射干等。

（3）过度用嗓，喉窍损伤证

证候：过度用嗓或用嗓不当之后出现声音不扬，或是声音嘶哑，甚者失声，伴有咽喉不适感。检查可见声带充血，双侧声带活动自如，声门闭合不佳。舌、脉象正常。

治法：活血化瘀，利喉开音。

方药：桃红四物汤加减。可加桔梗、蝉蜕等利嗓开音。

2. 中医其他方法

（1）中成药：辨证选用新癀片、六神丸或者新雪丹颗粒等中成药。

（2）吹药：可用珠黄散、冰硼散。

（3）含服：可用铁笛丸，或用六神丸。

（4）含漱：可选金银花，或用胖大海，取药煎汁之后含漱。

（5）蒸气吸入：可用金银花、薄荷、紫苏叶、藿香等，取适量中药煎汁后，吸入药物蒸气。

（6）体针：针刺尺泽、合谷、天突、上廉泉等穴，强刺激手法治疗。

（7）刺血疗法：以三棱针点刺，穴取少商或商阳，使出血数滴，或血色变而止。

（8）耳针：肺、咽喉、神门等耳穴，用王不留行贴压，按压刺激。

（二）西医治疗

1. 发音休息　严格要求患者禁声，或是尽量减少用嗓，使声带充分休息，有助于喉黏膜炎症消退。

2. 药物治疗

（1）局部使用糖皮质激素雾化吸入治疗，药物可选布地奈德混悬液。

（2）分泌物黏稠不易咳出者，可选吸入用乙酰半胱氨酸溶液或吸入用氨溴索雾化吸入。

（3）使用含碘喉片局部含服，可以减轻症状。

（4）明确有细菌感染的患者，必要时全身使用敏感抗生素治疗。

3. 其他　清淡饮食。戒烟、戒酒。改善工作和居住的环境，室内维持舒适的温度、湿度。注意室内清洁卫生，保持室内外空气流通。避免有害气体或粉尘等吸入气道。

七、预防与调摄

1. 锻炼身体，预防感冒。

2. 改正不良用嗓行为，注意休声，避免疲劳用嗓。

3. 避免吸烟及饮酒，少食辛辣炙煿食品。

4. 避免粉尘及有害化学气体的刺激。

八、临证备要

（一）临证要点

1. 根据症状及喉镜检查即可做出诊断。本病为六淫侵袭，邪客咽喉所致，中医辨证需明确寒热之分。

2. 重视发音休息，局部治疗突出减轻声带水肿，中医治疗以内治、外治相结合，祛除外邪，利喉开音。

（二）沟通要点

1. 解释急喉喑的病因，强调发音休息的重要性，选择合理的治疗方案。

2. 介绍本病预后及日常调摄要点。

九、中西医结合诊疗思路

急性喉炎多因感染、用嗓不当导致。治疗过程中，发音休息是治疗的基础。西医治疗常用糖皮质激素减轻喉黏膜炎症，有细菌感染者使用抗生素治疗。中医辨证采取内外兼治，针对不同证候，以疏风清热或是辛温解表之法。本病采取中西医结合治疗，促进喉腔黏膜炎症消退，有利于疾病的愈复。

徐某,女,47岁。初诊:患者感冒已有半月,伴以暴喑无声。刻下症:感冒已解而声仍不扬,有黏痰而难外咳,头痛亦未全解。胸闷痞塞,叹息稍安,神疲易怒。声带稍有充血。舌白腻,脉平有涩意。处方:麻黄3g,杏仁10g,甘草3g,蝉衣3g,豆豉10g,藿香10g,佩兰10g,马勃3g,射干3g。3剂,水煎服。

二诊:发音已正常。但不耐多言,午后仍有失润粗糙感觉。头痛已息,胸闷已畅。处方:百合10g,玄参10g,桔梗6g,射干3g,马勃3g,南沙参10g,麦冬10g,生地黄10g,太子参10g。5剂,水煎服。

按:初诊因风邪犯肺,肺气失宣,声嘶不扬,虽咽喉疼痛不明显,但喉部痰浊黏滞,所以发声不扬。治宜疏风宣肺,化痰利咽。以三拗汤为主,药用蝉衣、马勃、射干清利咽喉;藿香、佩兰清化湿浊,三剂而效。实邪一解而去,金即别透空清,应叩而鸣矣。至于不耐多言,舌有轻薄白腻者,可知肺气式微耳,则宜调理。

选自《百岁名医干祖望耳鼻喉科临证精粹》

复习思考题

1. 简述急性喉炎的西医诊断要点。
2. 简述急性喉炎的中医辨证要点。
3. 简述急性喉炎的西医病因。

●　　　　　　　　　　　　　　　　　　　　　　　　　　　　　(邓　华)

第三节　小儿急性喉炎

小儿急性喉炎(acute laryngitis in children)又名为急性声门下喉炎,是发生于小儿喉黏膜的急性弥漫性炎症,病变累及声门下区黏膜和黏膜下组织。患病高峰期为冬春季。本病好发于6月龄~3岁的婴幼儿人群。主要临床特征为阵发性犬吠样咳嗽、喉喘鸣、吸气性呼吸困难。本病病情危重,容易并发喉阻塞,可能造成窒息死亡。

本病类似于中医的"急喉风""急喉喑""小儿惊风"。

一、病因病理

(一) 西医病因病理

1. 病因　病毒感染(如副流感病毒、腺病毒、流感病毒、麻疹病毒等)是引起本病的主要原因。可在病毒感染之后继发细菌感染。营养不良、机体抵抗力降低、变应性体质、上呼吸道慢性疾病等因素容易诱发本病。本病也可以是流行性感冒、百日咳、水痘、麻疹等传染病的前驱表现。

2. 病理　喉黏膜水肿,甚至发生化脓或坏死。可发生溃疡出现黏膜大面积缺损。炎症主要发生在声门下区,可蔓延到气管。小儿急性喉炎易出现呼吸困难,其原因有:①小儿由于喉腔解剖的原因(喉腔狭窄、喉软骨质地柔软、黏膜松弛、组织之间疏松、淋巴组织及腺体组织丰富等),发生炎症时组织肿胀明显,容易造成喉腔进一步变窄,而肿胀的组织也容易阻塞声门;②咳嗽反射尚未健全,气道防御功能不完善,不易咳出呼吸道内的分泌物;③小儿身体抵抗力低,炎症反应重;④小儿神经系统尚未发育完善,受到刺激时易引发喉痉挛而加重呼吸困难。

(二)中医病因病机

小儿乃稚阴稚阳之体,脏腑娇嫩,形气未充,卫外不固,易虚易实,外邪侵袭易犯喉窍,易动风生变,病情往往重笃。

1. 风热侵犯　肺金受到风热之邪侵袭,致使肺气不宣,气机不畅,邪热上犯,壅阻喉窍,喉窍肿胀堵塞而发病。

2. 肺胃积热　患者平素有肺胃积热,加之复感外邪,引动肺胃积热,内外邪毒相互搏结,上攻咽喉,致使喉窍肿胀堵塞气道而发病。

3. 痰火壅结　外感热邪入里,火毒内盛,痰热内生,痰火上壅,气血凝结,脉络瘀阻,喉窍堵塞而为病。

二、临床表现

(一)症状

1. 全身症状　急性起病,病情危重,可有烦躁不安、乏力、面色发绀、发热等全身症状。

2. 局部症状　本病主要表现为阵发性咳嗽,咳嗽呈犬吠样,可伴声音嘶哑。病情严重时,患者出现喉喘鸣、吸气性呼吸困难及四凹征。

(二)体征

间接喉镜检查显示声门下区喉黏膜充血、肿胀,肿胀的黏膜隆起并突出至喉腔内。双侧声带红肿,声带表面有黏脓性分泌物。

三、并发症

小儿急性喉炎容易并发喉阻塞。表现为吸气性喉喘鸣、吸气性呼吸困难、四凹征等。如果不及时诊治,出现昏迷、抽搐,最终发生呼吸循环衰竭而死亡。

四、辅助检查

小儿急性喉炎起病急,患儿检查常不合作,直接喉镜或间接喉镜检查可能刺激咽喉,导致患儿哭闹,还可能诱发喉痉挛,加重呼吸困难,因此,临床中很少进行直接喉镜或间接喉镜检查。

在临床实践中,血氧饱和度监测可辅助诊断、判断病情严重程度及观察疾病的发展。

(一)实验室检查

血常规　白细胞总数增加或正常。

(二)纤维喉镜或电子喉镜检查

如果诊断存在困难或治疗效果不佳时,应进行纤维喉镜或电子喉镜检查明确喉腔病变情况。

(三)影像学检查

胸部数字化成像(DR)或CT影像学检查可以明确有无气管、支气管异物,明确有无肺部感染。

五、诊断与鉴别诊断

(一)诊断要点

本病好发于3岁以下的婴幼儿,在冬春季节多发,表现为犬吠样咳嗽、声音嘶哑、喉喘鸣、呼吸困难及四凹征。临床实践中通常根据典型表现可做出诊断。如果遇到诊断困难的情形，或者是施以治疗后效果不佳的时候，应进行纤维喉镜或电子喉镜检查。

（二）鉴别诊断

1. 气管、支气管异物　本病有异物吸入史，患者在吸入异物之后，即刻出现呛噎、剧烈呛咳、呼吸困难以及发绀等症状。体征表现为患侧的肺部呼吸音减弱或消失，可闻及拍击音。胸部 DR 或 CT 检查可以协助诊断。

2. 小儿喉痉挛　常见于较小婴儿。表现为喉喘鸣，喘鸣声的音调尖细，无声音嘶哑。发作时间短，症状可突然消失。

3. 先天性喉部疾病　如先天性喉软化症。喉镜检查、血常规、咽喉拭子涂片或分泌物培养等有助于鉴别。

4. 白喉　起病缓慢，患者表现为呼吸困难及声音嘶哑，呼吸困难呈进行性发展。检查见咽喉部有附着紧密的片状灰白色假膜，强行剥除假膜易出血。分泌物涂片和培养可见白喉杆菌。

（三）中医辨证要点

小儿急性喉炎早期多因外感邪毒，后期邪毒入里，痰火壅阻喉窍，往往病情重笃，危及生命。早期病症轻微者，辨证当明确寒热，然而，小儿患者往往病情变化迅速，容易动风生变，故而在临证中，首先应明确病情之轻重缓急，用药方面需要杀伐果断，快速祛邪，使邪去正安。

小儿急性喉炎诊断思维导图

六、治疗

小儿急性喉炎病情凶险，重症患者可能发生窒息死亡。一旦明确诊断，应积极救治，在控制感染的同时，解除喉黏膜肿胀，保持呼吸道通畅，避免严重并发症发生。

（一）中医治疗

1. 辨证论治

（1）风热侵犯证

证候：骤然发病，声音嘶哑，阵发性咳嗽，咳嗽呈犬吠样，喉喘鸣，恶寒、发热、鼻塞、咽痛。舌红，苔薄黄，脉浮数。指纹浮露，色紫，现于风关。

治法：疏风清热，消肿利喉。

方药：疏风清热汤加减。声音嘶哑加木蝴蝶、蝉蜕；热盛加大青叶、蒲公英；痰多加杏仁、浙贝母；咽痛加射干、山豆根等。

（2）肺胃积热证

证候：骤然发病，声音嘶哑，阵发性咳嗽，咳嗽呈犬吠样，喉喘鸣，呼吸困难，发热，口渴，烦躁。小便颜色黄，大便干结。舌红、苔黄，脉数。指纹紫滞。

治法：清肺泄热，利喉通窍。

方药：清咽利膈汤加减。痰多者，可加浙贝母、瓜蒌、胆南星等；出现惊风者，加僵蚕、钩藤、牡蛎。

（3）痰火壅结证

证候：频频咳嗽，咳嗽如犬吠样，呼吸困难，喉鸣如拽锯，烦躁不安，出冷汗，发绀，呼吸浅快。脉微欲绝。指纹青紫，直透命关。

治法：泻火解毒，祛痰开窍。

方药：清瘟败毒饮加减。痰盛者，可加天竺黄、浙贝母等。

2. 中医其他方法

（1）中成药:根据病情辨证选用喉咽清口服液、六神丸,严重者服用八宝丹。

（2）体针:针刺合谷、少商、曲池、天突等穴,强刺激手法治疗。

（3）刺血疗法:点刺少商、十宣穴出血。

（二）西医治疗

1. 安抚患儿,减少哭闹。加强危重患儿监护。

2. 细菌感染者,使用敏感抗生素控制感染,可以选青霉素类,或者选用头孢菌素类抗生素。

3. 使用糖皮质激素抗炎、减轻水肿,改善上气道梗阻症状。全身用药可选地塞米松,或选用甲泼尼龙琥珀酸钠。局部治疗可用布地奈德混悬液雾化吸入。

4. 支持治疗。

5. 吸氧。

6. 喉阻塞经药物治疗后症状未见改善,及时行气管切开术,紧急情况下立即施行气管插管或环甲膜穿刺术,保证气道通畅。

七、预防与调摄

1. 加强喂养,营养均衡,预防感冒。

2. 积极治疗儿童扁桃体炎、鼻窦炎、咽炎等上气道疾病。

3. 患儿需要注意休息,避免哭闹,以免消耗体力及增加耗氧,加重病情。

八、临证备要

（一）临证要点

1. 本病为急重症,西医诊断根据典型症状即可迅速明确。中医辨证方面,早期多为外感风邪,或疠气侵犯,及至重症,多为热毒、痰火。

2. 中医与西医相结合,中医外治与内治相结合,通过内、外调治,改善患者脏腑功能,祛除体内邪毒。

（二）沟通要点

1. 解释病因,告知患儿家长疾病的严重性,迅速制订合理治疗方案。

2. 告知临床护理注意事项。

3. 介绍预后及日常调摄要点。

九、中西医结合诊疗思路

小儿急性喉炎有危及生命的风险。早期诊断,及时治疗,通过给予合理的治疗,多数患者能够痊愈康复。对于重症患儿,务必采取措施管理气道,保持呼吸道的畅通,避免窒息。临床工作中,结合中医辨证治疗,能够促进喉黏膜水肿的消退,有助于病情往好的方向转归。

案例分析

邓某,女,4岁。

初诊:起病3天,声音嘶哑,伴寒热、痰多、烦躁,不进食,不大便,小便少而赤。检查:声带充血,水肿。体温37.8℃。舌质淡,苔腻,脉未诊。处方:蝉衣3g,射干3g,甘草3g,薄荷6g,桂枝3g。5剂,煎服。

二诊:药进5剂后,发音基本正常,痰已不多,烦躁消失。大便已解,小便已多,且能稍稍进食。检查:体温已正常,喉头未检查。舌薄苔,脉未诊。处方:蝉衣3g,桔梗6g,玉蝴蝶3g,莱菔子10g,甘草3g。5剂,煎服。

按:风邪外袭,体内正气外走肌表腠理,协助卫气以抗邪,故内中亏虚,脏腑之气皆弱,脾气不健则停食,腑气不通则便秘,此时补虚则怕恋邪,通腑又恐戕正。两难之际,考虑幼儿稚嫩,病又初起,取轻宣肺卫。全方药重18g,蝉衣、薄荷、桂枝疏风解表;射干清热化痰;甘草调和诸药。药虽轻但准,药进5剂,邪气从宣泄而撤,得效后扫荡余邪,仍是以轻清之剂收功。如见小儿急性喉头水肿,则有痉挛、窒息之危险,应急用疏风解痉化痰之品,如僵蚕、菖蒲、竹茹等。

选自《百岁名医干祖望耳鼻喉科临证精粹》

复习思考题

1. 简述小儿急性喉炎的西医诊断要点。
2. 简述小儿急性喉炎的中医辨证要点。
3. 小儿急性喉炎容易发生呼吸困难的原因有哪些?

(邓 华)

第四节 慢 性 喉 炎

慢性喉炎(chronic laryngitis)是以声音嘶哑、讲话费力、日久不愈为主要临床表现的喉黏膜非特异性慢性炎症。多由急性喉炎失治误治而成,亦可因长期不良因素刺激而发。多见于成人及职业用声者,属中医学的"慢喉喑""久喑"范畴。

一、病因病理

(一)西医病因病理

1. 病因　病因尚不明确,可能与下列因素有关:

(1)急性喉炎失治误治。

(2)长期用声过度(如教师、演员)或发声不正确(如在嘈杂环境中工作而需高声用语者)。

(3)不良嗜好过度(如长期吸烟饮酒)或有害气体长期刺激。

(4)鼻腔、鼻窦、咽部等相邻器官的慢性炎症可直接或间接波及喉腔黏膜。

2. 病理　喉腔黏膜弥漫性充血,炎性细胞浸润,腺体分泌增多。黏膜肿胀后,炎性浸润向喉内肌层侵入,上述病变称为慢性单纯性喉炎。若病变进一步发展,则可出现纤维变性,腺体发生萎缩,形成慢性萎缩性喉炎。若黏膜变为灰蓝色并增厚,腺体分泌减少,则临床上称为慢性肥厚性喉炎。

(二)中医病因病机

本病可考虑脏气虚损,喉窍失养所致。声音出于肺而根于肾,源于脾,若肺、脾、肾功能正常,精气充沛,则语音洪亮,反之则声怯气虚。若用声劳损,邪留不去,则易成本病。

1. 肺肾阴虚　素体阴虚,或久病耗液,肺阴耗伤;或房事太过,肾精亏损,致肺肾阴虚,津液不足,无以上布咽喉所致;或因阴虚内热,虚火上炎,熏蒸咽喉,致声门开阖不利而发为慢喉暗。

2. 肺脾气虚　素体虚弱,用声过度,肺气耗损;或太过劳倦,脾气受损,以致肺脾气虚,气血不充,喉窍失养发为本病。

3. 血瘀痰凝　旧疾迁延,正气虚弱,难以抗邪外出,邪毒结聚于喉,脉络阻塞;或过度用声,气阴耗损,气血运行失畅,痰阻血凝,致声带肥厚,声门运动受限而为病。

二、临床表现

（一）症状

1. 全身症状　可出现全身乏力,易疲劳,腰膝酸软,口干,大便干等症状。

2. 局部症状　以不同程度的声音嘶哑为主要症状,初期为间歇性,一般用嗓愈多,则声嘶愈重,逐渐发展为持续性声嘶。自觉喉内有痰液黏附,因而常作"吭喀"之声以清嗓。常有喉部不适,如异物感、咽喉灼热、干燥、发声时疼痛等。

（二）体征

按病变性质可分以下三类:

（1）慢性单纯性喉炎:喉腔黏膜弥漫性充血,炎性细胞浸润,腺体分泌增多。黏膜肿胀后,炎性浸润向喉内肌层侵入,声带颜色由白变为淡红;黏膜表面常有黏液附着,声带运动、闭合尚可。

（2）慢性肥厚性喉炎:喉黏膜肥厚,室带增厚更为明显;若是声带肥厚,则边缘变钝,声门闭合不良。

（3）萎缩性喉炎:喉黏膜干燥萎缩,则可出现纤维变性,腺体发生萎缩,声带变薄,张力减弱,声门闭合时常有梭形裂隙。

三、并发症

慢性喉炎可并发声带息肉、呛咳等。

四、辅助检查

（一）电声门图、嗓音声学分析

电声门图(electroglottography,EGG)的波形会根据病变程度有所差异。当声带病变程度较轻时,EGG可为基本波形。当EGG表现为开放相缩短、闭合相延长时可能提示声带为慢性充血。部分学者在诊断时,会加入嗓音学相关检查,如收集基频、基频微扰、振幅微扰、最长发声时间、声音障碍指数等数据评估声带的各种功能。

（二）动态喉镜、纤维鼻咽镜或电子鼻咽镜

用各种喉镜检查局部可见声带暗红、肥厚,有小结节或息肉,或声门闭合不良。动态喉镜下若增幅及黏膜波增强,以及为不定的对称性和周期性时,往往提示为声带水肿。若动态喉镜上表现为对称性和周期性差,甚至振幅和黏膜波消失,则可能为慢性肥厚性喉炎。

五、诊断与鉴别诊断

（一）诊断要点

病史加局部检查,就可做出诊断。

（二）鉴别诊断

有声嘶症状的喉部疾病较多,故长期声嘶者,应与下列疾病进行鉴别(表10-1)。

表 10-1　声嘶症状的喉部疾病鉴别表

	症状特点	检查
慢性喉炎	病程较长,声嘶先为间断性,后可发展为持续性,伴喉异物感	声带慢性充血、肥厚或萎缩,闭合欠佳
声带小结	同慢性喉炎	双侧声带边缘前 1/3 及中 1/3 交界处有对称性结节状隆起,表面光滑
声带息肉	声嘶日久,呈持续性	声带边缘可见粉红色或灰白色半透明样肿物,基底宽,表面光滑,常见单侧发病
功能性失音	声音大小与情志变化有关,但咳嗽、哭笑声音正常	声带色泽形态正常,运动正常
喉乳头状瘤	病程较长,声嘶呈渐进性,瘤体过大可出现喘鸣和呼吸困难	瘤体色灰白或淡红,表面不平,呈乳头状,常发生于声带或室带处,活检可确诊
喉癌	进行性声嘶、咳嗽、痰中带血。多见于中年男性	肿物形似菜花样物及结节样,可有溃疡。多发于声带、室带、会厌等处。肿物过大则引起喉阻塞;若侵犯环杓关节,则声带运动障碍,部分患者有颈淋巴结转移,活检可确诊
喉返神经麻痹	多为单侧,声嘶较明显	双侧外展麻痹者,声带均居旁正中位,吸气时不能外展,则除声嘶外,可有吸气性呼吸困难
喉结核	以声嘶为主,吞咽时喉痛。可伴有低热、咳嗽、消瘦、贫血等全身症状	病变常发生于单侧声带后端、披裂表面,黏膜苍白水肿,边缘不整,严重时呈虫蚀状溃疡。结合肺结核病史可进行痰液培养以鉴别
白喉	声嘶起病较缓,发热不高,干咳,伴全身中毒症状	咽、喉部黏膜表面见灰白色假膜,不易拭去。分泌物涂片或培养可找到白喉杆菌

（三）中医辨证要点

慢喉暗的病因多虚证,但也有虚实夹杂证,主要辨明脏腑所属,其次可辨感受邪气。临床上与肺、脾、肾相关,多为气虚、阴虚之证,久则兼有血瘀痰凝之因。临床上,慢喉暗的脏腑分辨除声音嘶哑的主证外,还兼有脏腑亏虚的次证,如肺肾阴虚可兼有颧红唇赤、头晕耳鸣、虚烦少寐等症状;肺脾气虚兼有声嘶劳则加重的特点;血瘀痰凝有喉内异物感、痰黏附感等次证。除此之外,中医的辨证还可结合喉镜检查作为辨证依据。喉及声带黏膜干燥、暗红多见肺肾阴虚,声带松弛无力或闭合不全多见肺脾气虚;声带肥厚,有小结或息肉,多见血瘀痰凝。若为虚证,治疗当补益固本;若以血瘀痰凝为主,治宜补托与清化行并举。

ER-10-5
慢性喉炎诊断思维导图

六、治疗

去除致病因素,避免不良刺激,重视声带休息为主要治疗原则。中医中药应为首选治疗方法,对于减轻黏膜炎症、改善发声都具有明显优势,配合局部治疗,可进一步提高疗效。

（一）中医治疗

1. 辨证论治

（1）肺肾阴虚证

证候:声音嘶哑,时轻时重,咽干灼热作痛,咽痒干咳,痰少,午后症状加重,伴头晕耳鸣,腰膝酸软,虚烦失眠,手足心热。查体:声带呈暗红色,或声带干燥变薄。舌质红,少苔,脉细数。

治法:润肺补肾,健喉开音。

方药:百合固金汤加减。也可用养阴清肺汤加减。可加入郁金、昆布化痰散结,虚火旺者加知母、黄柏,也可用知柏地黄汤加减。

（2）肺脾气虚证

证候:声嘶日久,讲话费力,劳累后症状加重。可伴有倦怠乏力,少气懒言,纳呆腹胀。查体:声带松弛无力,闭合差或声带肿胀,表面有分泌物。舌质淡胖,苔白,脉细弱无力。

治法:补中益气,升清开音。

方药:补中益气汤加减。可加入郁金、赤芍、黄芩、石菖蒲。痰湿重者,可加入瓜蒌皮、法半夏、茯神、泽泻,或用参苓白术散加减。

（3）血瘀痰凝证

证候:声音嘶哑,日久不愈,话不持久,声出不扬,或发音喉痛,咳吐黏痰。查体:声带、室带、杓区、杓间肌膜肥厚暗红,声门闭合不全。舌质暗淡,边尖有瘀点,苔薄白,脉细涩。

治法:理气化痰,活血开音。

方药:会厌逐瘀汤加减。若夹痰较重,可加入海浮石、浙贝母、瓜蒌;顽痰凝结者,加礞石、胆南星。气虚可加党参、黄芪以益气补气,气行则血行。

2. 中医其他方法

（1）中成药

1）口服药:可选用黄氏响声丸、金嗓散结丸等口服。

2）含服药:铁笛丸、润喉丸、银黄含化片、草珊瑚含片等含服。

（2）针灸疗法

1）针刺疗法:常从局部取穴,以循手太阴肺经、手阳明大肠经、足阳明胃经及任脉为主。每日 1 次。可取人迎、天突、廉泉、扶突、合谷等。

2）穴位注射:取人迎、天突、廉泉穴,每次选 1~2 穴,穴位注射。药物选丹参注射液、红花注射液、当归注射液等,每穴注射 0.5~1ml 药液,隔日 1 次。

3）耳针:选耳穴的心区、肺、肾、咽喉、神门、内分泌等穴,每次取 3~4 穴,用王不留行或磁珠贴压。

（3）中药熏洗、盥洗:可选用利咽开音的中药雾化熏蒸治疗,如牛蒡子、青果、薄荷、甘草等煎汤,或取不同证型中药液 20ml 蒸汽吸入或超声雾化吸入。

（二）西医治疗

1. 积极处理邻近器官的炎症,优化工作环境,戒掉生活不良习惯,避免用声过度,增强机体免疫力。

2. 抗生素及糖皮质激素的应用　慢性喉炎急性发作时可适当加用抗生素、糖皮质激素,以促使炎症尽早吸收,一般情况下少用。

3. 超声雾化吸入　吸入布地奈德混悬液或地塞米松注射液,加 0.9% 生理盐水等放入超声雾化器中雾化吸入。

4. 理疗　用超短波、音频电疗或直流电药物离子(碘离子)导入治疗,以改善局部的血液循环,促进炎症吸收。

七、预防与调摄

1. 锻炼身体,增强体质。

2. 积极治疗邻近组织器官的炎症,降低急性发作频率。

3. 纠正发声方法,避免用嗓过度。

4. 优化工作和生活环境,避免有害物质的长期刺激。

5. 戒烟限酒,少食辛辣炙煿及寒凉之品。

笔记栏

八、临证备要

（一）临证要点

1. 喉喑体征较多,临床只要具备其中一个体征结合声嘶即可诊断,中医辨证多见虚证,也可虚实夹杂。主要辨明脏腑所属。

2. 治疗应重视局部处理与整体调治相结合。局部处理重在降低急性发作频率,积极治疗邻近组织器官的炎症,整体调治重在改善患者病理体质。

（二）沟通要点

1. 解释病因及现况,合理选择治疗方案。

2. 介绍预后及日常调摄要点。

九、中西医结合诊疗思路

慢性喉炎症状顽固,单纯中药或西药往往治疗效果不理想,采用中西医相结合、辨证与辨病相结合的诊疗方法,方能取得更好的疗效。对声嘶症状的改善、增生肥厚黏膜的逆转、喉部干燥不适感症状的改善等方面,通过中医药的"针对性""个体化"和"综合性"治疗,常能取得较好的效果。可应用辨证内服中药,配合中药喷喉、含药、针灸、推拿、中药离子局部导入或局部理疗等手段,从而促进慢性喉炎治愈率的提高。

案例分析

郑某,女,45岁,电视台主播。

初诊:患者声音疲乏,发音费力不持久3个月,诉声音疲乏不能持久,发音费力,自觉多言则胸中空虚,咽喉干燥,咳嗽气短,自汗乏力,五心烦热,纳食差,喜温饮。喉部黏膜慢性充血,声带稍松弛,声带闭合尚可。舌淡,少苔,脉细无力。证属肺肾两虚,气阴不足。治拟补益气阴,益肺开音;局部配合针灸、耳穴压豆、颈部按摩。处方:参须10g,冬虫夏草0.5g,玉竹12g,五味子10g,地骨皮10g,黄精10g,藏青果8g,诃子6g,炙甘草6g。7剂,每日1剂,水煎,中药煎煮好后,先熏咽喉然后内服。

二诊:发音较前轻松,咽干缓解,检查后见声带松弛改善,声带闭合尚可。原方基础上加覆盆子15g,女贞子10g,其余治疗守前,内服20剂。

三诊:语音亮,讲话能持久,余症微。继续耳穴压豆,上方再服药20剂。

3个月后电话随访未见复发。

按:本病多有用嗓过度、过食辛辣或急性喉炎史。声由气而发,肺虚则气夺,肾为声之根,肾虚则无气。气阴两虚则见自汗乏力,五心烦热。方中参须益气扶正;冬虫夏草补肾益肺;玉竹、黄精、藏青果生津养阴,地骨皮退虚热,诃子利咽润喉。

选自《盱江谢氏喉科传珍》

复习思考题

1. 简述本病的预防与调护。

2. 简述本病的中医辨证要点。

3. 试述本病的中西医结合治疗优势体现。

（秦 琼）

第五节　声带小结与息肉

声带小结(vocal nodule)是以声音不扬或嘶哑,迁延不愈为主要特征的一种声带慢性疾病。它是发生在声带边缘的一种微小的纤维结节性病变。常发生于职业用声者,也可由慢性喉炎发展而来(图10-2)。

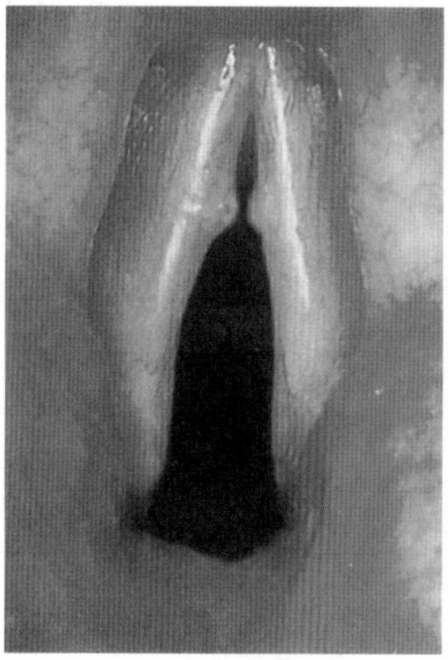

声带息肉(polyp of vocal cord)是发生在声带上的一种赘生物,蒂宽光滑,亦属喉部慢性疾病,其发病与喉部的慢性刺激、发声过度、声带机械性损伤等因素有关,也与过敏体质也有一定联系。

声带小结与息肉皆以声音嘶哑为主要表现,属中医"慢喉喑""声喑"范畴。

图10-2　声带小结

一、病因病理

（一）西医病因病理

1. 病因

（1）长期发声不当:与职业有关。用声过度,造成声带损伤,血管扩张、通透性增加,导致局部水肿。发声时声带振动又进一步加重创伤,反复创伤最终导致小结或息肉的形成。

（2）上呼吸道病变:在有上呼吸道炎症存在的基础上滥用声带,容易诱发声带小结和息肉。

（3）变态反应:变态反应可使喉腔、声带黏膜发生水肿、渗出。若反复发作,日久可形成声带息肉。

（4）其他学说:有人认为声带息肉的发生与局部解剖异常有关,可使共鸣及构语功能受影响,导致声带损伤。此外,还有血管神经障碍学说、内分泌功能紊乱及先天遗传学说等。

（5）吸烟:吸烟可刺激声带,使血浆渗入 ReinKe 间隙。

2. 病理　声带息肉是早期为上皮下层发生水肿,出血,血浆渗出,血管扩张,增生,血栓形成,纤维蛋白物沉着;晚期则为黏液样变性或玻璃样变。从病理组织学上看,两者属同一病变发展过程中两个不同阶段的表现。声带小结是因前1/3和中1/3交界处发音时撞击摩擦较多后易造成 Reinke 间隙水肿所致。

（二）中医病因病机

该病属于本虚标实或虚实夹杂之证。本虚主要指肺脾气虚,其原因多为用声过度,耗气伤津,咽喉失养;标实则为多种原因所致之热邪、痰湿、血瘀结聚喉窍;又因正气虚不能抗邪外出,致气血痰湿久聚不散而为患。

1. 肺经蕴热　素嗜辛辣炙煿之品,致肺胃积热,或急喉喑治之不当,热邪留滞,内外邪热互结,蕴结于肺,耗伤阴津,炼津生痰,痰热随经上犯喉窍,结于声带,聚而不散,形成结节。

2. 气虚湿聚　素体虚弱,或久病失养,或过度用声,致肺脾气虚,宣运无力,升降失调,痰湿结聚,上犯声门,留滞声带,日久不散,发为本病。

3. 血瘀痰凝　喉喑日久,余邪未清,或发音不当,或怒而高喊,伤及喉部,脉络受阻,经气运行不畅,气血痰湿凝结,痼结声带,日久不消而生小结、息肉。

二、临床表现

（一）症状

1. 全身症状　一般无全身症状。

2. 局部症状　早期主要表现为发声易疲劳,讲话不能持久,间歇性声嘶,逐渐发展成持续性音哑,发高音时更为明显。巨大息肉位于两侧声带之间者,可完全失音,甚至可堵塞声门,引起喉喘鸣及呼吸困难。

（二）体征

1. 声带小结　表现为声带游离缘前 1/3 和中 1/3 交界处声带黏膜不同程度隆起,一般呈对称结节状,表面光滑。亦有声带小结呈广基梭形增厚者,致使声门闭合较差。

2. 声带息肉　多发于单侧,常位于声带前 1/3 和中 1/3 交界处边缘,呈灰白色或粉红色,半透明状,表面光滑,多带蒂,发声时可夹于两声带之间,上下活动。少数声带息肉呈弥漫性,单侧或双侧声带边缘黏膜呈梭形隆起,半透明状,形如卧蚕,致声门闭合不全。有时声带息肉隐伏于声门下,检查时易忽略。

三、并发症

声带息肉及小结可并发癌变,导致发声障碍等。

四、辅助检查

间接喉镜检查不易合作或暴露不清者,可行电子喉镜或动态喉镜检查。

五、诊断与鉴别诊断

（一）诊断要点

声嘶持久,声带边缘前、中 1/3 交界处有对称性结节样突起,或一侧声带有带蒂或广基样半透明样赘生物,声门闭合不全。

（二）鉴别诊断

1. 喉乳头状瘤　多发于儿童,声嘶呈渐进性加重,随瘤体增大而声哑加剧,还可出现喘鸣和呼吸困难。喉镜检查时,见喉内肿瘤多发或单发,呈乳头状,粗糙不平滑,色苍白或淡红色。活检可以确诊。

2. 喉癌　多发于中年以上男性,声嘶呈渐进性加重,可有痰中带血,肿瘤堵塞声门可引起呼吸困难。喉镜检查见肿瘤多呈菜花样或结节状,可发于声带、室带或会厌等处,易引起声带固定。活检可以确诊。

（三）中医辨证要点

首辨寒热虚实,次明脏腑所属。本病初期多为实证,病久则多为虚证或虚实夹杂证。新病暗哑或失音多属实证,久病暗哑或失音多属虚证。五脏之虚聚于咽喉,邪气扰乱五脏均会引起咽喉的病变。临床上,声嘶的寒热虚实之证可以互兼或相互转变。治疗方面,在辨证用药的基础上应注意配合利喉开音法的运用。

六、治疗

声带小结早期,需注意声带休息,矫正发声方法或行嗓音训练,局部理疗如中药熏蒸等,配合辨证论治;声带息肉和声带小结纤维化比较明显,或其体积过大者,则以手术摘除为主,术后辅以激素、抗生素、辨证论治及超声雾化吸入治疗。

（一）中医治疗

1. 辨证论治

（1）肺经蕴热证

证候:声出不扬或声音嘶哑,日久不愈,喉部微痛,咽干不适,喉黏膜、声带微红,可伴有咳嗽,痰黏稠难出,心烦失眠。查体:声带边缘有结节样突起,表面附有黏液。舌质红,苔薄黄或黄腻,脉滑数。

治法:清热化痰,散结开音。

方药:清气化痰丸加减。可加木蝴蝶、天花粉、藏青果。结节明显者,加昆布、海藻、海浮石;结节呈暗红色者,加生地黄、茜草、桃仁。

（2）气虚湿聚证

证候:声嘶日久,语声低沉,讲话费力,不能持久,劳累则加重,喉间有痰,质稀色白。全身可伴倦怠乏力,少气懒言,腹胀便溏。查体:喉黏膜色淡,声带肿胀,前部边缘有粟粒样结节,或声带有灰白或粉红色息肉。舌质淡,苔白或白腻,脉濡滑。

治法:健脾益肺,化痰散结。

方药:六君子汤加减。可加诃子、山药、当归。痰湿重者,可加浙贝母、薏苡仁;结节明显者,加海藻、昆布。

（3）血瘀痰凝证

证候:声音嘶哑,缠绵日久,语声低沉,全身可伴胸中烦闷,颈前有紧束感。查体:喉内干涩疼痛。喉黏膜暗淡,声带暗红或增厚,小结紧束质硬,息肉或白或红。舌质暗红,边有瘀点,脉涩。

治法:行气化痰,活血散结。

方药:会厌逐瘀汤加减。可加浙贝母、瓜蒌仁、海浮石、木蝴蝶。

2. 中医其他方法

（1）中成药:可服金嗓散结丸、黄氏响声丸等。

（2）针灸疗法:病初起者,可选合谷、少商、商阳、尺泽,每次1~2穴,用泻法;病久者,若气虚,可取足三里。每日1次,留针20分钟。

（3）含服药:不宜含服过凉含片。

（二）西医治疗

1. 药物治疗　声带小结与息肉早期,可适当选用抗生素和糖皮质激素口服治疗。一般用药1~2周。

2. 局部外治法

（1）超声雾化吸入:参见"慢性喉炎"。

（2）理疗:配合喉部超短波、红外线、激光等物理治疗,可促进小结消退。

3. 手术治疗

经电子喉镜或支撑喉镜切除小结或息肉,或行喉显微手术。术后应禁声2周,并用抗生素和糖皮质激素雾化吸入。

4. 其他疗法

（1）声带休息:早期声带小结,经过适当的声带休息,常可变小甚至消失;若声带休息2~3周后,小结仍未明显变小,应采取其他治疗措施。

（2）嗓音训练:在专家指导下进行正规嗓音训练,矫正明显的不正当发声后,小结可能消失。嗓音训练的目的,主要是改变错误的发声习惯,减轻声带疲劳与创伤。

七、预防与调摄

1. 适当注意声带休息,职业用声者应注意正确的发声方法。

2. 戒烟酒,少食辛辣之品。

3. 切忌气急高喊,以免造成声带黏膜下出血或水肿。

4. 上呼吸道感染或妇女月经期间,应注意声带保护。

八、临证备要

(一)临证要点

1. 西医诊断宜精准个体化,中医辨证首辨虚实。

2. 治疗应重视局部处理与整体调治相结合。局部处理重在利喉开音,整体调治重在改善患者体质。

(二)沟通要点

1. 解释病因及现况,合理选择治疗方案。

2. 介绍预后及日常调摄要点。

九、中西医结合诊疗思路

本病以中西医结合治疗效果较好。早期的小结与息肉考虑保守治疗,主要给予中医中药的方法,加上声带休息与正规发声训练,痊愈者尚多。声带小结与息肉较大者,可行手术切除,术后再行中药调理或发声训练。预后良好。

🩺 案例分析

叶某,女,65 岁,医务工作者。

首诊:患者声嘶 2 个月,伴咽喉干痛不适,有痰难以咳出,服抗生素及喷喉药物雾化吸入和理疗均无效。喉镜检查有声带息肉,西医嘱手术治疗,患者不愿求助中医。咽后壁滤泡增生,小血管扩张,双侧声带轻度红肿,左侧前 1/3 处见红色小息肉,舌质淡有齿痕,脉濡细。证属气阴两虚兼血瘀痰凝。治拟益气活血,养阴化痰。处方:南沙参、北沙参各 9g,生白芍 9g,嫩射干 6g,牛蒡子 9g,天花粉 10g,太子参 12g,生薏仁 12g,白茯苓 12g,凤凰衣 6g,粉牡丹皮 9g,血余炭 9g,生甘草 3g。7 剂,每日 1 剂,水煎服。

二诊:患者诉诸症减轻,检查时见息肉缩小,声带充血减轻,但舌苔仍花剥。处方:南沙参、北沙参各 9g,生白芍 9g,嫩射干 6g,牛蒡子 9g,天花粉 10g,太子参 12g,白茯苓 12g,凤凰衣 6g,粉牡丹皮 9g,血余炭 9g,麦冬 9g,炙黄芪 12g,焦山楂 9g,生甘草 3g。10 剂,每日 1 剂,水煎服。

三诊:服用十剂后发音基本恢复正常,检查见声带边缘已平,闭合有细缝,舌苔复生。处方:南沙参、北沙参各 9g,野百合 9g,生白芍 9g,生地黄 9g,太子参 10g,白茯苓 10g,炒白术 9g,炙黄芪 12g,当归 9g,天麻 9g,白桔梗 4.5g,生甘草 3g。7 剂,每日 1 剂,水煎服,随访 5 年余,未见复发。

按:本医案选自已故名医张赞臣先生的临证医案。声带息肉属中医学"声嘶"范畴。咽干见于阴亏。"酸甘化阴"是张赞臣先生治疗咽喉的思想。养阴利咽汤为其经验方。方中沙参、百合、天花粉甘寒,同入肺经,甘能养阴,寒能清热,三药同用,清肺润燥,补气祛痰。桔梗苦辛性平,既能清肺化痰,又能宽胸理气。白芍入肺脾经,和血敛肺,与甘味药相配,增强敛阴养津之功。

选自《中医耳鼻咽喉案例评析》

复习思考题

1. 简述本病的西医诊断要点。

2. 简述本病的鉴别诊断。

3. 试述本病的中西医结合治疗优势体现。

（秦　琼）

第六节　喉　水　肿

喉水肿（edema of the larynx）为喉黏膜下松弛处（如会厌、杓会厌皱襞的黏膜下）迅速发生组织间液浸润引起呼吸困难的一种临床表现。由于其发病急骤，短时间即可造成窒息死亡，应高度重视并迅速有效抢救。本病相似于中医的"喉风"或"急喉风"。

一、病因病理

（一）西医病因病理

1. 病因　喉水肿的发生，需考虑下列因素：

（1）非感染性因素：变应性疾病，如药物注射青霉素、口服阿司匹林等，也可见于食用海鲜等食品之后食物过敏。

（2）感染性因素：喉部或邻近组织炎症，如急性喉炎、咽或喉部脓肿、颈部感染、某些急性传染病（如麻疹、猩红热）、特殊性感染（如喉梅毒、结核），均可引起喉水肿。

（3）遗传性血管性水肿：是一种遗传性补体缺陷病。患者血清中 C_1-酯酶抑制因子（C_1-INH）含量低甚至缺乏或功能缺陷，最终导致微血管通透性增强，反复发作喉水肿，病死率高达 33%。

（4）全身性疾病：最常见的为心脏病、肾炎、肝硬化以及内分泌功能紊乱，如甲状腺功能减退导致的黏液性水肿。

（5）物理、化学、因素：其他如喉外伤、喉部受化学气体刺激、气管插管、高温蒸汽吸入等，也可引发本症。

2. 病理　喉黏膜下组织疏松，富有淋巴与腺体，血管神经丰富，喉黏膜一旦遭受不良刺激，尤其是小儿，极易发生水肿，渗出液浸润。非感染性渗出液为浆液性。感染性渗出液为浆液脓性液体。

（二）中医病因病机

本证或因外感风热或风寒，或因疫疠之邪炽盛，内酿湿热，导致脉络瘀阻，气血凝结，痰湿互结于喉，气道壅塞，猝发喉风。多见于脾虚与痰湿等特异体质者。

二、临床表现

（一）症状

1. 全身症状　可伴皮疹、吞咽困难、唇甲发绀、三（四）凹征。

2. 局部症状　发病急促，以变应性、遗传血管性者发作更快。患者常能具体指出接触某种药物、某种刺激后发病，迅速出现声嘶，语音含混，咽喉梗阻感，呼吸困难，喉鸣，甚至窒息。因杓会厌襞、杓间区肿胀，出现喉部异物感及吞咽困难。感染性喉水肿可在数小时内出现喉痛和相关症状，表现不同程度的吸气性呼吸困难及三（四）凹征。

（二）体征

间接喉镜或电子喉镜检查可见非感染性者喉黏膜明显水肿、苍白，喉腔变窄，结构不清；感染性者则可见喉黏膜呈深红色水肿，肿胀发亮。

三、并发症

喉水肿若不能马上控制，则会产生喉腔急性阻塞，危及患者生命。喉水肿可导致声门更为狭窄，气流不畅，造成窒息。喉阻塞的原因很多，喉水肿是喉阻塞的常见病因。

四、辅助检查

（一）血常规

变应性者淋巴细胞增多，感染性者白细胞总数明显升高。

（二）影像学检查

喉部 X 线或 CT 扫描可显示声带增厚、声门区变窄情况。

五、诊断与鉴别诊断

（一）诊断要点

诊断喉水肿并不困难，但需鉴别的是喉水肿的病因是属感染性的还是非感染性的，并查明其病因。临证需详细询问病史，根据症状、必要的喉部与全身检查，即可确定诊断。

（二）鉴别诊断

1. 喉异物　同样可见呼吸困难，但本病常有异物误吸史，喉镜检查可发现异物卡喉。

2. 喉痉挛　喉部受刺激之后，如汤水误吸入喉时，可突然发生喉肌痉挛，表现为呼吸困难、喉鸣及发绀。本症可以自行缓解，但可反复发作。多见于过度紧张或高度敏感患者。

（三）中医辨证要点

ER-10-7

喉水肿诊断
思维导图

本病属于中医的"喉风"或"急喉风"范畴，多为外邪和痰浊壅塞喉间所致，以实证为多，辨证首先应辨危重证候，其次辨寒热。从寒热辨证来看，以热证居多，寒证居少。热证多伴有喉部红肿疼痛，有表证和里证之分。故需要结合舌脉及兼证。

六、治疗

本病主要采取病因治疗。一旦症状发生，应禁食，并随时保持呼吸道通畅，间断给氧，尽早建立输液通道。并做好气管切开的准备，备好急救用品。在未出现Ⅲ度呼吸困难之前，尽快查出病因，采用对因治疗。因需暂禁食并且病情急、发展快，中药治疗一般不列为首选。但在病情缓解后，可以辨证论治调其体质状态，减少其后的发作。对于感染因素，需给予足够的抗生素治疗，若已形成脓肿，则应作切开排脓术。

（一）中医治疗

1. 辨证论治

轻症患者，病情较缓，呼吸困难不明显者，可参照喉阻塞的辨证论治。

（1）风热外袭证

证候：咽喉肿疼，吞咽不利，汤水难下，强饮则呛，言语不清，痰涎壅盛，咽喉堵塞，呼吸困难。全身症状可见乏力，恶风，发热，头痛。查体：喉黏膜呈鲜红色或紫红色，声门区红肿明显。舌质红，苔黄或黄厚，脉数。

治法：疏风清热，消肿开窍。

方药：清咽利膈汤加减。若痰涎壅盛者，加瓜蒌、贝母、竹沥、前胡、百部等清热化痰之药。

（2）热毒熏蒸证

证候：咽喉突发肿痛较剧，喉鸣气促，声嘶。全身症状可伴憎寒壮热，或高热心烦，汗出如雨，口干欲饮，大便秘结，小便短赤。查体：会厌或声门红肿明显，重者可见鼻翼翕动，天突、缺盆、肋间及上腹部在吸气时出现凹陷。舌质红绛，苔黄或腻，脉数或沉微欲绝。

治法：泄热解毒，祛痰开窍。

方药：清瘟败毒饮加减。痰涎壅盛者，加大黄、贝母、瓜蒌、葶苈子、竹茹等清热化痰散结，并配合六神丸、雄黄解毒丸、紫雪丹、至宝丹以清热解毒、祛痰开窍；大便秘结者，可加大黄、芒硝以泄热通便。

（3）风寒痰浊证

证候：猝然咽喉憋闷，声音不扬，吞咽不利，呼吸困难，或兼有咽喉微痛。全身症状可伴发热、恶寒，头痛，无汗，口不渴等。查体：会厌明显肿胀甚至如球，声门黏膜苍白水肿，开阖不利。舌苔白，脉浮。

治法：祛风散寒，化痰开窍。

方药：六味汤加味。可加苏叶、桂枝，以助疏散风寒；加半夏、天南星、白附子等，以燥湿祛风化痰；加蝉蜕祛风开音；加茯苓、泽泻，健脾祛湿消肿。

2. 中医其他方法

针灸疗法、涌吐疗法、放血疗法等皆可试用，参见喉阻塞。如局部有脓肿形成，尽早切开引流。

（二）西医治疗

1. 糖皮质激素的应用　大剂量糖皮质激素静脉滴注，同时喉部喷入1∶5 000的肾上腺素，雾化吸入布地奈德或地塞米松，可迅速改善黏膜水肿。

2. 保持气道通畅　立即给氧，清除呼吸道分泌物；应优先考虑气管插管，尽可能避免实施气管切开术。只有出现极度呼吸困难而危及生命之际，方才考虑气管切开。

3. 抗生素的应用　感染性者，选用足量的广谱抗生素肌内注射或静脉滴注。

4. 原发病的治疗　查找引起喉水肿的原因，进行针对性治疗。

七、预防与调摄

1. 密切注意病情变化，随时做好抢救准备。

2. 保持环境安静，半坐卧位卧床休息，暂禁食，少说话，以免加重呼吸困难。

3. 痰涎多者，随时吸痰，以保持呼吸道通畅。

八、临证备要

（一）临证要点

1. 西医　迅速查找病因，短时间开通气道，缓解呼吸困难是重点。

2. 中医　首辨是否为危重证候，次辨寒热。

（二）沟通要点

1. 解释病因及现况，合理选择治疗方案，一旦出现吸气性呼吸困难Ⅲ度至Ⅳ度，马上调整治疗方案，尽快气管切开。

2. 重点介绍喉水肿预后，让家属重视并积极配合治疗。

九、中西医结合诊疗思路

喉水肿的关键是寻找病因。根据喉水肿的病因来进行不同的处理。一般来说，Ⅰ～Ⅱ度呼吸困难以病因治疗为主，可中西医结合治疗。如给予清热解毒、豁痰开窍的中成药如六神丸、至宝丹吞服,感染性的可给予抗感染治疗,变态反应性的给予抗过敏治疗。另外,还可给予中医外治法如针灸、擒拿、探吐、通关等法。

若药物未见效及全身症状变差,则应及时进行气管插管、环甲膜穿刺,或气管切开。

案例分析

某男孩,4岁。

初诊:患儿身热咽红,气急痰齁,咳声如破竹。脉数,苔白腻,面色稍紫,视之关下无白腐。证属风邪伏肺,引动痰涎,闭阻喉窍所致。治拟燥湿排痰,肃肺平喘。处方:射干5g,炙麻黄2g,炙紫菀5g,款冬花5g,制半夏6g,苦杏仁10g,陈皮5g,枳壳5g,甘草3g。水煎服。

二诊:药后畅汗,热势较低,气息渐平,咳声重浊,偶尔咯出脓痰,脉滑数,舌苔白腻,面色转红,大便利。在原方基础上加前胡5g,枇杷叶10g,麻黄减为1.5g。1剂。

三诊:咳痰较畅,热退喘平,声音欠扬,咽稍红,仍当清化肺胃。处方:射干5g,黄郁金5g,桔梗5g,苦杏仁10g,浙贝母6g,粉甘草3g,枳壳5g,前胡5g,枇杷叶10g。水煎服,2剂而愈。

按:患儿病机属风邪伏肺,引动痰涎,闭阻喉窍所致,以射干麻黄汤加减治之。方中用炙麻黄、苦杏仁、炙紫菀、款冬花、射干宣肃肺气,化痰平喘;制半夏、陈皮燥湿化痰;枳壳理气以助化痰平喘,粉甘草调和诸药。

选自《中医耳鼻咽喉科临床研究》

复习思考题

1. 简述喉水肿的西医诊断要点。
2. 简述喉水肿与喉阻塞的关系。
3. 试述喉水肿的中西医处理要点。

（秦　琼）

第七节　喉　阻　塞

喉阻塞(laryngeal obstruction)也称喉梗阻,是喉及其邻近组织病变致使喉部通道狭窄或阻塞,继而发生呼吸困难。喉阻塞是耳鼻咽喉危急重证,若不速治,可窒息死亡。本病可发生于任何年龄,小儿因喉腔狭小、喉软骨尚未钙化、喉黏膜下组织疏等特点,稍有肿胀即可发生阻塞,故喉阻塞发病率更高。中医属"急喉风"范畴,有"紧喉风""缠喉风""锁喉风""走马喉风"等之称。《脉经》云:"病人肺绝,三日死,何以知之,口张但气出而不还。"这是类似于吸气性呼吸困难的较早记载。

一、病因病理

（一）西医病因病理

1. 病因

（1）解剖异常:如先天性喉蹼、喉闭锁、喉软骨畸形、喉瘢痕狭窄等。

（2）炎症：如急性喉炎、急性会厌炎、会厌脓肿、白喉等。

（3）变应性疾病：变应性喉水肿、药物过敏等。

（4）喉部外伤：喉挫伤或裂伤、误食腐蚀性药物、麻醉插管时间过长、吸入有毒气体或高温蒸汽等。

（5）肿瘤：咽喉部良恶性肿瘤。

（6）异物、外伤：喉、气管异物，咽喉部外伤。

（7）声带麻痹：双侧喉返神经外伤或手术损伤，以及颈、胸部肿瘤压迫喉返神经，可使声带外展瘫痪，喉腔狭窄。

（8）其他因素：血管神经性喉水肿，心、肾疾病导致的水肿等。

2. 病理　喉腔为呼吸要道，且喉黏膜下组织较疏松，当各种急重咽喉病或邻近组织病变，外伤、肿瘤、异物等使该部黏膜肿胀，致使喉部通道狭窄或阻塞，发生呼吸困难。喉阻塞的关键病理生理变化为低氧血症和高碳酸血症。引起的这一变化，患者机体对不同病因和发病过程引起的变化其反应性和耐受性亦存在差异。

（二）中医病因病机

本病病因病机有内外久暂之分。内因者，多因肺胃与脾胃积热；外因者，多因风热疫疠之邪；久病者，不堪多受负病；暂犯者，多因肌膜肿胀，痰涎壅盛，热毒熏喉，急闭喉腔。

1. 风热外袭，热毒内困　风热邪毒或疫疠之邪侵袭，邪毒内结阻塞气道而成。

2. 热毒熏蒸，痰热壅结　肺胃蕴热，痰湿火毒上攻咽喉而致脉络瘀阻，气血凝结，痰涎壅盛，阻塞咽喉气道，猝而发病。

3. 风寒痰浊，凝聚咽喉　素体虚弱，禀赋不足，风寒之邪乘虚袭肺，致肺失宣肃，津液不布，化为痰浊，风痰聚于咽喉而为病。

二、临床表现

（一）症状

1. 全身症状

（1）呼吸困难：吸气性呼吸困难是喉阻塞的首要症状。表现为吸气时间长而费力，呼出相对容易，伴有吸气时喘鸣或痰鸣，三凹征，声音改变，面青唇紫等（图 10-3）。

（2）缺氧症状：因呼吸困难而出现缺氧症状。轻者表现为吸气时间延长，呼吸加快，鼻翼扇动，脉数；重度者则出现面青唇绀，烦躁不安，冷汗淋漓，脉数而细或疾而散乱，甚则窒息神昏。

2. 局部症状

（1）吸气喉鸣或痰鸣：为气流通过狭窄的喉窍声门时而发生喉鸣，如有痰涎，随气上下则发生痰鸣。一般阻塞愈重则喉鸣声愈大。

（2）声音改变：若病变影响声带，则声嘶，甚至失音。

（二）体征

1. 吸气期四凹征　因喉阻塞时，胸腔内负压增加，胸壁和周围软组织如胸骨上窝、锁骨上窝、肋间隙、剑突下窝及上腹部于吸气时内陷，称此为四凹征。儿童该征更为明显（图 10-4）。

2. 循环衰竭　喉阻塞终末期。呼吸减弱、变浅、四

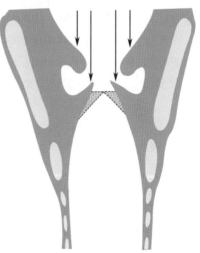

图 10-3　吸气期呼吸困难示意图

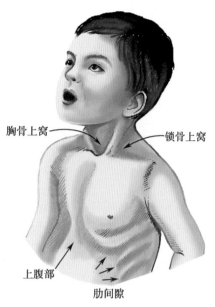

胸骨上窝

锁骨上窝

上腹部

肋间隙

图 10-4　吸气期软组织凹陷

凹征不明显,出现面部发绀,肢体变冷,心律不齐,脉搏微弱,脉率快而不规则,可很快进入昏迷而死亡。

三、并发症

本病如救治不及时可导致昏迷、心搏骤停甚至死亡。

四、辅助检查

(一)血常规

有急性感染时白细胞总数增高,变应性者可为淋巴细胞增多。

(二)喉部影像学检查

X 线或 CT 检查可以显示喉部及其邻近组织病变。

(三)喉镜检查

电子纤维喉镜检查可以了解喉部病变情况。但是,电子纤维喉镜检查可能会加重呼吸困难,操作时应做好气管插管或气管切开的准备。

五、诊断与鉴别诊断

(一)诊断要点

根据病史、症状及体征,对喉阻塞的诊断并不困难。一旦明确了喉阻塞的诊断,首先要判断的是喉阻塞的程度,即呼吸困难的程度,准确判断病情,有利于把握治疗与手术时机。

为了判别病情的轻重,准确地掌握治疗原则及手术时机,将喉阻塞引起的呼吸困难分为四度。

Ⅰ度:安静时无呼吸困难,活动或哭闹时,有轻度呼吸困难,稍有吸气性喘鸣及吸气性胸廓周围软组织凹陷。

Ⅱ度:安静时有轻度吸气性呼吸困难,吸气性喘鸣和吸气性胸廓周围组织凹陷。活动或哭闹时上述症状加重,但饮食、睡眠、脉搏未受明显影响,无烦躁不安表现。

Ⅲ度:吸气性呼吸困难明显,伴有明显的喉喘鸣,胸骨上窝、锁骨上窝等处软组织凹陷。并有烦躁不安、不易入睡、不愿进食等现象。

Ⅳ度:患者有Ⅲ度呼吸困难各症状。同时出现烦躁不安,全身出冷汗,四肢冰冷,面色苍白或发绀,脉搏细数无力,血压下降等表现。甚至昏迷,大小便失禁,呼吸心跳停止。由于患者全身多系统多器官症状明显,Ⅲ度呼吸困难的表现可能不典型。

(二)鉴别诊断

呼气性呼吸困难　见于支气管狭窄或阻塞性疾病,如支气管哮喘、慢性阻塞性肺气肿等,表现为吸气正常,呼气困难,咽喉部检查无异常,肺部有过度充气体征。

(三)中医辨证要点

喉阻塞的主要特征是呼吸困难及咽腔的形态、色泽、开阖的异常改变,故在辨证过程中要以辨呼吸困难性质,咽喉腔的色泽、形态,声门开阖作为辨证纲要。

辨呼吸困难:以辨呼吸困难性质、程度、缺氧症状为重点。辨咽喉形态、色泽、开阖。咽喉腔及声带红肿,痰涎多而稠,或有腐物为痰火热毒;咽喉腔及声带肿胀色淡,或声带及喉腔严重水肿呈青灰色,痰涎多而色白,为风痰壅闭。颈、咽喉腔、声带有损伤瘀血,喉腔塌陷,肿块赘生,异物阻塞,声门开阖不利,单或双侧固定,为有形之邪停聚。若在此基础上见喉腔声带红肿,痰涎壅盛,为有形之邪与痰火互结,亦为危重之候。

喉阻塞诊断
思维导图

六、治疗

本病特点为发病急,变化快,诊治时应密切观察呼吸困难程度,针对病因,及时解除呼吸困难症状,故掌握病变阶段、准确辨证施治是治疗本病的关键。

（一）中医治疗

1. 辨证论治

（1）风热外袭,热毒困喉证

证候:咽喉肿胀疼痛,吞咽不利,咽喉紧涩,汤水难下,强饮则呛,言语不清,痰涎壅盛,咽喉堵塞,呼吸困难;全身症状可见乏力,恶风,发热,头痛。检查见咽喉黏膜呈鲜红色或紫红色,声门区红肿显著;舌质红,苔黄或黄厚,脉数。

治法:疏风泄热,消肿开窍。

方药:清咽利膈汤加减。若痰涎壅盛者,加瓜蒌、贝母、竹沥、前胡、百部等清热化痰之药。

（2）热毒熏蒸,痰热壅喉证

证候:咽喉突发肿痛难忍,喉中痰鸣,声如拽锯,喘息气粗,声音嘶哑,或言语难出;全身症状可见憎寒壮热,或高热心烦,汗出如雨,口干欲饮,大便秘结,小便短赤。检查可见咽喉极度红肿,会厌或声门红肿明显痰涎多或有腐物并可见鼻翼扇动,天突、缺盆、肋间及上腹部在吸气时出现凹陷;舌质红绛,苔黄或腻,脉数或沉微欲绝。

治法:泄热解毒,祛痰开窍。

方药:清瘟败毒饮加减。痰涎壅盛者,加大黄、贝母、瓜蒌、竹茹等清热化痰散结;大便秘结者,可加大黄、芒硝以泄热通便。

（3）风寒痰浊,凝聚喉窍证

证候:猝然咽喉憋闷,声音不扬,吞咽不利,呼吸困难,或兼有咽喉微痛。全身症状可见恶寒,发热,头痛,无汗,口不渴等症;检查可见喉关无红肿,会厌可明显肿胀甚至如球状,声门处黏膜苍白水肿,声门开阖不利;舌苔白,脉浮。

治法:祛风散寒,化痰开窍。

方药:六味汤加味。可加苏叶、桂枝,以助疏散风寒;加半夏、天南星、白附子等,以燥湿祛风化痰;加蝉蜕祛风开音;加茯苓、泽泻,健脾祛湿消肿。

2. 外治

（1）通关法:常用散剂。药物多有辛散挥发,祛痰开窍的作用。牙关紧闭,口噤不开,汤药不能入者,可予通关散或开喉散吹鼻取嚏。

（2）蒸汽吸入:可选菊花、薄荷、金银花、藿香、佩兰、葱白等药适量煎煮,让患者吸入其蒸汽,以消肿通窍。

（3）吹喉法:选用具有清热解毒,祛痰消肿的药物,根据辨证组方,研成细末,吹入喉中。

3. 针灸疗法

（1）体针:选合谷、尺泽、天突、丰隆、少商等穴,每次2~3穴,泻法强刺激,不留针。

（2）放血疗法:以三棱针点刺少商、十宣穴,放血少许以泄热。

（二）西医治疗

尽快解除呼吸困难是治疗的关键。不同程度的呼吸困难,其治疗原则是有区别的。对于Ⅰ度呼吸困难者,可明确病因,积极进行病因治疗。对于Ⅱ度呼吸困难者,首先进行积极的病因治疗,而一时不能去除病因的应考虑气管切开。对于Ⅲ度呼吸困难者在严密观察病情变化的前提下,病因能在较短时间内去除者,可以暂不行气管切开。若经病因治疗病情无好转、全身情况较差者,宜早行气管切开。对于Ⅳ度呼吸困难者应迅速行环甲膜切开或紧急气管切开;也可先做气管插管,再行正规气管切开,以挽救生命。

1. 器材的准备　对于喉阻塞患者应备好行气管切开或气管插管的相关器材,做好气管切开的准备。

2. 抗生素及激素的应用　抗生素、激素治疗,可以快速改善喉黏膜的炎性肿胀。

3. 氧气吸入　对于喉阻塞患者,应常规给予氧气吸入以改善缺氧症状。但需警惕输氧可能加重其呼吸抑制的情况出现。

4. 维持水电解质平衡　喉阻塞时,常有水电解质与酸碱平衡紊乱,应积极纠正酸碱平衡紊乱,并增强营养。

5. 气管切开　Ⅲ度及以上呼吸困难且病因在短时期内不能迅速解除者,应及时行气管切开术。紧急情况下,可予气管插管,亦可行环甲膜紧急切开。但是,当临床高度怀疑气管内肿物或气管外肿物侵犯气管内时,气管插管应属禁忌。

(1) 环甲膜切开术:为紧急情况下的一种临时急救手术,用于上呼吸道阻塞危及生命,来不及行气管切开术者。环甲膜位于甲状软骨下缘与环状软骨上缘之间结缔组织,内常有环甲动脉,表面仅覆以皮肤、皮下组织、筋膜。环甲膜的后方为声门下区,是紧急切开以建立呼吸通道的最佳位置。当头部后仰时,即可触摸甲状软骨与环状软骨之间的间隙以定位。术者左手摸清患者甲状软骨与环状软骨之间的间隙,并以拇、示指固定其甲状软骨。右手用小刀在甲状软骨与环状软骨之间做一横行 3～4cm 的皮肤切口,再以刀尖切开环甲膜,或一刀直接切入喉内,立即插入血管钳撑开切口,再插入任何可用的空心管如塑料管、气管套管等,以暂时维持呼吸,随后再改插气管套管,再行常规气管切开术。

(2) 常规气管切开术:气管切开术是切开颈段气管前壁,插入气管套管,建立人工通气道的一种手术。适应于喉阻塞,下呼吸道分泌物潴留、阻塞患者,亦为某些头颈部手术的前置手术,或因中枢神经系统病变、呼吸衰竭等疾病,需长时间使用呼吸机辅助呼吸者。手术体位取仰卧位,垫肩头后仰。一般情况下采用局部浸润麻醉。一般采用自环状软骨下缘至近胸骨上窝处的正中纵切口,切开皮肤及皮下组织、筋膜,暴露正中白线。沿正中白线分离并牵拉两侧胸骨舌骨肌、胸骨甲状肌,暴露甲状腺峡部及气管前筋膜。若甲状腺峡部遮挡气管环,可用血管钳钳夹峡部下缘下筋膜,剪开后钝性分离,将峡部向上牵拉,暴露气管环。分离过程中,一定要沿中线进行,两侧拉钩牵拉力量要对称,并要反复触诊确定气管的位置。暴露气管环后,用注射器穿刺气管,回抽有空气后可向气管内注射少许 1% 利多卡因,可麻醉气管黏膜,减少插入套管时的呛咳。确认气管后,用尖刀纵向切开 2～4 气管环的 1 到 2 个气管环,并用管钳撑开。选择合适大小的气管套管,将带管芯的套管插入气管切开口内,取出管芯,通过检查气流正确认套管在气管内。常检查切口无明显出血后,缝合切口,用带子固定套管,松紧适宜。术后护理注意气道湿化,及时吸痰,定期清洁套管,防止切口感染,防止堵管、脱管等。

七、预防与调摄

1. 密切观察病情变化,积极治疗,做好充分准备,随时进行抢救,防止发展至Ⅲ度以上呼吸困难。

2. 为了避免加重呼吸困难症状,宜卧床休息,少讲话,尽量少活动,并应采取半坐卧位,以免加重呼吸困难。

3. 痰涎较多者,采取半坐卧位,并随时吸痰以利呼吸道通畅。

4. 忌食辛辣及肥甘厚腻之物,以免助长火势及滋生痰湿,使病情加重。戒除烟酒,以免刺激咽喉,加重病情。

5. 如为咽喉、颈部肿瘤所引起的Ⅱ度以上呼吸困难,应让患者知道早期进行气管切开,再行原发病治疗的好处。

6. Ⅰ度、Ⅱ度呼吸困难者给予流质饮食,Ⅲ度呼吸困难者应禁食。

八、临证备要

（一）临证要点

1. 西医诊断本病不难,但应迅速诊断患者喉阻塞程度,中医辨证要掌握病变阶段、准确辨证施治。

2. 治疗应根据喉阻塞的程度及病因选择合适的治疗手段。

（二）沟通要点

解释病因及现况,合理选择治疗方案。告知患者及家属可能存在的风险并签署知情同意书。

九、中西医结合诊疗思路

喉阻塞为喉科之危急病症,起病急,具有一定危险性,如不及时治疗可导致窒息死亡。西医以器械疗法如气管内插管、气管切除术等可挽救生命;中医清楚掌握其病因病机及治法治则,根据病情予以医治,在临床上灵活运用内外治法,对于提升医疗品质及临床疗效有很大帮助。

复习思考题

1. 简述喉阻塞的分度。

2. 简述喉阻塞的治疗原则。

3. 试述喉阻塞中医治疗优势的体现。

● （陶　波）

第八节　嗓音疾病

发声及言语的形成是一个非常复杂的过程,需要言语器官严密配合协调一致。经言语中枢、神经系统支配,通过呼吸器官、振动器官、共鸣器官、构音器官等言语器官的配合协调,同时还需要神经系统的控制协调,最终形成言语。

一、病因病理

（一）西医病因

除一些先天性疾病、肿瘤、外伤外,嗓音疾病的发生多与用声过度和用声不当有关。

1. 先天性疾病导致发声障碍　如喉蹼、腭裂、先天喉气管裂、声带发育不良等,皆可引起声音嘶哑,出生后即有症状表现,多伴有先天性喉喘鸣或呼吸困难。

2. 用声不当所致的发声障碍　最为常见,常因发音方法不当,声带及共鸣腔肌肉过度收缩,声门关闭过紧,共鸣腔变小。或声带前中 1/3 交界处振动过度,引起声带慢性机械性外伤、黏膜增厚。多见于声带小结、声带息肉、任克间隙水肿等良性增生性病变。声音嘶哑的程度与病变部位、大小有关。

3. 炎症、肿瘤、外伤导致发声障碍　炎症包括急性喉炎、慢性喉炎、喉结核等疾病。急性炎症发病急,轻者声音粗糙,发音费力,严重者由于喉部分泌物较多且黏稠,影响声带的弹性,声门闭合不良,声音嘶哑明显,可出现失声,并伴有全身不适的症状。慢性炎症缓慢发病,初为间断性,用声过度后声嘶加重后逐渐发展成为持续性声音嘶哑。特有的反流性咽喉炎所引起的发音障碍,除声音嘶哑外还常常伴有咽部异物感、反复清喉动作及咽痛等症状。

肿瘤包括咽喉部的一些良、恶性肿瘤。良性肿瘤(如喉乳头状瘤、喉接触性肉芽肿)声嘶发展缓慢;恶性肿瘤声嘶可在短期内进行性加重,最后完全失声,同时可伴有呼吸困难、吞咽困难及相邻器官累及的征象。

各种外伤、异物、手术等原因使喉部软骨、软组织、关节损伤或移位,引起声音嘶哑。多有明确的外伤或手术史。

4. 运动性发声障碍　由中枢神经系统、周围神经系统或肌肉疾患引起的声带麻痹,如单侧或双侧喉返神经麻痹、喉上神经麻痹、言语中枢病变、重症肌无力等疾病,均可出现不同程度的声音嘶哑。症状的严重程度多取决于麻痹声带的位置及喉功能的代偿程度。

5. 功能性发声障碍　常与神经类型、心理状态、情绪等因素有关。如癔症性失声,患者喉结构正常,多见于女性,常于精神创伤或情绪激动后突发声音嘶哑,自耳语至完全失声程度不同,但咳嗽、哭笑声正常。声嘶恢复快,可再发。喉镜检查见双侧声带色泽形态正常,发声时不向中线靠拢很少振动,但咳嗽或哭笑时,声带运动正常。

6. 其他因素　如肾炎、肝炎都可能明显地影响声音状况。而贫血、凝血障碍等疾病在引起皮下出血的同时,也可能首先在声带黏膜下出现。激素水平的变化也可以引起声音的改变。而慢性副鼻窦炎、过敏性鼻炎以及慢性支气管炎、甲状腺功能减退等,都会影响发声功能。

（二）西医病理

本病根据病因不同,病理改变亦有区别。

（三）中医病因病机

多由肺、脾、肾虚损而致。声音出于肺而根于肾。肺主气,脾为气之源,肾为气之根,肾精充沛,肺脾气旺,则声音清亮,反之可致声哑。

1. 气血虚弱,喉失濡养　素体虚弱,久病耗伤,气血亏虚,咽喉失养,则致喉喑。

2. 气阴两虚,喉燥失濡　过度发音、饮食劳倦,耗伤肺脾,或久病失调,耗气伤阴,津液不足,无以上承,气虚则鼓动声门无力,以致喉喑。

3. 气虚痰凝,喉窍不畅　咽喉病余邪未清,邪聚于喉;或过度发声,耗气伤阴,喉咙脉络受损,致气滞血瘀痰凝,则声带肿胀不消,或形成小结、息肉。

二、临床表现

（一）症状

1. 全身症状　以局部症状为主,全身症状根据病因而决定。如发热、咳嗽、呼吸困难等。

2. 局部症状　主要表现为不同程度的声音嘶哑,还有讲话费力、不能持久、高音上不去,出现双音、含薯音、假颤音等多种情况。还可见唇、齿、舌位置不当的构音障碍。

（二）体征

炎症者可见喉部、声带黏膜充血、肿胀、增生;反流性咽喉炎可见咽喉部黏膜充血,杓间区黏膜增厚、水肿,假性声带沟或声带突接触性肉芽肿等。肿瘤者可在声门上、声带、声门下见新生物;运动性发声障碍者声带运动异常;功能性发声障碍者声带色泽形态正常,发声时不向中线靠拢很少振动,但咳嗽或哭笑时,声带运动正常。

三、并发症

嗓音疾病中急性喉炎可导致声门下喉炎、急性喉阻塞等。

四、辅助检查

人类嗓音及言语的产生过程非常复杂,如何运用各种现代的技术手段和评估检查方法对嗓音疾病进行早期、专业化诊断成为待解决的问题。

（一）喉常规检查

主要包括喉的外部检查、间接喉镜、直接喉镜、纤维喉镜和电子喉镜检查,以及必要的影像及实验室检查等。此外,还应对鼻腔、鼻窦、咽腔、口腔等共鸣及构音器官进行常规检查。

（二）发声功能检查

1. 主观听觉评价方法 声嘶分为:①粗糙型:当声带肿胀变软,振动不均衡,尤其声带息肉时易出现此型;②气息型:发声时声门闭合不全,呼出的气流增大,多见于声带瘫痪;③无力型:为声带变薄,质量减轻,张力下降,多见于声带瘫痪;④紧张型:为声带异常变硬、变重时,用力发声,多见于中晚期声带癌患者。每一型又分为4个等级(0:正常;1:轻度;2 中度;3:重度)。

2. 客观检测分析方法

（1）声带振动的检测:包括频闪喉镜、动态喉镜。是利用频闪光源照射来观察声带振动特征,观察声带振动频率、对称性、周期性、幅度,声带黏膜波及声门闭合形态。正常情况下两侧声带呈对称性,黏膜波正常,振动幅度均匀。声带有病变时,根据病情轻重,表现为振动幅度变慢,振幅减小,声带黏膜波减弱或消失,两侧常不对称。

（2）嗓音声学测试:应用声图仪、声谱仪及电子计算机声学测试系统,以物理声学检测方法记录嗓音信号,然后对声音的频率、强度及音色进行分析,可为嗓音质量提供客观定量依据,从而有利于喉部疾病的诊断和治疗。

3. 空气动力学检测

（1）平均呼气流率测定:指发声时单位时间内经声门呼出的气流量,通常用毫升/秒(ml/s)表示。声带有病变时由于声时缩短,气流率高于正常人、一般认为气流率大于200ml/s 时有意义。可间接推测声门闭合状态、声带张力情况和质量改变,对临床疗效评价有一定价值。

（2）最大发声时间:又称声时。指深吸气后能持续发声的最长时间,可推测受检者喉部调节功能及发声的持续能力。声时测定可作为治疗前后效果评定的参考。

4. 喉肌电图检查 通过检测喉部不同生理活动(发声、呼吸、吞咽等)时喉肌生物电活动来判断喉神经肌肉功能状态的检查方法,能区分声带运动障碍是来自神经麻痹、功能性障碍还是杓状软骨固定。

（三）影像学检查

平静呼吸及发声时喉部影像学检查可用于嗓音病变的研究。喉部 X 线侧位片、胸部 X线正侧位片、食管吞钡透视及喉部 CT、MRI 等检,有助于发声障碍病因的查找和鉴别诊断。

（四）其他

动态 24 小时双探针 pH 值监测,观察近端食管、咽喉部酸化情况,可用于咽喉反流疾病的检查。

五、诊断与鉴别诊断

（一）诊断要点

嗓音疾病的主要临床表现为声音嘶哑,诊断不难,但要通过详细的问诊及相关的辅助检查查找嗓音疾患的原因。

（二）鉴别诊断

所有涉及嗓音的疾病都可鉴别。

（三）中医辨证要点

由于造成嗓音问题的原发疾病的治疗往往涉及手术等有创性治疗以及由此造成的喉部组织损伤,甚至是因为恶性肿瘤之类疾病而承受了放疗或化疗。因此,该阶段的中医基本病机多表现为正气的亏损,或同时存在阴阳两虚以及水湿运化不足所致的痰凝之变。此外,气血瘀滞也是康复治疗中需要关注的共同病机之一,该类病机可能贯穿于嗓音康复的全过程。

六、治疗

嗓音疾病的规范治疗包括嗓音康复和常规治疗两个方面,结合应用可收更好的疗效。治疗目的是恢复正常发声功能,故应特别强调针对病因的积极治疗。

（一）中医治疗

1. 辨证论治

（1）气血虚弱,喉失濡养证

证候:语声低怯,不耐久语,话语稍多即见语音变调或声嘶;兼见面色不华,少气乏力,食纳欠佳。喉镜检查可见喉腔黏膜色淡,或见声带松弛。舌淡,苔白,脉虚弱。

治法:补益气血,养喉开音。

方药:八珍汤加减。可酌加诃子、木蝴蝶、胖大海、人参叶等,以利喉开音;加木香、枳壳,以行气导滞;加丹参、牡丹皮,行血活血。

（2）气阴两虚,喉燥失濡证

证候:语声不扬,常易变调或声嘶,多语加剧,喉内干燥灼热感;兼见乏力易倦,烦渴喜饮,眠差多梦。喉镜检查可见喉腔黏膜干红失润,薄而易皱,或覆有干痂。舌淡红,较干而少苔,脉细数且弱。

治法:益气养阴,润喉开音。

方药:益气养阴汤加减。可加诃子、木蝴蝶、青果、胖大海、蝉蜕等,以利喉开音;加五味子,以敛阴濡喉;加怀山药、太子参,以健脾益气;加川芎、丹参、牡丹皮,以行气活血。虚火旺者,加知母、黄柏,或改用知柏地黄汤加减。

（3）气虚痰凝,喉窍不畅证

证候:语声不扬,常易变调或声嘶,时咳嗽咳痰或咳痰不爽;兼见面色萎黄不华,气短乏力,身重易倦,食纳不佳,大便不爽。喉镜检查可见喉部或声带黏膜色淡肿胀,喉腔内多分泌物。舌淡,苔白或腻,脉濡滑。

治法:健脾燥湿,化痰开音。

方药:陈夏六君子汤加减。可加诃子、木蝴蝶、胖大海、人参叶等,以利喉开音;加怀山药、薏苡仁、太子参,以健脾益气渗湿;加僵蚕、胆南星,以化痰散结;加鸡血藤、川芎、丹参、牡丹皮,以行气活血。

嗓音疾病诊断思维导图

2. 中医其他疗法

（1）推拿疗法：推拿疗法具有疏通经络、流畅气血、促进炎症吸收的作用。故凡发声功能障碍而声哑之症、咽喉部慢性炎症和歌喉的保健，皆可行推拿疗法。嗓音病患者经过推拿治疗后，颈部喉外肌肉包括舌骨前下各肌群和环甲、环杓区以及喉内肌群得以松弛，声带张力改善，喉关节活动灵便，发声功能容易趋于恢复。常用方法以推、拿、揉、按、点为主，手法要求轻快柔和，避免粗暴用力。穴位可选人迎、水突、廉泉、扬声等，还可在环甲关节和环杓关节进行推拿。

（2）针刺疗法：针刺疗法对一般声带病症均有一定疗效。声带手术前的准备和术后炎症之消退以及嗓音功能的恢复等，针刺治疗也有一定效用。气虚者选鱼际、尺泽、手三里、合谷、扶突；脾虚者选足三里、人迎、内庭；肾虚者选涌泉、照海、天柱、天容；实证者选太冲、阳陵泉。

（3）吹药法：可用冰硼散、珠黄散吹喉。

（4）含法：可含服六神丸、铁笛丸或润喉丸。

（5）含漱法：用具有清热开音的中药煎汤含漱或泡水含漱。

（6）蒸气吸入：风热者可用薄荷、金银花、菊花等；风寒者可用苏叶、藿香、佩兰、葱白各适量煎水做蒸气吸入。

（7）耳针：取咽喉、神门、平喘、肺等穴埋针或用王不留行贴压。

（8）灸法：取合谷、足三里等悬灸，或直接灸。

（二）西医治疗

主要是针对引发嗓音异常的各种原发性疾病的相关治疗。

1. 嗓音保健 是嗓音康复治疗的基础和关键。应使患者明确音声保健的重要性、长期性及相关措施。

（1）全身保健：如充分休息、多饮温水、戒烟忌酒，避免辛辣等刺激性食物、有害气体和粉尘的刺激，避免餐后冷饮，远离油烟干燥环境及噪声环境，以减少对声带的刺激，保护发声器官。增强体质，预防呼吸道感染以利于嗓音康复治疗。

嗓音病的食疗保健：一般宜多食清淡且具有润喉、养嗓、开胃之效的食物。

（2）发声休息：在治疗声音嘶哑的过程中，建议发声休息。若患者继续频繁用声，往往难以达到满意的疗效。但要注意，声休是相对的，而不是绝对的禁声。

（3）注意发声方法，重视日常嗓音保健：人体发声器官如同乐器一样，由动力机构、振动结构、共鸣器组成。人的发声动力为呼吸，振动体主要是声带，共鸣器乃发声过程相关的体腔。发声时，由于方法不当，不能掌握好发声技巧，以至于呼吸气流的力学效应和喉部发声结构的功能动作不协调，或用嗓过度，导致声带和咽喉部肌肉负荷过重，就会引起发声障碍。用嗓过度是指超过本人能力限度的嗓音滥用。不正确的发声习惯得不到纠正，病变可能反复发生。正规训练可提高个人的发声能力。

平素不要滥用嗓音，避免大声叫嚷。说话不要太快或太长，音调不宜过高。一旦出现声音嘶哑，应及时诊治。长期使用嗓音的工作者须懂得正确的发声方法，不要滥用嗓音。用声要适当，男性青春期的变声期、女性月经期，尤其要注意减少发声。

纠正清嗓习惯。清嗓动作可使声带瞬间异常拉紧，长期频繁的这类动作，容易造成声带损伤。若清嗓动作是病变引起，则宜积极治疗病变，以消除频繁清嗓的病因。若是个人不良习惯所造成的过多清嗓动作，则务必戒除之，以减轻声带负荷。

总之，使用嗓音不宜过度，以用嗓后不感到喉肌过于疲劳为宜，否则提示用嗓已超过负荷，或者表明发声方法不当。

2. 发声训练　矫治错误发声方法。发声方法不正确,是造成嗓音问题的基础性病理因素,对于职业用声者尤其如此。这个问题涉及许多嗓音专业技术的应用,而且还是一个带有普遍意义的临床问题。

（1）对于喉肌功能过强如男声女调,男性青春期变声异常而致语调高尖者,应引导其在发声时使喉肌放松,语调降低。可以采用发声时同时做咀嚼动作的训练方法,其方法分 4 步:发声时同时咀嚼食物;发声时张开口唇咀嚼;咀嚼发声成功后,增加发声词句继续练习,直到建立新嗓音;逐渐减少发声时的咀嚼活动。还可以应用咳嗽声音启动正常发声的方法。采用上述方法,通过反复练习,直至发出正确的声音。练习时从单个字开始,然后练习双字词组及短句,再训练读短文,最后练习对话。

（2）对于喉肌功能过弱者,经常练习屏气动作,使声带紧闭,胸腔固定,结合发声练习。经过反复练习,有助于增加声带张力。

（3）对于某些声带息肉、声带小结患者,需要对其进行呼吸训练、放松训练和发声训练。放松训练时,让患者有意识地逐步放松,并通过腹式呼吸方式感觉规律而缓慢的呼吸节律。呼吸训练时,让患者调节呼吸,改胸式呼吸为胸腹式混合呼吸,强化吸气能力,控制呼气运动,努力使呼气过程慢而均匀,尽可能延长呼气期。发声训练时,通过练习 ɑ、i、u 等单音体会并改进、掌握正确发声方法。

3. 嗓音内科治疗

（1）雾化吸入疗法与物理治疗:以抗菌消炎中西药、糖皮质激素、化痰及黏液促排剂进行雾化吸入,以利声带肿胀、早期声带小结和息肉的消退。丹参离子导入治疗、超短波理疗或直流电等物理疗法,能改善局部组织的血供,有加速炎症吸收和消退之功效。肥厚性及早期小结加用碘离子透入或音频疗法,有助于血液循环、消肿及软化消散增生组织。对喉肌功能过弱者,可行弱感应电疗或高频率电疗。

（2）药物疗法:根据病情选择黏液促排剂、抗菌消炎药、抗组胺药等。因胃酸反流所致的疾病可服用抗酸药物(如 H2 受体阻滞剂、质子泵抑制剂等)控制咽喉部酸性物质反流,改善发声。

（3）精神-心理治疗:对于功能性发音障碍等疾病,在应用嗓音及言语矫治的同时配合心理治疗,如暗示疗法,会获得更为良好的疗效。

4. 嗓音外科治疗

（1）声带良性增生性病变、室带性发声障碍,经药物治疗或发声训练未能消退、好转者,可行嗓音显微外科手术切除,手术时应避免损伤声韧带。

（2）癌前病变及早期声门癌也可行嗓音显微外科手术。

（3）晚期喉癌患者可行喉部分切除、功能保留手术或喉全切除手术,后者可通过术后食管发声、人工喉及各类喉发声重建等方法最终获得"新声"。

（4）声带内收障碍及声带沟致发声异常者,可行声带注射、声带内移术、Ⅰ 型甲状软骨成形术,以缩小声门裂隙,改善发声。

（5）男声女调可行 Ⅲ 型甲状软骨成形术,使声带张力下降,降低音调;女声男调可行 Ⅳ 型甲状软骨成形术(环甲接近术)增强声带张力,提高音调。

（6）痉挛性发声障碍,可行甲杓肌肉毒杆菌毒素注射,也可行选择性喉返神经或其分支切断加颈袢吻合术等。

（7）单侧声带麻痹、声门闭合不良者,可酌情行声带注射内移填充术或甲状软骨成形术、喉返神经探查修复术,改善发声、双侧声带麻痹患者可应用杓状软骨切除或膈神经移植修复术等方法,在保留发声功能的同时保证呼吸道通畅。

七、预防和调摄

1. 慎起居,调饮食,锻炼身体,增强体质,提高对外界气候的适应能力。
2. 积极治疗口、咽、鼻腔、鼻窦的急性或慢性炎症,以防止感染下传。
3. 纠正不正确的发声方法,注意声带休息,避免大声呼叫,过度用声,长期用声。
4. 改善工作和生活环境,避免有害气体、粉尘的长期刺激。
5. 戒烟限酒,少食辛辣炙煿及寒凉之品。
6. 喉内镜检查时,注意谨慎操作,避免损伤声带。

八、临证备要

（一）临证要点

1. 西医诊断宜精准个体化,中医辨证宜辨明气血阴阳。
2. 治疗是针对发病原因,指导、监督患者逐步改正不良发声习惯,建立合理、科学的发声方法,使发声各环节能够更好地协调配合,减少声带的工作负荷,促进嗓音的恢复。

（二）沟通要点

1. 解释病因及现况,合理选择治疗方案。
2. 介绍预后及日常调摄要点。

九、中西医结合诊疗思路

嗓音疾病症状顽固,单纯中药或西药往往治疗效果不理想,采用中西医相结合、辨证与辨病相结合的诊疗方法,方能取得更好的疗效。对声嘶症状的改善,增生肥厚黏膜的逆转,喉部干燥不适感症状的改善等方面,通过中医药的"针对性""个体化"和"综合性"治疗,常能取得较好的效果。可应用辨证内服中药,配合中药喷喉、含药、针灸推拿、中药离子局部导入或局部理疗等手段,从而促进嗓音疾病治愈率的提高。

复习思考题

1. 简述引起嗓音疾病的病因。
2. 简述嗓音疾病的诊断流程。
3. 试述如何进行嗓音的康复治疗。

（陶　波）

第九节　反流性喉咽疾病

反流性喉咽疾病是以胃内容物异常反流至食管括约肌以上的上呼吸消化道,包括鼻咽、口咽、喉咽和喉等部位而引起的一系列症状和体征的总称。本病发病率日益升高。中医古代文献中无此病名,但类似于中医学的"慢喉痹"。

一、病因病理

（一）西医病因病理

1. 病因　食管上、下括约肌松弛是导致反流性喉咽疾病的主要原因,食管上括约肌和食管下括约肌是食管-咽喉机械屏障的重要组成部分。导致该屏障解剖功能异常的常见原

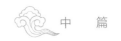

因有:老化和食管病变等;食管短期急性或长期反复暴露于酸后,食管的舒张反射增加、收缩反射减弱;迷走神经功能减退时可对其支配的食管括约肌的功能产生异常调节;食管下括约肌的一过性松弛和低张力可促进反流发生。

2. 病理　胃和十二指肠内容物中的酸和蛋白酶损伤咽喉、气管等上呼吸道和上消化道的黏膜,引起组织肿胀、黏液分泌过多以及炎症介质的分泌。

（二）中医病因病机

感受外邪、寒热客胃;情志不遂,思虑太过;饮食不节、烟酒无度;禀赋不足、脾胃虚弱等为主要病因。

禀赋不足、脾胃虚弱为本病的发病基础。胃失和降,胃气上逆,上犯咽喉为反流性喉咽疾病的基本病机。肝胆失于疏泄、脾失健运、胃失和降、肺失宣肃,胃气上逆,上犯咽喉,形成本病的一系列临床症状。本病病机特点:一为逆,二为热,三为郁。

1. 肝胃不和　脾胃虚弱,脾土虚肝木乘,或肝木郁脾土虚,致木气恣横无制,肝木乘克脾胃,导致肝胃不和而为病。

2. 气郁痰阻　肝气郁滞,气机不畅,横逆乘脾犯胃,胃失和降,脾虚生痰而为病。

3. 血瘀痰凝　气郁迁延,络脉受阻,气滞而血瘀痰凝,或气郁久而化热,气病及血,耗伤阴血,瘀血的结而为病。

4. 脾胃虚寒　脾胃虚弱,运化失常,浊气内生,寒邪凝滞,困阻脾阳,气机不利,客寒犯胃,气机失和而为病。

5. 脾虚湿热　脾虚气郁失其升降,湿浊内生,蕴而生热,湿、热互结导致气机升降失调,胃气夹酸伤逆咽喉而为病。

二、临床表现

（一）症状

1. 全身症状　反流性喉咽疾病的症状多变,全身症状可有胸痛、胃灼热、烧心、反酸、胃胀等。

2. 局部症状　多有咽干、咽痛、咽异物感、声音嘶哑、频繁清嗓、咽痒、咳嗽、胃内容物反流,少数患者出现阵发性喉痉挛、吞咽困难等。

（二）体征

咽部体征有咽后壁充血、淋巴滤泡增生、腭扁桃体和舌扁桃体肥大、腺样体增生、咽部黏稠黏液附着、腭舌弓充血、悬雍垂水肿。

喉部体征可见声带后联合区域水肿、红斑、增生,声带弥漫性充血、水肿,黏稠黏液附着。严重时出现声带肉芽肿、任克间隙水肿、喉室消失、接触性溃疡、声门下狭窄等。

三、并发症

反流性喉咽疾病可并发鼻窦炎、中耳炎等,严重者可导致咽喉恶性肿瘤。

四、辅助检查

（一）24 小时喉咽食管 pH 值监测和咽部 pH 值监测

24 小时喉咽食管 pH 值监测和咽部 pH 值监测技术可提供反流的客观证据,是目前诊断咽喉反流的"金标准"。

（二）胃蛋白酶检测

胃蛋白酶检测是另一种诊断反流性喉咽疾病的客观方法,其中对唾液样本行胃蛋白酶检测具有简便、无创的优点。

（三）食管高分辨测压

食管高分辨测压有助于了解反流性喉咽疾病患者胃食管动力状态及胃食管结合部是否存在解剖结构异常。

五、诊断与鉴别诊断

（一）诊断要点

本病主要依据病史、症状、体征、喉镜检查,可做出初步诊断。可参照反流症状指数评分量表和反流体征评分量表进行进一步的诊断。有条件者可行 24 小时喉咽食管 pH 值检测。

（二）鉴别诊断

本病应与反胃、呃逆、干呕、嗳气相鉴别:反胃以朝食暮吐,暮食朝吐,终致完谷尽吐出而始感舒畅为主症;呃逆以呃呃作声,声短而频,不能自止为主要表现;干呕发出呕声,无物吐出,其声长短不一,呈不规则性发作;嗳气声低而缓,常伴有酸腐气味,多在饱餐后出现。反胃、呃逆、干呕、嗳气等咽部症状均不明显。

ER-10-10
反流性喉咽疾病诊断思维导图

（三）中医辨证要点

反流性喉咽疾病的中医治疗应当辨明气血阴阳虚实,从全身到局部进行详细的辨证,依据病情分别施治。临床上,反流性喉咽疾病的寒热虚实之证可以互兼或相互转变。

六、治疗

咽喉反流病的中医治疗应当辨明气血阴阳虚实,依据病情分别施治。伴重度胃酸反流者可中西医结合治疗,西药对症治疗。

（一）中医治疗

1. 辨证论治

（1）肝胃不和证

证候:声音嘶哑,发音疲劳,口腔异味,咽喉部异物感;检查可见声带后联合区域水肿、红斑,声带弥漫性水肿;可伴见烧心,反酸,胸骨后灼痛,胃脘灼痛,脘腹胀满,嗳气或反食,易怒,易饥;舌红,苔黄,脉弦。

治法:疏肝泄热,和胃降逆。

方药:左金丸合清胃散加减。反酸多者,加煅瓦楞子、海螵蛸、浙贝母;烧心重者,加珍珠母、玉竹;痰多者,加瓜蒌、射干、枇杷叶。

（2）气郁痰阻证

证候:声音嘶哑,发音疲劳,喉部分泌物增多,频繁清嗓,口干,咽喉部异物感,吞咽不适如有痰梗;检查可见声带后联合区域水肿、红斑,声带弥漫性水肿;可伴见肢倦纳呆,脘腹胀满,胸闷不适,嗳气或反酸,吞咽困难,半夜呛咳;舌苔白腻,脉弦滑。

治法:开郁化痰,降气和胃。

方药:半夏厚朴汤加减。症状较重者,加紫苏子、白芥子、莱菔子;胸闷痰多者,加瓜蒌子、薤白;纳呆、苔白腻者,加砂仁、陈皮;病久乏力、面色不华、舌质淡者,可加黄芪、鸡血藤;胸胁不适者,加柴胡、紫苏梗、枳壳;咽喉不适明显者,加紫苏梗、玉蝴蝶、连翘、浙贝母。

（3）血瘀痰凝证

证候:声音嘶哑,发音疲劳,喉内异物感或黏着感,常需清嗓,咽喉部、胃脘及胸骨后灼痛或刺痛;检查可见声带后联合区域水肿、红斑,声带弥漫性水肿;可伴烧心,反酸,嗳气,胸闷不舒;舌质紫暗或有瘀斑,苔腻,脉涩。

治法:活血化瘀,行气开音。

方药:会厌逐瘀汤加减。声音嘶哑明显者,可加僵蚕、诃子、石菖蒲;痰多者,加川贝母、瓜蒌子、浮海石。

(4)脾胃虚寒证

证候:声音嘶哑,发音疲劳,咽喉部异物感,吞咽不适,慢性或反复发作性咳嗽;检查可见声带后联合区域水肿、红斑,声带弥漫性水肿;伴见吐酸时作,嗳气酸腐,胸脘胀闷,喜唾涎沫,饮食喜热,四肢不温,大便溏泄;舌淡苔白,脉沉迟。

治法:温中散寒,利咽开音。

方药:香砂六君子汤加减。症状较明显者加干姜、吴茱萸;吐涎多者加益智仁、炒苍术;咳嗽明显者加紫苏子、紫菀;痰多者加厚朴、胆南星;纳呆、苔白腻者加山药、陈皮;声嘶明显者加诃子。

(5)脾虚湿热证

证候:声音嘶哑,发音疲劳,口腔异味,喉部分泌物增多,频繁清嗓,口干,咽喉部异物感,吞咽不适;检查可见声带后联合区域水肿、红斑,声带弥漫性水肿,或可见声带肉芽肿;可伴见胃内容物反流,胃脘灼痛,胸闷不舒,餐后反酸、胃胀,不欲饮食,身倦乏力,大便溏。舌淡或红,苔薄黄腻,脉细滑数。

治法:清化湿热,健脾和胃。

方药:萆薢渗湿汤加减。若脘腹痞闷、口臭者,加黄连、苦参、车前草;痒甚者,加荆芥、蝉蜕、地肤子、白鲜皮;纳呆、神疲乏力、少气懒言、语声低微者,可加党参、山药、白术;大便溏滞严重者,可加木香、茯苓;胃脘灼痛甚者,可加吴茱萸、煅瓦楞子、海螵蛸。

2. 中医其他方法

(1)噙化法:选用具有清利咽喉作用的中药制剂含服,有助于消肿止痛开音。

(2)针刺疗法:实证用内关、足三里、中脘;虚证用脾俞、胃俞、肾俞、膻中、曲池、合谷、太冲、天枢、关元、三阴交等,以泻法和平补平泻为主。

(3)耳针:取咽喉、声带、肺、大肠、神门、内分泌、皮质下、平喘等穴,脾虚者加取脾、胃,肾虚者加取肾,每次3~4穴,针刺20分钟。病初起,每日1次,久病隔日1次,也可用或磁珠贴压,每次选3~4穴。

(二)西医治疗

1. 一般治疗 注意休息,保持良好的生活饮食习惯,避免刺激性食物。

2. 药物疗法

(1)质子泵抑制剂:质子泵抑制剂是目前反流性喉咽疾病的首选药物,如奥美拉唑、雷贝拉唑等。

(2)H$_2$受体阻滞剂:H$_2$受体阻滞剂是最早的抑酸药物,但其作用持续时间较短,且抑酸作用不如质子泵抑制剂,如雷尼替丁、法莫替丁等。

(3)促胃肠动力药:促胃肠动力药可通过促进乙酰胆碱的释放而增加胃肠道运动功能和增加食管括约肌的压力,如多潘立酮、莫沙比利等。

(4)钾离子竞争性酸阻滞剂:是一种新型胃酸抑制剂,其通过与钾离子竞争质子泵上结合位点可逆性抑制质子泵的泌酸功能,如伏诺拉生等。

3. 手术治疗 如果药物治疗有效,但停药后反复发作的患者,或因胃酸反流致并发症持续存在者,可考虑行增加食管下括约肌张力的外科治疗。

七、预防与调摄

1. 饮食宜清淡,忌食辛辣炙煿之品,避免过饱,戒烟戒酒。

2. 少食多餐,餐后保持直立并少量运动,睡前2~3小时禁食。

3. 患者睡眠时可将床头稍抬高。

八、临证备要

（一）临证要点

1. 西医诊断宜精准个体化,中医辨证宜辨明气血阴阳虚实。

2. 治疗应局部与整体调治相结合,局部处理重在缓解咽部不适症状,整体调治重在改善患者病理体质。重视健康饮食方式的宣教。

（二）沟通要点

1. 解释病因及现况,合理选择治疗方案。

2. 介绍预后及日常调摄要点。

九、中西医结合诊疗思路

反流性喉咽疾病容易反复发作,西医方法可促使患者临床症状有效缓解,但通常难以达到理想治疗效果,积极采取中西医结合疗法对明确诊断的反流性喉咽疾病患者进行早期对症治疗,可有效抑制其疾病进展,促进相关症状与体征缓解,提高治疗效果,改善生活质量。

复习思考题

1. 简述反流性喉咽疾病的病因。

2. 简述反流性喉咽疾病的中医辨证分型。

3. 试述反流性喉咽疾病的西医治疗方法。

（陶 波）

第十节 功能性失音

功能性失音又称癔症性失声(hysterical aphonia)或精神性失声,是由明显的精神和/或心理因素引起的发声障碍。本以女性为多。属于中医"情志瘖"范畴。《灵枢·忧恚无言》中"人之卒然忧恚,而无言者"是与此类似。

一、病因病理

（一）西医病因病理

1. 病因 多属于功能性,无器质性病变。患者多有精神上的刺激,如过度悲哀、恐惧、忧郁、紧张、激怒之后,突然失去了正常的发音能力。

2. 病理 本病为功能性病变,无明确的器质性病理改变。

（二）中医病因病机

本病的发生与外感无关,是由肝郁气结、心血亏虚所致。

1. 肝郁失音 若情志抑郁、喜怒、惊恐伤肝,肝失疏泄,气失于条达,肝气郁结,肝脉闭阻,喉窍开阖不利而为瘖。

2. 心虚失音 若思虑过度,耗伤心血,心血亏虚,或五志过极,操劳伤神,神不守舍,血不养神,声音无主而失音。

二、临床表现

（一）症状

1. 全身症状 患者无明显全身症状,可伴有头晕,多疑,抑郁不乐,胸胁闷胀,失眠多梦,烦躁易怒,妇女月经不调等。

2. 局部症状　常表现为突然发作的发声障碍。轻者仍可低声讲话,重者仅能发出虚弱的耳语声。失声主要表现在讲话时,但咳嗽、哭笑时声音正常。

（二）体征

喉镜检查喉部无器质性病变,声带色泽、形态正常,边缘整齐。发声时,声带运动不协调。

三、并发症

功能性失音可能与忧郁症、老年痴呆症等的发生发展有关。

四、辅助检查

（一）一般检查

1. 喉部检查　喉镜检查包括电子喉镜、硬管镜等。检查可见声带的形态、色泽并无异常,发声时,声带运动不协调。

2. 共鸣器官检查　包括鼻腔、鼻窦、口腔、咽腔的检查。

（二）发声功能检查

1. 动态喉镜检查　可观察声带振动特征,可观察声带振动频率、对称性、周期性、幅度、声带黏膜波及声门闭合形态。

2. 喉肌电图检查　可判断喉神经肌肉功能状态的检查方法,能区分发声障碍是来自神经麻痹、功能性障碍还是杓状软骨固定。

（三）影像学检查

X线喉部侧位片、胸部正侧位片,喉部/颅脑CT、MRI等检查,有助于发声障碍病因的查找和鉴别诊断。

五、诊断与鉴别诊断

（一）诊断要点

应详细了解患者有无精神受到刺激的病史。检查时必须详细观察喉的各处,对有器质性病变可疑者应密切观察,不可轻易做出功能性失音的诊断。

（二）鉴别诊断

本病应与喉部器质性病变及声带麻痹等疾病相鉴别。

1. 声带麻痹　声音嘶哑,单侧或双侧声带运动失灵,位置固定不动。发病与精神及情志变化多无明显的关系。

2. 急性喉炎　多由外感风寒或风热引起,或有咳嗽及喊叫等用声不当史,检查见声带充血肿胀,活动度良好,声门闭合不全,全身可有表证征象。

（三）中医辨证要点

可分为虚、实两类。虚证以心血虚为主,实证则以肝气郁结为多见,因此在治疗上主要以养心血和疏肝郁为其主要治疗原则。

ER-10-11
功能性失音诊断思维导图

六、治疗

标本并治是本病的基本治疗原则。治疗以心理治疗为主,辅以药物及针灸等治疗方法。

（一）中医治疗

1. 辨证论治

（1）肝郁失音证

证候:猝然失音,发病多与情志变化有关;声带色泽正常,发声时声带外展正常,但不能充分内收；伴有精神抑郁，或胸胁胀，嗳气叹息，妇女月经不调，经期乳房胀痛。舌淡红，舌苔薄白，脉弦。

治法：疏肝解郁，理气开音。

方药：柴胡疏肝散加减。可加远志、酸枣仁宁心安神。若兼见肝火证，加栀子、黄芩等；若久病见气血亏虚证，加党参、当归等；若胸胁胀痛者，加枳壳、延胡索；纳呆腹胀者，加麦芽、神曲。

（2）心虚失音证

证候：声音不扬或嘶哑，发声不随意，发病与多虑忧伤有关；声带色泽正常，运动不协调；伴有心悸、精神恍惚，失眠多梦，妇女月经不调，经量减少。舌质稍偏淡红，舌苔薄，脉弦细或脉涩者。

治法：养心安神，通窍开音。

方药：甘麦大枣汤加减。可加酸枣仁、远志、郁金、柏子仁宁心安神；心烦、心悸者，加栀子。

2. 中医其他方法

（1）针刺疗法：采取局部取穴与远处取穴相结合的方法配穴。局部取廉泉、天突等穴。远处取穴如肝郁者选用太冲、内关等穴，心虚者选用少海、通里等穴。手法采用平补平泻法。

（2）按摩疗法：在喉结两侧，用推、摩、转、揉等手法，以皮肤有热感为度，每日1次。

（二）西医治疗

1. 暗示疗法　先承认其声嘶病情，然后进行适当的语言暗示，配合一些技术操作，如麻醉、检查、手术等，将操作过程中可能产生的感受与患者的发声功能相联系，使患者建立坚定的信心，深信病变可以消除，并正在得到有效的纠正或治疗，从而一举达到治愈目的。

2. 精神心理治疗　配合心理治疗会获得良好的疗效。

七、预防与调摄

1. 注意心性修养，保持乐观态度，避免不良精神刺激。
2. 减少患者顾虑，建立治疗信心。

八、临证备要

（一）临证要点
1. 西医诊断宜排除器质性病变方可诊断功能性失音，中医辨证首辨虚实。
2. 治疗以心理治疗为主，辅以药物与针灸治疗。

（二）沟通要点
1. 解释病因及现况，合理选择治疗方案。
2. 介绍预后及日常调摄要点。

九、中西医结合诊疗思路

功能性失音应以精神心理治疗为主，同时积极结合中医辨证论治调治及中医针灸、按摩疗法，减少患者顾虑，建立治疗信心，加速患者的康复。

复习思考题

1. 简述功能性失音的西医诊断要点。
2. 简述功能性失音的中医、西医治疗方法及中西医结合治疗的优势。

（陶　波）

ER-10-13

扫一扫，
测一测

第十一章

耳 部 疾 病

学习目标

1. 掌握外耳道疖与外耳道炎,分泌性中耳炎,急、慢性化脓性中耳炎,中耳胆脂瘤,感音神经性聋,耳鸣,特发性突聋,功能性聋,梅尼埃病,贝尔面瘫的概念、诊断、中西医治疗。

2. 熟悉耳郭假性囊肿、外耳湿疹、先天性耳前瘘管、外耳湿疹、外耳道耵聍栓塞、噪声性聋、Hunt 综合征的概念、诊断、中西医治疗。

3. 了解耳后骨膜下脓肿、耳源性面瘫、耳源性迷路炎、乙状窦血栓性静脉炎、耳源性脑膜炎、耳源性脑脓肿的概念、诊断、中西医治疗,以及聋哑症防治。

第一节　先天性耳前瘘管

先天性耳前瘘管(congenital preauricular fistula)是一种临床常见的先天性外耳畸形的疾病,单侧病变多于双侧。本病属中医的"耳瘘"范畴。

一、病因病理

（一）西医病因病理

1. 病因　胎儿发育过程中第一、二腮弓的耳郭原基在发育过程中融合不全或第一鳃沟封闭不全所致。

2. 病理　瘘管为一狭窄盲管,可穿过耳轮脚或耳郭软骨,深达外耳道软骨部与骨部交界处或乳突表面,少数分支可达面神经和腮腺前后及侧面。管壁为复层鳞状上皮,皮下结缔组织中含毛囊、汗腺和皮脂腺,管腔内常有脱落上皮等混合而成的鳞屑,有臭味。继发感染时呈化脓性炎症改变。

（二）中医病因病机

1. 外感邪毒　先天禀赋不足,颞颥间皮肤腠理不密,缺损成瘘,邪毒侵袭,滞留瘘管,壅遏气血,可发为痈肿。

2. 正虚毒恋　或久病伤正,气血耗伤,邪毒滞留,无力托毒外出,瘘口溢脓时发时止,经久不愈。

二、临床表现

（一）症状

1. 全身症状　当继发感染时,可有发热、同侧头痛。

2. 局部症状 一般无自觉症状,偶有局部发痒,挤压小凹可有少量白色皮脂样物,微臭。若继发感染则有局部红肿、疼痛、瘘管口或溃口溢脓。

（二）体征

瘘口为皮肤上一小凹,多位于耳轮脚前(图11-1),少数可在耳轮脚、耳郭三角窝或耳甲腔部;挤压可有少量白色皮脂样物溢出、微臭。继发感染时局部充血、肿胀(图11-2),瘘口可溢脓,甚则形成脓肿,脓溃成漏孔。炎症消退后,可暂时愈合,常反复发作,局部形成瘢痕。

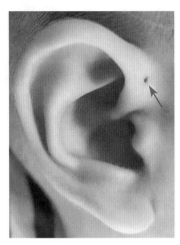

图 11-1 先天性耳前瘘管（未感染）

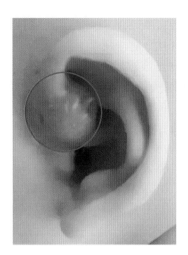

图 11-2 先天性耳前瘘管（感染后）

三、诊断与鉴别诊断

（一）诊断要点

先天性耳前瘘管患者在出生后耳前即有针眼样大小瘘管开口,挤压时可溢出少量白色皮脂样物。继发感染时局部充血、肿胀,瘘口可溢脓,甚则形成脓肿,脓溃成漏孔。

（二）鉴别诊断

1. 第一鳃裂瘘 瘘口可在外耳道内,主要表现为耳内流脓,下颌角后下方有肿块,压之耳内分泌物增多,继发感染可出现疼痛、发热等症状。

2. 耳前淋巴结炎 有外耳道、中耳及相邻器官急性感染病史,出现耳前淋巴结肿大、疼痛,肤色正常,但无先天性瘘口。

3. 疖肿 耳前皮下局部迅速出现红、肿、热、痛的局限性突起,溃破后有脓性分泌物,无先天性瘘口。

4. 淋巴结核溃疡 为慢性、难愈合性溃疡,可有结核病史,取病变组织做活检,找到结核分枝杆菌即可确诊。

（三）中医辨证要点

耳瘘为先天不足,腠理疏松,缺损成瘘。未染毒,则无不适,可终身存在。若染毒,早期邪毒侵袭,发为痈肿,溃破流脓黄稠,为实热证;后期耗伤气血,脾虚气弱,无力脱毒,邪毒滞留,形成瘘口,长期流脓清稀,或反复发作,经久不愈,为虚实夹杂证。治疗早期应解毒排脓,后期托里消毒,再手术切除。

四、治疗

无感染者,可不做处理。一旦继发感染者,中医早期解毒消肿、后期扶正祛邪;西医积极

先天性耳前瘘管诊断思维导图

253

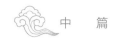

抗感染治疗,感染控制后,手术切除。

（一）中医治疗

1. 辨证论治

（1）外感邪毒证

证候:瘘口周围皮肤红肿疼痛,且沿瘘管走行扩散,瘘口可有脓液溢出,或伴有发热、头痛。舌质红,苔黄,脉数。

治法:清热解毒,消肿止痛。

方药:五味消毒饮加减。热毒甚者,可加黄连;血热者,加丹皮、赤芍;已成脓而排泄不畅者,加穿山甲、皂角刺。

（2）正虚毒恋证

证候:瘘口或其周围溃口溢脓,经久不愈,脓液清稀。全身可伴有疲倦乏力、纳呆、头昏等症状。舌质淡红,苔白或黄,脉细数。

治法:益气养血,托毒排脓。

方药:托里消毒散加减。

2. 中医其他方法

（1）外敷:耳瘘染毒后未成脓者,可用金黄膏、如意金黄散调敷。

（2）切开排脓:瘘口周围脓肿形成者,应切开排脓,放置引流条。

（二）西医治疗

1. 药物治疗

（1）无感染者,不需药物治疗。

（2）有急性感染的患者,以敏感抗生素控制感染后可行手术切除;局部有脓肿形成者,先切开引流,待炎症控制后再行手术;反复发生感染的瘘管、因感染引起皮肤破溃者,应先控制急性炎症再行手术。对于感染反复发作,保守治疗不能彻底控制者,可在感染期内进行手术。

2. 手术治疗　在2%利多卡因或罗哌卡因局部浸润麻醉下进行;小儿不能配合手术者,在全身麻醉下进行。行瘘管切除术时,术前应从瘘口注入少许亚甲蓝液于瘘管内以便术中识别,注药不宜过多,注药后稍加按压,将多余染料擦净,以免污染创面。还可用探针引导,将瘘管及其分支彻底切除。沿瘘口采用梭形切口,顺耳轮脚方向延长,沿瘘管走行方向分离,直至显露各分支的末端。当瘘管穿过耳轮脚软骨或耳郭软骨时,可切除部分软骨。若有炎症肉芽组织可一并切除,若皮肤缺损过大,可在刮除肉芽之后植皮或每天换药处理,创面二期愈合。术毕宜加压包扎,防止术腔积血导致感染。

五、预防与调摄

1. 耳瘘未染毒时,应注意局部清洁,忌挤压及搔刮,以防感染。

2. 耳瘘溃破流脓或已切开排脓者,应每日换药,直至脓液干净为止。

六、临证备要

（一）临证要点

1. 西医诊断宜仔细,中医辨证首辨虚实,次明脏腑。

2. 治疗应重视局部处理与整体调治相结合。重点在局部,脓肿形成应早期切开引流,感染控制后,手术切除要彻底,防止复发;整体调治重在改善患者体质。

（二）沟通要点

1. 解释病因及现况,合理选择治疗方案。

2. 介绍预后及日常调摄要点。

七、中西医结合诊疗思路

先天性耳前瘘管一旦感染,容易反复发作,长期流脓,迁延不愈,故应及早干预,创伤越小,疗效越好。因此,治疗可采用局部与全身治疗相结合,西医抗感染与手术,结合中医辨证论治,可以加速炎症消退,促进伤口愈合,防止复发。

复习思考题

1. 简述本病的西医诊断及治疗要点。
2. 简述本病的中医辨证要点。
3. 试述本病的中西医结合治疗优势体现。

(刘莉萍)

第二节 耳郭假性囊肿

耳郭假性囊肿(aural pseudocyst)为耳郭软骨夹层间的非化脓性浆液性积液所形成的囊肿。多发生于一侧耳郭的外侧前面上半部,内为浆液性渗出液,形成囊肿样隆起。男性多于女性,多发于 20~50 岁的成年人。相当于中医的"耳郭痰包"。

一、病因病理

(一)西医病因病理

1. 病因 病因尚未明确,是一种软骨内的无菌性浆液性渗出性炎症。可能与外伤或某些机械刺激有关,如碰撞、挤压等,引起局部循环障碍、组织间出现反应性渗出液聚积所致。也有人认为是先天性发育不良,即胚胎第 1、2 鳃弓的 6 个耳丘融合异常遗留潜在的组织腔隙,留下了发生耳郭假性囊肿的组织基础。

2. 病理 囊肿的组织层依次为皮肤、皮下组织、软骨膜及与其紧密相连的软骨层。囊液在分离的两层软骨内,而非软骨膜与软骨之间。软骨层的厚薄依囊肿大小而定,囊小壁厚者可见连续完整的软骨,囊大壁薄者外层软骨不完整,裂处为纤维组织所替代。此种情况为囊肿增大时软骨被吸收所致。软骨层的内侧面被覆一层浆液纤维素,其表面无上皮细胞结构,故不是真性囊肿。因囊腔外侧壁的软骨层薄,内侧壁的软骨层较厚,故隆起多见于耳郭外侧面。

(二)中医病因病机

本病主要因脾胃功能失调,痰浊内生,复受风邪外袭,夹痰浊上窜耳郭,痰浊凝滞,困结于耳而为病。

二、临床表现

(一)症状

1. 全身症状 一般无全身症状。
2. 局部症状 囊肿小者无任何症状。囊肿大者可有胀感、波动感、灼热感或痒感,常无痛感或仅感微痛。

（二）体征

囊性隆起多位于舟状窝、三角窝（图 11-3），囊肿大者可波及耳甲腔，但不侵及耳后面。患者常偶然发现耳郭前面上方局限性隆起，逐渐增大。囊肿边界清楚，皮肤色泽正常。

三、辅助检查

（一）透光实验

透照时透光度良好，可与血肿区别。

（二）囊肿穿刺

穿刺抽吸时，可抽出淡黄色液体，培养无细菌生长。

四、诊断与鉴别诊断

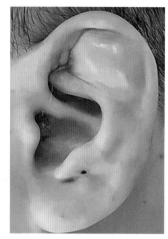

图 11-3 耳郭假性囊肿

（一）诊断要点

不明原因的耳郭前面速发性无痛局限性肿胀，穿刺抽出淡黄色液体。

（二）鉴别诊断

1. 耳郭血肿 有外伤史，胀痛，皮下青紫，透光实验阴性；血肿在皮下，穿刺液为积血。

2. 化脓性耳郭软骨膜炎 该病耳郭局部红肿疼痛明显，肿胀较实而缺乏弹性，范围较广，成脓后穿刺可抽出脓性液体，培养有细菌生长。病变严重者可导致耳郭软骨坏死、畸形。

（三）中医辨证要点

脾胃功能失调，痰浊内生，复受风邪夹痰浊上窜，痰浊凝滞于耳。

ER-11-3

耳郭假性囊肿诊断思维导图

五、治疗

以局部治疗为主，消除积液，促进愈合，避免复发，防止继发感染。

（一）中医治疗

辨证论治

痰浊凝滞，困结于耳证

证候：多为无意中发现耳郭前面某一部分局限性肿起，肿处肤色正常，不热不痛，按之柔软，透光度好。穿刺可抽出淡黄色液体，抽液后肿消，不久又复肿起。一般无明显全身症状，舌淡红或淡胖，苔微黄腻，脉滑。

治法：祛痰散结，疏风通络。

方药：二陈汤加味。若见纳食欠佳，可选加砂仁、白术、神曲、山楂等，以健脾行气消食。

（二）西医治疗

1. 穿刺抽液、局部压迫法 在严格无菌操作下，穿刺抽出液体后，选择下列方法进行加压固定：①石膏固定；②异极磁铁于耳郭前后相对贴敷；③纱条压迫局部后以纱布、绷带包扎。

2. 理疗 早期可配合紫外线、超短波、射频、微波等局部治疗。

3. 囊腔内注射药物 有报道穿刺抽液后，可用平阳霉素、15% 高渗盐水或 50% 葡萄糖溶液注入囊腔，不加压包扎，24 小时后抽出注入液体，并反复注射直至抽出液呈红色，以促使囊壁粘连、机化。

4. 手术治疗 将囊腔外侧壁软骨切开，清除积液。若囊肿内有肉芽，应予以刮除。术腔可放置引流条，切口对位缝合后加压包扎 2 天左右。

六、预防与调摄

1. 不能反复揉按肿块,以防机械性刺激使肿块增大。

2. 一般不宜切开引流,以免感染而成为耳郭化脓性软骨膜炎。穿刺抽液前应严格消毒,无菌操作,防止感染。

七、临证备要

（一）临证要点

1. 中西医诊断不难,根据囊肿大小及病程长短选择治疗方法。

2. 局部治疗为主;若脾虚湿盛,可适当配合中药全身调理。

（二）沟通要点

1. 讲明注意事项,合理选择治疗方案。

2. 介绍预后及日常调摄要点。

八、中西医结合诊疗思路

耳郭假性囊肿病史简单,临床表现清楚,容易诊治,在中医及西医体系中,诊断及治疗基本一致,治疗主要是穿刺、抽液后,加压固定;经多次穿刺抽液不愈者,行手术处理后,结合中医辨证口服中药调理,提高疗效,防止复发。

复习思考题

简述本病的西医诊断及治疗要点。

———————————————————————————————— ●（刘莉萍）

第三节 外耳湿疹

外耳湿疹（eczema of external ear）是发生于外耳道、耳郭以及耳周皮肤的变态反应性炎症。主要特征为瘙痒、多形性皮疹,易反复发作。多见于婴幼儿,分急性和慢性两型。相当于中医的"旋耳疮""月食疮""月蚀疮""月蚀疳疮""黄水疮"等。

一、病因病理

（一）西医病因病理

1. 病因 具体发病原因尚不明确,由多种内、外因素引起,可能与特应性体质、精神因素、神经功能障碍、代谢障碍、内分泌失调有关。常见的致敏因素有:食物类如牛奶、鱼虾、蛋品等,吸入类如花粉、动物皮毛等,接触类如织物、油漆、化妆品、肥皂、药物、日光或化脓性中耳炎病程中的脓液刺激等。

2. 病理 主要病理表现为红斑、丘疹、丘疱疹及水疱、脱屑等,有渗出倾向。其一般表现为血管扩张充血,真皮水肿,有血管周围炎性反应,伴有不同程度、不同形式、不同细胞成分的渗出和浸润。也可出现变性、坏死等病变。急性期以中性粒细胞渗出浸润为主,慢性期以淋巴细胞、组织细胞为主,常伴有成纤维细胞增生及纤维化。

（二）中医病因病机

1. 风热湿邪犯耳 因脓耳之脓液或邻近部位之黄水疮蔓延至耳部,或因接触某些刺激物而诱发,以致湿热邪毒积聚耳窍,引动肝经之火,循经上犯,风热湿邪蒸灼耳部肌肤而为病。

2. 血虚生风化燥　患病日久,阴血耗伤,耳窍失养,加之血虚生风化燥,以致耳部瘙痒,缠绵难愈。

二、临床表现

（一）症状

1. 全身症状　婴幼儿可有发热、烦躁、睡眠不安等症。

2. 局部症状　外耳道、耳郭甚至耳周皮肤瘙痒。急性者更是痒甚难忍,渗液,或伴烧灼感,或微痛不适。亚急性者局部仍瘙痒,渗液较急性者少,可有结痂和脱屑。慢性者外耳道内瘙痒显著,皮肤增厚,有脱屑。

（二）体征

急性者患处皮肤潮红、肿胀,有粟粒状小丘疹,继而出现小水疱(图 11-4),溃破后流出黄水样分泌物,表皮糜烂、渗液、结痂。转为慢性后,表皮脱屑,皮肤增厚、粗糙、皲裂、结痂(图 11-5),局部颜色加深,甚则出现外耳道狭窄,鼓膜表面累及者,可有轻度传导性耳聋及耳鸣。

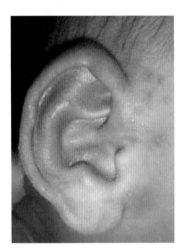
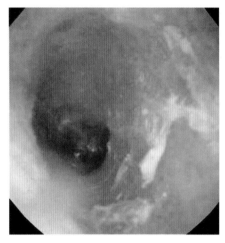

图 11-4　外耳湿疹急性期　　　　　　图 11-5　外耳道湿疹慢性期

三、辅助检查

变应原检查　皮肤点刺试验或血清抗体检测有助于确定致敏因素。

四、诊断与鉴别诊断

（一）诊断要点

多见于小儿;外耳局部皮肤表现为典型的湿疹性病变所特有的症状和体征。

（二）鉴别诊断

应与外耳道炎相鉴别。该病以疼痛为主,瘙痒不甚,渗液为脓性,且量不多,以外耳道弥漫性红肿为特征。

（三）中医辨证要点

本病因他病传变,异物刺激,风热湿邪蒸灼耳部肌肤,日久耗伤阴血,血虚生风化燥而为病,迁延不愈。

五、治疗

消除刺激,根治病因,为本病的基本治疗原则。须局部治疗与全身治疗相结合,尤其是辨证论治,在本病的治疗中优势显著。

(一)中医治疗

1. 辨证论治

(1)风热湿邪犯耳证

证候:患处瘙痒,甚则灼热微痛。局部皮肤潮红肿胀,有水疱,溃后糜烂,黄水淋漓,干后结痂。婴幼儿可有发热,烦躁,睡眠不安等症。舌质红,苔黄腻,脉弦数。

治法:清热祛湿,疏风止痒。

方药:消风散加减。若湿重者可选用萆薢渗湿汤加减;若湿热壅盛者,可用龙胆泻肝汤加减以清热解毒祛湿。

(2)血虚生风化燥证

证候:患部皮肤瘙痒,缠绵难愈。外耳道、耳郭及其周围皮肤增厚、粗糙、皲裂,上覆痂皮或鳞屑。可伴面色萎黄、纳呆、身倦乏力等症,舌质淡,苔白,脉细缓。

治法:养血润燥,祛风止痒。

方药:地黄饮加减。痒甚者加蝉蜕、地肤子、苦参等。

2. 中医其他方法

(1)外洗及湿敷:可选用下列清热解毒、收敛止痒的中药煎水外洗或湿敷患部:①桉树叶、桃叶、花椒叶等量。②苦参、苍术、黄柏、白鲜皮各15g。③马齿苋、黄柏、败酱草各30g。

(2)涂敷法:可根据证型选择不同药物:①湿热盛而见红肿、疼痛、瘙痒、出脂水者,可选如意金黄散调敷以清热燥湿止痒。②湿盛而见黄水淋漓者,可用青黛散,以麻油调搽,以清热除湿,收敛止痒。③热盛而见有脓痂者,可选用黄连膏外涂或黄连粉撒布以清热解毒。④患病日久而皮肤粗糙、增厚、皲裂者,可选用滋润肌肤、解毒祛湿的药物外搽,如穿粉散用香油调敷。

(3)针灸疗法:风热湿邪犯耳者,取督脉、手阳明、足太阴等穴位为主,如陶道、曲池、肺俞、神门、阴陵泉等,针用泻法;血虚生风化燥者,取足阳明、太阴等穴位为主,如足三里、三阴交、大都、郄门等穴,针用补法。

(二)西医治疗

1. 去除病因,避免致敏因素。如因化脓性中耳炎脓液引起者,应保持外耳道清洁干燥,积极抗感染治疗。

2. 局部忌用肥皂或热水清洗,忌涂抹刺激性药物,严禁抓痒、挖耳等。

3. 渗液较多者可用3%硼酸溶液或15%氧化锌溶液湿敷。渗液较少或无渗液者可涂用1%~2%甲紫液、激素类乳膏或凝胶、氧化锌油或糊剂等。若有干痂,可用3%过氧化氢溶液洗净拭干后,涂用上述药液或药膏。

4. 慢性湿疹有皮肤增厚或皲裂者,可用10%~15%硝酸银涂擦;发作间歇期,可用75%乙醇溶液清洁外耳道,保持干燥。

5. 全身治疗可服用抗过敏药物如氯苯那敏、地氯雷他定片等,严重者应用地塞米松等糖皮质激素;继发感染时可局部及全身应用抗生素抗感染治疗;渗液较多时及时补液并补充维生素C。

6. 久治不愈或反复发作者,若能查出致敏原,可试用脱敏治疗。

六、预防与调摄

1. 注意耳部卫生,保持干燥,戒除挖耳习惯。
2. 患病期间,忌辛辣炙煿食物及鱼、虾以及有可能引起过敏的食物。
3. 发病期间避免任何局部刺激,忌用肥皂水洗涤患处。
4. 及时治疗者预后一般良好。体质虚弱者,可致病程迁延难愈。

七、临证备要

(一)临证要点

1. 西医分清急、慢性,中医重点辨虚实。
2. 中西医结合,局部为主,全身为辅治疗,疗效显著。

(二)沟通要点

1. 讲清注意事项,合理选择治疗方案。
2. 介绍预后及日常调摄要点。

八、中西医结合诊疗思路

外耳湿疹临床表现清楚,容易诊断,发病后宜尽快治疗。治疗越早,疗效越好,发展成慢性,就顽固难治,更容易反复发作。除去外因,患者全身性疾病也是重要因素,因此应采用局部与全身结合治疗,积极结合中医辨证论治以及调理体质,可以加速病情恢复。

复习思考题

1. 简述本病西医如何诊断。
2. 简述本病的中医辨证要点。
3. 试述本病的中西医结合治疗优势体现。

●(刘莉萍)

第四节　外耳道疖与外耳道炎

外耳道疖(furunculosis of external auditory meatus)为外耳道皮肤的局限性化脓性炎症,相当于中医的"耳疖"。外耳道炎(otitis externa)系外耳道皮肤及皮下组织的弥漫性感染性炎症,相当于中医的"耳疮"。

一、病因病理

(一)西医病因病理

1. 病因　常见致病菌有金黄色葡萄球菌、链球菌、绿脓杆菌和变形杆菌等。多因外耳道皮肤及其附属器受损、水浸泡、化脓性中耳炎脓液刺激,或在患糖尿病及其他全身慢性疾病情况下,局部抵抗力下降,继发该类细菌感染,导致外耳道皮肤局限性化脓性病变,或外耳道皮肤弥漫性急、慢性炎症。

2. 病理　外耳道疖则表现为单个外耳道皮肤毛囊、皮脂腺或汗腺的急性化脓性病变,有脓肿形成。急性外耳道炎表现为外耳道皮肤弥漫性充血肿胀,大量多形核白细胞浸润,上皮细胞呈海绵样变,皮肤表面渗液、脱屑。早期皮脂腺分泌受抑制,耵聍腺扩张,腺体内充盈脓液。慢性期为外耳道皮肤及皮下组织的弥漫性非特异性炎症,可以表现为以增生为主的病理改变。

（二）中医病因病机

1. 风热湿毒外侵　挖耳搔痒,耳道肌肤损伤,风热邪毒趁机侵袭;耳道不洁,污水入耳,或脓液浸渍,湿郁化热,搏结于耳,致生耳疖耳疮。

2. 肝胆湿热上蒸　湿热邪毒壅盛,引动肝胆火热,循经上蒸耳道,壅遏经脉,逆于肌肤,致生耳疖耳疮。

3. 血虚邪毒滞留　久病耳疮,风湿热毒暗耗阴血,或素体脾胃虚弱,化生不足,血不养肤,正不胜邪,邪毒滞留耳道,导致病程缠绵。

二、临床表现

（一）症状

1. 全身症状　可有发热、全身不适、烦躁、睡眠不安等症。

2. 局部症状

（1）外耳道疖:起病即出现剧烈耳痛,常放射至同侧头部,张口、咀嚼或碰触患耳时疼痛加重。若疖肿过大,堵塞外耳道,可有耳闷及耳鸣,妨碍听力。

（2）外耳道炎:初期耳道发痒、灼热,继而耳痛、耳胀不适,甚则耳闭,听力下降。若转为慢性,则以耳痒不适为主,或时有耳微痛。

（二）体征

1. 外耳道疖　发生在外耳道软骨部,以局限性皮肤红肿突起,肿胀之处顶部出现脓头为特征(图11-6),牵拉耳郭和按压耳屏时疼痛加重;脓肿成熟溃破后,外耳道内有少量脓血流出,脓出痛减;可伴有耳周淋巴结肿大,压痛(+)。

2. 外耳道炎　急性期以外耳道皮肤弥漫性红肿(图11-7),外耳道腔变窄为特征,也有牵拉耳郭和按压耳屏时疼痛加重,可伴表皮糜烂,有脓性渗出物;转为慢性后,外耳道皮肤增厚、皲裂、脱屑,或有少量分泌物,甚则外耳道狭窄。若合并有外耳道骨髓炎及广泛的进行性坏死,甚至引起颞骨等处颅骨骨髓炎,伴发面神经麻痹,则为坏死性外耳道炎。

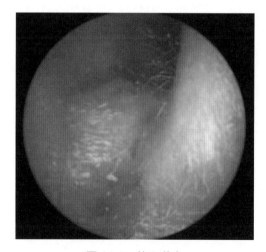

图 11-6　外耳道疖

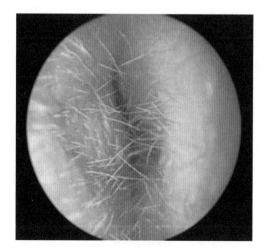

图 11-7　外耳道炎

三、辅助检查

1. 耳内镜检查　外耳道疖可见外耳道软骨部皮肤局限性红肿突起,肿胀顶部有脓头;

外耳道炎可见与体征相同表现。

2. 血常规　可有白细胞总数及中性粒细胞百分比增高。

四、诊断与鉴别诊断

（一）诊断要点

1. 外耳道疖　外耳道皮肤局限性红肿,剧烈疼痛,可见脓头,牵拉耳郭时疼痛加重。

2. 外耳道炎　急性者以外耳道皮肤弥漫性红肿疼痛为特点,牵拉耳郭时疼痛加重;慢性者则以耳道内痒痛不适、皮肤增厚、外耳道变窄为特点。

（二）鉴别诊断

1. 急性化脓性中耳炎　急性期鼓膜尚未穿孔时,耳痛剧烈,无耳郭牵拉痛;一旦鼓膜溃穿,则耳痛顿减,耳道溢出脓液。

2. 耳后骨膜下脓肿　常继发于化脓性中耳炎,耳后乳突部肿胀压痛,乳突影像学检查显示乳突炎性改变或骨质破坏等。

（三）中医辨证要点

1. 辨表里　首先根据病程长短,症状轻重,有无恶寒发热、头痛、口苦、咽干等辨明其证属表属里。表证者,有风寒、风热之不同,临床常以风热为主。

2. 辨脏腑　肝胆湿热上蒸,湿热邪毒壅盛,引动肝胆湿热,循经上乘,蒸灼耳道,壅遏经脉,逆于肌肤。涉及脏腑主要有肝胆。

3. 辨气血　耳疮久病,耗伤气血,耳窍失养,邪毒久羁。

外耳道疖与外耳道炎诊断思维导图

五、治疗

应局部治疗与全身治疗相结合,以抗感染、消肿、止痛为基本原则,配合辨证论治,能有效促进病变愈合,防止外耳道炎转变为慢性。

（一）中医治疗

1. 辨证论治

（1）风热湿毒外侵证

证候:病初起,局部红肿疼痛,表面可有黄白色分泌物。可伴恶风发热,头痛,周身不适。舌尖红,苔薄黄,脉浮数。

治法:疏风清热,消肿止痛。

方药:银翘散合五味消毒饮加减。

（2）肝胆湿热上蒸证

证候:局部红肿疼痛较剧,或突起有脓,或漫肿闭耳,耳周瘰核肿痛。可伴发热,口苦咽干,溲黄便结。舌红,苔黄腻,脉弦数。

治法:清泄肝胆,消肿止痛。

方药:龙胆泻肝汤加减。热毒重者,可加金银花、蒲公英、苦参;脓已成者,可加皂角刺、穿山甲。

（3）血虚邪毒滞留证

证候:耳疮日久,局部作痒微痛,耳道肌肤增厚粗糙,甚则狭窄。可伴面色无华,毛发不荣,皮肤干涩。舌红少津,脉细数。

治法:养血润燥,解毒祛邪。

方药:地黄饮加减。痒甚者加蝉蜕、地肤子、白鲜皮等。疼痛者加金银花、蒲公英。

2. 中医其他方法

（1）外治法：脓未成用黄连膏、紫金锭外敷以清热解毒，活血消肿止痛。耳疖脓成后，未自行溃破者，可消毒后用针头挑破脓头，取出脓栓，排出脓血；或切开排脓，要注意切口必须与外耳道纵轴平行，以防形成外耳道狭窄。排出脓血后局部继续外敷黄连膏、紫金锭。

（2）滴耳法：耳疮可用清热解毒的中药制成滴耳液滴耳。

（3）针灸疗法：耳部肿胀疼痛剧烈时，可取合谷、内关、少商穴针刺，以疏通经脉，泄热消肿止痛。红肿较剧，并有高热者，可取少商穴点刺出血。

（二）西医治疗

1. 应用抗生素控制感染。服用镇静、止痛剂。早期可局部热敷或做超短波透热等理疗。

2. 局部尚未化脓者用1%~3%酚甘油或10%鱼石脂甘油滴耳，或用上述药液棉条敷于患处，每天更换棉条2次。

3. 疖肿成熟后及时挑破脓头或切开引流。用3%过氧化氢溶液清洁外耳道脓液及分泌物。

4. 慢性者可用抗生素与糖皮质激素类（如泼尼松龙、地塞米松等）合剂、糊剂或霜剂局部涂敷，不宜涂太厚。

5. 积极治疗感染病灶如化脓性中耳炎。肉芽组织要进行清创，诊治全身性疾病如糖尿病等。

6. 对疑为坏死性外耳道炎者要及早做细菌培养和药物敏感试验，及早使用敏感抗生素，并纠正全身不良状况。

六、预防与调摄

1. 忌食辛辣炙煿之品，以免助火肆虐。

2. 积极治疗其他诱因，如糖尿病、化脓性中耳炎等。

3. 保持耳部卫生，戒除挖耳习惯，避免污水入耳。

七、临证备要

（一）临证要点

1. 西医诊断精准化，中医重点辨虚实，次明脏腑气血。

2. 中西医结合治疗，局部为主，全身为辅，整体调治重在改善患者体质。

（二）沟通要点

1. 讲清注意事项，合理选择治疗方案。

2. 介绍预后及日常调摄要点。

八、中西医结合诊疗思路

外耳道炎与外耳道疖需要认真鉴别诊断，采取求同存异的治疗方法，在急性期，临床表现清楚，容易诊断，宜尽快治疗，减轻患者痛苦，大部分都能治愈。耳疮若发展成慢性，则顽固难治，容易与外耳道湿疹混淆，需要仔细鉴别，精准治疗。坏死性外耳道炎者要高度重视，要配合全身治疗，方能取得疗效。

复习思考题

1. 简述外耳道疖及外耳道炎的西医诊断要点。

2. 简述本病的中医辨证要点。

（刘莉萍）

第五节 外耳道耵聍栓塞

外耳道软骨部皮肤具有耵聍腺,分泌物称为耵聍(cerumen)。大部分人是干的、碎屑状,为正常分泌物,一般情况下,耵聍可随进食、说话等动作引发的外耳道软骨活动而自行排出。约有5%的东亚人及大部分欧洲人为油性耵聍,又称油耳,呈棕黄色、油性黏稠物质,不易自行排出,容易形成团块积聚于外耳道。因此,耵聍分泌过多,排出受阻,日久聚集成块,阻塞外耳道,妨碍听力,称之为外耳道耵聍栓塞(ceruminal impaction)。相当于中医的"耵耳"。

一、病因病理

(一)西医病因

当外耳道皮肤受到各种刺激,如炎症、经常挖耳等,使外耳道耵聍腺耵聍分泌过多,加上同时存在的某些局部病理因素,如外耳道畸形、狭窄、肿瘤、瘢痕、外耳道塌陷,或为油性耵聍,以及老年人肌肉松弛、下颌关节运动无力、挖耳时将耵聍向外耳道深部推进等,均可致耵聍排出受阻,成为本病。

(二)中医病因病机

排除油耳以及与西医相同的结构、功能等引起的耵聍堆积,阻塞耳道而为本病外,因风热邪毒外犯耳窍,搏结耳道津液,滞留于耳,堵塞耳道,耳闭失聪;日久干燥,转为干性坚实团块;若遇水膨胀,胀痛堵闭更甚,自行挖耳,损伤皮肤,染毒疼痛、流脓。

二、临床表现

(一)症状

1. 全身症状 一般无全身症状。若合并感染,可有发热、同侧头痛、全身不适、烦躁、睡眠不安等症。

2. 局部症状 可出现听力减退、耳堵、耳胀、耳鸣、耳痛,甚至眩晕。也可因刺激外耳道迷走神经耳支引起反射性咳嗽。遇水后耵聍膨胀,完全阻塞外耳道后,可有听力骤降。自行挖耵聍损伤外耳道,见水后可引起外耳道炎,出现疼痛、流脓。

(二)体征

检查可见棕黑色或黄褐色块状物堵塞外耳道内(图11-8)。耵聍团块质地不等,有的松软如泥,有的坚硬如石。若继发外耳道皮肤感染,则有外耳道皮肤红肿,耳郭牵拉痛,有脓性分泌物。

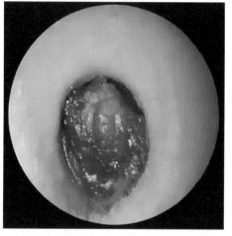

图 11-8 外耳道耵聍栓塞

三、辅助检查

耳内镜检查 同体征。

四、诊断与鉴别诊断

(一)诊断
本病诊断较易。

(二)鉴别诊断
应与外耳道胆脂瘤相鉴别。外耳道胆脂瘤为外耳道有特征性白色胆脂瘤团块,病理学

外耳道耵聍栓塞

检查可确诊。

五、治疗

本病中西治疗基本相同,取出即可。取耵聍应细致耐心,避免损伤外耳道及鼓膜。

1. 对可活动、未完全阻塞外耳道的耵聍可用膝状镊或耵聍钩取出耵聍团块。较软的耵聍可将其与外耳道壁分离后分次取出。较硬者用耵聍钩从外耳道后上壁将耵聍与外耳道壁分离出缝隙后,将耵聍钩扎入耵聍团块中间,慢慢钩出,尽量完整取出。

2. 耵聍干硬难以取出者,可先滴入5%碳酸氢钠溶液浸泡,每天4~6次,每次数分钟,待2~3天耵聍软化后用吸引器吸出。也可滴入硼酸甘油滴耳液,待耵聍软化后取出。

3. 已有外耳道炎者,应给予抗生素控制炎症;也可选疏风清热、解毒利湿的中药内服,如五味消毒饮或银花解毒汤加减内服,以促使感染尽快消除。并可分次取出耵聍及分泌物。

4. 耵聍较深难以取出或儿童等配合欠佳者,可在充分软化耵聍后在耳内镜辅助下清理,以便充分清理外耳道耵聍,避免损伤外耳道及鼓膜。

5. 若疼痛剧烈,或患者特别怕疼,可耳周注射1%~2%的利多卡因局部麻醉后,取出。

六、预防与调摄

1. 一般少许耵聍,大多可自行排除,不必进行特殊处理。

2. 若耵聍较多,堵塞耳道,必须到医院处理,以免处理方法不当而将耵聍推向深部或损伤外耳道及鼓膜。

3. 有脓耳史或鼓膜穿孔史者,忌用冲洗法。

七、临证备要

(一)临证要点
1. 有耳聋、耳胀、耳堵、耳鸣等症,检查外耳道有耵聍团块。
2. 取出即可。
(二)沟通要点
1. 取耵聍时,嘱其做好配合,防止损伤外耳道及鼓膜。
2. 戒除频繁挖耳习惯。

复习思考题

外耳道耵聍栓塞如何取出?

（刘莉萍）

第六节 外耳道真菌病

外耳道真菌病(otomycosis)是外耳道皮肤的真菌感染性炎性病变(图11-9)。在潮湿温暖环境中,真菌易繁殖,因此在以热带亚热带季风气候为主的地区,比如我国南方较为好发,是常见的一种外耳道炎。《石室秘录·耳痒》中陈士铎谓:"耳中作痒以木刺之,尚不足以安其痒。"依据症状来看,类似于中医的"耳痒"病。

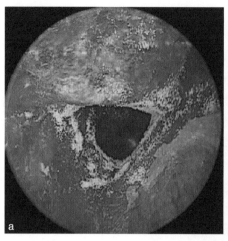
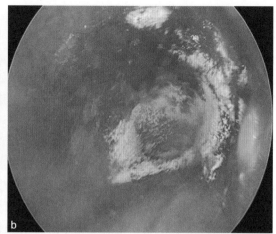
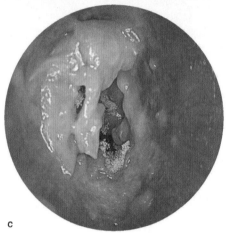

图 11-9　外耳道真菌病

一、病因病理

（一）西医病因病理

1. 病因　致病真菌以曲霉菌、假丝酵母菌、青霉菌、念珠菌等常见。在一定的环境下，如污水入耳、脓液刺激、长期滥用抗生素溶液滴耳、使用不洁物掏耳，均易导致耳道真菌感染，或于全身慢性疾病之际，机体抵抗力下降，外耳道较易感染真菌。

2. 病理　不同类型真菌感染，其病理改变可有差异。有的真菌感染可引起外耳道皮肤充血或湿疹样变，但不侵犯骨质，无组织破坏；念珠菌感染早期以渗出为主，晚期为肉芽肿形成；毛霉菌可侵入血管，引起血栓，导致组织缺血坏死。

（二）中医病因病机

本病有虚实之分。实者多为湿热，病在肝胆；虚者多为脾胃虚弱或虚火上炎。与患者个体禀赋相关的病理体质条件有关。

1. 肝胆湿热　平素居潮湿温暖环境，若污水入耳，或以不洁物挖耳，真菌夹湿热之邪而入，郁于耳道肌肤，发为本病。

2. 脾虚湿蕴　饮食不节、食伤脾胃或素体脾虚，加之污水入耳，或以不洁物挖耳，真菌夹湿而入，发为本病，湿邪黏滞，易于反复。

3. 虚火上炎　久病伤正，或素体虚弱，肝肾不足，耳道肌肤失养，且阴虚火旺，挟真菌上炎耳道肌肤，发为本病。

二、临床表现

1. 症状　早期轻症者可无症状。随着病情发展,出现耳痒,耳胀,耳堵塞感,或伴耳痛不适,听力下降,耳鸣。

2. 体征　外耳道皮肤或耳道分泌物表面覆盖一层灰黄色、黑色、褐色或白色霉菌,或为粉末状、丝状或绒毛状,量多时可呈筒状、块状。除去痂皮后,可见黏膜充血,合并感染时可见黏膜肿胀,或糜烂,或溃疡,甚至可有肉芽生长,表面有分泌物。

三、并发症

真菌性外耳道炎属皮肤病变,感染加重可影响周围组织如耳郭、鼓膜等,进而导致化脓性中耳炎或外耳道蜂窝组织炎。

四、辅助检查

分泌物涂片、真菌培养等检查,可查到相关真菌,必要时可做组织活检。

五、诊断与鉴别诊断

(一)诊断要点

诊断要点以外耳道瘙痒、堵塞感为主要症状,局部可见霉菌;分泌物涂片、真菌培养等检查可明确,全身症状多不明显。

(二)鉴别诊断

1. 外耳道炎　主要症状是疼痛,有局限性外耳道炎和弥漫性外耳道炎之分,可见少量分泌物,外耳道皮肤弥漫性或局限性红肿,外耳道腔变窄,耳周淋巴结肿胀。

2. 坏死性外耳道炎　一种特殊的弥漫性外耳道炎,常导致广泛性坏死,或引起乳突炎及颅内感染,并多并发面神经麻痹,多数是老年人并伴有糖尿病病史,严重者危及生命,故又称恶性外耳道炎。

3. 外耳湿疹　是耳郭、外耳道及其周围皮肤的变应性炎症,以瘙痒,渗液,多形性皮疹,皮肤皲裂、脱屑等为主要表现。有急性湿疹和慢性湿疹之别。

(三)中医辨证要点

外耳道真菌病,首辨寒热虚实,次明脏腑所属。急性多属实证,久病多属虚证或虚中夹实。实证主要与肝胆关系密切;脏腑亏虚主要与脾气虚弱多见。寒热或有互兼,或可相互转变,要以局部表现和整体状况相结合判断。一般而言,奇痒而不太潮润者,多为肝胆湿热;耳内瘙痒,病程日久,耳内渗液明显,舌质淡红,苔白,边有齿痕等多为脾虚湿蕴;病程日久,耳道干燥,夜间明显等多阴虚火旺。

ER-11-7
外耳道真菌病的诊断思维导图

六、治疗

一般治疗为清除外耳道分泌物及菌团,保持局部干燥,再予药物治疗。

(一)中医治疗

辨证论治

(1)肝胆湿热证

证候:耳内奇痒难忍,耳胀不适,甚则耳部疼痛。外耳道内见多量黑褐色霉菌及脓性分泌物,局部皮肤潮红、肿胀、渗液,霉菌量多,舌红,苔黄腻,脉弦滑。

治法:清泄胆热,利湿通窍。

方药:龙胆泻肝汤加减。酌加黄柏清热燥湿,蛇床子、地肤子除湿止痒。

（2）脾虚湿困证

证候:耳内瘙痒,耳堵塞感,耳胀,甚则耳内潮湿感或耳部疼痛。外耳道内见多量霉菌及分泌物,或见耳道皮肤肿胀、渗液,舌质淡红,苔白,边有齿痕,脉细滑。

治法:健脾化浊,渗湿止痒。

方药:参苓白术散加减。渗液明显可酌加藿香、佩兰以健脾化湿,并加蛇床子、地肤子、防风、桑叶等杀虫止痒。

（3）虚火上犯证

证候:耳内作痒,耳胀痛不适,病程缠绵。外耳道皮肤色红、增厚,分泌物不多。舌红苔少、脉细数。

治法:滋阴降火,杀虫止痒。

方药:知柏地黄汤加减。酌情加蛇床子、地肤子、百部杀虫止痒。

（二）西医治疗

1. 药物治疗　清理外耳道耵聍、分泌物及真菌团块或菌丝后,或使用碳酸氢钠滴耳液浴耳后再行耳道冲洗,局部使用 1%～2% 麝香草酚乙醇、1%～3% 水杨酸乙醇,硼酸乙醇,或康唑类乳膏外抹等。一般不需要全身使用抗真菌药物,合并细菌感染者,可配合抗生素治疗。

2. 外治法　氦氖激光治疗有消炎、镇痛、止痒、收敛、消肿等作用。

七、预防与调摄

1. 慎起居,调饮食,锻炼身体,增强或改善体质。

2. 注意局部卫生,保持耳部干燥,避免污水入耳。

3. 戒除挖耳习惯。

4. 积极治疗化脓性中耳炎,注意勿滥用抗生素。

八、临证备要

（一）临证要点

1. 西医治疗重点局部清理及抗真菌治疗,中医辨证以辨脏腑虚实为主。

2. 治疗重视局部处理与整体调治相结合。局部予冲洗或者清理耳道,保持外耳道干燥,并外用抗真菌药物;整体治疗以调整脏腑功能为主。

（二）沟通要点

1. 解释病因及疾病特点,合理选择治疗方案。

2. 介绍预后及日常调摄要点。

九、中西医结合诊疗思路

外耳道真菌病容易反复发作,注意耳部卫生,保持耳道干燥很关键。患者在采用中西医结合方案的同时,需注意保持良好的生活习惯。

复习思考题

1. 简述本病的西医诊断要点。

2. 试述本病预防的要点。

（刘元献）

第七节　分泌性中耳炎

分泌性中耳炎(secretory otitis media)是中耳腔黏膜的非化脓性炎症,以中耳腔内积留液体为特征的中耳疾病,也称为渗出性中耳炎(图 11-10)。本病多因上呼吸道感染、呼吸道变态反应性反复发作迁延而致,单耳、双耳均可发病。本病以耳堵塞感、传导性听力下降、鼓室积液为主要特征,或伴有耳鸣,多发病于儿童。分泌性中耳炎可造成儿童的听力损失,影响言语功能,应高度警惕和及时观察治疗。在中医学上,分泌性中耳炎属于"耳胀""耳闭"的范畴。

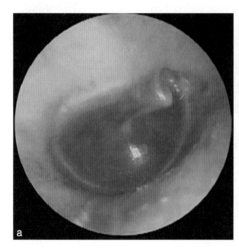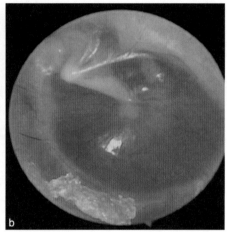

图 11-10　分泌性中耳炎

一、病因病理

(一)西医病因病理

1. 病因　本病发病原因未完全明确,一般认为,咽鼓管堵塞或功能紊乱为本病发病中心环节。

(1) 咽鼓管堵塞:可分为机械性堵塞及非机械性堵塞两种类型。机械性堵塞包括放射性损伤、鼻咽部肿瘤、腺样体肥大、填塞物压迫、鼻腔和鼻窦疾病(如上呼吸道感染、变应性鼻炎、慢性鼻窦炎等)、咽鼓管咽口粘连闭锁等。非机械性堵塞因素如咽鼓管开闭肌功能异常、小儿生理结构特点、咽鼓管发育不良等也容易导致咽鼓管塌陷、管腔狭窄。

(2) 咽鼓管功能紊乱:咽鼓管的表面黏膜上的"黏液纤毛输送系统"有排除管内病原体及分泌物的重要功能。若因为细菌感染、先天纤毛运动不良综合征等原因影响该系统,则会造成咽鼓管功能紊乱,造成开放障碍。

(3) 感染:中耳黏膜受到细菌或病毒攻击后,会诱导产生炎性介质,局部造成中耳积液。

(4) 免疫反应、变态反应:变应原、细菌等抗原物质与中耳黏膜免疫系统产生的特异性抗体发生免疫反应,形成免疫复合物,在补体等物质参与下,促使炎性介质释放,影响黏膜血管通透性及腺体分泌活性,造成分泌物积聚,形成中耳积液。慢性分泌性中耳炎可能是免疫复合物疾病。

(5) 气压损伤:潜水、乘坐飞机、电梯急速升降、低压舱工作、高压氧治疗等压力急速变化的活动也可引起中耳腔气压变化,导致中耳腔内渗出液体。

（6）其他：如代谢障碍、神经源性炎症机制、胃食管反流等学说。

2. 病理　发病早期，咽鼓管管腔闭塞、出现通气功能障碍时，中耳腔氧气被黏膜吸收，氧分压下降，导致中耳腔内、外的气压失衡，中耳出现负压，中耳黏膜水肿，毛细血管通透性增高，鼓室内出现漏出液。鼓室黏膜组织病理性鳞状上皮化生，杯状细胞增多，病理性腺样组织形成，分泌亢进，固有层出现以淋巴细胞及浆细胞为主的圆形细胞浸润。

疾病恢复中期腺体退化，分泌物减少，黏膜可逐渐恢复正常。若疾病迁延，晚期中耳积液机化，或成包裹性液体，伴肉芽组织生长，进而发展成粘连性中耳炎或胆固醇性肉芽肿、鼓室硬化、胆脂瘤等。

中耳积液是漏出液、渗出液、分泌液的混合物，若极为黏稠者的可含有糖蛋白。迁延不愈者，中耳积液后期可转变为胶冻状。

（二）中医病因病机

本病因受风邪侵犯，水液停滞耳窍，或因肝胆湿热，引动体内之经气逆乱上循，以致耳内经气痞塞不宣，出现耳胀之症。也有因耳胀失治，或反复发作，以致邪毒滞留，气血瘀滞，脉络受阻，水液积聚于耳窍而成本病。还可因脾胃之本虚损，运化失司，湿浊凝聚耳窍，以致闭塞失用而发此病。本病病位常在肺、脾、肝、胆，也与患者个体禀赋相关的病理体质条件有关。

1. 风邪侵袭　风邪易袭阳位，感受风邪之气，肺失宣降，邪气壅滞，痞塞头面部清窍，则发为耳内堵塞感、听力下降。

2. 肝胆湿热　平素情志不畅者，肝胆之气失于疏泄，郁而化热，逆犯脾胃，导致运化失司，湿热相搏，体内之经气逆乱上循，蕴结于耳部，发为耳胀耳闭。

3. 脾虚湿困　素体脾虚者禀赋不足，易受病气损伤，脾胃运化失司，湿浊停聚，上停耳窍，蕴结于局部，发为耳胀耳闭。

4. 邪滞瘀阻　耳胀失治，或反复发作，以致邪毒滞留，结而成痰，病久而瘀，导致痰瘀郁结。耳为空清之窍，有赖气血煦濡，一旦痰瘀郁结，耳窍经脉痞塞，耳失其空清之态，则耳胀闷感明显，听力下降。

二、临床表现

（一）症状

1. 全身症状　多数急性患者可伴有鼻塞、流涕、咳嗽、头晕、疲倦、乏力等伤风感冒表现，少数患者可为隐匿性、渐进性起病，无明显全身症状。婴幼儿患者表现为平衡能力差，言语语言发育迟缓、言语反应差及上课时注意力不集中。

2. 局部症状　主要为耳部症状。

（1）耳闷胀感：为本病的特征性症状。患者自觉耳内如堵棉花感，或耳内进水感，摇头可听见水声，可随体位变化而变化。

（2）听力下降：或伴有自听增强。鼓室积液较稀时，听力可随头位变化而变化（如头前倾、后仰或偏向健侧）。因为积液离开蜗窗，有利于声音传导。婴幼儿则表现为对周围声音反应差，不能将头准确地转向声源。

（3）耳鸣：可为间歇性、持续性，音调可为轰鸣声、吹风声或水泡破裂声。在做擤鼻、哈欠等影响咽鼓管的动作时可闻及流水声。

（4）耳痛：或有轻微耳痛，婴幼儿可表现为抓耳啼哭、睡时易醒。

（二）体征

耳镜检查可见鼓膜充血或内陷（鼓室积液较多时，会向外隆凸），鼓膜色泽由正常的灰白色半透明状改变为橘黄色或琥珀色。透过鼓膜可能看到气液平面或气泡的"积液征",可随头位变动而变化。鼓气耳镜检查可见鼓膜活动度降低,鼓膜切开或穿刺时能引流出浆液性液体。慢性患者可见鼓膜增厚或菲薄,鼓膜浑浊,或钙化,内陷明显,或与鼓岬粘连。

三、并发症

分泌性中耳炎可发展为粘连性中耳炎、鼓室硬化症、胆固醇肉芽肿和后天原发性胆脂瘤等,这些病变如不及时治疗,可引起严重听力减退和引起一系列并发症。长期鼓室置管可能遗留鼓膜穿孔,等待观察至成年后可考虑鼓膜修补手术。

四、辅助检查

（一）声导抗检查

声导抗是反映中耳腔内压力的快速、有效的客观指标。声导抗检测的鼓室压图可呈 B 型和 C 型。发病初期时中耳腔内出现负压,鼓膜内陷,还未出现积液时,以 C 型曲线多见。当病变逐渐进展,出现鼓室积液,则成为无峰的 B 型图。若患者鼓室导抗图由 B 型转为 C 型或 As 型,提示病情向愈趋势。

（二）听力学检查

音叉试验或纯音听阈检查或有不同程度的传导性聋表现。少数病例因为鼓室积液质量影响传音结构及蜗窗膜阻抗,可表现为骨导下降,形成混合性聋或神经性聋的表现。若抽液后骨导没有恢复,可能提示内耳损害。

（三）鼓膜穿刺

于鼓膜前下象限进行穿刺,若可抽出浆液样液体则可明确分泌性中耳炎的诊断。作为有创性诊断方式,同时也有治疗的效果。

（四）影像学检查

乳突 CT 检查可了解中耳腔的积液情况,CT 表现为鼓室及乳突气房内密度增高,呈液体密度影,无骨质破坏,或可见液气平面(图 11-11)。

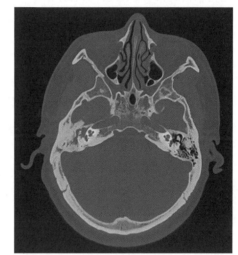

图 11-11 乳突 CT 表现

五、诊断与鉴别诊断

（一）诊断要点

本病病程有长有短,临床症状,耳内镜、鼓气耳镜、声导抗检查,听力学检查,鼓膜穿刺可作为诊断要点。

1. 临床症状 其主要有耳闷胀感、听力下降,或伴有耳鸣、耳痛等表现。

2. 耳内镜、鼓气耳镜可见鼓膜活动度减低,同时伴有鼓膜内陷或隆凸、色泽由正常的灰白色半透明状改变为橘黄色或琥珀色,见到气液平面或气泡的"积液征"即可诊断。

3. 声导抗检查呈 B 型或 C 型。

4. 听力学检查或有不同程度的传导性聋表现。

5. 鼓膜穿刺可抽出浆液样液体。

（二）鉴别诊断

1. 粘连性中耳炎 粘连性中耳炎也呈传导性聋及声导抗 B 型声导抗图,但鼓膜与鼓岬粘连,鼓膜表面呈高低不平粘连状,穿刺抽不出液体。

2. 化脓性中耳炎　急性化脓性中耳炎在未穿孔前,有耳胀、耳痛感,但较分泌性中耳炎更为剧烈并会逐渐加重,查体可见鼓膜充血明显,伴脓液搏动感,当鼓膜穿破、脓液流出后,耳痛立即好转。

3. 鼻咽部病变　主要分为良性和恶性两种病变。良性可为腺样体肥大、鼻咽炎等病变堵塞咽鼓管,容易造成双耳病变,须行鼻咽部检查、病理检查以明确。恶性的病变常见有鼻咽癌,常为单耳发病,可伴有长期鼻塞及流脓血、头痛头胀等表现,查体可见鼻咽部肿块,色红,表面不规则,触之易出血。可通过鼻咽镜、血清 EB 病毒相关抗体、影像学检查、病理活检而确诊。

（三）中医辨证要点

耳胀、耳闭的辨证,首辨虚实,次明脏腑所属,再分寒热。急性多属实证,久病多属虚证或虚中夹实。实证主要与肺、肝胆关系密切;脏腑亏虚之证主要与脾气虚弱多见。寒热或有互兼,或可相互转变,要以局部表现和整体状况相结合判断。一般而言,急性发病常为风邪外犯、水液停聚耳窍,故治疗急病时当疏风散邪、利水开窍;久病则多为气阳之本不足而无以运化水液,耳窍内水液停聚,故治疗久病时要在利水渗湿的同时兼补益固本;切不可祛邪太过而更伤及本身气阳,孰轻孰重,自当临证参酌。

分泌性中耳
炎诊断思维
导图

六、治疗

中医治疗可以运用口服中药、针灸、外治法综合治疗,有效改善患者的病理体质,及恢复咽鼓管引流和中耳腔正常生理功能,控制炎症。西医强调病因治疗,认为保守治疗 3 个月无效可考虑手术治疗,主要目的在于恢复或改善中耳通气引流及清除中耳积液。中西医结合治疗有利于提高远期疗效。

（一）中医治疗

1. 辨证论治

（1）风邪侵袭证

证候:耳内胀闷,不痛或微痛,耳鸣如闻风声,听力减退,但自声增强,全身可伴有风寒或风热表证。检查鼓膜或呈橘红色,鼓膜内陷;若中耳有积液,则可在鼓膜上见到液平线,鼓膜穿刺可抽出积液。舌质淡红,苔薄白或薄黄,脉浮。

治法:解表疏风,开窍宣肺。

方药:风寒偏重者,有恶寒重、发热轻,头痛、流清涕、脉浮紧等表现,用荆防败毒散加减;风热外袭者,伴有发热较重、咽痛、流脓涕、脉浮数等表现,用银翘散加减;若是中耳腔积液较多者,可以泽泻、石菖蒲增强化湿开窍之力,酌加茯苓、白术健脾化湿,通利水道;若是表证较重,可加羌活、独活、桑白皮以增强解表宣肺之力。

（2）肝胆湿热证

证候:耳内胀闷堵塞明显,耳内微痛,持续性耳鸣,患者郁闷、容易烦躁,伴有口苦咽干、头痛头胀、目黄尿赤等,检查见鼓膜色红、内陷,可见液平面,鼓膜穿刺可抽出黄色积液。舌边瘀红,苔黄腻,脉弦滑。

治法:清肝泻胆,祛湿通窍。

方药:可用龙胆泻肝汤加减。若气机郁滞、但热象不重者可使用逍遥散加减,气郁严重者可酌加郁金、川楝子。

（3）脾虚湿困证

证候:耳内胀闷感明显,摇头可闻及水声,耳鸣嘈杂,肢体倦怠乏力、面色失荣,检查见鼓膜增厚、内陷、无光泽,鼓膜穿刺可见清稀积液。舌淡,苔白滑,脉濡。

治法:健脾益气,化湿通窍。

方药:参苓白术散加减。耳闷胀明显可酌加川木通、藿香、佩兰以健脾化湿。

(4) 邪滞瘀阻证

证候:发病前有外邪侵犯病史,耳内胀闷感明显,日久不愈,听力减退明显,患者皮肤上易有青紫、瘀斑,检查见鼓膜增厚、失去光泽、内陷,可见灰白色钙化斑,部分可见积液征,或有粘连。舌暗、舌底脉络瘀阻,脉涩。

治法:祛邪解毒,通瘀开窍。

方药:通窍活血汤加减。若伴有气虚乏力、精神萎靡者,可加黄芪、党参以扶正祛邪;热证明显者,可酌加连翘、金银花。

2. 中医其他方法

(1) 滴鼻:可选用疏风通窍作用的药物滴鼻,通畅鼻部、耳部,调节咽鼓管功能,如复方薄荷脑滴鼻液。

(2) 针灸疗法:一般采用局部取穴与远端取穴结合的方法,可选耳门、听宫、听会、翳风等为主穴,太冲、足三里、肺俞、脾俞、丰隆等为配穴,根据虚实辨证采取不同手法,留针20分钟;虚证患者可采用耳部、足三里、脾俞加灸;还可以通过耳穴压豆、揿针、穴位注射中成药等方法对穴位进行较长时间的刺激。

(3) 鼓膜按摩:此法是用示指、中指或掌心按压着耳屏,用力按压外耳道口,然后放松,通过一压、一放,使鼓膜受到加压和减压的振动,以起到按摩作用。

(二) 西医治疗

1. 药物治疗 可予鼻用糖皮质激素喷鼻,鼻塞严重者可以短期使用鼻用黏膜血管收缩剂(如盐酸赛洛唑林、麻黄碱等),一般使用不超过7天;黏液促排剂(如桉柠蒎肠溶软胶囊、盐酸氨溴索片等)可增强呼吸黏膜上皮细胞纤毛运动功能,稀化黏液,有助于窦腔内分泌物的排出,可结合运用。耳痛明显或伴有发热者,可考虑口服解热镇痛药、抗生素或少量糖皮质激素治疗。

2. 局部外治法

(1) 咽鼓管吹张法:捏鼻鼓气吹张法是手指捏紧鼻孔,闭口屏息,将气鼓入中耳腔,使耳中有气泡声,可反复多次。专科就诊时可采取导管吹张术。若有流涕、耳痛等急性感染表现时,不宜行咽鼓管吹张术。

(2) 鼓膜穿刺术:急性期鼓室积液明显者,可行鼓膜穿刺抽液以减少鼓室内积液量,抽液同时注射糖皮质激素(如地塞米松等)可帮助消除炎症。

3. 手术治疗

(1) 鼓膜切开置管术:病情迁延不愈、鼓膜穿刺后仍反复发作、鼓室积液黏稠者,可行鼓膜切开置管术。将鼓膜切开,以吸引清除中耳腔内积液,并于切口处放置通气管通畅中耳腔引流。

(2) 咽鼓管球囊扩张术:若是因为咽鼓管塌陷、堵塞而引起的分泌性中耳炎,可以使用咽鼓管球囊扩张术。球囊扩张术是通过球囊装置扩张咽鼓管软骨部,物理性扩张咽鼓管,从而改善中耳腔通气引流、平衡中耳腔气压的手术。

4. 其他疗法

病因治疗:积极治疗影响咽鼓管通气功能的原发疾病,如鼻腔、鼻窦、鼻咽部疾患。局部可配合应用红外线、微波、超短波、氦氖激光及热敷等物理疗法。

笔记栏

七、预防与调摄

1. 慎起居,调饮食,避免感冒,增强体质。

2. 正确擤鼻,先按压一侧鼻孔,另一侧鼻腔用力出气,使鼻涕擤出,再以同法擤出另一侧鼻腔的分泌物。

3. 保持鼻腔、鼻窦引流通畅,冲洗鼻腔不宜压力过猛,防止液体压入咽鼓管。

4. 积极彻底治疗急性期疾病及原发疾病,以免转为慢性或遗留粘连。

八、临证备要

(一)临证要点

1. 西医强调病因治疗、及早治疗,中医辨证首辨虚实,次明脏腑所属,再分寒热。

2. 治疗重视局部处理与整体调治相结合。局部处理重在改善咽鼓管功能,改善中耳腔通气引流;整体调治重在改善患者病理体质。

(二)沟通要点

1. 明确病因及疾病发展阶段,合理选择治疗方案。

2. 选择有创操作或手术方案时,需向患者及家属详细交代感染、鼓膜穿孔等风险,并详细交代术后注意事项。

3. 指导患者正确擤鼻方法,指导其预后及日常调摄要点。

九、中西医结合诊疗思路

分泌性中耳炎的发病中心为咽鼓管通气障碍,某些患者容易反复发作,患者全身免疫状态低下、鼻腔鼻窦或鼻咽部疾患也是重要致病因素。因此,患者早期保守治疗可采用中西医结合方案,若是保守治疗3个月无效,建议患者行手术治疗,积极结合中医辨证论治以及体质调治,可以促进中耳腔黏膜水肿消退和病理性腺体退化,加快康复过程。

案例分析

余某,女,10岁。

初诊(2003年3月7日):患儿双耳胀、闷堵塞感、听力下降1月。素体较虚,卫表不固,常伤风鼻塞,1个月前感冒后鼻塞流涕加重,曾用西药治疗(具体不详)。诊见双耳胀闷堵塞感,听力下降、自听增强、鼻塞、流脓涕、口微干苦、不欲饮,纳差,二便调,舌淡红、苔薄黄,脉弦细略滑数。检查:双耳鼓膜潮红、浑浊、标志不清,鼻甲肿大、鼻道脓涕,咽后壁少量分泌物附着。纯音测听示:左耳轻度传导性耳聋,听力损失39dB,右耳中度传导性耳聋,听力损失47dB,声导抗检查为双耳B型曲线。西医诊断:化脓性鼻窦炎,双耳分泌性中耳炎。中医诊断:鼻渊,耳胀,证属脾气虚弱,湿浊余邪困聚清窍,治宜祛浊散邪,健脾利湿,芳香通窍。处方:柴胡、菊花、蔓荆子、辛夷、白术、地龙、白芷、五爪龙各10g,甘草、蝉蜕各5g,茯苓、泽泻各15g。7剂,每天1剂,水煎服。即行鼻窦负压置换1次。嘱回家后用滴鼻灵滴鼻,每天3~4次,配合中药蒸气熏鼻,每天1~2次。

二诊(3月14日):患儿鼻塞流涕减轻、听力提高,检查右侧中鼻道内仍见脓性分泌物,双耳鼓膜潮红。遂上方去五爪龙,加蒲公英15g,石菖蒲10g,蝉蜕加至10g,以增强祛湿浊、通清窍之力,外治仍以滴鼻灵滴鼻及熏气熏鼻。

三诊(3月28日):服14剂后,患儿听力明显提高,仍有自听增强,鼻塞流涕,检查鼓膜潮红减退,鼻道少量黏涕。察其舌淡红、苔白,脉细。辨证属耳胀后期,听力已提高,风热邪毒渐减,脾虚之象渐显,且虚实兼夹。治以健脾利湿为主,兼疏风通窍,方以四君子汤合玉屏风散加减。处方:太子参、茯苓、白术、防风、辛夷、地龙、石菖蒲、蝉蜕、蒲公英各10g,甘草、白芷各5g,薏苡仁15g。7剂。

四诊(4月4日):患儿右耳仍有堵塞感,鼻塞明显减轻,流涕减少,口不干,纳食正常,舌淡红、苔白,脉细滑。检查双耳鼓膜潮红呈橘红色,双侧鼻黏膜充血,双下鼻甲稍肿大,鼻道内未见引流。电测听检查示左耳听力基本恢复正常,右耳听力较前提高1~2dB。听力提高缓慢,考虑鼓室仍有积液,建议患者行右耳鼓室穿刺抽液,但患者拒绝行穿刺治疗,故仍守前方加减,继续治疗1个月,患儿听力逐渐正常,无耳胀、耳闷及自听增强等症状。检查鼓膜无充血及浑浊内陷,鼻甲肿大明显减轻,鼻道少量鼻涕。纯音测听示双耳听力恢复正常,声阻抗检查为双耳A型曲线。

按:本例患儿鼓膜潮红、流涕黄稠、舌苔微黄、脉弦细略数,辨证为湿浊余邪较盛,故治以祛邪为主,重点是祛湿浊散余邪,佐以健脾利湿。基本方中柴胡、菊花、蔓荆子疏风清热散余邪,升清阳而祛湿浊,辛夷、白芷、蝉蜕、地龙散邪化浊通窍,五爪龙、茯苓、白术、泽泻、甘草益气固表,健脾利湿。三诊患儿耳胀堵塞感渐减轻,听力逐渐提高,鼻塞流涕也逐渐减轻,湿浊余邪渐除,故治以健脾利湿、芳香通窍为主,意在扶正祛邪,托邪外出,以四君子汤合玉屏风散加减,酌加蒲公英、薏苡仁利湿排脓,辛夷、白芷芳香化浊通窍,蝉蜕、地龙以加强祛邪通窍之力。全方健脾利湿而不过燥,扶正祛邪通窍。后以基本方为基础,或加佩兰、藿香同用,以加强芳香化浊之功,或加桑白皮宣肺祛邪。本例以专方为主,随症加减,并配合滴鼻灵滴鼻及蒸气熏鼻、鼻窦负压置换等外治法,内外相合,多途径给药,故取得显著疗效。

选自《王士贞教授治疗小儿耳胀病经验介绍》

复习思考题

1. 简述分泌性中耳炎的西医诊断要点。
2. 简述分泌性中耳炎的中医辨证要点、分型。
3. 试述分泌性中耳炎的中西医治疗的方法。

(刘元献)

第八节　急性化脓性中耳炎

急性化脓性中耳炎(acute suppurative otitis media)是中耳黏膜的急性化脓性病变。临床以耳痛、耳漏、听力下降为主要表现,病变范围主要在鼓室,并可波及鼓窦和乳突气房。好发于儿童,冬春季节多见,常继发于上呼吸道感染。本病相当于中医的"急脓耳",属于中医文献"风耳""耳漏""耳风毒"等范畴。

一、病因病理

(一)西医病因病理

1.病因 主要致病菌有肺炎链球菌、流感嗜血杆菌、葡萄球菌、乙型溶血性链球菌及铜绿假单胞菌等。常见的感染途径有三：

（1）咽鼓管途径：临床上最常见。急性上呼吸道感染性疾病（如急性鼻炎、急性鼻窦炎、急性鼻咽炎、急性扁桃体炎等），炎症向咽鼓蔓延。咽鼓管咽口及管腔黏膜充血、肿胀、纤毛运动障碍，致病菌乘虚侵入中耳；急性传染病（如猩红热、麻疹、白喉、流感等），可通过咽鼓管途径并发本病；在污水中游泳或跳水、不适当的咽鼓管吹张、擤鼻或鼻腔治疗等，均可导致细菌循咽鼓管侵入中耳；婴幼儿的咽鼓管短、宽而平直，如哺乳位置不当，平卧吮奶，乳汁或呕吐物可经咽鼓管流入中耳而引发感染。

（2）鼓膜途径：鼓膜外伤、鼓膜穿刺、鼓膜置管时，致病菌可由外耳道直接侵入中耳。

（3）血行感染：极少见，一般严重的脓毒血症可能导致此情况发生。

2. 病理　可分为四期。

早期（卡他期）：鼓室黏膜充血水肿、血管扩张，腺体分泌增加，鼓室内有浆液性炎性渗出物。

中期（化脓期）：炎症继续发展，鼓室黏膜充血肿胀加重，浆液性炎性渗出物转为黏脓性及脓性。

晚期（穿孔期）：鼓室积脓增加，鼓膜毛细血管受压，出现小静脉血栓性静脉炎，局部坏死溃破。致鼓膜穿孔，脓液由此外泄。

恢复期：鼓膜穿孔引流通畅后，炎症逐渐消退，鼓室黏膜恢复正常，耳流脓逐渐消失，小的穿孔可自行修复。否则，可迁延不愈而转为慢性，或合并急性乳突炎等。

（二）中医病因病机

本病多以实证为主。病在肺、肝、胆。

1. 风热犯耳　外感风热，侵犯肺表，或风寒袭肺，郁而化热，肺失肃降，风热壅塞上焦，与气血搏结于耳窍而发为本病。

2. 肝胆湿热　素有肝胆火热内盛，外邪侵袭，风热邪毒或风寒化热，内传肝胆，引动肝火，或疏泄失常，湿热内生，循经上蒸，壅阻耳脉，燔灼气血，腐肉成脓，形成本病。

二、临床表现

（一）症状

1. 全身症状　成人全身症状较轻，小儿全身症状较重，畏寒、发热、倦怠、纳差、呕吐、腹泻。穿孔后，全身症状减轻。

2. 局部症状

（1）耳痛：鼓膜穿孔前剧烈耳痛，深部痛，呈间歇性发作，表现为搏动性跳痛或刺痛，可向同侧头部或牙齿放射，咳嗽时耳痛可加重。患儿深夜哭闹、抓耳。穿孔后耳痛减轻。

（2）听力减退及耳鸣：初期明显耳闷，可有搏动性耳鸣、听力逐渐下降。耳痛剧烈者，轻度的耳聋可不被患者察觉。鼓膜穿孔后听力反而提高。如病变侵入内耳，可出现眩晕和混合性耳聋或感音神经性聋。

（3）流脓：鼓膜穿孔后耳内有液体流出，初为浆液血性，以后变为黏液脓性乃至脓性。

（二）体征

耳周检查可有乳突尖及鼓窦区轻微压痛。小儿乳突区皮肤可出现轻度红肿。

早期耳镜下可见鼓膜松弛部充血，紧张部周边及锤骨柄区可见扩张的、呈放射性的血管。随着病情进一步发展，整个鼓膜弥漫性充血、肿胀，向外膨出，其正常标志不易辨识。鼓膜穿孔大多位于紧张部。穿孔前，局部先出现一小黄点。穿孔伊始，穿孔处为一搏动亮点，分泌物从该处涌出，称之为"灯塔征"。待穿孔稍扩大后，方能清晰查见其边界。

婴幼儿的鼓膜较厚，富有弹性，不易发生穿孔，应警惕。

笔记栏

三、并发症

急性化脓性中耳炎失治或治疗不当,致病菌毒力强,患者年老体弱或年幼,营养不良或全身慢性疾病等导致机体抵抗力弱,以及脓液引流不畅时,可向邻近或远处扩散,引起颅内、颅外并发症。此为耳源性并发症,相当于中医的"脓耳变证",属于耳鼻咽喉科危急重症之一,甚至可危及生命。颅外并发症包括耳后骨膜下脓肿、耳源性面瘫、耳源性迷路炎;颅内并发症包括乙状窦血栓性静脉炎、耳源性脑膜炎、耳源性脑脓肿。

四、辅助检查

(一)纯音听阈检查

多为传导性聋,少数患者可因耳蜗受累而出现混合型聋。

(二)血常规检查

白细胞总数增多,中性粒细胞比例升高,鼓膜穿孔后各项指标逐渐恢复正常。

(三)影像学检查

乳突 X 线检查表现为乳突气房模糊。颞骨 CT 检查表现为乳突气房、鼓室、鼓窦区积液模糊,密度增高,气影减少或消失。儿童不建议作为常规检查项目,疑有颅内或颅外并发症者需做颞骨 CT 检查。

(四)病原体检测

急性化脓性中耳炎的脓性分泌物检测是必要的,可明确病原菌。

五、诊断与鉴别诊断

(一)诊断要点

耳深部疼痛。鼓膜穿孔后耳痛顿减。鼓膜穿孔后耳内有液体流出,初为浆液血性,以后变为黏液脓性乃至脓性;局部检查早期见鼓膜充血,中期见鼓膜穿孔,脓液溢出或现"灯塔征";听力检查呈传导性听力下降为主;感染性血象。

(二)鉴别诊断

1. 外耳道炎、外耳道疖　主要表现为耳内疼痛,耳郭牵拉痛。外耳道疖疼痛剧烈,跳痛性耳痛,张口、咀嚼时尤甚,常向头部放射。检查见外耳道口充血肿胀或疖肿,鼓膜表面炎症轻微或正常,一般听力正常。

2. 大疱性鼓膜炎　大多并发于流感或耳带状疱疹,耳痛剧烈,听力下降不明显,无耳漏,检查见鼓膜充血呈血疱。

(三)中医辨证要点

急脓耳的辨证,以实证为主。早期多属外感邪热或寒郁化热,病在肺表。临床上,多以耳痛为主,伴有耳闷及听力下降,局部检查见鼓膜充血明显,或膨隆,或节律性跳动,尚无穿孔及流脓表现。中期多以外感风热引动肝胆火盛,湿热循经上犯为主,病在肝胆。

六、治疗

控制感染,通畅引流,去除病因为其治疗原则。中医辨病辨证,标本兼治,促进预后,预防复发。西医药物治疗对症处理,结合局部治疗通畅引流,去除病因,避免复发。

(一)中医治疗

1. 辨证论治

(1)风热犯耳证

ER-11-9

急性化脓性
中耳炎诊断
思维导图

证候:疾病初起,猝感耳痛,痛甚及头,耳内闷堵不适,听力减退。伴周身不适,神疲倦怠,发热,微恶风寒等。查体见鼓膜充血显著,标志不清。舌质红,苔薄黄,脉浮数。

治法:疏风清热,解毒消肿。

方药:疏风清热汤合五味消毒饮加减。高热者,加生石膏、淡豆豉;耳内跳痛不止,鼓膜充血,肿凸明显者,加皂角刺、穿山甲等;口苦咽干甚者,加芦根、夏枯草等。

（2）肝胆湿热证

证候:耳内胀闷,剧痛,听力减退,耳鸣,或耳内流脓,黄稠量多,脓出症减。伴发热头痛,烦躁,口苦咽干,纳差,便秘尿赤等。查体见鼓膜红肿外凸,可呈节律性跳动,或有紧张部穿孔,见"灯塔征"。舌红,苔黄腻,脉弦数。

治法:清肝泄热,解毒排脓。

方药:龙胆泻肝汤加减。耳内痛甚者,酌加赤芍、牡丹皮、乳香、没药、皂角刺等;流脓黄稠量多,加蒲公英、车前子等。

2. 中医其他方法

（1）吹药法:脓性分泌物不甚黏稠且鼓膜穿孔大者,可于充分清洗外耳道分泌物后,可选用清热解毒、敛湿祛脓的药物吹入耳道治疗。药粉必须容易溶解吸收,避免妨碍脓液引流致邪毒入里内陷。

（2）滴耳法:可选用清热解毒、消肿止痛、敛湿祛脓作用的滴耳药物滴耳。

（3）体针:风热犯耳证,可选合谷、曲池、大椎、太阳、耳门等穴,用泻法;肝胆湿热证,可选太冲、阳陵泉、曲泉、期门、听会等穴,用泻法。

（二）西医治疗

1. 药物治疗　尽早应用足量抗生素,一般可用青霉素类、头孢菌素类或大环内酯类等药物,使用10天左右。如早期治疗及时得当,可防止鼓膜穿孔。鼓膜穿孔后应取脓液做细菌培养及药敏试验,参照其结果改用敏感的抗生素。早期足量使用抗生素控制感染,务求彻底治愈。小儿鼓膜较厚,不易穿孔,为避免感染蔓延至颅内必要时可考虑鼓膜切开术,通畅引流缩短病程,防止发生并发症。

2. 局部外治法

（1）鼓膜穿孔前

1）1%～3%苯酚甘油滴耳,可消炎止痛。鼓膜穿孔应立即停药,因该药遇脓液后释放出石炭酸,可腐蚀鼓室黏膜。

2）鼓膜切开术:如全身局部症状较重,鼓膜明显膨出,经一般治疗后效果不明显;或穿孔太小,引流不畅;或有并发症可疑,但非需即行乳突手术时,应在无菌操作下行鼓膜切开术,以利通畅引流。

3）滴鼻或喷鼻:鼻腔减充血剂（连续使用不能超过7天）、激素类鼻用喷雾剂、鼻用抗组胺药,可缓解咽鼓管咽口炎性黏膜的肿胀,降低中耳腔负压,减少渗出。

（2）鼓膜穿孔后

1）先以3%过氧化氢溶液清洗,并拭净外耳道脓液,或用吸引器将脓液吸净,注意吸力不宜过大。

2）局部用药以抗生素水溶液为主,每日3～4次,如0.3%氧氟沙星滴耳剂。恢复期可选用4%硼酸甘油、2.5%～5%氯霉素甘油等滴耳,便于消肿、干耳。

3）感染完全控制后,鼓膜穿孔长期不愈合者,可行鼓膜修补术。

3. 其他疗法　理疗如红外线、超短波、氦氖激光等,有助于消炎止痛。

4. 病因治疗　积极治疗鼻部及咽部急、慢性疾病,如腺样体肥大、鼻咽炎、急性或慢性鼻窦炎、急性或慢性扁桃体炎等,有助于预防中耳炎复发。

（三）一般治疗

全身支持疗法,注意休息,保持大便通畅,调节饮食。

七、预防与调摄

1. 锻炼身体,提高身体素质,积极预防和治疗上呼吸道感染。
2. 注意正确的擤鼻方法。
3. 避免不正确的哺乳姿势,以防婴儿呛奶。
4. 鼓膜穿孔及鼓室置管者禁止游泳,洗浴时防止污水流入耳内,戒除不良挖耳习惯。
5. 急性化脓性中耳炎病程中,密切注意病情变化,警惕并发症发生。

八、临证备要

（一）临证要点

1. 临床症状以耳深部疼痛为主,伴有听力下降或耳鸣,鼓膜穿孔后可见耳流脓。通过病史及耳镜检查多可确诊,怀疑并发症则可进行颞骨 CT 检查,脓性分泌物培养有助于选择敏感抗生素。注意与外耳道炎、疖及大疱性鼓膜炎进行鉴别。鼓膜穿孔前局部滴耳治疗有助于减轻耳痛不适,滴鼻或喷鼻治疗有助于改善咽鼓管通畅。穿孔后清理及吸引有助于中耳脓液引流通畅,再以抗生素水剂滴耳。全身用药以早期足量使用抗生素控制感染为主。

2. 外感风热或风寒入里化热,或素有肝胆火热,外邪引动,上犯耳窍均可发为急脓耳。实证为主,病在肺及肝胆。初期以祛除外邪,解毒消肿为主,中后期以清肝泄热,解毒排脓为主。

（二）沟通要点

1. 急性化脓性中耳炎引起的耳痛、发热等症状经及时、规范治疗后多可逐渐好转,但可能出现短暂反复。用药期间出现鼓膜穿孔及流脓,多属于疾病正常发展趋势,脓有出路,有助于病情恢复,减少并发症发生。痊愈后鼓膜多可愈合。

2. 急性化脓性中耳炎及时、规范治疗,多可痊愈。如治疗不及时、不彻底可导致慢性化脓性中耳炎,病情缠绵反复,甚至可引起严重并发症,危及生命。

九、中西医结合诊疗思路

急性化脓性中耳炎及时、准确诊断及采用全身与局部综合治疗极为关键。早期足量使用抗生素控制感染,务求彻底治愈。局部治疗包括清理耳道分泌物、通畅中耳引流以及抗生素水剂滴耳等治疗。中医辨证论治既可分型论治,又可分期论治。辨证分风热犯耳证与肝胆湿热证。风热犯耳证以疏风清热汤合五味消毒饮加减用药。肝胆湿热证以龙胆泻肝汤加减用药。分期论治,卡他期以疏风清热为主,选用疏风清热汤加减;化脓期以解毒、消肿为主,选用五味消毒饮加减;穿孔期,以清肝泄热,解毒排脓为主,选用龙胆泻肝汤加减;恢复期以健脾扶正,通窍祛余邪为主,可予六君子汤或参苓白术散、通气散。

案例分析

赵某,男,4 岁。

初诊(1999 年 5 月 15 日):患者诉感冒第 4 天即右耳深部疼痛。翌日更痛而难以承受,并全身疼痛,日夜难眠,今天高热,耳内疼痛如雀啄。大便 2 日未解,拒食狂饮,溲赤。检查:右耳鼓膜窥测不清楚,深部已有黄色稠浓积潴,擦净后可见鼓膜充血,中央部已有细小溃孔,脓从内部排出,呈灯塔征,鼓沟及其附近,也呈充血状态。右颈颔下可扪到淋巴结肿,无粘连,无压痛。体温 38.5℃,舌红,黄腻苔,脉数(102 次/min)。黄连解毒汤主之。处方:川黄连 2g,黄芩 2g,黄柏 2g,甘草 3g,金银花 6g,苍术 3g,浙贝母 6g,3 剂煎服,黄柏水 3 支滴耳。

二诊(1999 年 5 月 19 日):脓泄很多,质稠而厚,昨天起转为稀而色白。寒热退,食欲来,平静能眠,大便已解。检查:外耳道脓液潴积,清除后可见鼓膜中央性穿孔,旁及鼓沟的充血消失,已还其正常状态。体温 36.8℃,舌薄苔,脉平。五味消毒饮。处方:金银花 6g,菊花 6g,紫花地丁 6g,重楼 6g,半枝莲 6g,白芷 3g,浙贝母 6g,桔梗 4g,甘草 3g。5 剂,煎服。

三诊(1999 年 5 月 25 日):脓液日渐减少,一切进入正常状态。检查:外耳道干净干燥,鼓膜溃孔残痕已模糊难见。舌薄苔,脉平。丁半合剂 2 瓶,每日 2 次,各 50ml,开水兑服。

按:干教授将急性化脓性中耳炎分为三期五型。三期即发轫期(发生发展期)、高峰期(鼓膜穿孔化脓期)、向愈期(恢复期)。五型为风热上扰、余邪遗祸、热毒为患、肝胆热甚、湿浊上蒸。风热上扰者治宜疏风散邪清热,多用桑菊饮及银翘散之类,若由风寒入里化热而来,用荆防败毒散;余邪遗祸在治疗原发病的同时酌加清热解毒,如五味消毒饮,干教授还喜用绿豆衣解毒;热毒为患宜清热解毒,方选黄连解毒汤;肝胆热甚宜清泄肝胆,取龙胆泻肝汤;湿浊上蒸多用燥湿利湿渗湿之剂,常用"四五六方"(四妙丸、五苓散、六一散)。

干教授治疗急性化脓性中耳炎,用药宗"高峰苦寒以挫其锋,溃后甘寒以理其后"之惯例。本案从其症状及检查结果来看,就诊时已是高峰期,宜一鼓作气将其拿下,挫其锋而杀其威。干老认为是感冒时邪,不泄横蹿,化热生脓,犯及听宫,中医所谓聤耳,选用苦寒清泄之黄连解毒汤。方中黄连、黄芩、黄柏、金银花、苍术清热燥湿,解毒排脓,贝母清热化痰,甘草清热解毒并调和诸药。并结合外治,以黄柏滴耳液滴耳,使药直达病所。虽仅服三剂,效如桴鼓。大脓一泄,邪毒排空,但仍宜重视与治疗,诚恐转为慢性,则后患无穷矣。然稚嫩之体,三日苦寒,诚恐不胜药力,遂改取五味消毒饮,并加用白芷、桔梗助其排脓。五剂之后已基本正常,尫之摧已摧,慢性之虑可免。再予解毒,作扫尾之用。以成药丁半合剂扫尾。

选自《茧斋索隐:干祖望医学文集》

复习思考题

1. 简述本病的西医诊断要点。
2. 简述本病的中医辨证要点。

(刘元献)

第九节　慢性化脓性中耳炎

慢性化脓性中耳炎(chronic suppurative otitis media)是中耳黏膜、骨膜,或深达骨质的慢性化脓性炎症,以耳内间断流脓、鼓膜穿孔和听力下降为主要表现,鼓室与乳突气房常同时伴有慢性炎症（图 11-12）。当急性化脓性中耳炎持续 6~8 周未愈，即提示病变已转变为慢性。本病为耳科常见疾病，可见于不同年龄阶段，分为单纯型、骨疡型。可分为静止期和活动期，严重者可导致多种颅内、外并发症，甚至危及生命。本病类似于中医的"慢脓耳"，属于中医文献的"脓耳""底耳""耳疳""耳痈""聍耳""缠耳""震耳"等范畴。

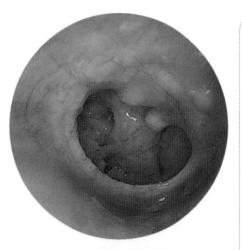

图 11-12　慢性化脓性中耳炎

一、病因病理

（一）西医病因病理

1. 病因　本病多因急性化脓性中耳炎未及时治疗或治疗不当迁延为慢性。常常因鼻窦、鼻腔或咽部炎症或污水进入耳内而复发或加重。此外，如患者免疫力低下，或致病菌毒力过强，可造成骨质或听骨坏死，容易转为慢性。尤其是体弱小儿的急性传染病所并发的急化脓性中耳炎，治疗不彻底更容易转为慢性。本病的重要诱因包括鼻腔及咽部的感染病灶、全身性慢性疾病，如慢性鼻窦炎、腺样体肥大、慢性扁桃体炎、贫血及肺结核等。常见致病菌为金黄色葡萄球菌、铜绿假单胞菌、变形杆菌、大肠埃希菌等。其中以革兰氏阴性杆菌较多见，还可见两种以上细菌的混合感染。近年来，无芽孢厌氧菌混合感染有逐渐增多趋势。还可发现真菌感染，真菌感染部位多为外耳道，中耳内的较少见。

2. 病理　中耳腔黏膜充血、增厚，腺体分泌活跃，炎症细胞浸润等。轻微的病变位于鼓室，或中耳其他部位。如果炎症超越中耳黏膜上皮，侵犯骨质，可形成吸收性骨炎，造成骨质破坏。可伴见息肉或肉芽形成，形成广泛的组织粘连，甚至导致硬化灶形成，影响听骨链的振动，导致较为严重的传导性聋。因反复感染，细菌毒素长期作用，影响内耳环境，毛细胞受损。

（二）中医病因病机

本病以虚证为多，以脾、肾亏损为常见，又常因湿热余毒滞留表现为虚中夹实。实者表现为肝胆湿热，虚者以脾虚湿困或肾元亏损为常见。

1. 肝胆湿热　反复感受风热邪毒，邪热郁滞，引动肝胆之火，火热上炎耳窍，热毒蒸腐耳窍肌膜，故反复流脓不愈。

2. 脾虚湿困　饮食不节，或思虑过度，脾胃受损，健运失职，水湿不化，泛溢耳窍而成脓耳。

3. 肾元亏损　久病伤气损阳，病变由脾及肾，肾元不足，温煦失常，湿浊上干，寒湿留滞耳窍，耳漏难已。

二、临床表现

慢性化脓性中耳炎患者以单纯型多见，其表现为局部症状为主，基本无全身症状。如出现发热、头痛、呕吐等全身症状者多为骨疡型重症患者或为继发性胆脂瘤伴见有颅脑并发症。

（一）单纯型

1. 症状　听力轻度传导性聋或正常。根据炎症控制的情况，耳内流脓可多可少。鼻腔及咽腔感染时或出现流脓增多。脓液性质多为黏液脓，多无臭味。静止期可不流脓。

笔记栏

2. 体征　外耳道潮湿或干燥,鼓膜穿孔多为紧张部中央性穿孔,大小不一。鼓室内黏膜微红或苍白,鼓室内可见分泌物,静止期鼓室内干燥。

（二）骨疡型

1. 症状　听力下降明显,当组织粘连或听小骨破坏等病变严重时,气骨导差可至 40dB 以上,甚至会出现混合性聋。可伴见有低调耳鸣。长期持续流脓,脓液黏稠,如有肉芽组织生长偶可混有血迹,脓液常有臭味。

2. 体征　外耳道多潮湿或有脓性分泌物,或可伴见真菌。鼓膜紧张部大穿孔或边缘性穿孔,鼓室内壁黏膜可充血,甚至肿胀增厚,亦可形成肉芽、息肉由穿孔处凸入外耳道,残余鼓膜可有钙化。

三、并发症

慢性化脓性中耳炎属于中耳黏膜、骨膜,甚至骨质病变,主要症状是听力减退、耳流脓、耳鸣。单纯型少见有并发症。长期流脓的骨疡型患者可伴有头痛、眩晕甚至面瘫等表现。较常见的并发症有耳后骨膜下脓肿、面瘫、迷路炎、乙状窦血栓静脉炎、脑膜炎、脑脓肿等。

四、辅助检查

（一）听力学检查

纯音听力测试表现为传导性聋或混合性聋,不同分型的患者听力损失轻重不一。单纯型听力下降不明显或听力正常。骨疡型或胆脂瘤型患者听力下降明显,但部分患者因肉芽或胆脂瘤上皮包裹听骨,形成假性链接,听力下降不明显。

（二）影像学检查

高分辨的颞骨 CT 扫描:可评价乳突气化程度变范围、听小骨破坏程度、面神经管状况、颈静脉球高度、有无迷路瘘孔等,为手术提供参考。单纯型患者可无异常改变。骨疡型患者可见中耳内充满低密度影像,提示伴有黏膜增厚或肉芽形成。胆脂瘤型患者可见上鼓室、鼓窦和乳突区有骨质破坏。（图 11-13）

增强颞骨 MRI 通常可区分鼓窦及乳突区是肉芽还是胆脂瘤,并可鉴别中耳恶性肿瘤。

（三）耳内镜检查

可进一步查清外耳道及鼓膜穿孔情况,通过穿孔鼓膜可以了解中耳腔病变情况。耳内镜下可精准取病变组织进行病理检查。

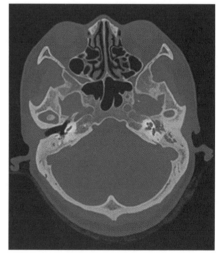

图 11-13　颞骨 CT

五、诊断与鉴别诊断

（一）诊断要点

不同类型的慢性化脓性中耳炎危害不同,处理方式不同。根据耳内流脓特点,鼓膜穿孔部位,听力下降程度,同时结合颞骨 CT 检查的结果,对病变类型做出明确诊断。如果慢性化脓性中耳炎患者出现明显的发热、头痛、眩晕或面瘫,多提示有并发症。

（二）鉴别诊断

1. 慢性鼓膜炎　表现为耳痛耳闷,反复流脓。因未能清除外耳脓液,无法窥清鼓膜导致误诊。耳镜下可见鼓膜表面有较多肉芽与溃疡,但无穿孔,颞骨 CT 亦正常,可予鉴别。

2. 结核性中耳乳突炎 同样可见耳内反复流脓,听力损害明显,检查见鼓膜紧张部大穿孔或多发性穿孔。但其脓液稀薄,鼓室内可见肉芽为苍白色。颞骨 CT 检查提示骨质破坏或死骨形成。常有肺结核或其他部位的结核病史。肉芽活检或取分泌物涂片,培养后可确诊。

3. 中耳癌 好发于中老年人,多为鳞状细胞癌。常有长期流脓史,多伴有血性分泌物与耳痛,可出现面瘫与张口困难。晚期有第Ⅵ、Ⅸ、Ⅹ、Ⅺ、Ⅻ脑神经症状。中耳 CT 检查可见局部腐蚀样骨质破坏。鼓室内或外耳道内有新生物,触之易出血,耳内镜下取新生物活检有助于鉴别。

4. 中耳胆脂瘤 为非真性肿瘤,是角化的鳞状上皮在中耳内形成的囊性结构,中间常堆积白色脱落上皮组织。分为先天性和后天性两种。先天性胆脂瘤系胚胎期外胚层组织迷走于颞骨形成囊肿,孤立存在于岩尖部、鼓室或乳突。后天性胆脂瘤为鼓膜或外耳道上皮陷入鼓室形成,多与感染有关。中耳胆脂瘤自觉症状和慢性化脓性中耳炎相似,均有耳流脓和听力下降,但常伴头不舒服、头痛、耳痛等症状。颞骨 CT 或术后病理检查可鉴别。

（三）中医辨证要点

慢脓耳的辨证,首辨虚实寒热,次明脏腑所属。脓黄色浊多属热邪,脓清质稀多属寒邪。郁热之证主要与肝胆关系密切;脏腑亏虚之证主要为脾虚水湿不运,肾虚元阳衰微。临床上,慢脓耳常见虚实夹杂,本虚标实。

ER-11-10

慢性化脓性
中耳炎诊断
思维导图

六、治疗

中医治疗以扶正祛邪,标本兼治,根据症状体征的表现采用清肝泄热、健脾除湿、补肾培元等方法。对控制慢性感染和预防并发症有一定疗效。西医方面,积极控制感染,保证通畅引流,清除病灶,预防并发症的发生,并尽量恢复或提高听觉功能。

（一）中医治疗

1. 辨证论治

（1）肝胆湿热证

证候:耳内时有疼痛,间歇性或持续流脓,脓量可多可少,脓色黄而质稠,无臭或有臭味,听力下降,或有耳鸣。或见头昏头重,口黏腻。耳内镜检查:外耳道积脓,鼓膜潮红,紧张部穿孔,鼓室内可见脓性分泌物。舌质红,苔黄腻,脉濡数。

治法:清肝泻火,除湿排脓。

方药:龙胆泻肝汤加减。苔黄脓多者,加蒲公英、夏枯草、苦参;口苦甚者,加黄芩、黄连、蔓荆子等。

（2）脾虚湿困证

证候:患病日久,耳内流脓时轻时重,脓质清稀,量多无味,听力减退或有耳鸣。或头晕头重,腹胀纳呆,倦怠乏力。耳内镜检查:外耳道潮湿,鼓膜色淡红,紧张部穿孔,鼓室黏膜色白而微肿,或可见肉芽或息肉。舌淡胖,边有齿印,苔白或白腻,脉缓弱。

治法:健脾渗湿,托脓排脓。

方药:托里消毒散加减。脓多色白者,加苍术、陈皮;脓多色黄者,加黄连、车前子、泽泻;有肉芽、息肉者,加僵蚕、昆布、浙贝母等。

（3）肾元亏损证

证候:耳内流脓日久不愈,时有时无,流脓不畅,有臭味,耳脓污秽,听力下降明显,多呈重度混合性聋,伴见耳鸣。或见头昏眼花,精神疲倦,腰膝酸软。耳内镜检查:外耳道有脓性分泌物,鼓膜边缘部或松弛部穿孔,鼓室内可见污秽样脓性分泌物。舌淡红,苔薄白,脉细弱。

治法:补肾培元,祛腐化湿。

方药:肾阳虚者,用金匮肾气丸加减;肾阴虚者,用知柏地黄汤加减。疼痛甚者,可加桃仁、红花、赤芍、乳香、没药、白芷、蔓荆子;脓毒排出不畅者可酌加穿山甲、皂角刺、野菊花等。

2. 中医其他方法

(1) 针刺疗法:脓耳实证,可取听会、阳陵泉、侠溪、外关等穴,用泻法。脓耳虚证,可取耳门、听宫、听会、翳风、足三里、丰隆等穴,用补法。

(2) 灸法:选脾俞、肾俞、足三里、阳陵泉、关元、丰隆等穴,适用于慢性脓耳虚证。

(3) 吹药:鼓膜穿孔大且脓液少者,也可选用清热消肿、敛湿祛脓的药粉吹入耳中。注意吹入的药粉宜少不宜多。

(4) 滴药:选用清热解毒、消肿排脓的中药制剂如黄连滴耳液等滴耳。

(二) 西医治疗

1. 全身药物治疗　本病多局部用药,因外感或污水入耳等因素可再次急性发作。急性发作时可全身应用抗生素及黏液促排剂并按急脓耳辨证治疗。

2. 局部药物治疗

(1) 局部用药:鼓室黏膜充血、水肿,分泌物较多时,给予抗生素溶液或抗生素与糖皮质激素混合液滴耳如左氧氟沙星滴耳液配地塞米松混合液滴耳。鼓室黏膜湿润、脓液较少时,可用乙醇或甘油制剂等。

(2) 局部用药注意事项:①慢性化脓性中耳炎治疗成功的关键是保持引流通畅,清除鼓室内脓液。②用药前先用3%过氧化氢彻底清洗外耳道,仔细除去鼓室内脓性分泌物或痂皮后,再滴用抗生素溶液或抗生素与糖皮质激素的混合液,并根据鼓室病变的不同,选用乙醇或甘油等不同制剂。③忌用含酚类、砷类等腐蚀剂及耳毒性的药物。④脓液较多,不易干耳的患者应依据细菌培养及药敏试验结果选择合适抗生素滴耳液。

3. 手术治疗　单纯型患者鼓膜小穿孔,积极治疗,耳内干燥后,可能自愈。穿孔长期不愈合应及时行鼓室成形术,根治中耳慢性病变,避免反复感染影响听力。基本手术方法包括完壁式鼓室成形术和开放鼓室成形术两大类以及派生而来的其他方法如开放式乳突腔充填法鼓室成形术。若颞骨 CT 检查提示上鼓室和乳突无不可逆性病变,鼓膜穿孔周围无钙化斑,可单纯行鼓膜修补术。目前硬性耳内镜的广泛使用,为中耳手术减少开放术腔范围,彻底清除病灶,保存外耳道形态,减少病变复发提供更大帮助。

手术目的:①彻底清除病变组织,包括鼓室、鼓窦及乳突腔内的肉芽、息肉,以及病变的骨质和表现不可逆性病变的黏膜等,以防并发症的发生;②条件允许者,术中尽可能保留与传音功能有密切关系的中耳结构,如听小骨、残余鼓膜、咽鼓管黏膜,乃至完整的外耳道及鼓沟等,并在此基础上行一期听力重建;③彻底清除病变组织后,力求获得干耳效果,以便后期重建听力。

4. 其他疗法　局部可配合应用红外线、微波、超短波、氦氖激光及热敷等物理疗法。

七、预防与调摄

1. 积极防治伤风鼻塞、鼻窒、鼻渊、鼻鼽、乳蛾等相邻器官的疾病。

2. 注意擤鼻的方法。擤鼻宜低头按压单侧鼻腔,避免大力擤鼻,或频频回吸鼻涕。咽鼓管吹张在鼻涕多时不宜做。鼻腔冲洗避免用力过猛,防止冲洗液进入咽鼓管。

3. 小儿哺乳时要采取正确体位。应头高身低体位,喂后应竖抱婴儿拍背排气,防止平卧哺乳时呛入咽鼓管。

4. 患耳流脓时每天及时清除耳道积脓,防止脓液浸渍耳郭及耳周皮肤引起炎症感染。

5. 对小儿和年老体弱患者,尤应注意病情变化,警惕发生脓耳变证。

6. 鼓膜穿孔未愈时,禁止游泳,洗头时防止污水入耳。

7. 调饮食,锻炼身体,增强或改善体质。

八、临证备要

(一)临证要点

1. 西医诊断宜精准个体化,中医辨证应注意寒热虚实,脏腑所属。

2. 治疗宜重视局部处理与整体调治相结合。局部处理重在改善耳道通气引流;整体调治重在改善患者病理体质。

(二)沟通要点

1. 解释病因及现况,告知脓耳变证的危害,选择合理治疗方案。

2. 介绍预后及日常调摄要点。

九、中西医结合诊疗思路

慢性化脓性中耳炎治疗不彻底或失治误治会引起黄耳伤寒、脓耳面瘫、脓耳眩晕等变证。究其原因,除去耳窍孔隙较多、解剖复杂、容易藏脓外,患者还可能全身免疫状态低下,脾胃虚弱,水湿运化不利,肾元亏损,元阳不足,温煦化湿功能减退,故而余邪容易残留。所以,在积极处理局部病灶的同时,运用中医辨证论治,整体提升患者体质状况,达到标本兼治的效果。

复习思考题

1. 简述慢性化脓性中耳炎的不同分型的症状、体征。
2. 简述慢性化脓性中耳炎的中医辨证论治。
3. 试述慢性化脓性中耳炎的中西医结合治疗优势体现。

(刘元献)

第十节 中耳胆脂瘤

中耳胆脂瘤(cholesteatoma)亦称中耳表皮样瘤,是角化的鳞状上皮在中耳内形成的囊性结构,而非真性肿瘤。按其来源可分为先天性与后天性两种,后天性胆脂瘤多与感染有关。因胆脂瘤可造成周围组织的压迫与破坏,继发感染可出现严重的颅内、外并发症,现已参考国际分类将其单列作为独立的疾病。

一、病因病理

(一)西医病因病理

1. 病因 先天性胆脂瘤与胚胎外胚层组织迷走于颞骨内有关。本节主要讨论后天性胆脂瘤,发病原因目前尚不完全明确,主要学说如下:

(1)袋状内陷学说:咽鼓管功能不良导致鼓室内负压。紧张部鼓膜内陷粘连形成囊袋凸入上鼓室和鼓窦,其内的上皮角化物不断脱落,囊内堆积形成胆脂瘤。

（2）上皮移行学说:鼓膜穿孔边缘处上皮向鼓室内翻入,其脱落上皮及角化物堆积鼓室鼓窦形成胆脂瘤。

（3）鳞状上皮化生学说:炎症刺激使鼓室黏膜上皮化生为角化性鳞状上皮后形成胆脂瘤。

（4）基底组织增殖学说:外耳道深部和鼓膜上皮具有活跃的增殖能力,由于炎症刺激增殖形成胆脂瘤。

2. 病理　胆脂瘤并非真性肿瘤,其囊内壁为角化鳞状上皮,囊内充满脱落的上皮和胆固醇结晶,囊壁外层是厚薄不一的纤维组织,与邻近组织或骨壁紧密相连,周围可见有炎症细胞浸润和毛细血管增生。炎症的活动期细胞浸润增强、肉芽组织增生。胆脂瘤可破坏周围骨质,其机制不仅在于压迫性吸收,还可能与脱落上皮分解产生的脂肪酸有溶骨作用有关。

（二）中医病因病机

本病多与脾、肾等脏腑功能虚损,加之外感或内生之邪毒久滞耳窍有关。

1. 脾虚湿困　脾胃亏虚,水失运化,湿浊内生,留滞耳窍,或与邪毒互结,蚀损耳窍肌骨,致生本病。

2. 肾虚骨腐　反先天不足,或后天肾精亏耗,致肾元虚损,耳窍失养,或邪毒乘虚侵袭或滞留,腐蚀耳窍肌骨而为病,甚则邪毒内陷,致生变证。

二、临床表现

（一）症状

1. 全身症状　多不明显,合并感染急性期可有类似急性中耳炎的全身表现。

2. 局部症状　主要为耳部症状。

（1）耳流脓:间断或长期持续性流脓,量或多或少,脓液有臭味,有肉芽或息肉者可伴有血迹。

（2）听力下降:听力损失轻重不等,多为传导性,也可为混合性聋。由于胆脂瘤可作为传音桥梁,有时即使听骨部分破坏,听力损失也可不甚明显。如为原发性上鼓室内的早期局限性胆脂瘤可无明显听力下降。

（3）耳鸣:可伴或不伴有耳鸣。

（4）眩晕:内耳骨壁破坏或感染波及内耳可引发眩晕。

（5）面瘫:胆脂瘤破坏面神经管,压迫刺激或感染导致面神经炎可致面瘫。

（二）体征

多有鼓膜松弛部内陷囊袋形成或边缘性穿孔,穿孔内有白色鳞屑状或豆渣样物,以及肉芽或息肉。部分病例可见骨性外耳道后上壁塌陷或缺损。

三、并发症

胆脂瘤骨壁破坏,合并感染可引起一系列并发症,常见的颅外并发症有耳后骨膜下脓肿、周围性面瘫、迷路炎等,如颅底骨质破坏缺损致感染波及颅内则可引起硬脑膜外脓肿、乙状窦血栓性静脉炎、脑膜炎、脑脓肿甚至脑疝等,甚至导致死亡。

四、辅助检查

（一）纯音测听检查

传导性聋为主,合并内耳感染也可以出现混合性或感音神经性聋。

（二）影像学检查

颞骨 CT 检查 上鼓室、鼓窦和乳突区常有骨质破坏,边缘浓密整齐。高分辨 CT 检查可协助评估听骨链是否完整、面神经管状况、有无迷路瘘孔、颈静脉球高度等,为手术提供参考。

五、诊断与鉴别诊断

（一）诊断要点

根据病史、耳局部体征和听力学、影像学检查结果可做出明确诊断。

（二）鉴别诊断

1. 中耳癌 大多有长期耳流脓史,可伴耳内出血、耳痛、面瘫等,颞骨 CT 检查提示骨质破坏,新生物活检可确诊。

2. 核性中耳炎 病程长,耳内脓液多稀薄,听力损害明显,早期可发生面瘫。鼓室内可有苍白肉芽。颞骨 CT 检查常有鼓室及乳突骨质破坏区及死骨。肺部或其他部位有结核病灶。肉芽病理检查可确诊。

（三）中医辨证要点

中耳胆脂瘤的辨证,首辨脏腑,次明标本主次。本病多以脾肾虚损为本,外感或内生之邪毒留滞为标,本虚标实,虚实夹杂,治疗宜尽早手术,清除病灶,重建听力结构。围手术期及术后可辅以辨证治疗,补益虚损脏腑,除湿排脓,孰轻孰重,自当临证参酌。

图 11-11

中耳胆脂瘤诊断思维导图

六、治疗

一旦确诊,应尽早手术治疗,以彻底清除胆脂瘤病灶,通畅引流,恢复或提高听力为目标。围手术期及术后配合中医药治疗,有利于控制炎症,促进快速康复。

（一）中医治疗

辨证论治

（1）脾虚湿困证

证候:耳内反复流黏白脓,或脓液清稀如水,脓液无味,时多时少,听力减退。鼓膜紧张部穿孔,鼓室黏膜色白而微肿,或可见淡白色肉芽、息肉。全身可有头晕头重,倦怠乏力。舌淡胖,苔白或白腻,脉缓弱。

治法:健脾益气,托毒排脓。

方药:托里消毒散加减。脓多色白者,加苍术、白术;脓多色黄者,加黄连、车前子;有肉芽、息肉者,酌加僵蚕、浙贝母等。

（2）肾虚骨腐证

证候:耳内流脓或无脓,量一般不多,伴有恶臭,脓液秽浊或有豆腐渣样物,听力减退明显。鼓膜边缘部或松弛部穿孔,有灰白色或豆渣样物堆积。全身可见头晕,神疲,腰膝酸软。舌淡红,苔薄白或少苔,脉细弱。

治法:培补肾元,祛腐化湿。

方药:肾阴虚者,用知柏地黄汤加减;肾阳虚者,用肾气丸加减。脓毒排出不畅可选加穿山甲、皂角刺、赤芍、金银花、白芷、桔梗等。

（二）西医治疗

目前中耳胆脂瘤术式主要有完壁式鼓室成形术和开放式鼓室成形术两大类以及由此派生而来的其他方法。

（1）完壁式鼓室成形术:其特征是在保留骨性外耳道后壁状态下去除病变后重建听骨

链,修补鼓膜。

（2）开放式鼓室成形术:其特征是不保留外耳道后壁及上鼓室外侧壁等结构,去除病变后重建中耳小鼓室。

（3）开放式乳突腔充填法鼓室成形术:该术式是完成开放式鼓室成形术后,将乳突腔充填使之变小的一种方法。充填材料有自体材料及人工材料等。

七、预防与调摄

1. 增强体质,预防感冒,以防中耳炎的发生。
2. 积极防治上呼吸道疾病,保护好咽鼓管功能。
3. 术后外耳道保持干洁,勿进水,训练咽鼓管功能,定期复查,防止复发。

八、临证备要

（一）临证要点

1. 颞骨高分辨率 CT 是最有效的诊断方法,一旦确诊,宜尽早手术。
2. 中医以补益虚损脏腑,兼顾托毒排脓化湿,协助控制炎症,促进功能恢复。

（二）沟通要点

1. 介绍手术必要性及选择适合手术方案。
2. 介绍预后及日常调摄要点。

九、中西医结合诊疗思路

中耳胆脂瘤有赖于高分辨颞骨 CT 影像诊断,确诊后宜尽早手术。围手术期及术后结合中医药辨证论治,可以协同控制炎症,加速术后康复过程。

复习思考题

1. 简要列举中耳胆脂瘤目前主要的病因学说。
2. 简述本病的主要中医病因病机。
3. 简述本病的基本治疗原则。

● （王贤文）

第十一节　耳源性颅内、外并发症

耳源性颅内、外并发症简称耳源性并发症（otogenic complications）,为化脓性中耳炎或者中耳胆脂瘤所引起的颅内、外并发症。其中一些并发症可危及生命,是耳鼻咽喉头颈科危重症之一。急、慢性化脓性中耳炎及中耳胆脂瘤均可引起并发症,以中耳胆脂瘤引发者最常见,慢性化脓性中耳炎活动期、急性化脓性中耳炎次之,慢性化脓性中耳炎静止期一般不会引起并发症。随着医疗卫生条件的改善,该病已不常见,在欠发达地区还有发病。本病相当于中医的"脓耳变证"。

耳后骨膜下脓肿

耳后骨膜下脓肿（postauricular subperiosteal abscess）是指中耳胆脂瘤、急性化脓性中耳乳突炎或慢性化脓性中耳炎急性发作时,乳突气房的感染向外扩展,穿破乳突外侧骨壁,在耳后骨膜下形成脓肿,是耳源性颅外并发症中最常见的。若脓肿穿破骨膜及耳后皮肤,则可形成耳后瘘管。儿童多见。本病类似于中医的"耳后疽""耳根毒"。

一、病因病理

(一)西医病因病理

1. 病因　多在急性化脓性中耳乳突炎或慢性化脓性中耳炎急性发作时发生,炎症穿破乳突外侧骨壁;或脓肿穿破骨膜及耳后皮肤。

2. 病理　耳后骨膜下脓肿系急性化脓性炎症,炎症穿破乳突外侧骨壁,引起耳后骨膜下感染和蓄脓,于乳突外侧壁骨膜下形成脓腔;脓肿穿破骨膜及耳后皮肤,形成瘘管。

(二)中医病因病机

1. 邪毒炽盛　多因脓耳火热邪毒炽盛,肝胆湿热上蒸,或邪毒久蕴,治疗不当,内外邪毒交结,脓液引流不畅,困结于内,灼腐完骨,聚为痈肿,穿透完骨,溃脓流液。

2. 气血不足　完骨被蚀,脓流日久,气血不足,邪毒滞留,形成瘘管,疮口不敛,流脓清稀或黏稠恶臭,反复不愈。

二、临床表现

(一)症状

耳内流脓,发病前耳流脓增多或突然减少,耳内或耳后疼痛,甚者头痛。或可见耳后流脓。可伴有发热,全身不适。儿童患者全身症状较为明显。患者有急性化脓性中耳乳突炎或慢性化脓性中耳炎急性发作、中耳胆脂瘤病史。

(二)体征

耳后红肿及压痛明显。耳后红肿,早期耳后沟存在,晚期可消失,肿胀位于耳后上方及乳突尖部,耳郭被推向前、外方。骨膜已穿破者,触诊有明显的波动感,骨膜未穿破者,波动感不明显。脓肿破溃者可见瘘管,有脓性分泌物由瘘口处溢出。外耳道积脓,鼓膜紧张部大穿孔或后上方边缘性穿孔或松弛部穿孔,可见息肉、肉芽或胆脂瘤,或鼓膜急性充血、肿胀、隆起、脓液有波动。

三、并发症

耳后骨膜下脓肿可引起颅内并发症。脓肿自行穿破或者被切开得到引流,可减少颅内并发症的机会。

四、辅助检查

(一)影像学检查

颞骨 CT 显示中耳腔和乳突气房密度增高,或有骨质破坏。

(二)听力学检查

纯音听阈测试可呈传导性聋或混合性聋。

五、诊断与鉴别诊断

(一)诊断要点

耳内流脓,耳内或耳后疼痛,耳后红肿,压痛明显,耳郭被推向前、外方,颞骨 CT 显示中耳腔和乳突气房密度增高,或有骨质破坏。

（二）鉴别诊断

外耳道疖：位于外耳道后方者可引起耳后红肿疼痛，牵拉或按压耳屏时耳痛加重，无鼓膜穿孔。

（三）中医辨证要点

本病一般按痈疽论治，首辨阴阳二证。如《外科证治全书·卷二·耳部证治》："锐毒，发在耳后，宜别阴阳治之。患色白者，按阴疽例治；患色红者，按阳痈例治。"并且，对初起者注意托里，对脓溃后更注意扶正。次辨虚实，实证者，解毒散痈；虚实夹杂证者，扶正祛邪。

六、治疗

中医辨证论治，对于改善症状、缩短疗程均有一定作用。西医治疗以抗感染、保证局部引流通畅、彻底清除病灶为基本治疗原则。

（一）中医治疗

1. 辨证论治

（1）邪毒炽盛证

证候：患侧耳内流脓，鼓膜穿孔，听力下降，耳后红肿疼痛，压痛，甚则肿起如半球状，脓成则有波动感，或破溃流脓，听力呈传导性聋。发热，头痛，口苦咽干。舌红苔黄燥，脉滑数。

治法：泻火解毒，祛瘀排脓。

方药：仙方活命饮合黄连解毒汤加减。耳内及耳后疼痛甚者，加乳香、没药。

（2）气血亏虚证

证候：耳内流脓清稀，耳鸣耳聋，耳后完骨部破溃流脓，经久不愈，患侧鼓膜穿孔，脓液秽浊恶臭，听力呈传导性或混合性聋。神疲倦怠，纳减腹胀，大便溏薄，或腰膝酸软。舌质淡、苔白，脉细弱无力。

治法：托毒排脓，去腐生肌。

方药：托里消毒散加减。溢脓清稀量多，加冬瓜仁，重用白芷；有黄色脓液流出，加黄连、车前子。

2. 中医其他方法

外敷：耳后红肿者可选用如意金黄散、紫金锭等药以醋调敷患处，每日换药一次。

（二）西医治疗

1. 药物治疗　治疗以抗感染、排脓和清除病灶为原则，全身应用抗生素类药物。

2. 手术治疗　脓肿形成者，宜切开引流。

行单纯乳突开放术或乳突根治术。

七、预防与调摄

1. 彻底治疗化脓性中耳炎是预防本病的关键。
2. 保持脓液引流通畅。
3. 注意锻炼身体，增强体质，预防外感。
4. 忌食刺激性食物。

八、临证备要

（一）临证要点

1. 成脓需排脓，抗感染治疗贯穿始终，需清除病灶。
2. 中医辨证主要分为热毒炽盛和气血亏虚两证。

3. 本病初期可采取保守治疗。脓肿、瘘管,宜行手术治疗,预后良好。

（二）沟通要点

1. 解释病因及现况,合理选择治疗方案。

2. 如需手术,介绍手术的必要性。

3. 介绍预后及日常调摄要点。

九、中西医结合诊疗思路

根据化脓性中耳炎病史、症状和体征,以及影像学检查即可确诊。中医辨证应四诊合参,依据全身及局部表现,结合舌象与脉象以辨证候。实证者,泻火解毒,祛瘀排脓;虚证者,托毒排脓,去腐生肌。宜中医、西医相结合,中医泻火、托毒,西医彻底清除病灶。

耳源性面瘫

耳源性面瘫（otogenic facial paralysis）是由耳部疾病或耳部手术所致的周围性面肌麻痹。本节主要讨论化脓性中耳炎或者中耳胆脂瘤导致的面瘫,类似于中医的"脓耳口眼㖞斜"。

一、病因病理

（一）西医病因病理

1. 病因　继发于化脓性中耳炎或者中耳胆脂瘤。中耳胆脂瘤所致的面瘫较为常见。

2. 病理　中耳胆脂瘤多系胆脂瘤破坏面神经骨管,使神经纤维受到压迫所致。慢性化脓性中耳炎因骨炎、肉芽组织累及神经鞘膜所致。急性化脓性中耳炎早期（病程 7～10 天内）出现面瘫者,多因供应面神经的血管痉挛,导致面神经纤维缺血、缺氧,或系毒素的直接作用,使骨管内的面神经发生肿胀压迫所致;急性化脓性中耳炎晚期（病程 2 周或更长）发生者,多为面神经骨管破坏,化脓性病变直接作用于神经纤维所致。

（二）中医病因病机

脓耳邪毒壅盛,失治误治;或日久病深,损蚀耳部经络,脉络闭塞,以致面部失养,肌肉萎僻,出现口眼㖞斜。

1. 邪毒炽盛　脓耳邪毒炽盛,循经上壅耳窍,邪毒与气血搏击,耳部经络气血瘀阻,面部失养,运动无力,出现口眼㖞斜。

2. 气血不足　脓耳日久,正气虚衰,邪伏于里,损脉蚀骨,脉络失充,面部失养,肌肉萎僻,口眼㖞斜。

二、临床表现

（一）症状

耳内流脓突然减少,或耳痛剧烈后出现患耳同侧面部不适,麻木不利,闭眼不紧,不能吹口哨,口水外溢,或听觉过敏,或舌前 2/3 味觉丧失等。

（二）体征

可见周围性面瘫的体征,患侧口角歪向对侧,患侧鼻唇沟变浅或消失,额纹消失,不能皱眉、闭眼。患耳流脓,鼓膜穿孔,鼓室内脓液秽浊恶臭,或呈豆腐渣样,或有肉芽、息肉。

三、并发症

可遗留角膜炎、结膜炎、面肌萎缩等,影响容貌。

四、辅助检查

（一）影像学检查

颞骨 CT 检查示中耳腔和乳突气房密度增高,或有骨质破坏,或胆脂瘤阴影。

（二）听力学检查

纯音听阈测试可示传导性聋或混合性聋。

五、诊断与鉴别诊断

（一）诊断要点

根据中耳炎或者中耳胆脂瘤病史,周围性面瘫的表现,结合影像学即可确诊。耳内流脓突然减少,或耳痛剧烈后出现患耳同侧口角歪向对侧,患侧鼻唇沟变浅或消失,额纹消失,不能抬眉、闭眼。

（二）鉴别诊断

中枢性面瘫:中枢性面瘫主要是眼裂部分以下瘫痪,闭眼、抬眉这些动作不受影响,额纹未变浅或不消失;耳面瘫则累及眼裂以上,可出现一侧不能闭眼、抬眉,额纹变浅或消失等表现。

其他原因导致的周围性面瘫:详细询问病史,找寻发病原因。

（三）中医辨证要点

耳源性面瘫的辨证,主要辨实证和虚证。实证多因热毒上攻,与耳内气血搏结,致使脉络闭阻,气血阻滞,肌肤失养,而致筋肉弛缓不收;虚证多因脓耳日久,气血亏虚,闭阻脉络,使筋肉失养。

ER-11-13

耳源性面瘫诊断思维导图

六、治疗

以清除病灶,尽快促使筋肉功能恢复为基本原则。实证者,清热解毒,活血通络;虚证者,益气养血,祛瘀通络。

（一）中医治疗

1. 辨证论治

（1）邪毒炽盛证

证候:耳痛,耳内流脓色黄,甚者带血,患侧面部不适,口眼㖞斜,鼓膜穿孔,听力下降呈传导性聋。发热头痛。舌红,苔黄,脉弦滑数。

治法:清热解毒,活血通络。

方药:龙胆泻肝汤合牵正散加减。耳痛甚者,加蒲公英、乳香、没药;脓流不畅者,加皂角刺、白芷等。

（2）气血不足证

证候:耳内流脓清稀量多,或突然减少,脓呈豆腐渣样,秽浊恶臭,面部麻木,口眼㖞斜,鼓膜混浊穿孔,听力下降呈传导性聋或混合性聋。头晕头昏,唇舌色淡。舌淡红,苔白,脉细弱或涩。

治法:益气养血,祛瘀通络。

方药:补阳还五汤合牵正散加减。

2. 中医其他方法

（1）体针:可辨证选用翳风、地仓、颊车、四白、迎香、合谷等为主穴,大椎、承浆、下关、足三里等为配穴。实证用泻法,虚证用补法。也可配合电针。

（2）灸法：虚证可选地仓、颊车、足三里等穴，悬灸或隔姜灸。

（3）耳针：主穴选面颊、肝、口、眼、皮质下，配穴选肾上腺、脾、枕、额等，或以王不留行贴压。

（4）穴位注射：可选颊车、地仓、下关、大迎、曲池、翳风、外关等穴位。注入当归、丹参或红花注射液，亦可用维生素 B_1、维生素 B_{12} 等。

（5）梅花针叩击患处：用梅花针在患侧面部皮肤轻叩以疏通经络、调节气血。

（6）按摩疗法：按摩患侧面部皮肤和穴位，可疏通经脉，避免肌肉萎缩。

（二）西医治疗

1. 药物治疗 处理原发灶及面神经管周围病灶，抗感染。急性中耳炎早期合并的面瘫，应积极控制感染，处理面瘫。面瘫在感染控制后迅速缓解。发生于慢性化脓性中耳炎的，手术治疗的同时给予激素治疗。中耳胆脂瘤骨质破坏时，应尽早行乳突手术时，同时激素治疗。

2. 手术治疗 去除局部病灶，行中耳及面神经探查术、面神经减压术等；若病情已久，面瘫不可逆，影响面容，可行颞肌或阔筋膜悬吊术。

3. 其他疗法 局部可配合进行超短波，离子透入，红外线，电磁疗法等治疗。

七、预防与调摄

1. 及早治疗化脓性中耳炎和中耳胆脂瘤，防止病情进一步发展或者流脓不畅，邪毒入里，是预防本病的关键。

2. 发病后，因闭眼露睛，角膜失去眼睑防护，易引起染毒，故可戴防尘眼镜或用纱布覆盖患侧眼部，睡前用眼膏涂眼。

3. 因进食时食物易停滞于患侧口颊内，故要注意口腔卫生，食后漱口。

八、临证备要

（一）临证要点

1. 西医诊断宜明确引起面瘫的病因，中医辨证宜辨寒热虚实。

2. 中西医结合治疗，尽早恢复面部肌肉功能。同时，应积极手术治疗，清除病灶，以免耽误病情。

（二）沟通要点

1. 解释病因及现况，合理选择治疗方案。

2. 介绍预后及日常调摄要点，尤其是减少面瘫不能痊愈时的影响。

九、中西结合诊疗思路

依据病史及临床表现，结合影像学检查即可确诊。中医辨证应四诊合参，依据全身及局部证候，结合舌象与脉象以辨证候。及时控制感染和清除病灶非常重要，面神经功能的恢复宜采用中西医结合的方法，以便尽快和彻底恢复面神经功能，以免影响患者的容貌。

耳源性迷路炎

耳源性迷路炎（otogenic labyrinthitis）是化脓性中耳炎、中耳胆脂瘤或其他耳部感染所并发的内耳迷路的炎性病变。可为非化脓性，也可表现为化脓性炎症。根据病变范围及病理变化的不同，可分为局限性迷路炎、浆液性迷路炎、化脓性迷路炎。本病类似于中医学的"脓

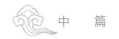 笔记栏

耳眩晕""耳眩晕"。

一、病因病理

（一）西医病因病理

1. 病因

（1）局限性迷路炎：又称迷路周围炎、迷路瘘管。多见于中耳胆脂瘤,因腐蚀局部迷路骨壁而形成瘘管;也可见于骨疡型中耳炎,由于肉芽侵蚀,骨质脱钙变为疏松骨质而形成瘘管。

（2）浆液性迷路炎：是以浆液或浆液纤维素渗出为主的内耳弥漫性非化脓性炎症。在化脓性中耳炎、中耳胆脂瘤或岩锥炎时,毒素经蜗窗、前庭窗或迷路瘘管进入内耳所致。

（3）化脓性迷路炎：是细菌侵入内耳膜迷路所致的弥漫性化脓性迷路炎症,多从浆液性迷路炎发展而来,亦可继发于急性化脓性中耳炎及流行性脑膜炎。

2. 病理

（1）局限性迷路炎：病变未涉及膜迷路,迷路瘘管与外淋巴间隙之间有完整的迷路骨内膜分隔,相关病理因素对瘘管邻近迷路骨内膜发生刺激而诱发症状。

（2）浆液性迷路炎：中耳致病菌或病毒毒素经前庭窗与蜗窗膜或迷路瘘管甚至血液循环进入内耳,炎症反应波及膜迷路,导致局部组织充血,毛细血管通透性增加,外淋巴腔内出现弥漫性浆液性或浆液纤维素性渗出,淋巴细胞浸润,引发非化脓性迷路炎症,造成膜迷路刺激。

（3）化脓性迷路炎：浆液性迷路炎若进一步发展,膜迷路内浆液纤维蛋白渗出,中性粒细胞浸润,则发展为弥漫性化脓性迷路炎。蜗管、半规管壶腹、圆囊斑及球囊斑的感觉细胞退化、消失,病变部位肉芽形成。愈合期局部纤维结缔组织增生,新骨形成。若炎症未得到有效控制,可循环内淋巴管、蜗小管或内听道等扩散而引起颅内并发症。

（二）中医病因病机

1. **肝胆风火,上扰耳窍** 肝胆热盛,化火生风,风火相煽,上扰清窍,风盛则动,故眩晕。

2. **脾虚湿浊,上泛耳窍** 脓耳日久,脾虚失运,痰浊内生,上泛清窍,耳窍平衡失司,出现眩晕。

3. **肾阴亏损,耳窍失养** 脓耳病久,肾精亏损,骨失所养,正不胜邪,邪毒蚀损骨质,致平衡失司,出现眩晕。

二、临床表现

（一）症状

1. **局限性迷路炎** 发作性或刺激性眩晕,偶伴恶心、呕吐,症状多次反复发作。眩晕多在快速转身、耳部清洁、滴药、压迫耳屏、擤鼻时发作,持续数分钟至数小时不等。患耳听力下降,多为传导性听力损失。瘘管若位于鼓岬,则听力损失较重,可呈混合性听力损失。

2. **浆液性迷路炎** 眩晕,视物旋转伴恶心呕吐。听力明显减退,为感音性聋或混合性聋。继发于急性中耳炎者,可伴有耳深部疼痛。

3. **化脓性迷路炎** 与浆液性迷路炎相似,但程度更重。眩晕严重,阵发性恶心,剧烈呕吐。患耳听力急剧下降。在急性化脓期症状消失后约2~6周逐渐进入代偿期。此时眩晕及眼震消失,患者逐渐恢复平衡,患耳全聋。

（二）体征

1. **局限性迷路炎** 眩晕发作时可见自发性眼震。患耳听力多为传导性聋,亦可为混合

性聋。瘘管试验多为阳性,但需注意,瘘管试验阴性者,不能完全排除迷路瘘管的存在。假阳性者甚少。前庭功能检查示正常或亢进,亦有为减退者。

2. 浆液性迷路炎　可见自发性眼震。前庭功能检查早期表现为亢进,晚期则呈现减退。听力减退呈感音性聋。

3. 化脓性迷路炎　可见自发性眼震。代偿期可出现患耳全聋,瘘管试验阴性。体温正常或低热,若有发烧、头痛、脑脊液压力增高及脑脊液中白蛋白增多等,提示感染已向颅内蔓延。

三、诊断与鉴别诊断

（一）诊断要点

（1）局限性迷路炎:中耳胆脂瘤或骨疡型慢性化脓性中耳炎患者,眩晕多在快速转身、清洁耳部、滴药、压迫耳屏、擤鼻时发作,持续数分钟至数小时不等。瘘管试验阳性。

（2）浆液性迷路炎:化脓性中耳炎或中耳胆脂瘤患者病程中出现明显的迷路症状,眩晕。听力明显减退。

（3）化脓性迷路炎:化脓性中耳炎或中耳胆脂瘤患者,出现严重的前庭功能失衡,患耳听力急剧下降,可出现患耳全聋。

（二）鉴别诊断

主要应与梅尼埃病、前庭神经炎等疾病相鉴别。化脓性中耳炎及中耳胆脂瘤的病史及临床表现为重要鉴别依据。

ER-11-14

耳源性迷路炎诊断思维导图

四、治疗

控制感染,抑制眩晕,尽早清除病灶为基本治疗原则。

（一）中医治疗

辨证论治

（1）肝胆风火,上扰耳窍证

证候:眩晕剧烈,恶心呕吐,动则尤甚,耳痛,耳聋耳鸣。急躁易怒,口苦咽干,便秘尿赤,或有发热、头痛、目赤等。舌质红,苔黄,脉弦。

治法:清肝泻火,解毒息风。

方药:龙胆泻肝汤合天麻钩藤饮加减。恶心、呕吐甚者,加代赭石、竹茹等;高热者,加生石膏、知母等;便秘加生大黄、玄明粉等。

（2）脾虚湿浊,上泛耳窍证

证候:眩晕,恶心,呕吐,并见头脑胀重,耳脓量多味臭。面色不华,倦怠,纳差,腹胀。舌质淡,苔白腻,脉缓弱。

治法:健脾除湿,祛痰止眩。

方药:托里消毒散合半夏白术天麻汤加减。四肢无力,脉沉细者,重用党参,加附片;耳脓多者,加泽泻、薏苡仁、石菖蒲。

（3）肾阴亏损,耳窍失养证

证候:眩晕时发,耳鸣耳聋,耳内流脓污味臭,或有豆渣样分泌物。伴腰膝酸软,精神萎靡,手足心热。舌质红绛或淡红,脉细弱或细数。

治法:补肾培元,祛邪排毒。

方药:偏于肾阴虚者,用六味地黄丸加蒲公英、金银花、皂角刺、石决明、生牡蛎;偏于阳虚者可用肾气丸加减。

（二）西医治疗

1. 局限性迷路炎　在急性发作期,宜先保守治疗,予抗生素、激素和镇静剂。病情稳定后,宜行乳突根治或改良乳突根治术,彻底清除病灶。

2. 浆液性迷路炎　继发于急性化脓性中耳炎者,予以大剂量抗生素控制感染,必要时行单纯乳突开放术。继发于慢性化脓性中耳炎或中耳胆脂瘤者,应在大剂量抗生素控制下行乳突根治术,彻底清除病灶,并注意探查迷路瘘管。对症治疗也很重要,如镇静、止呕,呕吐频繁时注意补液,维持电解质平衡,适当使用糖皮质激素。

3. 化脓性迷路炎　应在大剂量广谱抗生素控制下,立即行乳突根治术。宜选择能透过血脑屏障的抗生素。

五、预防与调摄

1. 彻底治疗急、慢性化脓性中耳炎及中耳胆脂瘤。
2. 密切观察病情变化,及时发现耳源性颅内并发症。
3. 发作期间应卧床休息。
4. 适时进行康复锻炼。

六、临证备要

（一）临证要点

1. 西医诊断宜明确引起眩晕的病因,中医辨证宜辨寒热虚实。
2. 积极手术治疗,祛除病灶,以免耽误病情。

（二）沟通要点

1. 解释病因,解除患者的恐惧心理。
2. 介绍预后及日常调摄要点,加强康复锻炼。

七、中西医结合诊疗思路

中医辨证应四诊合参,依据全身及局部证候,结合舌象与脉象以辨证候。及时控制感染和清除病灶非常重要,加强康复锻炼。

乙状窦血栓性静脉炎

乙状窦血栓性静脉炎(thrombophlebitis of sigmoid sinus)常由中耳乳突化脓性病变及中耳胆脂瘤引起,是伴有血栓形成的乙状窦静脉炎,以右侧患病为多见。本病类似于中医学的"黄耳伤寒"。

一、病因病理

（一）西医病因病理

1. 病因　中耳乳突的化脓性病变,尤其是中耳胆脂瘤,炎症直接或间接扩散到乙状窦周围,继而发生窦壁受损,发展为静脉炎并形成血栓。另外,岩锥炎或者有全身其他疾病也发展至乙状窦。

2. 病理　乙状窦感染后,窦壁内膜增厚、粗糙,血流变慢,血小板等成分容易碰撞粗糙的窦壁内膜而破裂,在窦壁上形成血栓。血栓增大,可完全堵塞窦腔,使血流阻断,对阻止感染扩散有利。血栓形成后,若感染得到控制,血栓不再发展而机化,血管新生,可使窦腔再通。因系感染性血栓,血栓可发生坏死、液化,毒素易于进入血液循环,引发周期性毒血症状表现。

（二）中医病因病机

热入脑脉,邪郁少阳　邪毒壅盛,蚀损骨质,走窜入颅内血脉,正邪交争,羁留于少阳,发为本病。

二、临床表现

（一）症状

表现为脓毒血症。畏寒,寒战,继而发热,呼吸急促,伴头痛、恶心、全身不适。数小时后大量出汗,体温降至正常或正常以下。上述症状每日发作 1~2 次。神志始终清醒。感染累及乳突导血管、颈内静脉及其周围淋巴结时,可出现患侧耳后、枕后或颈部疼痛。

（二）体征

高热,体温可达 40℃ 以上,脉数。可有进行性贫血。感染波及乳突导血管,可见乳突区水肿、压痛。乙状窦内血栓阻碍静脉回流,有时可出现颅内压升高,表现为神志淡漠,嗜睡,头痛,恶心,呕吐,颈项强直,视盘水肿,视网膜静脉扩张等。

三、辅助检查

（一）影像学检查

CT 检查可显示乙状窦骨板有破坏缺损,或见患侧有胆脂瘤等影像改变,出现骨质破坏表现。但乙状窦骨板完整者,不能排除本病。

（二）脑脊液检查

生化指标正常。脑脊液压力则视栓塞程度不同而可显示升高或正常。

（三）血培养

寒战时抽血培养,可培养出致病菌。

（四）血常规

白细胞总数增高,中性粒细胞比例升高。

（五）眼底检查

患侧视盘可出现水肿,视网膜静脉扩张。

四、诊断与鉴别诊断

（一）诊断要点

有化脓性中耳乳突炎、中耳胆脂瘤病史,出现脓毒血症表现;影像学检查可显示乙状窦骨板有破坏缺损,或见患侧有胆脂瘤等影像改变,出现骨质破坏表现。

（二）鉴别诊断

本病应与疟疾相鉴别。通过血液涂片查找疟原虫,或肥达反应等实验室检查、影像学检查等,可资鉴别。

五、治疗

手术彻底清除病灶,保证引流通畅。手术前后应用大剂量广谱抗生素控制感染,辅以支持治疗。辨证论治对控制感染、术后康复有辅助作用。

（一）中医治疗

辨证论治

热入脑脉,邪郁少阳证

ER-11-15

乙状窦血栓性静脉炎诊断思维导图

证候:有化脓性中耳炎、中耳胆脂瘤病史。寒热往来,发如疟疾,寒战时周身疼痛不适,高热时口渴饮冷,蒸蒸汗出。耳内疼痛,流脓。头痛,或耳后及枕后疼痛。心烦欲呕,口苦咽干。舌红,苔黄,脉弦数。

治法:清营凉血,和解少阳。

方药:清营汤合小柴胡汤加减。

(二)西医治疗

1. 药物治疗

(1)抗生素:足量适宜抗生素控制感染。

(2)对症、支持疗法:酌情降低颅压、输血、补液。

2. 手术治疗　应及早行乳突根治术清除病灶,并探查乙状窦,但窦内血栓一般不需取出。有乙状窦脓肿时,则应将窦内病变组织全部清除。

六、预防与调摄

1. 彻底治疗急、慢性中耳乳突炎,特别是中耳胆脂瘤者,应及时手术。

2. 增强体质,提高机体抵抗力。

3. 加强营养,予以高热量、高蛋白质流质或半流质饮食。

七、临证备要

(一)临证要点

1. 宜明确病情的严重程度,中医辨证宜辨寒热虚实。

2. 宜积极手术治疗,祛除病灶,以免耽误病情。

(二)沟通要点

1. 解释病因及现况,合理选择治疗方案。

2. 积极处理,控制病情发展。

八、中西医结合诊疗思路

依据病史及临床表现,结合影像学检查即可确诊。及时控制感染和清除病灶非常重要。中医辨证应四诊合参,起辅助作用。

耳源性脑膜炎

耳源性脑膜炎(otogenic meningitis)是指中耳炎症并发的弥漫性蛛网膜、软脑膜的急性化脓性炎症。本病类似于中医学的"黄耳伤寒"。

一、病因病理

(一)西医病因病理

1. 病因　流感嗜血杆菌是导致本病最重要的致病菌,其他致病菌包括肺炎球菌、假单胞菌、葡萄球菌等。

急、慢性化脓性中耳乳突炎及中耳胆脂瘤时,感染可通过先天性未闭骨缝如岩鳞裂、病变破坏所致的缺损骨壁进入颅内,或通过血栓性静脉炎引发。急、慢性化脓性中耳乳突炎及中耳胆脂瘤继发的其他颅内、外并发症,如化脓性迷路炎、岩部炎、硬脑膜外脓肿、乙状窦血栓性静脉炎等。

2. 病理 致病菌从邻近耳部病灶侵入蛛网膜下腔后,迅速在整个脊髓蛛网膜和软脑膜等部位引起急性化脓性炎症,蛛网膜下腔内充满脓液。由于炎症的影响,脑脊液排泄受阻,引起颅内压升高。

（二）中医病因病机

邪毒犯脑,内陷心包 因脓耳邪毒炽盛,蚀骨腐膜,入侵于脑,内陷心包,或引动肝风而为病。

二、临床表现

（一）症状

有急、慢性化脓性中耳乳突炎,中耳胆脂瘤表现,或可见外耳道耳流脓突然停止或明显减少。

出现高热、头痛、喷射状呕吐的脑膜炎表现。起病时可有寒战、发热,体温可高达 39～40℃,晚期体温调节中枢受累,体温可高达 41℃,剧烈头痛,喷射状呕吐。全身感觉过敏,烦躁不安,抽搐;重者嗜睡、谵妄、昏迷。发生脑疝时可出现相关的脑神经麻痹,晚期可出现潮式呼吸,大、小便失禁。可因脑疝导致呼吸循环衰竭而死亡。

（二）体征

颈有抵抗或颈项强直,甚者角弓反张。抬腿试验及划跖试验阳性。如锥状束受累可出现锥体束征,如浅反射(腹壁反射、提睾反射等)减弱,深反射(膝反射、跟腱反射等)亢进,并出现病理反射。

三、辅助检查

（一）血常规

血常规示白细胞增多,中性粒细胞增高。

（二）脑脊液检查

脑脊液压力增高,混浊,细胞数增多,以多形核白细胞为主,蛋白含量增高,糖含量降低,氯化物减少。脑脊液细菌培养可为阳性,致病菌种类与耳内脓液细菌培养相同。需注意,做腰椎穿刺时若颅压很高,不要排放脑脊液太快,以免引起脑疝。

四、诊断与鉴别诊断

（一）诊断要点

有急、慢性化脓性中耳乳突炎,中耳胆脂瘤表现,出现化脓性脑膜炎症状和体征,脑脊液细菌培养有致病菌生长。根据这些特点,结合症状、体征与相关检查,可进行诊断。

（二）鉴别诊断

流行性脑膜炎:流行季节,流行病史,皮肤、黏膜瘀斑和出血点等有助于鉴别。脑脊液细菌培养:流行性脑膜炎为脑膜炎双球菌,耳源性者则为其他致病球菌或杆菌。

五、治疗

（一）中医治疗

积极应用大剂量敏感广谱抗生素,一般通过静脉途径给药,并需考虑药物的血脑屏障透过能力。重视支持、对症治疗,以利有效的抢救。可配合辨证论治。

邪毒犯脑,内陷心包证

证候:壮热,烦躁,面红,头痛如劈,颈项强直,喷射状呕吐,甚则神昏谵语,抽搐,角弓反

ER-11-16

耳源性脑膜炎诊断思维导图

张。舌质红绛,苔黄腻或黄燥,脉滑数或弦数。

治法:凉血清热解毒,养阴清心开窍。

方药:清营汤合黄连解毒汤,送服安宫牛黄丸或紫雪丹、至宝丹。若有痰热盛者,可加竹沥、瓜蒌等;肝风欲动或已动者,可酌加羚羊角、钩藤等。若表现为气阴双脱者,可静脉滴注生脉注射液;元阳欲脱者,可静脉滴注参附龙牡注射液。

（二）西医治疗

1. 抗感染　足量广谱抗生素控制感染。

2. 原发灶处理　在全身情况允许的前提下,急诊行乳突切开术,清除病灶,通畅引流。

3. 支持疗法　保持水和电解质平衡,颅压高时应降颅压,控制液体输入量,必要时用高渗脱水药。

4. 激素的应用　酌情应用肾上腺皮质类固醇激素。

六、预防与调摄

1. 彻底治疗急、慢性化脓性中耳炎。

2. 神志不清者,注意保持呼吸道通畅。

七、临证备要

（一）临证要点

1. 西医诊断宜判断病情严重程度,及时进行处理。

2. 必要时尽早手术处理,中医治疗起辅助作用。

（二）沟通要点

1. 解释病因及严重程度。

2. 解释有创检查的必要性以及手术的必要性。

八、中西医结合诊疗思路

根据化脓性中耳炎、中耳胆脂瘤发作病史,症状和体征,以及脑脊液检查即可确立诊断。中医辨证应四诊合参。及时进行救治,必要时尽早手术处理,中医治疗起辅助作用。

耳源性脑脓肿

耳源性脑脓肿(otogenic brain abscess)是化脓性中耳乳突炎及中耳胆脂瘤并发的脑组织内局限性脓肿形成,系一严重的颅内并发症,可危及生命。多发生于大脑颞叶,其次为小脑。本病相当于中医学的"黄耳伤寒"。

一、病因病理

（一）西医病因病理

1. 病因　急、慢性化脓性中耳乳突炎、中耳胆脂瘤,均可并发脑脓肿。感染主要通过骨壁的炎性侵蚀或胆脂瘤压迫所致的病理性骨质缺损处侵入颅内。亦可循自然通道,或解剖上的薄弱环节如卵圆窗、圆窗、未闭合的岩鳞缝等穿过颅骨,侵及硬脑膜,或循血行途径向颅内扩散。化脓性迷路炎则可经内淋巴管、内淋巴囊或内听道向颅内发展,引起小脑脓肿。耳源性脑脓肿可以因需氧菌和厌氧菌引起。需氧菌中,以杆菌为主要的致病菌,如绿脓杆菌、变形杆菌等;球菌则以金黄色葡萄球菌、溶血性链球菌较常见。

2. 病理　常先形成硬脑膜外脓肿、硬脑膜下脓肿、乙状窦脓肿、乙状窦周围脓肿等,继而侵入脑内。在血管稀少的皮层下白质区形成感染灶,出现小区域的组织液化。液化灶周围有肉芽组织形成,其外围为增生的胶质细胞和脑组织的水肿带。由于大量的白细胞死亡、脑组织坏死、压力作用及白细胞释放的酶对蛋白的分解消化,使液化灶逐渐扩大,形成内聚脓液、外周为肉芽和结缔组织包围的脓腔。

（二）中医病因病机

邪毒炽盛,入侵于脑　由于脓耳邪毒炽盛,蚀骨腐膜,入侵于脑,耗阴损阳,正虚邪恋,气血壅滞,化腐成痈。如脑痈失治而破裂,则脓毒弥漫,可导致生命危险。

二、临床表现

典型的临床表现可分为4期,初期（起病期）、潜伏期（隐匿期）、显症期（或脓肿扩大期）及终末期,相继出现脑组织感染液化、颅内压增高和局灶性脑功能障碍的症状。

1. 初期　为局限性脑膜-脑炎期。其持续时间较短,常仅数日。可有耳流脓增多或流脓骤停;一侧耳痛,头痛,伴恶心,非喷射状呕吐,体温中度升高;表情淡漠,嗜睡或易冲动。可有短暂的颈强直等脑膜刺激征。因常常症状轻微,不易引起患者注意,病史往往不详。

2. 潜伏期　为化脓期。此期多无明显症状,部分患者可有全身不适,间歇性头痛,夜间低热,注意力不易集中,烦躁易激动和反应迟钝等症状。

3. 显症期　脑脓肿形成。可有多种症状。颅内压升高,出现脑组织受损害的定位症状,如颞叶脓肿,可出现对侧肢体偏瘫。颅内高压会导致一系列症状,最显著的表现是头痛,轻者为患侧痛,重者为持续性全头痛或枕后痛,夜间症状加重,可呈现剧痛。另一典型性症状是喷射状呕吐。进一步发展,可出现脉搏缓慢、神情淡漠、嗜睡、表情呆板。脓肿增大,颅内压增高,则出现瞳孔散大。眼底检查可见视盘充血、水肿。

4. 终末期　脓肿破裂。引起弥漫性化脓性脑膜炎或脑疝形成。表现为突然发生的高热,颈项强直,角弓反张,可有癫痫样发作。若治疗不及时,可能出现呼吸衰竭,昏迷,甚至死亡。

三、辅助检查

影像学检查:脑部CT扫描或MRI检查可较好地显示脓肿的大小、位置、数量及脑室受压情况,为诊断、手术时机的选择提供重要的依据。

四、诊断与鉴别诊断

（一）诊断要点

对临床表现典型、定位体征明确者,诊断多不困难。但多数患者表现不典型,甚至自始至终不出现定位体征。对这类患者,应认真分析病史,反复、密切并动态观察病情变化,影像学检查可较好地显示脓肿的大小、位置、数量及脑室受压情况。

（二）鉴别诊断

1. 脑积水　可分为交通性及梗阻性两种,以交通性脑积水多见。脑积水以颅内压增高为主要症状,全身症状较轻,无局灶性症状表现。颅脑CT扫描或MRI检查可资鉴别。

2. 脑肿瘤　发展缓慢,无化脓性中耳炎病史及颅内感染症状。颅脑CT、MRI等影像学检查有助诊断。

五、治疗

积极抗感染,彻底清除病灶,通畅引流脓肿,注意颅内高压处理,预防脑疝。配合辨证

ER-11-17

耳源性脑脓肿诊断思维导图

论治。

（一）中医治疗

辨证论治

邪毒炽盛，入侵于脑证

证候：化脓性中耳炎过程中出现耳痛加剧，流脓不畅，并见头痛剧烈，憎寒壮热，呕吐，面红，口渴饮冷。舌红，苔黄，脉洪数或滑数。

治法：清热解毒，散瘀排脓。

方药：白虎汤加减。若神昏谵语、抽搐者，配合紫雪丹等鼻饲。

（二）西医治疗

1. 抗生素疗法　选用毒性小、疗效好、对致病菌敏感、能透过血脑屏障的抗生素，大剂量、足疗程应用。

2. 一般治疗　主要是脱水、补液，维持水及电解质平衡。有颅压升高者，降低颅内压力，但同时又必须兼顾补液。并注意高颅压危象的处理。

3. 原发病灶的处理　无高颅压危象者，应急行乳突探查术，清除耳部病灶。

4. 脑脓肿的处理

（1）穿刺抽脓：一般在乳突手术清除病灶后，经乳突腔穿刺抽脓。危急者则经颅骨钻孔穿刺抽脓。已有瘘管形成者安放引流管。

（2）开颅脑脓肿摘除术：病情危急，诊断性穿刺抽出脓量不足以达到减压目的者，有脑疝表现者，应及时手术处理。

5. 颅内高压危象的处理　快速静脉滴注或静脉注射脱水剂。有呼吸改变者，应保持呼吸道通畅，给氧，人工呼吸，静脉注射呼吸中枢兴奋剂等。静脉滴注糖皮质激素。

六、预防与调摄

1. 彻底治疗急、慢性化脓性中耳炎及中耳胆脂瘤。
2. 密切观察病情变化，及时有效处理。

七、临证备要

参照耳源性脑膜炎。

八、中西医结合诊疗思路

参照同耳源性脑膜炎。

复习思考题

1. 简述耳后骨膜下脓肿的主要临床特点。
2. 简述耳源性面瘫的诊断要点。
3. 简述耳源性迷路炎的诊断要点。
4. 简述乙状窦血栓性静脉炎的诊断要点。
5. 简述耳源性脑膜炎的诊断要点。
6. 简述耳源性脑脓肿的诊断要点。

（申　琪）

第十二节　感音神经性聋

由于内耳毛细胞、听神经、听觉传导径路中各级神经元损害,导致声音的感受与神经冲动传递障碍或听觉相关皮层功能障碍,由此导致的听力下降或丧失,或言语理解障碍,称为感音神经性聋(sensorineural deafness)。按照其发生的主要机制分为感音性、神经性和中枢性聋3种类型,但由于临床上不易明确区分,因此统称为感音神经性聋,是临床最常见的耳聋类型。本病属于中医"耳鸣耳聋""久聋"范畴。

一、病因病理

(一)西医病因病理

1. 病因

(1)先天性聋(congenital deafness):出生时或出生后不久发生的耳聋,称先天性聋,分为遗传性聋(hereditary deafness)和非遗传性聋(non-hereditary deafness)两大类。遗传性聋是指因基因或染色体异常所致的感音神经性聋,可分为常染色体、性染色体和线粒体遗传性聋。如果患者除耳聋外没有其他系统或组织器官异常,称为非综合征性聋,否则称为综合征性聋。又根据耳聋基因的遗传特性分为显性和隐性遗传性聋。大多数遗传性聋为常染色体隐性非综合征性聋。

非遗传性先天性聋系因妊娠期或分娩过程中引起的听力障碍。细菌或病毒感染、产伤、发热创伤等理化因素、先天性胆红素增高等是主要病因。

(2)老年性聋(presbycusis):是人体老化导致听觉器官功能衰退的表现,是与年龄相关的听力下降。其出现的年龄和进展速度因人而异,发病机制尚不清,似与遗传和多种有害因素(包括环境、慢性疾病、精神创伤等)相关。老年性聋根据损害发生的主要部位可分为感音性、神经性、血管纹性(代谢性)、耳蜗"传导"性(机械性)和混合性等多个类别。虽然老年性聋可能涉及听觉系统多个部位,但以内耳损害,即感音性聋最为常见。

(3)传染病源性聋:又称感染性聋,指由各种急性或慢性传染病导致或并发的感音神经性聋,包括流行性脑脊髓膜炎、猩红热、白喉、伤寒、斑疹伤寒、布鲁氏杆菌病、风疹、流行性感冒、腮腺炎、麻疹、水痘、带状疱疹、回归热、疟疾、梅毒、艾滋病等。病原微生物或其毒素通过血液循环、内听道内血管神经周围间隙等渠道进入内耳,破坏不同部位的组织结构和生理功能,导致耳聋。

(4)全身系统性疾病引起的耳聋:某些全身系统性疾病,如高血压、动脉硬化、糖尿病、慢性肾炎、肾衰竭、系统性红斑狼疮、甲状腺功能减退、高脂血症、红细胞增多症、白血病、镰状细胞贫血、多发性硬化症、多发性结节性动脉炎等,均可造成内耳损伤而致感音神经性聋。高血压与动脉硬化可能因内耳供血障碍、血液黏滞度增高、内耳脂质代谢紊乱致聋;糖尿病性聋可能与微血管病变导致耳蜗血管管腔狭窄、内耳供血障碍有关。

(5)耳毒性聋(ototoxic deafness):又称药物中毒性聋,指应用某些药物或长期接触某些化学制品所致的耳聋。常见的耳毒性药物有链霉素、卡那霉素、新霉素、庆大霉素等氨基糖苷类抗生素;水杨酸类止痛药;奎宁、氯喹等抗疟药;长春新碱、铂类等抗癌药;呋塞米、依他尼酸等利尿剂;抗肝素化制剂,如保兰勃林等。另外,铜、磷、砷、苯、一氧化碳、二硫化碳、酒精、烟草等也可致聋。药物的耳毒性除与本身毒性、剂量、疗程、给药方案的合理性有关外,也与个体敏感性和某些家族遗传性有关,如氨基糖苷类药物耳毒性与线粒体遗传缺陷有关。许多耳毒性药物同时具有肾毒性,受损部位可在耳蜗、蜗后,也可同时累及前庭器官。

（6）自身免疫性聋（autoimmune deafness）：因自身免疫性疾病诱发，特点为多发于青壮年的双侧同时或先后出现的、非对称性、波动性、进行性感音神经性聋，常合并其他自身免疫性疾病。

（7）其他：引起感音神经性聋的疾病较多，较常见的还有特发性突聋、创伤性聋、梅尼埃病、耳蜗性耳硬化、小脑脑桥角占位性疾病等。

2. 病理　不同病因导致的感音神经性聋，发生病理损害的部位不同，有着不同的病理表现。这些改变主要包括：毛细胞纤毛倒伏、缺失，线粒体肿胀、变性，严重时毛细胞与支持细胞部分缺失或完全破坏；螺旋神经节细胞减少和退行性改变；血管纹萎缩；听神经纤维的不均匀脱髓鞘改变等。在同一病例可能以某种病理改变为主，但多种改变常同时存在。

（二）中医病因病机

感音神经性聋中医辨证多属虚证，也有实证。临证之际，尤其应注意虚实夹杂病机的病理效应。

1. 气血虚弱，耳窍失养　在禀赋变异的基础上，感染各种邪气，以肺胃先受之，脾胃虚弱，致气血生化之源不足，清阳不升，上气不足，耳窍失养，听力障碍。

2. 肝肾阴虚，耳窍失濡　耳为肾窍，肝肾同源。病之稍久，即可累及肝肾，导致精血亏损，肝肾阴虚，髓海不足，耳窍失濡，听力失聪。

3. 肾阳亏虚，耳窍失煦　肾通于耳，肾和则耳能闻五音。病久不愈，阴损及阳，肾阳亏虚，命门火衰，耳失温煦，功能失司，听力障碍。

4. 气血不和，耳窍瘀阻　久病不瘥，脏腑失调，气血不和，经脉运行不畅，或阴血不足，脉络失充，日久耳窍脉络枯萎，痹塞不通；阳衰气弱，血滞不行，日久耳窍脉络痹阻。

二、临床表现

（一）症状

1. 听力下降　各种原因所致的感音神经性聋有不同临床特点，以感音神经性听力下降为主要表现。多数患者表现为缓慢发生的稳定的听力下降，少数为进展性。特发性突聋主要表现为突然发生的单侧感音神经性聋，梅尼埃病表现为波动性听力下降，老年性聋则以缓慢进展的对称性听力下降为特点。听力下降可发生于单耳或双耳，可以双耳先后或同时发生。

2. 耳鸣　部分感音神经性聋可伴有耳鸣。耳鸣发生的概率与病因有关，如药物中毒性聋、噪声性聋、突发性聋、老年性聋或梅尼埃病等，常伴有不同程度的耳鸣，先天性聋则少有耳鸣。耳鸣的音调常与听力下降的频率相近。

3. 眩晕　感音神经性聋大多不伴眩晕，但药物中毒性聋、特发性突聋、梅尼埃病或听神经瘤可伴有眩晕或头晕。

4. 耳闷　特发性突聋和梅尼埃病常伴有耳闷。

（二）体征

多数感音神经性聋没有特殊阳性体征，外耳道、鼓膜及乳突检查均正常。如继发于中耳炎，则可见鼓膜穿孔、中耳流脓等表现。

三、听力学检查

听力学检查是感音神经性聋最主要的诊断依据。音叉试验显示患耳 Rinne 试验阳性。纯音听阈测试是最重要的听力检查方法，表现为气骨导听阈一致性下降。声导抗检查鼓室压曲线图正常。结合阈上听功能测试、耳声发射检查和脑干听觉诱发电位检查等，有助于辅助定位诊断及鉴别诊断。

四、辅助检查

（一）影像学检查

影像学检查非必需，通常显示中耳及内耳结构正常。如需排除中耳炎或听神经瘤或内耳发育畸形等疾病，可选用中耳 CT 或 MRI 检查以辅助诊断。

（二）前庭功能检查

如合并眩晕，可选用前庭功能检查以评价前庭功能状况。

（三）其他

必要时可进行免疫学、遗传学等实验室检查，以辅助自身免疫性聋及遗传性聋的诊断。

五、诊断与鉴别诊断

（一）诊断要点

在系统收集患者现病史、既往史、个人史、家族史基础上，进行详细的专科检查，结合严格的听力学检查、前庭功能检查和咽鼓管功能检查，以及必要的影像学、血液学、免疫学和遗传学等实验室检查，是诊断的基础。

（二）鉴别诊断

应与导致传导性聋的疾病，如耵聍栓塞、各型中耳炎、耳硬化症等相鉴别，也要与以感音神经性聋为症状的特殊疾病，如听神经瘤、耳蜗型耳硬化症、大前庭水管综合征、上半规管裂综合征等相鉴别。

ER-11-18
感音神经性
聋思维导图

六、治疗

感音神经性聋的治疗原则是恢复或部分恢复已丧失的听力，尽量保存并利用残余听力，以提高患者日常言语交流能力和改善生活质量。一般原则是早期发现，早期诊断，早期治疗，适时进行听觉言语训练，必要时采用人工听觉恢复听力。由于目前尚无特效药物或疗法使感音神经性聋患者恢复听力，临床上多采用中西医结合及多种方法综合治疗，疗效优于单一治疗方法。

（一）中医治疗

1. 辨证论治

（1）气血虚弱，耳窍失养证

证候：耳鸣耳聋，常于蹲位起立时突然加重，头部或耳内有空虚发凉感，劳累后加重。并见面色萎黄不华，倦怠少力，失眠多梦，心悸不宁。舌淡，脉细或弦细。

治法：补益心脾，养血聪耳。

方药：归脾汤加减。血虚证突出者，加黄精、何首乌以益血聪耳；兼有气滞之证者，加丹参、石菖蒲、磁石以开窍聪耳。

（2）肝肾阴虚，耳窍失濡证

证候：耳鸣耳聋，鸣声尖细，入夜尤甚，听力渐减，房劳则重。伴有头晕脑鸣，眼花，腰膝酸软。舌红，少苔，脉弦细或细数无力。

治法：滋补肝肾，养精聪耳。

方药：耳聋左慈丸加减。可加白芍、桑椹、女贞子、旱莲草之类以养血益阴。若有手足心热，宜降火坚阴，加知母、黄柏；若兼耳鸣如潮、心烦失眠、夜寐多梦等症者，可用黄连阿胶鸡子黄汤合交泰丸加减。

（3）肾阳亏虚，耳窍失煦证

证候：久病耳鸣耳聋，鸣声细弱，入夜明显，或有头晕脑鸣。并见腰痛或腰膝酸软，面色淡白，畏冷肢凉，小便清长或有余沥，夜尿频数。舌淡胖，脉沉迟弱。

治法：温阳补肾，通窍聪耳。

方药：补骨脂丸加减。若有纳差，大便时溏，或时结时溏者，为脾肾两亏，酌加黄芪、白术、山药、茯苓之类健脾益肾；大便稀溏者，为脾虚清阳难升，宜去磁石之沉降。

（4）气血不和，瘀阻耳窍证

证候：久病耳鸣耳聋，聋鸣程度无明显变化或缓慢加重。全身兼证不定，常规辨证论治效果甚微。舌质暗或有瘀点，脉弦细或涩。

治法：活血化瘀，通窍复聪。

方药：通窍活血汤加减。可酌加丹参、归尾、柴胡之类，以增强活血化瘀通窍之功。临床上，常需根据所兼气虚、血虚、阳虚、阴虚等证之偏颇，分别酌加益气、养血、温阳、滋阴之品。还可用补阳还五汤、桃红四物汤等。

凡耳鸣耳聋病程日久，辨证论治无误而效果欠佳者，均可于原方中适当加入活血化瘀或化瘀通络之品，如丹参、鸡血藤、桃仁、红花、水蛭、三七粉等。其中水蛭宜研粉，用汤液冲服。

2. 中医其他方法

在中药基础上，还可选用针灸治疗。

（1）体针：取听宫、听会、耳门、翳风等为主穴。气血虚弱证，配足三里、三阴交、公孙；肝肾阴虚证，配太冲、太溪、肾俞、曲泉、后溪；肾阳亏虚证，配太溪、照海、肾俞、命门；血瘀证，配翳明、足三里、血海、腕骨。每次取主穴 2 穴（患侧），配穴 2~3 穴，补法针之，每天 1 次，10 次为 1 个疗程。

（2）耳针：取内耳、肾、肝、内分泌，中等刺激，留针 15~20 分钟，10~15 次为 1 个疗程。或埋针。

（3）水针：取听宫、翳风、完骨等穴，注入药液。药物有丹参注射液、当归注射液等，每天或隔天 1 次。

（二）西医治疗

1. 药物治疗　感音神经性聋病因众多，发病机制和病理改变复杂，迄今尚无有效药物。耳聋急性期，尽早选用糖皮质激素、改善内耳微循环、降低血液黏稠度和溶解小血栓的药物、维生素 B 族药物、能量制剂等，有助于恢复听力。长期耳聋则缺少有效药物。

2. 助听器　是一种帮助聋人听取声音的扩音装置。助听器本身不能改善听力，但对提高患者言语交流能力、改善生活质量极为重要。对大多数感音神经性聋患者，助听器是唯一有效的措施。随着电子设备和软件技术的进步，助听器的性能不断提升。助听器选配专业性很强，需在专业助听器验配师指导下选配和使用。

3. 人工耳蜗（cochlear implant，CI）　是通过特殊的声-电能转换电子装置，帮助极重度及全聋患者获得或恢复部分听觉的人工听觉技术。人工耳蜗由植入体及言语处理器两部分组成，适用于双耳重度或极重度感音神经性聋、依靠助听器不能进行正常听觉言语交流的患者。语前聋者，应在言语中枢功能发育最佳阶段或之前植入；语后聋者应在失去听觉后尽早植入。先天性聋儿经助听器训练不能获得应用听力者，应首选人工耳蜗植入。

4. 听觉脑干植入（auditor brainstem implantation，ABI）　因耳蜗及蜗后神经结构缺如所致的感音神经性聋，人工耳蜗无法获益，可选择直接作用于脑干耳蜗核获取听力的听觉脑干植入技术。ABI 弥补了 CI 适应证的不足，技术正日臻完善。

七、预防与调摄

1. 提倡优生优育,禁止近亲结婚,积极防治妊娠期疾病,减少产伤。大力推广新生儿听力筛查,努力做到对婴幼儿耳聋的早期发现、早期干预、早期治疗。及早利用残余听力选配助听器,或尽早接受听觉言语训练。

2. 尽量避免耳毒性药物的使用。对有家族药物中毒史、肾功能不全、孕妇、婴幼儿和已有耳聋者,更应慎重。

3. 避免颅脑损伤,减少强噪声暴露,避免接触有害物理因素及化学物质。

4. 节制高脂饮食,积极预防和治疗高血压、高脂血症及糖尿病等。

5. 定期听力检查。积极防治传染病,戒除烟酒嗜好,增强体质,延缓衰老。

八、临证备要

（一）临证要点

1. 感音神经性聋应注重病因诊断和鉴别诊断。

2. 急性或新发耳聋应积极治疗,促进听力恢复。长期耳聋则应定期检查听力,注重听力康复。早期佩戴助听器对延缓听力和认知功能衰退有积极意义。

（二）沟通要点

1. 分析和解释病因及听力损失程度,制订和推荐合理听力康复治疗方案。

2. 介绍预后及日常调摄要点,强调定期听力复查的重要性。

九、中西医结合诊疗思路

感音神经性聋病因复杂,应结合病史及检查结果,仔细查找病因,做好鉴别诊断。早期积极干预是治疗的关键,长期耳聋则应重视听力康复,适时佩戴助听器。中医诊疗方面,注意辨证论治、全身调理,可结合推拿、针灸等,调畅气机、舒缓情绪。

复习思考题

1. 简述感音神经性聋的中医病因病机。

2. 什么是感音神经性聋？简述感音神经性聋的常见病因。

●（张剑宁）

第十三节 耳 鸣

耳鸣是无外界声源或电刺激存在的情况下,患者自觉耳内或颅内存在声音的一种主观症状。耳鸣在人群中的患病率为 10% ~ 15%,并呈逐年上升趋势。耳鸣最常继发于耳科疾患,也可以是全身各系统疾患的伴随症状,并与压力、焦虑、抑郁等不良心理反应有关。耳鸣中医又称"聊啾""苦鸣""蝉鸣"等,属于中医"耳鸣病"范畴,多为外邪侵袭,或脏腑失调,致痰湿内生、肝郁化火,蒙蔽扰乱清窍,或虚损久耗,清窍失养所致。

一、病因病理

（一）西医病因病理

西医将耳鸣分主观性和客观性两类,病因各异。

1. 主观性耳鸣　只有患者自己能感觉到的耳鸣称主观性耳鸣。大多数主观性耳鸣难以找到明确病因,或可疑危险因素难以和耳鸣建立明确因果关系,称为主观特发性耳鸣。其可能的相关病因有:①内耳病变,多因耳蜗毛细胞损伤,致其产生异常自发放电;②听神经及其以上的听觉中枢病变,导致听觉通路产生异常节律的神经电活动或同步化放电,导致耳鸣。耳鸣最主要的危险因素是听力下降。

能够找到明确病因的耳鸣则不再称主观性耳鸣,如外耳道耵聍栓塞、异物、中耳传音结构病变(如慢性中耳炎、耳硬化症)、听神经系统病变(如听神经瘤、听神经病),等。药物、过敏和精神因素等也与耳鸣关联。

2. 客观性耳鸣　不仅患者自己能感觉到,也可被他人听到的一类耳鸣,称客观性耳鸣。相关病因有:①血管源性:与脉搏同步的搏动性杂音,主要为静脉源性,如乙状窦解剖变异或憩室形成或骨壁缺损等。这类耳鸣在耳周听不到血管杂音,压迫颈部耳鸣可消失。小部分为动脉源性,主要由颈动脉或椎动脉系统血管病变所致,主要特点是在耳周可闻及血管杂音,压迫颈部耳鸣大多不能消失。②肌源性:常为腭肌或鼓室肌阵挛所致,主要特点是耳鸣节律与软腭痉挛性收缩同步,或与中耳阻抗的变化同步。③其他来源性:包括咽鼓管异常开放、颞颌关节功能紊乱等引起的耳鸣,其特点是耳鸣与呼吸同步或与咬合运动有关。

（二）中医病因病理

1. 病因　耳鸣多继发于各种耳部疾病,耳聋为耳鸣最常见的危险因素之一。病因有虚实之分:实者多因外邪侵袭或脏腑实邪上扰耳窍,或痰饮、瘀血上蒙清窍,耳窍不通;虚者多为脏腑虚损、清窍失于濡养。

2. 病机　耳为清窍,以通为用,若外邪侵袭,或脏腑功能失调,致痰浊内生、肝郁化火,蒙蔽扰乱耳窍;或虚损日久,耗伤津液,清窍失养,发为耳鸣。病之初起多属实证,日久可虚实夹杂。

（1）外邪侵袭:寒暖失于调护,风邪乘虚而入,侵袭肌表,使肺卫失于宣降,风邪循经上扰清窍,与气相搏,发为耳鸣。

（2）痰火郁结:素食肥甘厚腻,脾运失调,痰湿内生,久郁化火,痰火搏结中焦,致枢纽升降失调,痰火上蒙清窍,引起耳鸣。

（3）气滞血瘀:肝气郁滞或脾失运化,气机不畅,津液不布而生痰浊,阻滞气机,气滞则血运不行,久则气滞血瘀,耳窍不通,发为耳鸣。

（4）肝火上扰:肝喜条达而恶抑郁,情志不遂,则肝气郁结,升降失调,气机阻滞,肝郁日久化火,肝火循经上扰清窍,亦可导致耳鸣。

（5）脾胃虚弱:饮食不节,损伤脾胃,或劳倦过度、思虑伤脾,致脾胃虚弱,清阳不升,浊阴不降,宗脉空虚,耳窍失养,引起耳鸣。

（6）肾精亏损:纵欲过度,损伤肾所藏精元,或年老肾亏,精气不足,气化无力,致肾气不足,无力鼓动阳气上腾以温煦清窍,渐成耳鸣。

（7）气血亏虚:劳伤过度,思虑伤心,或脾失健运,气血生化之源不足,或大病、久病之后,气血耗伤,或气虚血化源不足,皆可导致气血不足,不能濡养清窍,引起耳鸣。

二、临床表现

（一）症状

患者觉一侧或双侧耳内或颅内有鸣响声,较常见的如蝉鸣声、吹风声、电流声、嗡嗡声、机器声等,可一种或数种,亦可描述不清。耳鸣可为持续性或间歇性,常夜间安静时加重。较严重的耳鸣往往伴有烦恼、焦虑、抑郁、失眠、注意力不集中等症状,从而对患者生活造成影响。多数患者伴有程度不同的听力下降,亦可听力正常。少数患者可能伴有头痛、头晕和听觉过敏。

（二）体征

根据病因不同,可能存在不同体征。外耳、中耳疾病所致的耳鸣,耳镜检查可见外耳道耵聍或炎性肿胀、鼓膜内陷和鼓室积液、鼓膜穿孔或钙化增厚等。内耳或听神经病变所致的耳鸣,则无明显阳性体征。客观性耳鸣患者,如果是肌阵挛所致,可听到有规律的"咔嗒"声,可见软腭阵挛或鼓膜振动;咽鼓管异常开放所致的耳鸣,可见鼓膜随呼吸振动;部分搏动性耳鸣患者可在耳周闻及血管杂音,压迫颈部耳鸣可减轻或消失。

三、听力学检查

纯音听阈测试、声导抗检测和耳鸣心理声学测试是耳鸣必要的听力学检查。纯音听阈测试结果因病因不同,可出现不同程度的感音神经性聋、传导性聋或混合性聋,也可听力正常。声导抗结果因中耳病变不同而异。在部分病例,还应做耳声发射、听性脑干反应测试等,对耳鸣的性质和病变部位做出初步判断。

耳鸣心理声学测试包括:①耳鸣音调和响度匹配:用于判断耳鸣音调的频率和响度的大小。②最小掩蔽级测试:用于测试耳鸣被外界声掩蔽的特性,以及耳鸣掩蔽曲线的类别。③残余抑制试验:当耳鸣掩蔽声停止后,如耳鸣消失或减轻,则为残余抑制阳性,否则为阴性。残余抑制阳性的患者,声治疗多有益。

四、辅助检查

（一）耳鸣严重程度评估

由于耳鸣无准确的主客观检测方法,对耳鸣临床严重程度的评估尤为重要。评估常借助量表进行,从功能、情感及严重性等多个方面,评估耳鸣对患者带来的影响。临床上应用的量表很多,耳鸣残疾量表(tinnitus handicap inventory,THI)使用最为广泛,还有耳鸣问卷(tinnitus questionnaire,TQ)、耳鸣功能指数量表(tinnitus functional index,TFI)等。国内的耳鸣评价量表(tinnitus evaluation questionnaire,TEQ)是一种简易量表,有助于临床快速评估。对一些较为严重或特殊的耳鸣患者,还应进行睡眠、焦虑、抑郁或认知等量表的评估。

（二）一般全身性检查

包括血压、血糖、血脂、血常规、肝肾功能、甲状腺功能、血电解质等检查,以除外全身系统疾病所引起的耳鸣。

（三）影像学检查

中耳乳突 CT、内耳或听神经 MRI 等,用于辅助判断导致耳鸣的中耳或内耳病变,排除听神经瘤等特殊疾病。影像学检查非耳鸣常规检查项目。

ER-11-19

耳鸣诊断
思维导图

五、诊断与鉴别诊断

（一）诊断要点

根据患者耳鸣的主诉即可诊断,但病因诊断较为困难。客观性耳鸣可根据耳鸣特点进行病因诊断;主观性耳鸣的病因则需结合病史,依据耳科检查、听力学检查、影像学检查及全身体格检查综合分析。中医诊断应依据全身及局部证候,结合舌象及脉象,进行辨证分型。

（二）鉴别诊断

主观性耳鸣应与客观性耳鸣相鉴别,后者存在客观声源,如耳周血管搏动、肌肉振动及呼吸气流声等。特发性耳鸣应与其他疾病(如耵聍栓塞、中耳炎、耳硬化症、梅尼埃病等)导

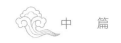

致的耳鸣相鉴别。主观性耳鸣还应与精神心理因素导致的幻听鉴别,后者的耳鸣声多为音乐声或说话声等有特殊意义的声音。耳鸣还应与听觉过敏、恐声症、厌声症等听觉耐受下降疾病相鉴别,后者表现为对声音的容忍度降低,或指对声音的敏感性增强。

(三)中医辨证要点

耳鸣病机复杂,多以脏腑辨证为基础,并有机结合其他辨证方法,得出准确的辨证结论。脏腑病机有虚实之分,而且无论脏腑虚实程度如何,往往都会不同程度地兼夹以气、血、津液、痰湿、痰阻之变。因此,在辨证过程中,常需结合八纲辨证、病因辨证、气血津液辨证等予以辨识。例如,实证常见风邪循经上犯清窍,或痰湿困结中焦,或肝郁气滞血瘀,或肝火循经上扰耳窍;虚证常见脾胃虚弱,或肾精亏虚,或过度劳倦,气血亏虚。但是,临证之际更为常见者,往往是虚实夹杂之证,需仔细辨别。

六、治疗

耳鸣治疗原则上应针对不同病因进行个性化治疗,消除原发病。急性耳鸣经积极治疗多可减轻甚至消失,持续 6 个月以上的慢性耳鸣多数难以完全消失,治疗目标应以消除或减轻耳鸣的伴随症状,达到对耳鸣的部分或完全适应。由于多数耳鸣病因不甚明确,即使明确病因也缺乏有效消除耳鸣的方法,因此对伴有焦虑抑郁情绪和睡眠障碍的患者,则应选择综合疗法治疗。耳鸣应怡情养性,避免过于安静环境,注意休息,调节睡眠,饮食有节,配合声音、放松治疗等,为耳鸣恢复创造良好条件。

(一)中医治疗

1. 辨证论治

(1)外邪侵袭证

证候:耳鸣骤起,病程较短,可伴耳内堵塞感或听力下降,或伴有鼻塞、流涕、头痛、咳嗽等。舌质淡红,苔薄白,脉浮。

治法:疏风散邪,宣肺通窍。

方药:芎芷散加减。若湿邪不明显,可去半夏、苍术、厚朴、木通;若偏于风热,可选用桑菊饮加减。

(2)痰火郁结证

证候:耳鸣如蝉,中耳胀闷,头重如裹,胸脘满闷,咳嗽痰多,口苦或淡而无味,大便秘结,小便黄,舌质红,苔黄腻,脉弦数。

治法:祛湿化痰,清热宣通。

方药:涤痰汤加减。若口淡、纳呆明显,可加砂仁以醒脾开胃,兼芳香化湿;若失眠,可加远志、合欢皮、酸枣仁以安神。

(3)气滞血瘀证

证候:病程可长可短,耳鸣或耳聋如塞,或伴有耳流陈血,或见耵聍与陈血胶结,或有爆震史,面色黧黑,舌质紫暗或有瘀斑瘀点,苔薄,脉涩。

治法:疏肝理气,通窍活血。

方药:通窍活血汤加减。若耳痛,可见加延胡索行气止痛。

(4)肝火上扰证

证候:耳鸣的起病或加重与情志抑郁或恼怒有关,胸胁胀痛,夜寐不宁,头痛或眩晕,夜寐不宁、口咽干苦,舌红,苔黄,脉弦。

治法:疏肝解郁,清热泻火。

方药:丹栀逍遥散加减。失眠严重者,可加酸枣仁、远志以安神;大便秘结者,可加大黄以泄热。

（5）脾胃虚弱证

证候：耳鸣的起病或加重与劳累或思虑过度有关，或在下蹲站起时加重，倦怠乏力，少气懒言，面色无华，纳呆，腹胀，便溏。舌质淡红，苔薄白，脉弱。

治法：健脾益气，升阳通窍。

方药：益气聪明汤加减。若兼湿浊而苔腻者，可加茯苓、白术、砂仁以健脾祛湿；若手足不温者，可加干姜、桂枝以温中通阳；若夜不能寐者，可加酸枣仁以安神。

（6）肾精亏虚证

证候：耳鸣日久，耳鸣如蝉，昼夜不息，安静时尤甚，听力逐渐下降，或见腰膝酸软，虚烦失眠，头晕眼花，发脱或齿摇，夜尿频多，性功能减退，畏寒肢冷。舌质淡胖，舌红少苔，脉细弱或细数。

治法：补肾填精，滋阴补肾。

方药：六味地黄丸加减。肢冷体寒可加附子、桂枝温阳化气；夜尿频多者，可加益智仁、桑螵蛸以固肾气；虚阳上浮而致口苦、咽干者，可加磁石、五味子以潜阳、纳气归肾。

（7）气血亏虚证

证候：耳鸣的起病或加重与精神加重或压力过大有关，或见倦怠乏力，声低气怯，心烦失眠，惊悸不安，注意力不能集中，面色无华。舌质淡，苔薄白，脉细弱。

治法：益气养血，宁心通窍。

方药：归脾汤加减。若心烦失眠、惊悸不安较重者，可加龙齿以镇静安神；若阴血不足，虚阳上扰，心肾不交者，可配合交泰丸。

2. 中医其他方法

（1）针灸疗法

1）体针：局部取穴与远端辨证取穴相结合，局部可取耳门、听宫、听会、翳风为主，每次选取 2 穴。风邪侵袭者，可加外关、合谷、风池、大椎；痰湿困结者，可加丰隆、足三里；肝气郁结者，可加太冲、丘墟、中渚；脾胃虚弱者，可加足三里、气海、脾俞；肾元亏损者，可加肾俞、关元；心神不宁者，可加通里、神门。实证用泻法，虚证用补法，或不论虚实，一律用平补平泻法，每日针刺 1 次。

2）耳穴贴压：取内耳、脾、肾、肝、神门、皮质下、肾上腺、内分泌等耳穴，用王不留行贴压以上穴位。方法：耳部用酒精棉球擦拭后，左手固定耳郭，右手将王不留行贴按压至相应穴位，每周 2 次，每日按揉 5 次，每次按揉 5 分钟，以耳部微热为度。

3）穴位注射：部分耳鸣经穴位注射可获得缓解。慢性耳鸣注射可选用丹参注射液、天麻注射液等，急性耳鸣可选用曲安奈德注射液等。

4）穴位敷贴：取吴茱萸粉，加食醋适量，调成较湿丸状，用防水胶布贴敷于涌泉穴或三阴交穴，双耳同患敷双侧，单耳则敷对侧，然后穿上较紧袜子，次晨取下。

（2）导引法

1）鸣天鼓法：两手掌心紧贴两外耳道口，两示指、中指、环指、小指对称地横按在后枕部，再将两示指翘起放在中指上，然后将示指从中指上用力滑下，骤然叩击脑后枕部，此时可闻洪亮清晰之声，响如击鼓。先左手 24 次，再右手 24 次，最后双手同时叩击 48 次，每日早、晚各做 1 次。

2）营治城郭法：以两手按耳轮，一上一下摩擦之，每次 15 分钟左右。

3）鼓膜按摩法：将示指或中指插入外耳道口，使其塞紧外耳道，轻轻按压 1~2 秒，再放开，一按一放，如此重复多次。也可用示指或中指按压耳屏，使其掩盖住外耳道口，持续 1~2

秒后再放开,一按一放,有节奏地重复多次。在耳鸣伴有耳胀闷堵塞时,行鼓膜按摩常可获得暂时缓解。

（3）五音疗法:根据中医传统的五音入五脏的理论,依中医辨证,在宫、商、角、徵、羽不同音调的音乐中选择合适的传统音乐或歌曲,使音乐在声治疗的基础上,还能发挥调理脏腑的作用。五音治疗是一种优于常规声治疗的音乐疗法。

（二）西医治疗

1. 病因治疗　针对病因治疗原发病是治疗耳鸣最有效的途径。分泌性中耳炎采用咽鼓管吹张或鼓室穿刺抽液后,耳鸣即可立即消失;耳硬化症所致的耳鸣,手术后大部分耳鸣可得到控制;血管搏动性耳鸣在解除血管病变后耳鸣也可得到控制。由于耳鸣的病因复杂,病变部位多变,有效地针对性治疗耳鸣尚有很大难度。

2. 综合疗法　临床上大多数耳鸣,通过现有诊疗手段难以明确其真正病因,统称为"特发性耳鸣"。在目前对耳鸣认识还非常有限的情况下,针对这类耳鸣应采用综合治疗方案,即耳鸣综合疗法,包含三个部分。

（1）耳鸣咨询交流:依据发病过程和检查结果,分析耳鸣的可能病因,使患者解除对耳鸣的过多关注与恐惧心理,将其对耳鸣的认识从"负面刺激"转为"中性刺激",提高患者对治疗的依从性。

（2）声治疗:通过增加外界声刺激,补偿损失的听力,转移患者对耳鸣的注意力,消除导致耳鸣不良心理反应的条件反射弧,起到治疗耳鸣的作用。声治疗需要至少持续3~6个月,患者需积极配合方能达到治疗目的。治疗方法有两种,一是在有声环境中生活、工作,目的在于弱化耳鸣对大脑皮层的刺激,降低耳鸣的感知;二是在规定的时间,有意识地聆听医生所建议的治疗性声音,音量通常不超过耳鸣声,目的在于通过训练,降低患者对耳鸣所诱发的不良心理反应的觉察水平,尽快达到对耳鸣的适应。

（3）对症治疗:目的是直接减轻或消除因耳鸣所致的躯体不适、睡眠障碍、焦虑甚至抑郁状态等伴随症状,起到间接改善耳鸣、加快适应耳鸣进程的作用,方法包括药物、经颅磁刺激、助听器治疗、针灸、推拿、手术等。

耳鸣综合疗法策略在于跨越耳鸣的病变部位和具体病因,从关注耳鸣可能的病因扩展到针对不良心理反应有关的边缘系统、自主神经系统、认知和记忆系统等,达到快速有效适应耳鸣的目的,适用于各种不同类型耳鸣的治疗。

七、预防与调摄

耳鸣临床表现复杂。对患者仔细询问病史,详细检查,认真解释和正确引导,十分重要,可以使耳鸣患者转变成不需要医疗干预的耳鸣人群,是耳鸣防治的重要任务。对病情较重、真正需要医疗干预的耳鸣患者,无论是否找到病因,只要端正认识,树立信心,配合系统治疗,也可以迅速达到适应目的。因此,耳鸣是可以得到有效控制的。

八、临证备要

（一）临证要点

1. 耳鸣应重视分类和病因诊断,强调规范化检查,区分耳鸣人群和耳鸣患者。耳鸣患者证型复杂多样,虚实夹杂,注意准确辨证,兼顾兼证。

2. 治疗应重视与患者沟通交流的重要性,正确的耳鸣咨询是治疗的基础,声治疗是常用的治疗方法,解决患者睡眠、情绪和认知等问题,有助于耳鸣的缓解。应强调适应耳鸣的重要性,而不将消除耳鸣作为大多数耳鸣患者的治疗目标。

（二）沟通要点

1. 解释耳鸣病因、严重程度及听力状况，了解患者睡眠、情绪、注意力、认知等方面存在的问题，合理选择治疗方案。

2. 告知患者适应耳鸣的重要性及日常调摄要点。

九、中西医结合诊疗思路

耳鸣应规范检查和全面评估，以听力学检查为主，同时应进行临床严重程度以及睡眠、情绪状况等评估。准确辨证是耳鸣中医治疗的前提，辨证施治能有效提高耳鸣疗效，同时可结合针灸、推拿、五音疗法等综合施治。目前尚无有效消除耳鸣的方法，治疗应从改善患者睡眠障碍、情绪障碍和注意力障碍等伴随症状出发，以消除或减轻耳鸣本身为次要目标。

复习思考题

1. 何谓耳鸣？简述耳鸣常见证型。
2. 简述肾精亏虚型耳鸣的证候、治法及方药。

（张剑宁）

第十四节　特发性突聋

特发性突聋（idiopathic sudden deafness）又称突发性聋或突聋，是指 72 小时内突然发生的、原因不明的感音神经性听力损失，至少在相邻的两个频率听力下降≥20dBHL。突聋常伴眩晕、耳鸣，属耳科急症，发病率为（5～20）/10 万。多发生于单耳，双耳同时发病少见。50～60 岁高发，但也呈年轻化趋势，发病无性别差异。中医称"暴聋"，多因外感风邪或邪气内盛，脏腑失调所致。

一、病因病理

（一）西医病因病理

1. 病因　特发性突聋确切病因不明，可能与以下因素有关：

（1）内耳供血障碍：内耳血供来自迷路动脉，为终末动脉，无侧支循环，易发生微循环障碍。血液流变学异常、血栓形成或栓塞等，都可能成为内耳供血障碍的原因。糖尿病、高血压、动脉硬化及心血管疾病是突聋发生危险因素。

（2）病毒感染：部分突聋的发生有与病毒感染相关的证据。尤其在儿童，突聋的发生可能与病毒感染更为密切，如腮腺炎病毒、疱疹病毒、风疹病毒、麻疹病毒、流行性感冒病毒等，均可能导致突聋。

（3）其他：MRI 检查的普及使得在更多突聋患者中发现听神经瘤。一些突聋患者存在特异性抗原或抗体异常，可能与自身免疫因素相关。

另外，精神紧张、压力、情绪波动、睡眠障碍等，可能是突聋发生的诱因。

2. 病理　由于突聋患者难以获取内耳组织，病理改变并不明了。其发生机制可能与内耳血管痉挛、血管纹功能障碍、血管栓塞或血栓形成、膜迷路积水及毛细胞损伤有关。

（二）中医病因病机

暴聋涉及邪、火、痰、瘀，瘀滞之变可贯穿整个病程当中。

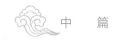

1. 外邪侵袭,上犯耳窍　病之初期,风邪外感,肺金不利,邪闭窗笼,听力突降。

2. 肝火上炎,燔灼耳窍　外邪传里引动肝火,或因情绪骤变,肝郁化火,肝火上扰清窍,耳窍功能失司,突发听力骤降,可引发眩晕。

3. 痰火郁结,壅闭耳窍　在脾胃蕴热、痰火内积基础上,肝火横逆犯及脾土,痰火上壅清窍,耳窍功能失司,故听力障碍,可伴眩晕。

4. 气滞血瘀,闭塞耳窍　急性期后可遗留气机不利,气滞血瘀,痹阻窍络,耳窍不通,听力障碍持续。

二、临床表现

（一）症状

1. 听力下降　多表现为无明显诱因、数分钟或数小时内快速发生的听力下降,部分患者可能有劳累或紧张等诱因。听力下降大多进展迅速,可表现为高频、低频或全频下降,亦可为全聋。

2. 耳鸣　突聋大多伴有耳鸣。耳鸣可先于耳聋发生,表现为突聋的前驱症状,也可与耳聋同时或晚于耳聋发生。耳鸣音调频率多与听力下降的频率相近。

3. 耳闷　约半数患者诉耳胀感,低频和全频突聋者耳闷症状较突出。部分患者诉听声时耳内有回声。

4. 眩晕　约30%患者有眩晕或头晕,可伴恶心呕吐,耳闷塞感。眩晕多可逐渐缓解。

5. 其他　部分患者有听觉过敏,可有耳周麻木、沉重感等感觉异常。严重者可出现精神心理症状,如焦虑、抑郁和睡眠障碍等。

（二）体征

突发性聋常无特殊体征,外耳道、鼓膜及乳突检查均正常。如伴眩晕,可有自发性眼震和平衡失调。

三、听力学检查

纯音听阈测试多为不同程度的单侧感音神经性聋,少数为双侧。听力曲线以平坦下降型或高频下降型为主,部分为全频下降型,少数为低频下降型。声导抗鼓室压曲线图多正常,可有响度重振。

四、辅助检查

（一）影像学检查

少数单侧突聋可能因听神经瘤所致,如治疗后听力恢复不佳或持续头晕,可疑听神经瘤时,应做内听道增强 MRI 检查以排除。

（二）前庭功能检查

眩晕恢复期症状减轻后,可做前庭功能检查。患耳前庭功能多正常。

（三）其他

必要时可行血常规、凝血功能、血生化(血糖、血脂等)以及相关病原学检查。

五、诊断与鉴别诊断

（一）诊断要点

依据中华医学会耳鼻咽喉头颈外科学分会 2015 年制定的突聋诊断标准,突聋诊断包括:①72 小时内突然发生的、至少有相邻的 2 个频率听力下降 20dBHL 以上,多为单侧,少数可双侧同时或先后发生;②未发现明确原因(包括全身或局部因素);③可伴耳鸣、耳闷胀感、耳周皮肤感觉异常等;④可伴眩晕、恶心、呕吐。

（二）鉴别诊断

1. 梅尼埃病　以低频听力下降为主的突聋与梅尼埃病初次发作不易鉴别。梅尼埃病初次发作以持续眩晕症状为突出表现,听力损失一般不重,低频听力下降为主,可自愈,听力损失多波动。突聋听力损失一般较重,不会反复发作。

2. 听神经瘤　约5%的听神经瘤患者以突发性聋表现发病,可伴头晕和共济失调,无特殊体征。颅神经 MRI 检查有助于确诊。

3. 功能性聋　多表现为双侧全聋,若单侧突然发病者,易误诊为特发性突聋。多有其他神经精神症状,听性脑干反应(auditory brainstem response,ABR)等客观听力检查有助于鉴别。

ER-11-20

突聋诊断思维导图

六、治疗

突聋病因不明,但内耳急性炎症、缺血、缺氧是主要病理表现,故减轻内耳炎症、改善内耳微循环是治疗的基础。应根据不同类型听力损失,制订合理的治疗方案。突聋起病时积极治疗,有助于改善预后,挽救听力。以中医辨证论治为主的中西医结合治疗有利于取得更好疗效。

（一）中医治疗

1. 辨证论治

（1）外邪侵袭,上犯耳窍证

证候:病初起,有外感病史,突然听力下降,呈感音神经性聋。或伴耳闷、耳痛、头痛、鼻塞、恶寒发热、周身不适等症。苔薄白,脉浮。

治法:疏风宣肺,祛邪通窍。

方药:三拗汤加减。可酌加防风、僵蚕、葛根、石菖蒲之类以助祛风散邪,或用蔓荆子散加减。

（2）肝火上炎,燔灼耳窍证

证候:耳鸣耳聋突然发生,多因郁怒而发,鸣声洪而粗,耳内闭塞感。烦躁易怒,口苦咽干,多伴有眩晕。舌红,苔黄,脉弦数有力。

治法:清肝泻火,开郁通窍。

方药:龙胆泻肝汤加减。一般可加郁金、石菖蒲。行气疏肝加香附、川芎之类;口燥便结者,加酒制大黄、芒硝;头痛头晕者,可加延胡索、生龙骨、生牡蛎、白芍。

（3）痰火郁结,壅闭耳窍证

证候:耳鸣耳聋暴发,甚则闭塞无闻,鸣声洪而粗,持续不歇。平素喜食炙煿厚味,并多因饮酒等因素而诱发。并见头昏头重或眩晕,胸腹痞满,或咳黄痰,或有恶心,大便不爽,小便黄。舌质红胖,苔黄腻,脉滑数或弦滑。

治法:清热化痰,开郁通窍。

方药:加味二陈汤加减。可加黄芩、枳壳、郁金、胆南星、石菖蒲、路路通等。

（4）气滞血瘀,闭塞耳窍证

证候:病之后期,听力恢复欠佳,鸣声持续不已。舌质暗或有瘀点。

治法:活血化瘀,通窍聪耳。

方药:桃红四物汤加减。一般可加柴胡、石菖蒲、地龙。若有肝经郁热者,加地龙、牡丹皮、黄芩,或以通窍活血汤加减。

2. 中医其他方法

（1）体针：主穴取听会、听宫、耳门、翳风。邪犯耳窍证，配合谷、列缺、太渊、迎香；肝火燔耳证，配行间、太冲、阳陵泉、中渚；痰火闭耳证，配百会、丰隆、三阴交、内关；血瘀耳窍证，配足三里、血海、腕骨。每次取3~5穴，每日1次，平补平泻法针之。

（2）耳针：取肺、鼻、下屏尖、肝、肾穴，用泻法。

（二）西医治疗

1. 一般治疗　卧床休息，避免噪声，低钠饮食，控制血糖、血压，降低血脂。眩晕严重者对症治疗。

2. 糖皮质激素　糖皮质激素全身冲击治疗是主要的治疗措施。成人给予泼尼松60mg/d或其他等效剂量药物，5~7天后逐渐减量。如患者不宜全身使用糖皮质激素，或常规治疗效果不佳，或错过最佳治疗期，可行糖皮质激素鼓室内注射。

3. 血管扩张剂　①钙通道拮抗剂，如尼莫地平、盐酸氟桂利嗪；②组胺衍生物，如倍他司汀等；③活血化瘀中药注射剂，如银杏叶制剂、丹参注射液、川芎嗪注射液等；④其他药物，如α肾上腺素受体阻滞剂盐酸丁咯地尔、前列地尔等。

4. 血浆增容剂　可用10%低分子右旋糖酐静脉滴注。

5. 抗血栓形成剂和溶栓剂　如巴曲酶等，主要用于重度或极重度突聋。治疗前及治疗过程中，应动态监测凝血功能、纤维蛋白原含量。

6. 高压氧疗法　可作为突聋的补救性治疗措施。

7. 其他　神经营养类药物和维生素类药物，有辅助治疗作用。

七、预防与调摄

注意休息，避免过劳，减轻压力，舒缓情绪，戒除烟酒。积极预防和治疗高血压、高脂血症及糖尿病等。

八、临证备要

（一）临证要点

1. 突聋临床诊断不难，应重视对不同类型听力损失临床特点及预后的认识。

2. 突聋注重早期治疗。早期积极足量的激素治疗配合中医治疗，有助于改善突聋预后。糖皮质激素鼓室内注射以及高压氧等治疗，可作为突聋的补救性治疗措施。

（二）沟通要点

1. 解释病因及诱因，选择合理治疗方案。

2. 介绍预后及日常调摄要点。

九、中西医结合诊疗思路

突聋诊断不难，但诊断明确后应及时治疗。早期及时足量的激素冲击治疗是基础。同时，结合辨证施治，活血化瘀通窍，运用针刺、敷贴等中医疗法，均是有效的辅助治疗措施。因治疗延误或初次治疗效果不佳，可以给予补救性治疗措施。对于伴随的头晕及耳鸣等症状，应积极给予康复治疗。

复习思考题

1. 什么是特发性突聋？简述突聋临床症状。

2. 简述突聋的中医病因病机。

（张剑宁）

第十五节 噪声性聋

噪声性聋(noise induced hearing loss,NIHL),是患者长期处于噪声环境而导致的感音神经性耳聋。随年龄增长耳聋程度不断进展,部分患者同时伴有耳鸣等为主要特征。噪声性聋在中医属"久聋""虚聋"范畴。患者长期遭受噪声乃至脏腑亏损、气血阴阳失调所致听力下降。

一、病因病理

(一)西医病因病理

1. 病因 噪声对听觉的损伤其机制较为复杂,多种因素参与其中,其中噪声性质不同、时间长短,以及个体所处环境对听力影响均有差异。往往噪声的强度越高,频率越高,损害越重;突然出现的噪声损伤作用更明显。暴露于噪声时间越长、患者年龄越大损害越重。

2. 病理 研究表明噪声影响耳蜗外毛细胞,甚至发生听毛消失,毛细胞、支持细胞和神经纤维最终变性坏死。病变以耳蜗底圈(相当于4kHz处)损伤最为明显,随着病情进展逐渐向蜗顶扩展。

(二)中医病因病机

1. 肝火上扰 耳为肝胆经脉之所辖。素体肝胆火盛加之久处噪声环境影响情志不调,忧郁不舒,气机郁结,气郁化火,上扰清窍,或暴怒伤肝,逆气上冲,循经上扰清窍,可致耳聋。

2. 痰火壅结 素体脾胃虚弱加之处于噪声长期刺激,致使脾失运,运化无权,水湿内停,聚而为痰,痰郁化火,痰火上壅,以致清窍蒙蔽,出现耳聋,即谓"痰为火之标,火为痰之本",痰火往往互结而为病。

3. 阴血亏虚 病变发生之后,长期噪声刺激,耗伤阴血,耳失滋养,耳窍失濡,听力失聪。

4. 气滞血瘀 病久不愈,气机失调,经络闭阻,血瘀气滞耳窍,耳窍闭塞,听力减退。

5. 肾精亏损 素体肾精不足加之长期噪声刺激,阴精暗耗,精气失充,导致耳失奉养,耳窍失充,听力下降。

二、临床表现

(一)症状

1. 全身症状 长期接触噪声,会出现头晕、头疼、失眠、焦虑等神经系统症状,还可出现血压波动、月经紊乱、食欲下降等。

2. 局部症状

(1)听力减退:缓慢持续性的听力减退。早期累计高频区,言语频率影响不大,患者不易发现。随着病情进展,当出现言语频率受损,交流受到影响才引起重视,晚期则引起不能完全恢复的听力损失。

(2)耳鸣:早期即可出现双侧高音调耳鸣,常在耳聋之前发生。

(3)前庭功能障碍症状:长期的噪声刺激导致前庭功能障碍,眩晕症状即可出现。

(二)体征

耳部常规检查常无明显异常体征,但常见患者语调增高。当前庭受累,还可出现平衡功能障碍等。

三、听力学检查

(一)纯音听阈测试

测试结果呈感音神经性聋。噪声性耳聋典型听力曲线为4 000Hz处呈V形下降;晚期则所有频率均下降,但高频区仍甚于低频区,曲线仍然呈下降形。(图11-14)

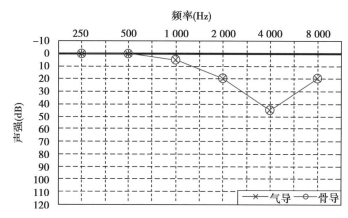

图 11-14 噪声性聋听力检查

（二）声导抗检查

示鼓室曲线正常,声反射可引出,重振试验阳性。

（三）前庭功能检查

前庭功能受影响时,可出现平衡协调功能障碍。

四、诊断与鉴别诊断

（一）诊断要点

首先患者有明确的噪声接触史,并有听力减退等临床表现。听力减退前往往出现双侧耳鸣,实验室检查有特征性听力学表现,其中声导抗及耳声发射都有助于早期噪声性聋的发现。

（二）鉴别诊断

1. **药物中毒性聋** 比如抗生素、抗肿瘤类等药物所引起的感音神经性聋,可能出现在用药时,也可能发生于停药后数日、数周甚至更久。

2. **听神经瘤** 听力逐渐下降或突然性下降,后期可伴有前庭功能异常。随着肿瘤的不断进展,听力影响越来越重。影像学检查可见肿瘤占位影。

3. **其他类型感音神经性聋** 如特发性突聋、老年性聋、全身疾病相关性聋等,通过病史、症状、体征及相关检查可鉴别。

（三）中医辨证要点

本病多为长期噪声损耗阳气、阴血,继发阴精暗耗,耳失奉养,经络闭阻,血瘀气滞耳窍,听力逐渐减退。

噪声性聋诊断思维导图

五、治疗

噪声性聋因病因明确,目前尚无有效治疗手段能使患者听力完全恢复。因而,应注重早发现、早诊断、早治疗的能力,及时避免噪声进一步损害,保存现有听力状况,争取提高已损听力。

（一）中医治疗

1. 辨证论治

（1）肝火上扰证

证候:耳聋时轻时重,或伴耳鸣,多在情志抑郁或恼怒之后加重。口干,咽干,面红或目赤,尿黄,便秘,夜寐不宁,胸胁胀痛,头痛或眩晕。舌红苔黄,脉弦数。

治法：清肝泻火，开郁通窍。

方药：龙胆泻肝汤加减。

（2）痰火壅结证

证候：听力减退，耳中胀闷，或伴耳鸣。头重头昏，或见头晕目眩，胸脘满闷，咳嗽痰多，口苦或淡而无味，二便不畅。舌红，苔黄腻，脉滑数。

治法：清火化痰，和胃降浊。

方药：二陈汤加减。

（3）阴血亏虚证

证候：听力减退，每遇疲劳之后加重，或见倦怠乏力，声低气怯，面色无华，食欲不振，脘腹胀满，大便溏薄，心悸失眠。舌质淡红，苔薄白，脉细弱。

治法：健脾养血，滋阴聪耳。

方药：四物汤合一甲复脉汤加减。可加磁石、远志以开窍聪耳。

（4）气滞血瘀证

证候：听力减退，病程可长可短。全身可无明显其他症状，或有爆震史。舌质暗红或有瘀点，脉细涩。

治法：行气化瘀，通络开窍。

方药：通窍活血汤加减。可酌加丹参、地龙、石菖蒲以增强活血通窍之力。

（5）肾精亏损证

证候：听力逐渐下降。头昏眼花，腰膝酸软，虚烦失眠，夜尿频多，发脱齿摇。舌红少苔，脉细弱或细数。

治法：补肾益精，滋阴潜阳。

方药：耳聋左慈丸加减。肾阳亏损者用金匮肾气丸。

2. 中医其他方法

（1）针灸疗法

1）体针：采用局部取穴与远端取穴相结合的原则。耳周穴位取听宫、听会、耳门、翳风等，每次选用2~3穴；远端穴位可辨证选用。

2）耳针：取内耳、肾、神门、内分泌等穴，中等刺激。

3）穴位注射：选听宫、翳风、完骨、瘈脉等穴。

（2）按摩疗法：自行鼓膜按摩，亦可用鸣天鼓法。

（3）外治法

1）滴鼻：兼有鼻塞者可用宣通鼻窍药物滴鼻。

2）咽鼓管自行吹张法：伴耳闭者可用此法。

（二）西医治疗

药物治疗

（1）改善耳部循环：尽早选用可扩张内耳血管的药物、降低血液黏稠度和溶解小血栓的药物。

（2）促进神经营养代谢：可用维生素 B 族、ATP、辅酶 A 等。

（3）高压氧疗法：高压氧有助于提高疗效。

（4）佩戴助听器：听力损失较重患者，药物治疗效果欠佳，可考虑佩戴助听器。

六、预防与调摄

1. 本病治疗效果较差，重在预防。

2. 改善噪声环境,降低至安全标准,做好个人防护。

3. 定期进行听力检测,做到早发现、早诊断、早治疗。

七、临证备要

（一）临证要点

1. 西医诊断宜精准个体化,中医辨证首辨寒热虚实,次明脏腑所属。

2. 治疗重视局部处理与整体调治相结合,整体调治重在改善患者病理体质。

（二）沟通要点

1. 解释病因及现况,合理选择治疗方案。

2. 介绍预后及日常调摄要点。

八、中西医结合诊疗思路

噪声性聋往往病程较长,除去内耳损伤等解剖结构性因素外,患者个体对声损伤的敏感性差异也是重要因素。积极结合中医辨证论治以及病理体质调治,可以加快康复过程。

复习思考题

1. 简述本病的西医诊断要点。

2. 简述本病的中医辨证要点。

3. 试述本病的中西医结合治疗优势体现。

（汪常伟）

第十六节　功　能　性　聋

功能性聋(functional hearing loss),又称精神性聋、癔症性聋、非器质性聋等,是由精神心理因素引起的急性发作性听觉功能障碍,无耳部器质性病变,非真性听力下降。属中医的"耳聋"范畴。

一、病因病理

（一）西医病因病理

本病常因遭受剧烈精神刺激、心理创伤,或长期精神抑郁、心情郁闷,引起听觉通路信号传导阻滞,听觉中枢功能抑制,致患者"听而不闻"。

（二）中医病因病机

中医认为,本病多由情志剧变,或平素性情抑郁,伤及于肝,致肝气郁结,经脉闭阻,耳窍气机不利而为聋。

二、临床表现

（一）症状

遭受剧烈精神刺激,或长期存在心理抑郁后,突然或缓慢发生双耳全聋或重度聋,伴有明显精神紊乱,或兼有癔症症状,如缄默不语、四肢震颤、过度凝视等。患者说话的音调和强弱与发病前相同,单调而无明显起伏。睡眠时耳聋持续存在。可同时有外耳道麻木或皮肤、角膜感觉消失,可伴发视觉障碍。

（二）体征

耳科局部检查一般无明显异常发现。患者可有精神抑郁表现,心理测试时回答问题刻板、缓慢,表现呆板。

三、听力学检查

1. 纯音听阈测试　测试结果与临床表现常不符。患者测试时反应较迟钝,反复测试,结果往往不一致,变异较大,无响度重振。

2. 言语测听　言语识别率和接受阈较低。

3. 听性脑干反应、耳声发射(otoacoustic emission,OAE)等客观听力检查　结果多在正常范围。

四、诊断与鉴别诊断

（一）诊断要点

当患者突然出现不明原因双侧听力下降,临床表现与检查结果不符,有精神心理创伤表现,应考虑本病。结合病史、症状及听力检查结果,本病诊断一般不难。客观听力检查,如听性脑干反应、畸变产物耳声发射等,结果显示正常,与主观听力检查结果分离,是诊断功能性聋的重要依据。有伴发症状者应排除器质性病变,如癫痫、心脑血管疾病、颅内占位病变等。

（二）鉴别诊断

1. 特发性突聋　表现为突然发生的感音神经性耳聋,主、客观测听结果一致,无精神病史及相关症状表现。

2. 伪聋　为出于一定目的的诈聋,患者无精神心理创伤,表现敏感机警,无精神病史及相关症状,客观检查多正常。

功能性聋诊断思维导图

五、治疗

应从患者的精神、心理等方面入手,力争查明病因。与患者耐心交流和沟通,树立信心,增强其对医师的信任。合理采用心理暗示治疗,配合辨证论治,施以疏肝解郁、行气活血开窍为主的中医药治疗,增强心理治疗的效果,能明显提高本病疗效。

（一）中医治疗

1. 辨证论治

患者多表现为肝气郁结证。

证候:耳聋常由情志异常所致,表现为忧郁少语,唉声叹气,或伴胸胁胀满不适。舌质稍偏淡红,舌苔薄,脉弦。

治法:疏肝解郁,通窍聪耳。

方药:柴胡疏肝散加减。若兼见肝火证,加栀子、黄芩等;若久病兼见气血亏虚证,加党参、当归等;若伴失眠多梦,可加酸枣仁、磁石等。

2. 针灸治疗　根据局部与远处取穴相结合的原则,局部取听宫、听会等穴位,远处取外关等穴位,采用平补平泻手法,中度或以上刺激强度。针刺同时配合暗示治疗,常可取得较好的效果。

（二）西医治疗

1. 心理治疗　从患者精神心理矛盾入手,阐明耳聋原因,解释病情,从而消除顾虑,增强信心,配合适当的心理治疗措施,以利听力恢复。

2. 暗示疗法　在查明和去除精神诱因基础上,配合适当的暗示疗法十分重要,方法包括麻醉、模拟手术、催眠疗法、电磁刺激等,可试用2%利多卡因或10%葡萄糖酸钙缓慢静脉注射,或耳周穴位局部注射,同时进行语言暗示。病程短的患者可能突然自愈,病程长者治疗相对困难,需要反复暗示治疗。

六、预防与调摄

避免不良精神刺激。若精神心理负担较重,应建议心理专科治疗。

七、临证备要

(一)临证要点

1. 功能性聋应注意与器质性聋相鉴别,关注患者情志对症状的影响。

2. 积极心理疏导,配合暗示疗法。中医针灸和中药治疗,疏肝解郁,有利于康复。

(二)沟通要点

1. 了解发病诱因,做好心理疏导,制订正确方案。

2. 沟通预后及日常调摄要点。

八、中西医结合诊疗思路

功能性聋应注意鉴别诊断,防止误诊。强调与患者加强沟通交流,积极疏导,通过物理治疗、药物治疗、心理暗示治疗等多种手段,提高疗效。运用中药、针灸等疗法,调畅气机、舒缓情绪,具有辅助治疗作用。

复习思考题

1. 什么是功能性聋? 功能性聋中医和西医可能的病因分别是什么?

2. 简述功能性聋的鉴别诊断。

（张剑宁）

第十七节　聋哑症防治及听力言语康复

聋哑症是因先天因素,或婴幼儿时期各种原因,导致双耳听力障碍,无法学习言语,或无法巩固发展其已经掌握的言语,造成既有听力障碍又有言语障碍的状态,称为聋哑症。据2006年第二次全国残疾人抽样调查显示,我国的听力残疾人约2 780万,占全国残疾人的30%以上。人脑发育过程中2~4岁是获得言语-语言能力的最佳时期,如果婴幼儿出生后或2岁学语前发生中度以上的耳聋,将丧失学习语言的机会,由此造成的耳聋称为语前聋。如耳聋发生于言语发育完成后,导致学会的语言得不到巩固和发展而退化,称为语后聋。

正常儿童0~1岁为语言准备期或语言开始发育时期;幼儿12个月时会有意识地叫"爸爸"或"妈妈",自发讲1~2个单词,经常有目的地发声;1岁半左右开始进入双词句阶段;3岁以后开始能听懂和运用各种基本类型句子(单句和部分复句)。随着言语发育,发音技能、词汇量及句法理解能力均逐渐提高。在此过程中因听力障碍导致言语语言发育障碍,均会导致聋哑。由于全世界新生儿早期听力筛查的普及,以及对早期听力干预的重视,聋哑症发生率已大幅降低。

一、病因病理

（一）先天性聋哑

1. 遗传因素　先天性聋是聋哑最常见的病因,耳聋家族性遗传史以及近亲结婚是主要的危险因素,可导致胎儿期听觉器官发育异常。按耳聋病因可分为遗传性和非遗传性聋两类。遗传性聋多为常染色体隐性遗传,少数为显性遗传,前者最常见的为纯合或杂合 GJB2 基因突变所致。在所有遗传性聋中,非综合征性聋(仅有耳聋表型)约占 70% ,综合征聋(除耳聋外还有其他表型)约占 30% 。

2. 妊娠期病毒感染或药物中毒　妊娠期麻疹、疱疹或风疹病毒感染,或耳毒性药物损伤(主要是氨基糖苷类药物),均可造成先天性聋哑。

3. 其他　出生时难产、缺氧、窒息等损伤性因素,新生儿早产、低体重(<1 500g),新生儿溶血或胆红素血症等,均是耳聋的危险因素。

（二）后天性聋哑

1. 传染病源性聋　流行性脑脊髓膜炎、流行性腮腺炎、风疹、麻疹、流行性感冒等。

2. 药物中毒性聋　主要为链霉素、卡那霉素、庆大霉素等氨基糖苷类药物耳中毒。水杨酸类药物、袢利尿剂、抗肿瘤药物等也可导致药物中毒性聋。

3. 迟发性聋　患儿出生时听力筛查正常,但出生后某个时期逐渐出现耳聋,称为迟发性聋。多与条件致病性遗传基因缺陷有关,是语后聋的原因之一。耳聋多为双侧性,可先后发病,常有进行性发展的特点。

4. 其他　包括颅脑外伤、孤独症等。部分大前庭导水管综合征、听神经病可能与遗传因素有关。

二、临床表现

（一）症状

聋哑症幼儿的主要症状是耳聋。由于新生儿及幼儿耳聋难以早期发现,发现时往往已错过语言学习的最佳时期,从而导致聋哑。患儿主要在行为学上表现为对声音无反应或反应迟缓,不愿与人交流,语言形成迟缓,进而影响智力发育。

（二）体征

患儿多表现言语含混不清,或言语不能,反应多数比较迟钝。外耳、中耳检查多无异常。如果是综合征型耳聋所致,可能有耳郭或外耳道发育畸形,或全身其他器官异常。

三、听力学检查

1. 行为反应测听　听力障碍儿童因年龄、听力下降等原因,不能配合完成常规主观听力测试,可用行为测听。以聋儿对测试声信号做出反应为观察指标,如视觉强化测听、玩具和游戏测听等。患儿行为反应测听表现异常。

2. 声导抗检查　反映儿童的中耳功能状况。声导抗检查多正常。

3. 耳声发射测试　耳声发射测试提示内耳外毛细胞的功能状态,能否引出视外毛细胞功能及听力损失程度而定。多数患儿不能引出。

4. 听性脑干反应测试和多频稳态反应测试　可客观反映患儿听力损失状况。患儿听性脑干反应不能引出或测试阈值升高,各波波形或潜伏期异常;多频稳态反应测试可提示各频率不同程度听力下降。

四、辅助检查

（一）影像学检查

当需要明确中耳、内耳或听神经发育畸形,如大前庭水管综合征或耳蜗发育畸形,或排除中枢病变时,可选择 CT 或 MRI 检查。

（二）遗传学分析

当有遗传性聋家族史或考虑遗传因素时,选择性地进行相关聋基因检测与分析,有利于遗传性聋的病因诊断。

聋哑症防治及听力言语康复思维导图

五、诊断要点

结合病史和临床表现,参照听力检查结果进行诊断。应了解儿童语言发育的常识,对疑有听力障碍的儿童尽早确诊。我国大部分省市已经建立了较完善的新生儿高危听力筛查制度,凡具备以下一项或多项的新生儿,均属听力损伤高危人群,包括:①耳聋家族史;②近亲结婚;③胎儿感染史;④先天畸形及综合征;⑤出生体重小于 1 500g;⑥严重黄疸;⑦细菌性脑膜炎;⑧窒息。听力筛查已成为我国大部分地区新生儿出生时必须要求的检测项目,对早期及时发现听力障碍儿童具有极为重要的作用。

六、治疗

聋哑症重在预防,早期发现、早期干预,对预后极为关键。早期听力筛查制度的建立和助听器、人工耳蜗等听力康复技术的成熟,聋哑症已得到有效干预和显著控制。

（一）早期发现

目前我国已广泛展开新生儿及婴幼儿听力筛查,使得听功能障碍患儿得到早期发现和早期干预。新生儿听力筛查多采用耳声发射测试,婴幼儿可用听性脑干反应测试。行为测听可参考以下儿童听觉言语发育标准进行简单的听功能判定。

1~3 个月:对突然的声响有惊吓反应。

3~9 个月:会转头寻找声源、倾听大人谈话。

9~15 个月:能说出简单的叠词,如"妈妈"等。

15~24 个月:能说出 3~4 个字的简单句子。

24~36 个月:能说出 4~6 个字的句子。

（二）早期佩戴合适的助听器

助听器是一个小型的扩音器,工作原理主要是将声音放大使聋儿能够听到通常情况下听不到的声音。助听器主要由微型麦克风、放大器、耳机、电源及各种开关调节装置等组成。麦克风收集声音转变为电信号,放大器将电信号放大,耳机将放大的电信号转变为声信号,完成对声音的放大。助听器不是普通商品,助听器验配应经过专业的听力检查,在专业听力师或医师指导下进行。

我国约有 90% 的聋哑儿童存在程度不等的残余听力,如能早期干预,至少半数聋儿能够做到聋而不哑,重返有声世界,回归主流社会。在聋儿早期干预和语言康复过程中,助听器是听觉和语言康复的最基本用具。助听器通过提高听障患者的声音感知能力,充分利用残余听力,帮助聋儿获得正常言语理解和交流能力。

聋儿助听器选配应注意以下几点:①是否需要:按 WHO 标准,儿童听力损失在 0.5~4kHz 4 个频率的平均听阈大于 31dBHL 时,即建议佩戴助听器。在我国,儿童听力损失超过 45dBHL 时,必须佩戴助听器。②外观:由于聋儿本身年龄及多为重度听力损失的特点,常选配大功率耳背式助听器。③性能:由于聋儿学习语言的紧迫性、提高语言学习效果、加强听力保护等方面的要求,一般应为聋儿选配具备自动增益控制、数字或电脑编程式助听器。④双耳同时选配:双耳选配具备声音定向、声音整合、平衡听觉等优势,更有利于儿童学习语言。助听器选配完成后,可利用行为观察、真耳测试、自由声场听力测试、言语可懂度测试等方法进行助听效果的评估。对于双耳重度或极重度感音神经性聋患儿,助听器及其他助听装置无法改善听力的,可考虑人工耳蜗植入。

（三）早期进行言语训练

对聋儿进行言语训练,首先必须有聋儿家长的密切配合。聋儿家长应正视孩子的耳聋问题,树立信心,积极面对。聋儿言语康复是一项艰苦、细致、长期的工作,必须有充分的思想准备,采用科学的方法进行。

1. 听觉训练　听觉训练是言语康复的首要步骤,目的是利用聋儿残余听力来发展其对声音的感受与鉴别能力。听觉训练首先是要让聋儿建立对声音的认识,即应用各种声音刺激,从日常生活中简单、熟悉和直观性强的声音开始,也可用噪音、乐音刺激的方式,借助于视觉、触觉等辅助手段,使聋儿感知声音的存在,培养其听音的兴趣,引导聋儿对声音产生注意力。

在此基础上,向记忆声音、理解声音过渡。要对聋儿进行不同声音的听辨训练,使他们认识发出不同声音的人和物,并对不同声音(如自然声和语声)进行比较、记忆,培养他们对声音的空间感受能力(包括判断声源的位置和方向)。在这一阶段的训练中,除一般的声音、语音刺激外,要让聋儿有选择地听取自己希望听到的声音。通过强化刺激,形成听觉表象,建立聋儿思维语言的基础。整个听觉训练过程,实际上是一个对声音的反复认识、辨别、记忆和理解的过程。

2. 言语训练　言语训练是培养聋儿在发声时,对发声器官的控制能力,使其能发出别人可听懂的声音,从而培养聋儿理解和表达语言的能力。言语训练是聋儿康复过程中最重要的工作之一。言语训练的一般原则如下:

（1）首要环节是发音训练。因为语音是语言的基础,聋儿学习语言必须进行语音的训练。发音训练帮助聋儿体会发音要领、掌握发音技巧、培养正确的语音习惯,为以后更好地学习语言,发好每个字的音打好基础。

（2）要充分利用"视、听、触"等多种感觉途径,培养聋儿的言语表达兴趣,并最大限度地培养和调动聋儿的参与意识。聋儿听觉功能受损后,可利用视觉、触觉等感觉器官补偿听觉器官的不足,在使用残余听力基础上,可结合用眼睛"看话"、用手"摸话"等手段,以收到更好的效果。应最大限度地满足聋儿的各种合理要求,及时鼓励他们在言语交际上的进步,并寓教于乐,把教学内容和轻松愉快的游戏相结合,让孩子体验到学习乐趣,提高语言康复效果。

（3）加大语言刺激强度,并循序渐进。让聋儿置身于交际的环境中,多听多说,掌握各种言语交际技巧。尽可能地采取和具体人、事物相结合的方式,或结合图片、文字符号等,并从家庭环境、家庭成员和个人自身用物名称,到聋儿每日接触到的人和物,由浅入深,由易到难。

（4）言语训练与体育、智育、德育、美育等多方面相结合。健全的体魄、发达的智力、良好的人格、正确的审美观,是聋儿健康全面发展必不可少的条件。

（5）除家庭、教师外,要动员全社会关心关爱聋儿,不耻笑、不歧视聋儿,以增强聋儿信心。对于重度聋儿,虽佩戴大功率高清晰助听器后仍难以正确听清说话内容者,可采取口语与手语教学相结合的双语教学方式。

（四）人工耳蜗植入

人工耳蜗是一种能够帮助双耳重度或极重度感音神经性聋患者获得听觉的电子装置。已从 20 世纪 60 年代研制的单导人工耳蜗,发展到现在占主导地位的多导人工耳蜗,对聋哑症的防治起到重要作用。我国自 20 世纪 90 年代中期引进多导人工耳蜗植入技术,接受人工耳蜗植入者已达数万例。随着人工耳蜗植入术适应证范围的不断扩大,越来越多的患者接受了人工耳蜗植入,恢复了听力,提高了生活质量,聋哑症的发病率也大幅下降。人工耳蜗植入后,同样需要接受系统规范的言语训练过程,提高手术效果。

七、预防与调摄

聋哑症应提倡预防为主。

1. 优婚优育,禁止近亲婚姻。

2. 注意妊娠期保健,预防风疹、流感、黄疸等;避免应用耳毒性药物;避免早产。

3. 预防小儿高热、中耳炎等疾病,忌用耳毒性药物。

八、临证备要

（一）临证要点

1. 聋哑症应详细全面了解病史及家族史,完善听力学、影像学和遗传学检查。

2. 积极进行听力及言语康复治疗,制订合理治疗方案。早期助听器和言语康复治疗,有助于改善言语交流能力。严重者应早期给予人工耳蜗植入。

（二）沟通要点

1. 分析和解释病因,全面了解听力损失和言语障碍的类型和程度,制订和推荐合理听力康复治疗方案。

2. 介绍预后及日常调摄要点。

九、中西医结合诊疗思路

聋哑症重在预防。应结合病史、听力检查、影像学检查及遗传学检查结果,仔细查找病因,全面评估听力和言语障碍的程度及对患者的影响。出生听力筛查是有效防治聋哑症的重要措施。发现耳聋应及早进行积极的听力言语康复治疗。中医养护方面,注意规律作息,结合推拿、针灸等,调畅气机、舒缓情绪,关注患者心理不适,积极疏导和调节情绪。

复习思考题

什么是聋哑症？简述聋哑症的治疗原则。

（张剑宁）

第十八节　梅尼埃病

梅尼埃病(Ménière's disease)是一种特发性膜迷路积水的内耳病,表现为反复发作的旋转性眩晕,波动性感音神经性听力损失,耳鸣和/或耳胀满感。古代医学文献中没有"耳眩晕"病名,其有关论述见于头眩、眩冒、冒眩、掉眩、脑转、风头眩、风眩、头风眩、头晕、昏晕、眩晕等病症中。早在《黄帝内经》就有关于眩晕与耳鸣、恶心呕吐、目系急并见的记载。如《素问·至真要大论》曰:"厥阴之胜,耳鸣头眩,愦愦欲吐,胃鬲如寒。"《灵枢·大惑论》曰:"故邪中于项,因逢其身之虚,其入深,则随眼系以入于脑,入于脑则脑转,脑转则引目系急,目系急则目眩以转矣。"此后历代医家对本病的认识不断发展。如《丹溪心法》曰:"眩者,言其黑运转旋,其状目闭眼暗,身转耳聋,如立舟船之上,起则欲倒。"描述了眩晕与耳聋并存的现象。为了区别各科多种病因所致眩晕,1985 年出版的全国高等医药院校教材《中医耳鼻喉科学》首创"耳眩晕"之病名。

一、病因病理

（一）西医病因病理

1. 病因　病因不明确。基本病理改变是膜迷路积水。正常状况下内淋巴由耳蜗血管纹及前庭暗细胞产生后,通过局部环流及纵流方式达内淋巴囊而被吸收,借以维持其容量的恒定。故梅尼埃病发生机制主要是内淋巴产生和吸收失衡。主要学说如下:

（1）内淋巴管机械阻塞与内淋巴吸收障碍:在内淋巴纵流中任何部位的狭窄或梗阻,如先天性狭窄、内淋巴囊发育不良、炎性纤维变性增厚等,都可能引起内淋巴管机械性阻塞或内淋巴吸收障碍,是膜迷路积水的主要原因。该学说已为动物实验所证实(Kimura,1967)。

（2）免疫反应学说:近年来大量研究证实内耳确能接受抗原刺激并产生免疫应答,以不同方式进入内耳或由其本身所产生的抗原,能刺激聚集在血管、内淋巴管和内淋巴囊周围的免疫活性细胞产生抗体。抗原抗体反应导致内耳毛细血管扩张,通透性增加,体液渗入膜迷路,加上血管纹等分泌亢进,特别是内淋巴囊因抗原抗体复合物沉积而吸收功能障碍,可引起膜迷路积水。

（3）内耳缺血学说:自主神经功能紊乱、内耳小血管痉挛可导致内耳及内淋巴囊微循环障碍,引起组织缺氧、代谢紊乱、内淋巴液理化特性改变,渗透压增高,外淋巴及血液中的液体移入,形成膜迷路积水。

（4）其他学说

1）内淋巴囊功能紊乱学说:内淋巴囊功能紊乱可引起糖蛋白分泌或产生异常,导致内淋巴稳定的内环境异常。

2）病毒感染学说:认为病毒感染可能破坏内淋巴管和内淋巴囊。

3）遗传学说:部分患者有家族史,但其遗传方式有多变性。

4）多因素学说:由于多种因素如自身免疫疾病、病毒感染,缺血或供血不足等皆可能与之有关。有可能梅尼埃病为多因性,或者为多种病因诱发的表现相同的内耳病。

2. 病理　梅尼埃病发生机制主要是内淋巴产生和吸收失衡。基本病理表现为膜迷路积水膨大,膜蜗管和球囊较椭圆囊和壶腹明显(图 11-15)。膜半规管与内淋巴囊不膨大。膜蜗管膨大,前庭膜被推向前庭阶,重者可贴近骨壁而阻断外淋巴流动。前庭膜内皮细胞可增生。球囊膨大,充满前庭,向外抵达镫骨足板,向后上压挤椭圆囊使之扭曲移位。椭圆囊膨胀可使壶腹发生类似改变。内淋巴压力极高时可使前庭膜破裂,内外淋巴混合。裂孔小者多能自愈,亦可反复破裂。裂孔大者可形成永久性瘘管。内淋巴囊虽不膨大,但其上皮皱褶可因长期受压而变浅或消失,上皮细胞亦可由柱状、立方变扁平,甚或部分脱落,上

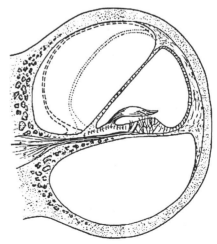

=== 轻度积水　==== 重度积水

图 11-15　梅尼埃的病因和发病机制

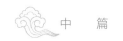

皮下纤维组织增生,毛细血管减少。积水持久,尤其当膜迷路反复破裂或长期不愈时,血管纹、盖膜、耳蜗毛细胞及其支持细胞、传入神经纤维及其螺旋神经节细胞均可退变。而前庭终器病变常较耳蜗为轻。内、外淋巴交混而导致离子平衡破坏,生化紊乱,是梅尼埃病临床发病的病理生理基础;膜迷路扩张与变形亦为其发病机制之一。

（二）中医病因病机

本病有虚实之分,实者肝阳上扰,痰浊瘀血阻络蒙蔽清窍。虚者多为脾肾之虚,如肾精亏虚、髓海不足、气血亏虚等。

1. 痰浊中阻　脾失健运,不能运化水湿,内生痰饮;痰阻中焦,清阳不升,浊阴蒙蔽清窍,发为眩晕。

2. 肝阳上扰　情志不遂,肝气郁结,气郁化火;或素体阴虚,水不涵木,肝阳上亢,上扰清窍,可致眩晕。

3. 寒水上泛　肾阳不足,阳虚生寒,水湿内停,上泛清窍,发为眩晕。

4. 髓海不足　若先天禀赋不足,或后天失养,年老体弱,或房劳过度,耗伤肾精,髓海空虚,不能濡养清窍,发为眩晕。

5. 气血亏虚　久病或失血,气血耗伤;或脾气虚弱,运化失常,气血生化不足,清窍失养,发为眩晕。

6. 气滞血瘀　久病气虚血瘀,或痰瘀交阻,致脉络痹阻,耳窍闭塞,气血不能濡养清窍,发为眩晕。

二、临床表现

（一）症状

典型的梅尼埃病症状包括发作性眩晕,波动性、渐进性听力下降,耳鸣以及耳胀满感。

1. 眩晕　多呈突发旋转性,患者感到自身或周围物体沿一定的方向与平面旋转,或感摇晃、升降或漂浮。眩晕均伴有恶心、呕吐、面色苍白、出冷汗、脉搏迟缓、血压下降等自主神经反射症状。上述症状在睁眼转头时加剧,闭目静卧时减轻。患者神志清醒,眩晕持续短暂,多20分钟至数小时,通常2~3小时转入缓解期,眩晕持续超过24小时者较少见。在缓解期可有不平衡或不稳感,可持续数天。眩晕常反复发作,复发次数越多,持续越长,间歇越短。

2. 听力下降　患病初期可无自觉听力下降,多次发作后始感明显。一般为单侧,发作期加重,间歇期减轻,呈明显波动性听力下降。听力丧失轻微或极度严重时无波动。听力丧失的程度随发作次数的增加而每况愈下,但极少全聋。

患者听高频强声时常感刺耳难忍。有时健侧和患侧两耳能将同一纯音听成音调与音色截然不同的两个声音,临床称为复听。

3. 耳鸣　多出现在眩晕发作之前。初为持续性低音调吹风声或流水声,后转为高音调蝉鸣声、哨声或汽笛声。耳鸣在眩晕发作时加剧,间歇期自然可减轻,但常不消失。

4. 耳胀满感　发作期患侧耳内或头部有胀满、沉重或压迫感,有时感耳周灼痛。

（二）体征

发作期可观察到水平性或旋转水平性自发性眼震,或位置性眼震,恢复期眼震转向患侧。动静平衡功能检查结果异常。间歇期自发性眼震和各种诱发试验结果可能正常,多次复发者患耳前庭功能可能减退或丧失。

三、并发症

眩晕反复发作,会对患者听力造成一定的损伤,呈明显波动性听力下降。听力丧失的程度随发作次数的增加而每况愈下,但极少进展为全聋。

四、检查

(一)专科检查

1. 耳镜检查 鼓膜正常。声导抗测试鼓室导抗图正常。咽鼓管功能良好。

2. 前庭功能检查 发作期可观察到或用眼震电图描记到节律整齐、强度不同、初向患侧继而转向健侧的水平或旋转水平性自发性眼震,或位置性眼震,在恢复期眼震转向患侧。动静平衡功能检查结果异常。间歇期自发性眼震和各种诱发试验结果可能正常,多次复发者患耳前庭功能可能减退或丧失。冷热试验可有优势偏向。镫骨足板与膨胀的球囊粘连时,增减外耳道气压时诱发眩晕与眼震,称 Hennebert 征阳性。

3. 听力学检查 呈感音性聋,多年长期反复发作者可能呈感音神经性聋表现。纯音听力图早期为上升型或峰型(低、高频两端下降型,峰值常位于 2kHz 处)、晚期可呈平坦型或下降型(图 11-16)。阈上功能检查有重振现象,音衰变试验正常。耳蜗电图的 $-SP$ 增大、$SP-AP$ 复合波增宽,$-SP/AP$ 比值增加($-SP/AP>0.4$),AP 的振幅-声强函数曲线异常陡峭。长期发作患者的平均言语识别率可降低,平均听阈提高。

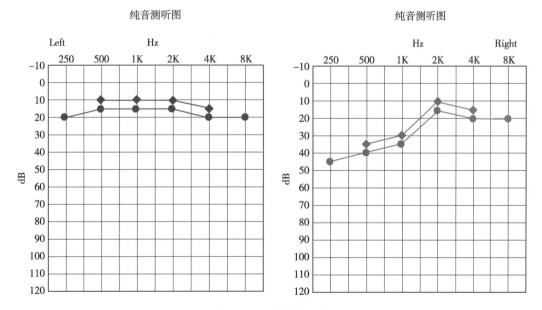

图 11-16 电测听力图

4. 脱水剂试验 目的是通过减少异常增加的内淋巴而检测听觉功能的变化,协助诊断。临床常用甘油试验(glycerol test):按 1.2~1.5g/kg 的甘油加等量生理盐水或果汁空腹饮下,服用前与服用后 3 小时内,每隔 1 小时做 1 次纯音测听。若患耳在服甘油后平均听阈提高 15dB,或言语识别率提高 16% 以上者为阳性。本病患者甘油试验常为阳性,但在间歇期、脱水等药物治疗期可为阴性。而听力损害轻微或重度无波动者,结果也可能为阴性,服用甘油后耳蜗电图中 $-SP$ 值减小、耳声发射由无到有,均可作为阳性结果的客观依据。

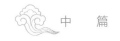

（二）辅助检查

1. 颞骨 CT　偶显前庭导水管周围气化差，导水管短而直。

2. 膜迷路 MRI 成像　部分患者可显示前庭导水管变直变细。近年来，有学者通过不同方法（全身给药、鼓室注射、经咽鼓管给药）应用造影剂钆（Gd），结合 MRI 进行内耳膜迷路显像，对内外淋巴液空间比较分析膜迷路积水程度。由于影响因素较多，其准确性还有待提高。

五、诊断与鉴别诊断

梅尼埃病的诊断主要依靠详实的病史、全面的检查和仔细的鉴别诊断，在排除其他可引起眩晕的疾病后，可做出临床诊断，而甘油试验阳性有助于本病的诊断。中华医学会耳鼻咽喉头颈外科学分会及《中华耳鼻咽喉头颈外科》杂志编委会 2017 年修订的梅尼埃病的诊断标准，分为临床诊断和疑似诊断。

临床诊断的诊断标准：

（1）发作性旋转性眩晕 2 次或 2 次以上，每次持续 20 分钟~12 小时。

（2）病程中至少有一次听力学检查证实患耳有低至中频的感音神经性听力下降。

（3）患耳有波动性听力下降、耳鸣和/或耳闷胀感。

（4）排除其他疾病引起的眩晕，如前庭性偏头痛、突发性聋、良性阵发位置性眩晕、迷路炎、前庭神经炎、前庭阵发症、药物中毒性眩晕、后循环缺血、颅内占位性病变等；此外，还需要排除继发性膜迷路积水。

（一）诊断要点

眩晕是一种症状，涉及的系统多，导致眩晕发作的病因从可能致死的中枢性疾病到良性外周疾病均有可能。一定要进行详细的问诊，根据眩晕发作的性质和伴发症状，才能做出相对明确的诊断。

（二）鉴别诊断

1. 良性阵发性位置性眩晕　良性阵发性位置性眩晕系特定头位诱发的短暂（数秒至数十秒）阵发性眩晕，伴有眼震。临床上表现为头部运动在某一特定头位时诱发短暂的眩晕伴眼球震颤。良性阵发性位置性眩晕由于不具耳蜗症状而易与梅尼埃病相鉴别，位置试验为其主要诊断检查方法。

2. 前庭神经炎　前庭神经炎可能因病毒感染所致。临床上以突发眩晕、向健侧的自发性眼震、恶心、呕吐为特征。前庭功能减弱而无耳鸣和耳聋。数天后症状逐渐缓解，但可转变为持续数月的位置性眩晕。痊愈后极少复发。该病无耳蜗症状是与梅尼埃病的主要鉴别点。

3. 迷路炎　迷路炎多有化脓性中耳炎及中耳手术病史，可予鉴别。

4. 突发性聋　约半数突发性聋患者可伴眩晕，但极少反复发作。听力损失快而重，无波动。

5. Hunt 综合征　Hunt 综合征可伴轻度眩晕、耳鸣和听力障碍，耳郭或其周围皮肤的带状疱疹及周围性面瘫有助于鉴别。

6. 头部损伤　头部外伤可引起眩晕，包括颈部外伤、中枢神经系统外伤、前庭外周部损伤等皆可引起前庭症状。如颞骨横行骨折常有严重眩晕、自发眼震、耳鸣、耳聋与面瘫。2~3 周后可缓解而遗留位置性眼震与位置性眩晕。

（三）中医辨证要点

中医有"无痰不作眩""诸风掉眩，皆属于肝""无虚不作眩"之说。因此，眩晕当以痰湿瘀阻耳窍为标,肝脾肾功能失调为本。发作时以邪实为主,缓解后则主要为脏腑虚损,但往往虚实夹杂,共同为患。

六、治疗

由于病因及发病机制不明,西医目前多采用以调节自主神经功能、改善内耳微循环以及解除迷路积水为主的药物综合治疗或手术治疗。

（一）中医治疗

1. 辨证论治

（1）痰浊中阻证

证候:眩晕剧烈,头重如蒙,胸闷不舒,恶心呕吐较甚,痰涎较多,或见耳内胀满,耳鸣耳聋;舌淡胖、苔白腻,脉濡滑。

治法:燥湿健脾,涤痰息风。

方药:半夏白术天麻汤加减。湿重者,加泽泻;痰火互结者,加黄芩、胆南星、黄连;呕恶甚者,加竹茹。

（2）肝阳上扰证

证候:眩晕每于情绪波动时发作或加重,常伴耳鸣耳聋,口苦咽干,急躁易怒,胸胁苦满;舌红、苔黄,脉弦数。

治法:平肝息风,滋阴潜阳。

方药:天麻钩藤饮加减。

（3）寒水上泛证

证候:眩晕时心下悸动,恶心欲呕,频吐清涎,或感耳内胀满,耳鸣耳聋,面色苍白,冷汗自出,精神萎靡,夜尿频多;舌淡胖、苔白滑,脉沉细弱。

治法:温壮肾阳,散寒利水。

方药:真武汤加减。寒甚者,选加花椒、细辛、桂枝、巴戟天、淫羊藿、胡芦巴等。

（4）髓海不足证

证候:眩晕屡发,耳鸣耳聋,腰膝酸软,精神萎靡,心烦不宁,失眠多梦,手足心热,男子遗精;舌红、苔少,脉细数。

治法:滋阴补肾,填精益髓。

方药:杞菊地黄丸加减。失眠多梦者,可加龙骨、牡蛎、五味子等。

（5）气血亏虚证

证候:眩晕时发,每遇劳累发作或加重,可伴耳鸣耳聋,面色苍白,心悸不宁,神疲思睡,唇甲无华,少气懒言,动则喘促,倦怠乏力;舌淡,脉细弱。

治法:补益气血,健脾安神。

方药:归脾汤加减。

（6）气滞血瘀证

证候:病程日久,眩晕时作,耳鸣耳聋,伴有心悸健忘,失眠多梦;舌质紫暗或有瘀点,脉细涩。

治法:活血祛瘀,辛温通窍。

方药:通窍活血汤加减。

2. 中医其他方法

针灸疗法

1）体针:以百会、风池、风府、内关等为主穴,以肝俞、肾俞、脾俞、合谷、外关、三阴交、足三里等为配穴。虚证用补法,实证用泻法。

2)耳针:可选肾、肝、脾、内耳、脑、神门、额、心、胃、枕、皮质下、交感等穴。

3)头皮针:针刺双侧晕听区。

4)穴位注射:可选取合谷、太冲、翳明、内关、风池、四渎等穴。

（二）西医治疗

1. 一般治疗　发作期应卧床休息,选用高蛋白、高维生素、低脂肪、低盐饮食。症状缓解后宜尽早逐渐下床活动。心理精神治疗的作用不容忽视,对久病、频繁发作、伴神经衰弱者要做耐心解释,消除其思想负担。

2. 药物治疗

（1）对症治疗药物

1）前庭神经抑制剂:常用者有地西泮、苯海拉明、地芬尼多等,仅在急性发作期使用。

2）抗胆碱能药:如山莨菪碱和东莨菪碱。

3）血管扩张药及钙离子拮抗剂:常用者有桂利嗪、氟桂利嗪、倍他司汀、尼莫地平等。

4）利尿脱水药:常用者有氯噻酮、70%硝酸异山梨酯等。依他尼酸和呋塞米等因有耳毒性而不宜采用。

（2）中耳给药治疗:利用蜗窗膜的半渗透作用原理,鼓室注射的药物可通过渗透作用进入内耳达到治疗目的。目前常用的两类鼓室注射药物是庆大霉素和地塞米松。前者通过化学迷路切除作用达到治疗梅尼埃病,后者的作用原理与免疫调节有关。

3. 中耳压力治疗　常用的方法有 Meniett 低压脉冲治疗,可短期及长期内控制眩晕症状。

4. 手术治疗　凡眩晕发作频繁、剧烈,长期保守治疗无效,耳鸣且耳聋下降加剧者可考虑手术治疗。

5. 前庭和听力康复治疗

（1）前庭康复训练:是一种物理治疗方法,适用于稳定、无波动性前庭功能损伤的梅尼埃病患者,可缓解头晕,改善平衡功能,提高生活质量。前庭康复训练的方法包括一般性前庭康复治疗、个体化前庭康复治疗以及基于虚拟现实的平衡康复训练等。

（2）听力康复:对于病情稳定的三期及四期梅尼埃病患者,可根据听力损失情况酌情考虑验配助听器或植入人工耳蜗。

七、预防与调摄

1. 宜低盐饮食,禁烟、酒、咖啡及浓茶。

2. 解除患者的疑虑和恐惧心理,鼓励患者加强锻炼,注意劳逸结合。

3. 发作期间应卧床休息,卧室保持安静,减少噪音,光线宜暗,空气流通。注意防止起立时因突然眩晕而跌倒。

八、临证备要

（一）临证要点

1. 西医诊断宜精准个体化。中医辨证首辨寒热虚实,次明脏腑所属。

2. 重视局部处理与整体调治相结合。整体调治重在改善患者病理体质。

（二）沟通要点

1. 解释病因及现况,合理选择治疗方案。

2. 介绍预后及日常调摄要点。

九、中西医结合诊疗思路

梅尼埃病容易反复发作加重,除去解剖结构性因素外,患者全身及局部的免疫状态低下也是重要因素。因此,保守治疗患者可采用中西医结合方案外,即使是必须进行手术治疗的患者,积极结合中医辨证论治以及病理体质调治,可以加快康复过程。

案例分析

谢某,女,45岁,职员。2005年4月13日初诊。

现病史:患者诉反复发作旋转性眩晕5年余,每年发作2~3次,每次持续1周余至半月余。近年来有发作频繁趋势,且每次发作症状较以前加剧,持续时间更长。本次发作始于3周前,因剧烈眩晕发作伴恶心呕吐而住院治疗10余天,症状缓解出院。但出院后至今仍间有眩晕样症状发作,伴恶心耳鸣。现觉头胀昏晕不适,行走有不稳感,体倦乏力,肢凉且觉腰酸腿软,食纳欠佳,夜眠不安,小便清长,夜尿较频,大便日1~2次,多数时间为稀软便。舌淡,苔白,脉细弱,尺脉尤显沉细弱。

前庭功能检查显示左耳半规管轻瘫;纯音听阈显示双耳呈轻度感音神经性听力下降,语言频率平均听阈左耳26dB、右耳30dB;声导抗检查示双耳鼓室导抗图均为A型。耳鼻咽喉检查见双侧鼓膜稍显混浊,标志欠清,活动尚可;鼻腔黏膜稍显暗红,下甲稍显肿胀,中隔偏左,咽部黏膜暗红,双侧扁桃体大部萎缩,鼻咽黏膜暗红但光滑,下咽及喉内尚可。未见明显自发性眼震,星形足迹试验稍向左偏移,加强型昂白征稍显不稳,但未倾倒。

辨证分析:患者脾虚失运,气血生化不足,加之肾阳虚衰,耳窍失于温煦濡养,功能失健,故有反复发作旋转性眩晕;肢凉且觉腰酸腿软,食纳欠佳,小便清长,稀软便。舌淡,苔白,脉细弱,尺脉尤显沉细弱均为脾肾气阳虚衰之征。

诊断:耳眩晕(梅尼埃病)。辨证:气阳虚衰,耳窍失煦证。治法:益气温阳,活血通窍。处方:益气温阳活血方加减。黄芪40g,太子参15g,茯苓15g,白术12g,锁阳12g,补骨脂15g,石菖蒲12g,牡丹皮12g,薏苡仁15g,川芎10g,葛根20g,炙甘草5g。7剂,日1剂,水煎,分2次温服。

二诊(2005年4月20日):患者诉服药3剂后,头胀昏晕症状即明显减轻,恶心症状消失,但仍觉头昏乏力,肢凉不温,食纳欠佳,大便情况同前。服完余4剂后,诸症大部消失,体力增强,食纳增加,夜尿减少,但仍觉肢凉,时有便溏。并诉平素鼻呼吸前通畅。查舌淡红,苔白,脉弦细弱。仍守益气温阳、活血通窍之法治之,于前方去薏苡仁、牡丹皮,加肉豆蔻10g、肉桂6g、巴戟天10g、麦芽15g。10剂,日1剂,水煎,分2次温服。

三诊(2005年5月6日):诉服药后,诸症基本消失,自觉身体状况基本恢复正常,唯觉间有耳鸣。查舌淡红,苔薄白,脉弦细。嘱间断服用耳聋左慈丸、补中益气丸合复方丹参片,至少持续半年。

年余后患者反馈病情,病情基本控制,近年来未有眩晕大发作情况出现,全身状况明显改善,二便正常,能够正常工作。处方:半夏10g,枳壳6g,白僵蚕10g,天竺黄6g,浙贝母10g,干地龙10g。14剂,水煎服。

按:本例诊断明确,属于耳眩晕无疑,且已持续多年间断发作,病情有渐渐恶化趋势。此类疾病急性发作期后的针对性补充治疗与后续长期调理,对于减轻甚至控制疾病再次发作是非常重要的,不能仅满足于急性症状的消失而无虑后期之虞。

选自《田道法医案精华》

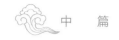

复习思考题

1. 梅尼埃的治疗目的和方法有哪些?
2. 简述本病的中医辨证要点。
3. 试述本病的中西医结合治疗优势体现。

（汪常伟）

第十九节　贝 尔 面 瘫

　　贝尔面瘫(Bell palsy),又称为特发性面瘫(idiopathic palsy)是一种病因不明的,急性发作的单侧周围性面神经麻痹,为一种自限性、非进行性、可自发性缓解、不危及生命的疾病。在古代相关文献中,本病有"僻""口㖞僻""㖞僻不遂""口㖞斜僻""卒口僻"等别称。如《灵枢·经筋》曰:"卒口僻,急者目不合,热则筋纵,目不开。颊筋有寒,则急引颊移口;有热则筋弛纵缓,不胜收,故僻。"《金匮要略·中风历节病脉证并治》称本病为㖞僻不遂,曰:"贼邪不泻,或左或右,邪气反缓,正气即急,正气引邪,㖞僻不遂。"此后历代医家对本病的认识不断发展。如《外台秘要》记载:"养生方云:夜卧,当耳勿得有孔,风入耳中,喜口㖞。"提出了风入耳中可以导致口眼㖞斜的观点。

一、病因病理

（一）西医病因病理

　　1. 病因　贝尔面瘫确切病因不明确,可能与病毒感染、炎性反应等有关,也有学者认为与自体免疫反应有关。多数学者认为贝尔面瘫的发生与单纯疱疹病毒感染有关。贝尔面瘫发病危险因素包括:妊娠、严重先兆子痫、糖尿病、上呼吸道感染、高血压以及肥胖。

　　2. 病理　贝尔面瘫的病理改变为各种致病因素导致的面神经水肿,由于面神经管腔容积有一定的局限性,管内压力增高导致面神经兴奋性传导障碍,出现面瘫;长时间的水肿压迫面神经,可以导致神经缺血、变性,严重者出现神经坏死。另外,病毒性脱髓鞘病变,也将出现长久的或永久性面瘫症状。

（二）中医病因病机

　　1. 风邪阻络,风邪外袭　痹阻耳部脉络,筋脉失养,弛缓失用,发为面瘫。

　　2. 气虚血瘀,禀赋不足　素体虚弱,或久病迁延,气血亏损,气虚血瘀,耳部经脉失养,面部肌肉弛缓发为面瘫。

二、临床表现

（一）症状

1. 表情肌障碍　口角㖞斜和闭眼障碍。
2. 泪腺分泌异常　溢泪、无泪或鳄鱼泪。
3. 味觉异常　患侧鼓索神经受累致舌部味觉异常。
4. 听觉过敏　镫骨肌受累可致患者对强声刺激难以耐受,称为听觉过敏。

（二）体征

1. 静态　患侧额纹消失,鼻唇沟浅或者消失,睑裂变大。
2. 动态　患侧眉毛不能上抬;患侧眼睑不能闭合,当患者闭眼时,眼球不自主向外上方运动,巩膜外露,称为贝尔现象(Bell phenomenon);笑、露齿时,口角向健侧移动。

多数患者 3 周内出现面神经功能恢复的迹象,几乎所有的患者 6 个月时有不同程度的功能恢复。

三、并发症

贝尔面瘫由于急性期眼轮匝肌闭合不全,导致角膜长期暴露于空气中,容易导致角膜的损害,应注重滴眼液及眼药膏的使用,从而保护角膜。

四、检查

(一)专科检查

专科检查为诊断本病重要手段,着重观察患者额纹、抬眉、闭目、鼻唇沟、口角,鼓腮是否漏气,伸舌是否居中,舌前 2/3 味觉是否受累,还要检查患者双耳耳周、耳郭、外耳道、鼓膜情况。给予纯音测听和声导抗评估患者听力及中耳情况。面神经肌电图可以进一步评估患者面瘫程度,判断患者预后,对手术时机的选择具有重要价值。镫骨肌反射有助于面瘫的定位。

(二)辅助检查

CT、核磁检查可以排除是否有占位性病变。

五、诊断与鉴别诊断

(一)诊断要点

诊断主要基于病史和体格检查,面神经电图和肌电图检查对判断贝尔面瘫患者预后、手术时机的选择有很重要的价值。

(二)鉴别诊断

1. Hunt 综合征　发病前多有上呼吸道感染、疲劳等诱因,其面瘫的程度往往较贝尔面瘫更加严重,恢复过程较缓慢,预后较贝尔面瘫差。电生理、影像等辅助检查同贝尔面瘫。

2. 中枢性面瘫　表现为对侧下面部表情肌瘫痪,皱眉、闭眼功能正常。常见于脑膜炎、颅内肿瘤性疾病、脑卒中等。

3. 耳源性面瘫　需要进行 CT、MRI 检查排除面神经及内听道肿瘤、中耳炎或者中耳乳突胆脂瘤等原因造成周围性面瘫。

4. 面神经肿瘤　此外,还需与面神经良、恶性肿瘤加以鉴别。

(三)中医辨证要点

本病多为风邪侵袭为主或夹有寒、热、痰等邪气,日久迁延不愈常为气虚血瘀之证。

ER-11-25

贝尔面瘫诊断思维导图

六、治疗

贝尔面瘫的治疗主张综合性治疗原则,包括使用糖皮质激素治疗,或糖皮质激素联合使用抗病毒药物。对于是否外科手术治疗,具有一定争议。

(一)中医治疗

1. 辨证论治

(1)风邪阻络证

证候:突发口眼㖞斜,闭目不合,口角下垂,面部麻木,或伴有耳后完骨部疼痛;可伴风寒阻络、风热阻络、风痰阻络的全身证候;舌淡红、苔薄白,脉浮。

治法:祛风通络。

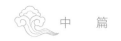

方药:牵正散加减。偏风热者,加金银花、葛根、桑叶、菊花;偏风寒者,加麻黄、桂枝、防风;偏风痰者,加白芥子、胆南星、天麻、羌活。

（2）气虚血瘀证

证候:素体正气不足,病程日久,一侧口眼㖞斜,表情呆滞,闭目不合,下睑外翻流泪,患目干涩,甚则出现面部抽搐、挛缩;舌暗淡或有瘀点,脉细涩。

治法:益气活血,化瘀通络。

方药:补阳还五汤加减。

2. 中医其他方法

（1）外治法

穴位割治法:取阳白、太阳、颧髎、颊车、迎香、地仓、下关、翳风等穴位,口角㖞斜严重者加人中穴,用无菌刀片在上述各穴位上攒刺,以少许渗血为度。

（2）针灸疗法

1）体针:选合谷、太冲、风池、翳风、颊车、太阳、人中等穴位,循经远近取穴相结合,初期用泻法,后期用补法。

2）灸法:选四白、地仓、颊车、迎香等穴,采取悬灸、温针灸或隔姜灸。

3）耳针:选神门、面颊、口、目、肝、脾、皮质下等穴,以王不留行贴压。

4）穴位注射:可选取地仓、颊车、下关、翳风等穴。

5）穴位贴敷:以马钱子粉贴敷于印堂、太阳、迎香、地仓、下关、颊车等穴。

（3）按摩疗法

通过按摩面部及耳后部,以疏通经脉、调畅气血,达到康复的目的。

（二）西医治疗

1. 药物治疗

（1）眼部护理:首先做好眼部保护,眼睑不能闭合、瞬目无力会导致泪液分泌减少,而且夜间角膜暴露,容易角膜溃疡,建议选用滴眼液或涂用眼药膏,可合理使用眼罩保护。

（2）糖皮质激素应用:口服泼尼松[1mg/（kg·d）]连续5天,然后递减。

（3）抗病毒药物:在使用糖皮质激素的同时,可以联合使用抗病毒药物,如阿昔洛韦口服每次200~400mg,每天3~5次,疗程7~10天。不主张单独使用抗病毒药物。

（4）营养神经及扩血管药物:可适当使用神经营养药物或改善微循环的药物促进水肿吸收。

（5）脱水治疗:早期适当使用20%甘露醇等对减轻面神经水肿可能有一定的帮助。

2. 外科治疗

面神经减压术:1932年,Ballance等报道了面神经减压术（facial nerve decompression）,提出了面神经减压手术治疗贝尔面瘫的方法。但外科手术治疗贝尔面瘫的适应证、如何选择手术时机以及疗效仍一直存在争议。研究表明如果在发病后2周,面神经的变性超过90%,或在3周时面神经变性已经超过95%,可将国内外治疗现状及病情告知患者及家属,如果患者同意,可以考虑实施面神经减压手术。

3. 神经康复治疗 对于急性期面瘫,国外文献不主张早期康复治疗。对于面瘫持续存在,治疗效果欠佳的患者,可以开展面部肌肉康复治疗,但不赞成电刺激神经治疗。

4. 综合性治疗 尽早应用糖皮质激素治疗,可以加用抗病毒药物,如果治疗1周面瘫无改善,或者逐渐发展为面神经全瘫者,及时进行面神经电图检查。如果在发病后2周,面神经的变性超过90%,或在3周时面神经变性已经超过95%,可将国内外治疗现状及病情告知患者及家属,如果患者同意,可以考虑实施面神经减压手术。

七、预防与调摄

1. 锻炼身体,增强体质,防止风邪侵袭。

2. 患侧眼睑不能闭合者,角膜暴露,易失润受损,甚或染毒,故可用滴眼液或眼膏及戴眼罩。

3. 自行按摩患侧面部及穴位,防止日久面部肌肉萎缩。

4. 患侧面肌松弛,食物残渣易于滞留齿颊间,饭后漱口,保持口腔卫生。

八、临证备要

（一）临证要点

1. 西医诊断宜精准个体化;中医辨证首辨寒热虚实,次明脏腑所属。

2. 重视局部处理与整体调治相结合,局部处理重在并发症的预防,整体调治重在改善患者病理体质。

（二）沟通要点

1. 解释病因及现况,合理选择治疗方案。

2. 介绍预后及日常调摄要点。

九、中西医结合诊疗思路

贝尔面瘫之所以治疗周期较长,主要与受损的神经纤维修复较慢有关。患者全身及局部的免疫状态低下也是重要因素。因此,保守治疗患者可采用中西医结合方案外,即使是评估需要进行手术治疗的患者,积极结合中医辨证论治以及病理体质调治,可以明显改善预后,加快康复过程。

复习思考题

1. 外科手术治疗的时机及原则是什么?

2. 简述本病的中医辨证要点。

3. 试述本病的中西医结合治疗优势体现。

（汪常伟）

第二十节　Hunt 综合征

Hunt 综合征主要由水痘-带状疱疹病毒感染所致引起的疾病。表现为耳痛、耳部疱疹（图 11-17）及周围性面瘫。本病系 1907 年由 Ramsay Hunt 首次描述,故命名为 Hunt 综合征。又名耳带状疱疹（herpes zoster oticus）,占周围性面瘫的 12%。本病当属于中医的"口喎疮""火丹""蛇串疮""耳带疮"等疾病范畴。

一、病因病理

（一）西医病因病理

1. 病因　本病主要为水痘-带状疱疹病毒感染,病毒进而侵犯膝状神经节。

2. 病理　病毒侵犯神经,其病变常累及一侧。病理改变主要发生在皮肤及神经。受累神经主要发生在膝状神经节,面神经在颞骨段常伴有水肿、缺血、缺氧等病理改变。面神经

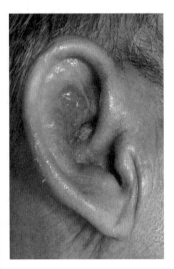

图 11-17　耳郭疱疹

受损易导致神经麻痹,其发生机制与贝尔面瘫相似。除侵犯面神经以外,少数患者伴有第Ⅵ、Ⅸ、Ⅺ和Ⅻ脑神经麻痹。

（二）中医病因病机

1. 风热外袭　风热邪毒外袭,循经上犯头面耳窍,郁而化热,皮肤受损则疱疹疼痛,燔灼痹阻耳部脉络,筋脉失养,弛缓失用,发为面瘫。

2. 湿热壅阻　若因过食肥甘,湿热内生,蕴积肝胆,复因邪毒外袭,湿热邪毒上扰清窍,蒸灼耳窍肌肤,侵及脉络,发为本病。

3. 气虚血瘀　禀赋不足,素体虚弱,或久病迁延,气血亏损,气虚血瘀,耳部经脉失养,面部肌肉弛缓发为面瘫。

二、临床表现

（一）症状

本病的特征为周围性面瘫伴耳部疱疹出现。发病前可出现全身不适、低热、头痛、咽部不适等症状。带状疱疹病毒侵入膝状神经节。起病时常常先有剧烈耳痛,耳甲腔及其周围出现充血伴簇状疱疹,严重时疱疹破溃有黄色渗液,有时外耳道和鼓膜亦被侵及。在疱疹出现后不久,出现同侧周围性面瘫。带状疱疹引起的面瘫自愈率低,面瘫程度严重,常常为不可逆面瘫。患者一般为轻中度感音神经性耳聋,伴有耳鸣。患者还可出现前庭功能受损症状,轻中度眩晕、平衡障碍。

（二）体征

耳甲腔、外耳道及其周围皮肤出现疱疹,也可见于鼓膜等处。面瘫初期多为非完全性面瘫,数天或3周内发展为完全性面瘫。有时侵犯到前庭神经和耳蜗神经和三叉神经,伴同侧剧痛、眩晕和耳聋;极少数患者还有第Ⅵ、Ⅸ、Ⅺ和Ⅺ脑神经瘫痪的症状和体征。

三、并发症

面瘫由于急性期眼轮匝肌闭合不全,导致角膜长期暴露于空气中,容易导致角膜的损害,应注重滴眼液及眼药膏的使用,从而保护角膜。

四、检查

（一）专科检查

听力检查及前庭功能检查中大部分患者可出现较重的感音神经性聋。面神经肌电图及神经轴突电图（ENOG）检查有利于了解面神经的损害程度及预后恢复情况。

（二）辅助检查

MRI平扫多见面神经形态及信号异常,增强扫描多有患侧面神经的异常强化。

（三）实验室检查

血清学检查可表现为抗水痘-带状疱疹病毒、抗单纯疱疹病毒抗体滴度升高;血常规检查可能有淋巴细胞增多;血沉可能加快。

五、诊断与鉴别诊断

（一）诊断要点

当患者有机体免疫力下降,发病前1~2周有上呼吸道感染史,出现剧烈耳痛、耳部及耳周疱疹和/或发生同侧面瘫,病程在 2~3 周内逐渐进展,同时还可伴有听力下降和眩晕,血清 VZA 抗体阳性,耳带状疱疹的诊断即可成立。

Hunt 综合征诊断思维导图

（二）鉴别诊断

贝尔面瘫 无耳部疱疹史,无耳痛病史,无发热等全身不适,不伴前庭及耳蜗症状。病史需要详细询问有无疱疹病史。贝尔面瘫预后相对较好。

（三）中医辨证要点

本病多为风热侵袭为主或湿热壅阻夹有痰、瘀等,日久迁延不愈常为气虚血瘀之证。

六、治疗

在确定病变程度后治疗方案同贝尔面瘫,可加用抗生素以防继发性感染。针对带状疱疹病毒可加用干扰素。如果面神经肌电图提示面神经变性>90%,应行面神经减压术,但面神经减压后面神经功能恢复的程度低于贝尔面瘫,术后恢复期面肌联动的发生率高。

（一）中医治疗

1. 辨证论治

（1）风热外袭证

证候:耳甲腔、外耳道、耳屏突发对耳屏、乳突部等处肌肤灼热刺痛,局部出现针头大小疱疹,其周围肌肤潮红。口眼㖞斜。可伴发热,恶寒,头痛。舌质红,苔薄白,脉浮数。

治法:疏风散邪,清热解毒。

方药:银翘散合五味消毒饮加减。伴口眼㖞斜者,选加桃仁、红花、旋覆花、泽兰叶、蜈蚣、全蝎、蝉蜕等。

（2）湿热壅阻证

证候:耳部患处肌肤灼热、刺痛,疱疹增大、溃破,黄水浸溢,结痂。伴口苦咽干,甚至口眼㖞斜,耳鸣,耳聋,头昏目眩。舌质红,苔黄腻,脉弦数。

治法:清泄肝胆,利湿解毒。

方药:龙胆泻肝汤加减。热毒盛者加贯众、板蓝根;耳痛剧烈者,加乳香、没药;伴耳聋者,加丹参、石菖蒲等;口眼㖞斜明显者,酌加僵蚕、全蝎、蜈蚣等。

（3）气虚血瘀证

证候:素体正气不足,病程日久,一侧口眼㖞斜,表情呆滞,闭目不合,下睑外翻流泪,患目干涩,甚则出现面部抽搐、挛缩;舌暗淡或有瘀点,脉细涩。

治法:益气活血,化瘀通络。

方药:补阳还五汤加减。

2. 中医其他方法

（1）外治法

穴位割治法:取阳白、太阳、颧髎、颊车、迎香、地仓、下关、翳风等穴位,口角㖞斜严重者加人中穴,用无菌刀片在上述各穴位上攒刺,以少许渗血为度。

（2）针灸疗法

1）体针:选合谷、太冲、风池、翳风、颊车、太阳、人中等穴位,循经远近取穴相结合,初期用泻法,后期用补法。

2）灸法:选四白、地仓、颊车、迎香等穴,采取悬灸、温针灸或隔姜灸。

3）耳针:选神门、面颊、口、目、肝、脾、皮质下等穴,以王不留行贴压。

4）穴位注射:可选取地仓、颊车、下关、翳风等穴。

5）穴位贴敷:以马钱子粉贴敷于印堂、太阳、迎香、地仓、下关、颊车等穴。

（3）按摩疗法

通过按摩面部及耳后部，以疏通经脉、调畅气血，达到康复的目的。

（二）西医治疗

1. 抗病毒药物　可选用阿昔洛韦、更昔洛韦、泛昔洛韦等。

2. 预防感染　局部涂布阿昔洛韦软膏，根据患者病情变化局部或全身应用抗生素。

3. 激素的应用　急性期可用糖皮质激素大剂量冲击治疗，减轻面神经的炎性反应和消肿。

4. 增强神经血运与营养　银杏叶提取物或其他改善微循环的药物静脉注射或口服；维生素 B_1 和维生素 B_{12} 等肌内注射或口服治疗。

5. 手术治疗　根据面神经肌电图等结果回报，必要时可手术治疗。

七、预防与调摄

1. 慎起居，调饮食，锻炼身体，增强或改善体质。

2. 注意防寒，预防感冒，睡眠时避免风吹。

3. 保持局部洁净干燥。

八、临证备要

（一）临证要点

1. 西医诊断宜精准个体化；中医辨证首辨寒热虚实，次明脏腑所属。

2. 重视局部处理与整体调治相结合，整体调治重在改善患者病理体质。

（二）沟通要点

1. 解释病因及现况，合理选择治疗方案。

2. 介绍预后及日常调摄要点。

九、中西医结合诊疗思路

Hunt 综合征之所以顽固难治，除去解剖结构性因素外，患者全身及局部的免疫状态低下也是重要因素。因此，保守治疗患者可采用中西医结合方案外，即使是必须进行手术治疗的患者，积极结合中医辨证论治以及病理体质调治，可以加速促进神经修复，加快康复过程。

复习思考题

1. Hunt 综合征的内科治疗方案是什么？

2. 简述本病的中医辨证要点。

3. 试述本病的中西医结合治疗优势体现。

（汪常伟）

扫一扫，
测一测

思政元素

中西医结合，防聋治聋，助力健康中国

2021 年 3 月，世界卫生组织发布首份《世界听力报告》，指出目前全球有超过 15 亿人遭受不同程度的听力损失，到 2050 年这一数字可能增长到 25 亿。耳聋是全世界面临的重大公共健康问题，我国也不例外。长期听力损失不仅造成听觉反应迟钝、还会引发大脑思维变慢，认知能力下降，严重影响工作和生活质量，被称为"无痛的残疾"。

中医防聋治聋历史悠久,《黄帝内经》记载"肾和则耳能闻五声矣",不仅辨证施治以汤药治疗,还可辅以食疗以补肾填精。古人发明了鸣天鼓法用于预防和治疗耳鸣、耳聋等耳疾。具体做法:调整好呼吸,将两手心紧贴于两外耳道口,使外耳道口暂时处于封闭状态,两手示指、中指、环指、小指对称地横按在后枕部,再将两示指翘起放在中指上,然后将示指从中指上用力滑下,重重地叩击脑后枕部,此时可闻洪亮清晰之声,响如击鼓。先左手叩击 24 次,再右手叩击 24 次,最后两手同时叩击 48 次。日常还可以练太极拳、八段锦、五禽戏等,可以促进全身血液循环,改善内耳器官代谢,达到保护和延缓听力衰退的目的。

中西医结合,科学爱耳护耳,实现主动健康,有助于建设健康中国。

笔记栏

PPT 课件

◆◆◆ **第十二章** ◆◆◆

耳鼻咽喉异物

📌 学习目标

1. 掌握气管、支气管异物，食管异物的诊断要点、常见并发症及治疗方案。
2. 熟悉鼻腔及鼻窦异物，咽异物、喉异物、外耳道异物的诊断与处理要点。
3. 了解耳鼻咽喉异物的预防与日常宣教。

第一节 概 述

耳鼻咽喉异物是临床常见急症之一。

从解剖因素来看，耳鼻咽喉异物的高发，与其腔道曲折细长并与外界直接连通有关，其中鼻腔和咽喉为上呼吸道与上消化道的起始段，往往会有异物经由此处进入并停留于其中，因此，鼻腔与咽喉就成为了日常生活中异物极易存留的部位。

除去人体解剖因素外，耳鼻咽喉异物高发的原因，不外乎主、客观两类。主观方面，主要是人们的安全防范意识不够，对异物危害性认识不足。生活中无足够的预防意识，导致突发方能意识到危险，且安全防范意识不够往往导致突发时不知所措。客观方面，主要是年龄和相关基础疾病等因素。年龄在此主要是指婴幼儿和老人，婴幼儿牙齿发育不全，咀嚼、吞咽功能尤其不够完善，气道保护机制亦未建立完全，加之天性好奇，以及一些意外、恐吓等突发事件，便很容易发生该类意外。老年人佩戴假牙、吞咽功能障碍等，也在客观上构成了气管、食管异物发生的潜在危险。另外，一些具有相关基础疾病的患者，如中风后咽喉麻痹，也易导致气管、食管异物发生的潜在危险。因此，应加强对此类特殊人群的日常宣教与防范工作。

对于异物存留于耳鼻咽喉腔道内患者的临床表现轻重不一，轻者仅仅刺激局部而引起轻微炎症反应或导致功能稍有障碍，而重者可造成重度感染、大出血甚至窒息死亡。因此，临床上往往根据耳鼻咽喉异物存留的部位不同，分为耳异物、鼻腔及鼻窦异物、咽异物、喉异物、气管与支气管异物和食管异物 6 类。一般来说，异物的危害性大小，取决于异物性质、存留部位、腔道阻塞程度及并发症的反应。往往耳道与鼻腔异物相对安全，而咽喉与食管的异物危害性相对较大，气管与支气管异物发生则十分凶险。因此，让大众充分认识到耳鼻咽喉异物发生的危险性以及应急可行的措施是十分重要的。作为临床工作者，切不可疏于日常宣教与防范工作。

复习思考题

如何有效降低耳鼻咽喉异物的发生风险？

(王贤文)

笔记栏

第二节 鼻腔及鼻窦异物

外来或内生异物进入鼻腔或鼻窦并滞留其内,即成为鼻腔异物(foreign body of nasal cavity)或鼻窦异物(foreign body of sinuses)。异物进入鼻腔、鼻窦可导致鼻塞、流秽臭脓血涕、鼻出血、鼻气腥臭、头痛等症状。本病多见于小儿,成人鼻腔、鼻窦异物多因工伤、误伤所致。中医称本病为"异物入鼻"。

一、病因病理

(一)西医病因病理

1. 病因

(1)儿童玩耍时将豆类、果核、纸卷、橡皮、塑料玩物、金属纽扣等塞入鼻腔。

(2)动物类异物自前鼻孔爬入或飞入鼻腔。

(3)疾病所致的死骨、凝血块、痂皮、干酪样物、结石等潴留鼻腔或鼻窦内,医源性纱条、棉片、器械断端等遗留在鼻腔或鼻窦内。

(4)进食时呛咳、呕吐等动作将食物呛入鼻腔。

(5)工矿爆破伤、电锯伤、战伤或猎枪弹丸误伤等意外事故时,常见碎石、木块、弹片、弹丸等经面部射入鼻腔、鼻窦。

2. 病理 异物进入鼻腔后,因异物性质的不同而造成的病理损害亦不尽相同。某些植物性或吸水性异物进入鼻腔后,时间稍长,即可发生膨胀、腐烂,形成刺激,导致鼻黏膜的炎性水肿、感染,如鼻炎、鼻窦炎和骨髓炎。异物在鼻、鼻窦内滞留时间过长,炎性分泌物日久蒸发,浓缩分解出多种无机盐类,逐步沉积于异物表面,以此为核心,逐渐形成结石,称为鼻石(rhinolith)。其外壳成分有钙、镁、磷、氯化钠等盐类,因成分不同,鼻石颜色可有差异。某些动物性异物如水蛭等,可以寄生于鼻腔,致反复鼻衄。金属或硬体异物则常嵌顿于鼻腔,压迫局部组织,可以引起受压组织坏死。如小型异物滞留而不继发感染,或没有引起炎症反应,则可长期停留于鼻腔而不产生明显症状。

(二)中医病因病机

异物入鼻,鼻窍肌膜损伤,治不及时,化热生火,可形成热郁鼻窍之鼻窒、鼻衄、急性鼻渊等症。

二、临床表现

(一)症状

1. 全身症状 全身症状多不明显,继发鼻窦炎或急性感染期患者可有流脓涕、头痛、头昏等症状,长期反复出血者可有贫血,表现为面色无华、体虚乏力、易疲劳等。

2. 局部症状 视异物性质、大小、形状、停留部位、刺激性强弱和滞留时间的长短等而表现出不同的症状。若异物光滑,刺激性小,早期可无症状。若刺激性强,停留时间久的鼻腔异物可表现为单侧鼻塞流黏脓涕、鼻出血或涕中带血以及呼气有臭味等。外伤所致的鼻窦异物具有面部外伤及其他相应部位损伤后的临床表现,如损伤视神经或视神经管,则表现为视力障碍;若伤及血管,则有较大量出血。

(二)体征

前鼻镜或鼻内镜检查可见鼻腔内有异物停留,周围鼻黏膜充血肿胀,同侧鼻腔或中鼻道有脓性分泌物,损伤部位可形成鼻腔粘连或肉芽组织。如肉芽组织包裹异物,可用探针辅助检查。

三、并发症

鼻腔或鼻窦异物根据异物的性质、损伤程度及存留部位和时间等不同可并发鼻炎、鼻窦炎、鼻出血、鼻腔粘连等并发症。

四、辅助检查

对部分鼻腔、鼻窦内异物散发、部位深在或怀疑鼻窦内有异物时,可行鼻窦 X 线检查或 CT 检查以协助诊断。

五、诊断与鉴别诊断

(一)诊断要点

有明确的异物入鼻病史,儿童有单侧鼻流脓涕,或时有涕中带血,呼出气有臭味等症状,应首先考虑鼻腔异物。鼻镜检查一般可发现鼻腔内有无异物存留,如异物存留过久,鼻内有肉芽组织形成,可用探针辅助检查,必要时行鼻内镜辅助检查。对怀疑有鼻窦异物需行 X 线检查或鼻窦 CT 检查。

(二)鉴别诊断

1. 鼻炎及鼻窦炎 鼻腔、鼻窦异物与鼻炎及鼻窦炎均有鼻塞、流涕的症状,鉴别要点在是否有异物入鼻史和鼻腔检查是否存在异物。除此以外,鼻炎多为双侧交替鼻塞,鼻窦炎的流涕多无明显臭秽气味,此与鼻腔、鼻窦异物的单侧鼻塞、流臭秽脓血涕的特点不同。

2. 鼻腔及鼻窦肿瘤 鼻腔及鼻窦肿瘤主要症状为一侧鼻塞,呈进行性加重,或伴鼻衄、鼻内疼痛,头痛头胀,或出现流泪、复视、张口困难、眼球突出、牙龈肿痛、面部麻木等。检查鼻腔内可见局部新生物,或有溃烂及恶臭气味。鼻异物与鼻腔及鼻窦肿瘤均可出现一侧鼻塞及流涕臭秽,但前者以儿童为多见,检查时在鼻内可见到异物;后者以成人为多见,检查时在鼻内可见到肿物。病理检查可明确诊断。

(三)中医辨证要点

本病异物取出后多以肺经郁热之实证多见。

ER-12-2

鼻腔及鼻窦
异物诊断思
维导图

六、治疗

尽早取出异物是最根本的治疗原则,同时应防止并发症的发生。异物取出后,应根据鼻腔及鼻窦的具体情况,采取相应的针对性处理方法。

(一)西医治疗

1. 鼻腔异物取出术

术前稳定患者情绪,做好术前准备,准确定位,根据异物大小、形状、部位和性质的不同,采用不同的取出方法。鼻腔异物可用头端是钩状或环状的器械,从前鼻孔轻轻进入,绕至异物后方再向前钩出,切勿用镊子夹取,尤其是圆滑的异物,夹取有使异物滑脱和推向后鼻孔或鼻咽部、误吸入喉腔或气管的危险。动物性异物可先行滴入鼻腔表面麻醉类药物,待其麻醉或死亡后再用鼻钳取出。异物为金属纽扣电池之类,应注意查看电池是否有泄漏,鼻中隔是否有糜烂、穿孔,术中应冲洗干净鼻腔,术后密切随访,注意迟发性鼻中隔穿孔发生的可能。鼻黏膜有坏死、肉芽形成时,应予以清除。患者不配合,异物取出困难者,可在气管插管全麻下取出异物。

2. 药物治疗

（1）异物取出后，如局部黏膜有糜烂、破损者，可予鼻用减充血剂、糖皮质激素滴鼻以控制炎症，改善鼻腔、鼻窦通气引流，防止粘连。若已有粘连者，可分离后予明胶海绵填塞。

（2）鼻腔、鼻窦异物合并明显感染者，可配合应用抗生素。

（二）中医治疗

1. 辨证论治

热郁鼻窍证

证候：单侧鼻塞，流涕或脓血涕。鼻痛，头痛，或伴有低热。舌红，苔黄，脉数。

治法：清热解毒通窍。

方药：五味消毒饮加减。鼻塞、脓涕甚可选加辛夷、苍耳子、鱼腥草、鹅不食草等，伴血性涕者可酌加白茅根、丹皮等。

2. 中医其他方法

（1）取嚏法：对细小异物可用通关散吹鼻，借喷嚏将异物喷出。幼儿不适用此法，以免异物进入咽喉。

（2）中成药：异物取出后见局部黏膜肿胀糜烂者可用芳香通窍的中药滴鼻剂如鱼腥草滴鼻剂、薄荷油滴鼻剂等滴鼻，以控制炎症及防止鼻腔粘连。

七、预防与调摄

1. 购买合适年龄段的玩具，看护好儿童，防止儿童将玩物塞入鼻内。

2. 生活、工作中做好防护，以避免鼻腔、鼻窦异物的发生。

3. 鼻腔、鼻窦术中或术后取出鼻腔填塞物时，应仔细清点以免遗留。

4. 发生鼻腔及鼻窦异物后，要尽快到医院诊治，不可盲目用手或其他不当器械自行挖取，以免将异物推向深处引起窒息。

八、临证备要

（一）临证要点

以尽早确诊和取出异物为首要，异物取出后可参鼻窒、鼻鼽、急性鼻渊等辨证施治以善后。

（二）沟通要点

1. 问清病史、异物类型等，介绍治疗方案。

2. 介绍预后及异物取出后调摄要点。

九、中西医结合诊疗思路

本病以尽早发现和取出异物为主，异物取出后可中西医结合治疗以控制炎症，恢复鼻腔、鼻窦的通气引流功能及防止鼻腔粘连。

复习思考题

1. 简述本病的诊断要点。

2. 简述本病的鉴别诊断。

3. 简述本病的西医治疗要点。

（王贤文）

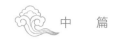

第三节　咽部异物

咽部异物(foreign body of pharynx)是指异物梗阻于咽部。依异物停留于咽的具体位置不同,咽部异物又分为鼻咽异物、口咽异物、喉咽异物。本病是耳鼻喉科常见急症之一,以咽部疼痛,吞咽加重,吞咽不利为主要特征。多发生于扁桃体、咽侧壁、舌根、会厌谷、梨状窝等处,多是经口进入的尖锐细长物品,如鱼刺、鸡鸭骨、竹丝、钢丝等,一般易被发现和取出。如处理不当,常延误病情,发生严重并发症。较大异物或外伤较重者可致咽部损伤,引起继发感染,甚至酿成脓肿。类似于中医的"骨鲠"。

一、病因病理

(一)西医病因病理

多因进食时不专心或不慎误咽;儿童嬉戏打闹;精神异常、睡眠、昏迷、酒醉时发生误咽;咽喉部外伤;企图自杀有意吞入异物等。

(二)中医病因病机

多因进食不慎,将食物中的骨、刺、核、壳及其他杂物咽下,或因儿童口含异物,嬉戏打闹或跌仆时不慎咽下,或因老年人假牙松脱坠入,或因企图自杀有意吞入异物等。若异物损伤肌膜,外邪乘机侵袭,气血凝滞,热毒熏蒸,灼伤肌膜血脉,甚则化腐成脓,出现患部肌膜红肿腐烂、化脓成痈,疼痛加剧,吞咽困难加重等。患处邪热壅盛,波及全身,兼见发热、脱水等。

二、临床表现

(一)症状

1. 全身症状　多数患者无明显全身症状,少数继发感染者,可伴有较严重的全身反应如发热、脱水等。

2. 局部症状　主要为咽部症状。

(1) 咽痛:为本病的特征性症状。常自觉咽喉刺痛,吞咽时加剧,患者多能准确指出疼痛所在部位。

(2) 异物感:症状因异物种类及刺入部位不同而异,多呈持续性。

(3) 吞咽不利:多有咽下困难,异物较大时,症状更明显。

(4) 其他:较少见,如鼻咽异物伴有鼻塞、鼻流腥臭涕、不明原因的发热、耳闷塞感等。

(二)体征

以压舌板、喉镜检查可发现异物存留或损伤的部位,咽异物多存留在扁桃体陷窝内、扁桃体下极、舌根、咽侧壁、会厌谷、梨状窝等处。

异物刺伤咽部组织,局部可有淤血、出血、血肿等。时间较长时,周围组织常有炎性表现。较大的口咽和喉咽异物可在颈外扪及触痛区。

三、并发症

咽部异物未能及时取出,继发感染可导致咽及咽旁脓肿、喉水肿、颈部皮下脓肿、败血症、大出血等。

四、辅助检查

(一)影像学检查

颈部 X 线检查和 CT 检查可辅助本病诊断,可显示较大异物的位置、大小、与周围组织关系,以及有无咽及咽旁脓肿、喉水肿、颈部皮下气肿等。

（二）纤维/电子鼻咽镜或喉镜检查

检查鼻咽部、喉咽部是否有异物存留,黏膜有无出血、充血肿胀、糜烂渗液等。

（三）实验室检查

血常规了解感染情况。

五、诊断与鉴别诊断

（一）诊断要点

1. 异物咽下史。

2. 查体时发现异物。

3. 咽痛、异物感、吞咽不利。

（二）鉴别诊断

咽部疼痛部位不定,感觉有异物存留,发生数日后来就诊者,应与咽异感症或慢性咽炎相鉴别。

1. 咽异感症　主要症状是咽部异物感,无碍饮食呼吸,咽黏膜无明显异常。

2. 慢性咽炎　主要症状是咽部异物感,常有咳咯动作,咽黏膜充血,淋巴滤泡增生。

（三）中医辨证要点

咽部异物的辨证,首先定位,次明性质,有无外邪侵袭。咽痛之处多为异物所在,但亦有患者感觉部位偏离,或小儿、酒醉、昏迷不能自诉者,须仔细检查,明确位置;根据咽痛异物感、吞咽不利等症状的时长、程度等明确有无外邪侵袭。临床上,外邪侵袭者,宜清热解毒,消肿止痛;正气不足,无力抗邪,损失日久不愈者,宜益气养血,托毒排脓。

ER-12-3

咽部异物诊断思维导图

六、治疗

（一）中医治疗

1. 辨证论治

（1）咽部刺伤,邪毒侵袭证

证候:咽部疼痛,吞咽加重,饮食难入,甚则痰涎壅盛,语音不利,颈项活动受限,可伴发热,颌下臖核、压痛。舌红苔黄,脉数。

治法:清热解毒,消肿止痛。

方药:五味消毒饮加味。一般加丹皮、赤芍、连翘、栀子、黄芩、薄荷、牛蒡子、鱼腥草等。咽部溃疡者,可加青黛。

（2）正气不足,邪滞咽腔证

证候:咽部疼痛,吞咽加重,饮食难入,甚则痰涎壅盛,语音不利,颈项活动受限。全身症状见倦怠乏力,头昏,恶风自汗,食少便溏等。舌淡苔白,脉细弱。

治法:益气养血,托毒排脓。

方药:托里消毒散加减。若畏寒肢冷,遇寒加重者,可酌加防风、桂枝等。

2. 中医其他方法

（1）中成药:可辨证选用喉风散、冰硼散、珠黄散等清热解毒、化腐生肌;补中益气丸、参苓白术丸等补益气血,托毒排脓。

（2）中药含咽:检查未发现异物,但咽痛明显、吞咽加重者,或可用威灵仙30g水煎加醋慢慢含咽。

（二）西医治疗

1. 药物治疗　继发感染者,全身可酌情选用抗生素,如磺胺类抗生素、青霉素类抗生素

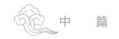

等。局部选用复方硼砂溶液、呋喃西林溶液、复方氯己定含漱液等含漱。

2. 局部外治法

（1）异物取出：口咽部异物在直视下取出；舌根部和喉咽部异物一般在间接喉镜下取出；小儿或舌背高凸、易恶心不能配合者，可麻醉后在纤维/电子喉镜下取出。

（2）涂敷法：继发感染者，用碘甘油涂抹咽部肿胀的黏膜消炎抗菌。

3. 其他疗法　继发感染者可配合应用红外线、微波、超短波及热敷等物理疗法。

七、预防与调摄

用餐时，注意力集中，及时吐出食物中的骨、刺、核、壳、假牙等硬物；教育儿童不要将玩具、硬币等异物入口，以防发生误吞。咽部异物发生时，不可强行食物下咽，以免将异物推向深处，造成严重损伤。若有染毒，咽部肌膜红肿，甚至化脓成痈者，及时就诊。

八、临证备要

（一）临证要点

1. 咽部异物的辨证，首先定位，次明性质。

2. 局部感染，伴有较严重的全身反应如发热、脱水等情况者，先改善全身情况再取异物。

（二）沟通要点

1. 解释病因及现况，合理选择治疗方案。

2. 介绍预防与调摄要点。

九、中西医结合诊疗思路

咽部异物，根据病史及症状、体征，容易明确诊断，重在尽快取出异物，避免继发感染；已经感染，甚至伴有严重全身反应者，可采用中西医结合方案，西医抗感染治疗结合中医辨证论治，可以加快康复过程。

复习思考题

1. 简述本病的西医诊断要点。

2. 简述本病的中医辨证要点。

3. 试述本病的中西医结合治疗优势体现。

（郭树繁）

第四节　喉　异　物

喉异物（foreign body of larynx）是指异物梗阻于喉部。本病是耳鼻喉科非常危险的急症之一，以声嘶、咳嗽、咯血、喘鸣、呼吸困难、发绀，甚至窒息为主要特征。多发生于幼儿或老年人；如处理不当，延误病情，则可能发生严重并发症，甚至窒息死亡。类似于中医的"骨鲠"。

一、病因病理

（一）西医病因病理

幼儿多因口含异物或进食时，哭闹、嬉笑、打闹，突然大声说话、剧烈咳嗽而致误吸入喉腔。常见异物有食物团块如果冻、火腿肠、花生米等，以及小玩具零件。

（二）中医病因病机

幼儿在进食时突然大笑、哭闹、惊吓等而误吸入异物,梗阻于喉部。

二、临床表现

（一）症状

1. 全身症状　轻症无明显全身症状,若梗阻严重,则可见呼吸困难、喉喘鸣、发绀,甚至窒息。

2. 局部症状

（1）咳嗽:反射性剧烈咳嗽为本病的特征性症状。

（2）声嘶:声音嘶哑或失音。

（3）呼吸困难:多在异物较大时症状更明显,表现为吸气性呼吸困难,可见"三凹征"。

（4）咳血:锐器或剧烈咳嗽损伤喉部黏膜,可伴有咳血。

（二）体征

喉镜检查喉部可见声门上、声门或声门下有异物。

异物刺伤喉部组织,局部可有淤血、出血、血肿等。

三、并发症

异物刺激可出现喉痉挛;喉异物可能向下坠入气管形成气管异物;异物刺入周围组织内可以导致颈部感染、纵隔感染;质硬锐利异物可能会发生移行,损伤颈、胸部较大动脉,导致严重出血危及生命。

四、辅助检查

（一）影像学检查

颈部 X 线检查和 CT 检查可辅助本病诊断,可显示异物的位置、大小及与周围组织关系,以及有无喉水肿、颈部皮下气肿等。

（二）纤维/电子鼻咽镜或喉镜检查

检查喉部是否有异物存留,黏膜有无出血、充血肿胀、糜烂渗液等。

（三）实验室检查

血常规了解感染情况。

五、诊断与鉴别诊断

（一）诊断要点

1. 喉异物损伤史。

2. 查体发现异物存留或损伤。

3. 声嘶、咳嗽、咯血、喘鸣、呼吸困难、发绀等症状。

（二）鉴别诊断

喉异物剧烈咳嗽、呼吸困难、发绀应与支气管异物相鉴别。

支气管异物:主要症状是突发呛咳、呼吸困难、发绀、痛苦面容等。不透光金属异物在正位及侧位 X 线检查中可直接诊断。对透光异物,可根据其阻塞程度不同而产生肺气肿或肺不张等间接证据而诊断,胸部透视可直接观察纵隔摆动情况。

六、治疗

（一）治疗原则

尽快明确诊断,取出异物。

ER-12-4

喉异物诊断
思维导图

1. 呼吸尚平稳者,成人能配合者,先做喉镜检查,不能配合者及儿童拍喉侧位 X 线片,以明确异物形态、大小、存留部位、呼吸道通畅情况等。

2. 呼吸困难明显者,及时给氧,立即准备行喉异物取出术。

3. 呼吸困难显著,有窒息征象者,先做气管切开术,改善呼吸状况后,再行异物取出术。

（二）治疗方法

1. 间接喉镜下取出法　合作较好的成人声门上区异物,呼吸尚平稳者,可试用间接喉镜下取出异物。术时患者取坐位,挺胸昂头,局部表面麻醉后,在间接喉镜照视下,以喉异物钳取出异物。

2. 直接/纤维/电子喉镜下取出法　是喉部异物常用的处理方法。

术时患者多取卧位,局部或全身麻醉成功后,镜下充分暴露喉部,明确异物形态、大小、存留部位、呼吸道通畅情况,选取合适异物钳,取出异物。

注意:扁平/细长异物嵌顿于声门或声门下区时,夹住异物后旋转使之横径与声带平行后再取出,避免异物受阻脱落或损伤声带。异物尖端刺入组织时,先将刺入部分轻轻退出组织,再取出,不能强行拉出,以减少组织损伤。

3. 药物治疗　异物取出后,及时应用抗生素和激素,以利喉部组织肿胀消退。

七、预防与调摄

1. 教育儿童不要口含玩具、硬币等异物,以防误吸入喉。

2. 用餐时,注意力集中,及时吐出食物中的骨、刺、核、壳、假牙等硬物。

3. 手术时应抓紧时间,迅速取出异物,及时解除呼吸困难,减少并发喉痉挛的可能。

4. 备好支气管镜,异物取出过程中,如遇松脱滑入下呼吸道,立即施行支气管镜下异物取出。

5. 异物较大,外形不规则,一时未能退出声门,并兼有呼吸困难时,及时行气管切开,紧急时可在异物周围缝隙插入喉吸引管,避免窒息,以利抢救。

八、临证备要

（一）临证要点

1. 喉异物的辨证,尽快明确诊断,取出异物,减少呼吸困难的发生。

2. 出现呼吸困难时,先改善呼吸再取异物。

（二）沟通要点

1. 解释病因及现况,合理选择治疗方案。

2. 介绍预防与调摄要点。

九、中西医结合诊疗思路

喉异物,根据病史及症状、体征,容易明确诊断,重在尽快取出异物,避免出现呼吸困难;已经出现呼吸困难、发绀、窒息,甚至濒死者,紧急气管切开,畅通呼吸,挽救生命。

复习思考题

1. 简述本病的诊断要点。

2. 简述本病的治疗原则。

3. 试述本病的预防要点。

（郭树繁）

第五节 气管、支气管异物

气管、支气管异物(trachea and bronchus foreign body)是耳鼻咽喉科常见急症之一。临床上本病的发生多来源于外源性的异物,如植物性异物、化学品异物、动物性异物等。另外,内源性异物的吸入,如体内血液、脓栓及呕吐物等也可导致本病的发生。由于异物的大小、形状、性质、留存部位与时间以及有无感染等因素的不同,本病患者的临床表现亦有差别,病情凶险者甚至可在数分钟内窒息而亡,但症状轻微者,其异物可隐匿于体内长达数月甚至数年之久。

一、病因病理

（一）西医病因病理

1. 病因 ①生理性因素:如儿童的咀嚼吞咽功能不完善,气道保护机制未建立完全,老人咽喉反射迟钝,咳嗽反射减弱,很难将吸入气道的异物咳出等。②不良习惯:如喜欢进食时嬉笑哭闹,或是嚼物而眠。③医源性因素:如在治疗口腔疾病时,刀片、钻头、棉球等因脱落而误吸进入气管。④特殊情况:如全麻患者、昏迷或醉酒者由于咽反射减弱,此时若口内含有外物,易误吸入气道。另外,某些精神异常或企图自杀者常常自主吞服异物进入气管,食管内异物突入气管也可形成气管异物。

2. 病理 异物进入气管、支气管后,所引起的病理反应与以下要点密切相关。

（1）异物性质:植物性异物往往局部刺激较重,引起局部严重的呼吸道黏膜急性炎症,如黏膜充血肿胀、分泌物增多,病理产物的堆积使得管腔口径缩小,甚至发生支气管完全阻塞。细小的矿物性异物、化学合成品异物、动物性异物对组织刺激小。另外,光滑细小的金属异物对组织刺激往往较小,较少引起局部炎症反应。而尖锐异物则有穿入组织内而引起并发症的风险。

（2）异物存留时间:一般异物存留时间越长,危害越大,对于刺激性强且易于移动的异物更是如此。异物停留时间长者往往伴有局部反应,阻塞支气管,引起肺气肿、肺不张;若合并感染,则可引发肺炎、肺脓肿等。

（3）异物阻塞支气管程度:异物阻塞支气管程度不同,可引起不同病变。

1）不完全阻塞:此种情况常发生于异物较小、局部炎症较轻时,此时异物呈活瓣状阻塞。当吸气时,支气管扩张,空气尚能通过异物周围的间隙被吸入;而呼气时,支气管收缩,管腔变窄使得异物异常卡紧,空气排出严重受阻,导致肺叶出现阻塞性肺气肿,严重者可导致肺泡破裂而形成气胸、纵隔气肿的发生(图 12-1)。

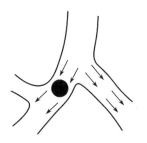 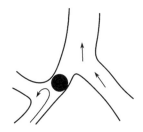

1. 吸气时支气管直径增宽　　　2. 呼气时支气管直径变小

图 12-1　异物活瓣样作用所致阻塞性肺气肿机制示意图

2）完全阻塞：此种情况往往发生于异物较大、局部炎症水肿严重时，此时支气管腔完全被异物阻塞，空气难以吸入，而远端肺叶中空气则会被逐渐吸收，此时往往导致阻塞性肺不张（图12-2）。若未能及时消除病因，病程持久可使得远端肺叶引流不能，严重者可并发支气管肺炎或肺脓肿。

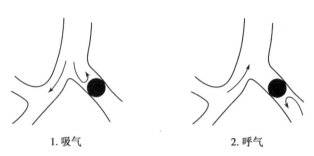

1. 吸气　　　　　　　　2. 呼气

图 12-2　异物完全性阻塞所致肺不张机制示意图

总之，异物存留于气管、支气管所致的重要病理改变包括三个方面。其一，异物本身对气管、支气管黏膜的刺激可造成局部的黏膜感染及水肿；其次，异物本身占位及气道黏膜肿胀形成的通气孔径变小甚至阻塞，导致肺部通气障碍，引起机体缺氧和 CO_2 的积蓄，继而引发呼吸性酸中毒的发生；最后，异物阻塞支气管往往造成肺不张或肺气肿，加之引流不畅，此时往往易于合并肺部感染。整体综合本病的发生病理表现，本病先是发生在气管、支气管的炎症，继而可发展成肺炎、支气管扩张、肺脓疡，最后形成脓胸、败血症等的一系列病理改变。

（二）中医病因病机

本病以"异物"为因，但若患者异物留存日久，必损及脏腑，导致脏腑虚损，加之感受风热邪毒，或外邪引动素有之伏邪，内外合邪，则可表现为虚实夹杂之"咳嗽""喘证"等。

二、临床表现

（一）症状

气管、支气管异物的症状表现与病程进展有关。本病大体上可分为异物进入期、安静期、炎症期与并发期四期。

1. 异物进入期　异物经气管进入更深处前会经过声门，此时患者往往伴有憋气和剧烈咳嗽的临床表现，有时剧烈的咳嗽可侥幸将异物咳出。但是，对于婴幼儿和老人等咀嚼、吞咽功能不完善，咽喉反射减弱者，往往导致异物的留存。如果异物不及时处理一直卡顿在声门处，患者往往发生严重的呼吸困难，甚至窒息。而一旦异物进入更深的气管或支气管内，也会伴有轻微咳嗽或憋气不适的症状，此时尤须重视检查，切不可掉以轻心。

2. 安静期　此时往往是异物较小且下落于深部支气管，并嵌顿于此不再活动。在此期间，异物刺激性弱，患者往往无症状或症状轻微，仅有咳嗽、轻度呼吸困难等些许症状，因而临床称之为安静期。可若异物光滑又难以嵌顿在固定部位，此时异物将成为活动性异物，并伴有上行之情况，具有不确定的风险。此时患者可有阵发性呛咳和击拍声等活动性气管异物的典型临床特征，这往往是因异物随呼吸气流冲击声门而成。

3. 刺激与炎症期　由于异物自身性质以及患者自身对于异物的反应，可引起局部刺激并继发感染，此时患者往往出现咳嗽加剧或伴发热。部分管腔完全阻塞的患者可出现肺气肿或肺不张的症状，此时应尽早去除异物减轻对患者的损害。

4. 并发症期　此期患者临床表现较多，往往表现为发热、咳嗽、胸痛、咳痰、咯血、呼吸困难及全身消瘦等。轻者仅伴有支气管炎和肺炎，重者则可伴有肺脓肿和脓胸等。该期主要视异物大小、刺激性强弱及患者本身体质状况等因素而定,其持续时间往往可达数年甚至数十年之久,此时需辨别并发症的干扰,找到病所,准确鉴别。

（二）体征

肺部听诊可见呼吸音的减弱或消失,气管前听诊可闻及"击拍声",支气管镜检查可见气管内异物留存部位,以及黏膜充血肿胀、分泌物增多、肉芽组织形成。

三、并发症

并发症严重与否与异物性质、留存时间、阻塞部位与程度、有否感染及患者本身基础状况等因素关系密切,轻者表现为气管、支气管炎、支气管扩张和肺炎。严重者可出现肺脓肿和脓胸、败血症等。

四、辅助检查

（一）影像学检查

1. X 线检查　可作为首选检查。在正位或侧位 X 线透视下,可见患者体内金属异物存留位置及其大小。对于透视 X 线的异物,则可采用透视下观察患者胸部纵隔及横膈的运动情况加以判断,通过观察呼吸时纵隔运动及有无肺部继发性病变如肺气肿、肺不张等判断。

2. 肺部 CT 检查　对于高度怀疑本病,且 X 线检查下未找到相关证据者,可采用此法检查,以明确患者是否有异物阻塞,以及阻塞部位。

（二）支气管镜检查

支气管镜检查最可靠的直接诊查方法,能发现异物并可及时取出。若异物较小可使用纤维支气管镜取出,此类方法简单微创,当为首选。对于较大异物可适当考虑硬支气管镜,但此种方式创伤较大,可能引起大咯血、支气管食管瘘等严重并发症。

五、诊断与鉴别诊断

（一）诊断要点

误吸异物后突然发生剧烈呛咳、憋气、呼吸困难等表现时,应高度怀疑本病。对于病史不详、长期咳嗽而病因不明且屡次发作者,应考虑支气管异物的可能性。胸部气管前听诊有"击拍声",常提示为移动性支气管异物,一侧肺的区段性呼吸音减弱,且其发生部位又有变动性,此为其典型表现。X 线或 CT 检查的阳性结果有助于诊断,支气管镜检查发现异物可以确诊。

（二）鉴别诊断

支气管异物停留时间久而继发感染时,宜注意与哮喘、肺炎、小儿喉炎、支气管肺炎、肺结核等疾病相鉴别。

（三）中医辨证要点

本病以及时诊断和取出异物为首要。异物留存日久,必损及脏腑,异物取出后可调理补益虚损脏腑以善后。若素有伏邪或外邪引动,内外相搏,虚实夹杂,则可参"咳嗽""喘证",扶正与祛邪兼顾之。

六、治疗

医者应创造条件,把握时机,以尽早取出异物、保持呼吸通畅为基本原则。在患者异物取出后可依据患者肺部及全身情况中西医结合调治以善后。

（一）中医治疗

辨证论治

若患者有肺部并发症者,可按"咳嗽""喘证"酌情进行辨证论治。

气管、支气管异物诊断思维导图

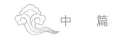

（二）西医治疗

1. 气管、支气管异物取出术　行取除术前,术者应积极稳定患者情绪,认真做好术前准备,经检查准确定位,并根据异物大小、形状、部位和性质的不同,采用不同的取出方法。

（1）直接喉镜下气管异物取出术:患者取仰卧位,术者以直接喉镜挑起会厌,暴露声门。固定喉镜后,闭合鳄鱼钳钳口,趁吸气之时声门裂张开之际,将钳迅速伸入声门之下,并将钳口张开,保持该位置。当患者出现咳嗽及呼气气流冲击时,抓住机会闭合钳口。若钳住异物,则将钳旋转90°,经声门退出;若未钳住,适当考虑一边深入一边钳夹,通过转换方向和角度钳夹异物。

（2）支气管镜下异物取出术:此手术最好在心电及血氧监护下进行。术者需在直接喉镜下暴露声门后,待患者吸气之时,以轻柔方式旋转支气管镜插入气管之中。此时可由助手协助少许移动患者头位,以便于进入支气管。待发现异物后,将支气管镜固定于有利位置插入异物钳,抓住时机钳住异物后,缓缓将异物拉近镜口,此时,小心地夹持异物并将镜体、异物钳及已经夹持的异物顺气管的轴向退出。待退至声门时,还应依异物的形状做适当旋转,既要防止异物脱落,又要尽量不损伤声带。取出异物之后需仔细检查取出之异物是否完整。对于细小的气管、支气管异物,也可在纤维支气管镜下取出,此类方法简单微创,当为首选。对于较大异物需考虑硬支气管镜,但此种方式创伤较大,可能引起大咯血、支气管食管瘘等严重并发症,需谨慎考虑。

手术完毕后,仍需密切观察患者的呼吸,注意呼吸是否通畅,呼吸困难是否已经解除,异物阳性体征如气管"击拍声""呼吸音减弱"等是否已消失。否则,还应依据具体情况进行相应处理。

2. 海姆立克急救法　情况紧急时,可于现场采用海姆立克急救法。此时救护者站在患者身后,从背后抱住其腹部,稍向患者倾斜,一手握拳,拳心向内按压于患者的肚脐和肋骨之间的部位;另一只手抓住拳头,双手急速用力向里向上挤压(好似要将患者抬起),反复实施,直至阻塞物吐出为止。

对于1岁以下婴儿:坐着抱起婴儿,将其脸朝下放在救护者前臂上,前臂置于大腿上。保证婴儿处于头低脚高的位置。另外一只手置于婴儿后背肩胛骨处,手掌根部冲击性推按5次。如果异物还没出来,可以将婴儿翻过来,在婴儿胸骨下半段,用示指及中指快速按压5次。重复以上步骤,直到婴儿把东西吐出来为止。

3. 药物治疗　应积极选用敏感抗生素预防和控制感染,通过配合应用肾上腺糖皮质激素,迅速减轻患者呼吸道黏膜水肿,改善患者呼吸困难症状,在术前、术后均应依据患者全身状况,酌情给予相应中西医结合对症支持治疗。

七、预防与调摄

1. 养成良好的饮食习惯与生活习惯,平素不以口含物品,进食时不谈话嬉笑,不随意惊吓他人。

2. 照顾好小儿及老人,3岁以下幼儿进食及玩耍时尤须严加看护。

3. 一旦发生气道异物,应立即现场急救或请专科医师诊治,不能延宕,防止严重并发症。

4. 加强宣教,普及安全意识,增强防范意识,并开展急救培训。

八、临证备要

（一）临证要点

以尽早确诊和取出异物为首要,异物取出后可参"咳嗽""喘证"等辨证施治以善后。

（二）沟通要点

1. 问清病史、异物类型，介绍治疗方案及面临风险。

2. 介绍预后及日常调摄要点。

九、中西医结合诊疗思路

尽早确诊和取出异物，异物取出后可参"咳嗽""喘证"等进行调治以加快康复过程。

复习思考题

1. 简要阐述气管、支气管异物所致的病理改变。

2. 简述因异物阻塞支气管程度不同将导致哪两种不同类型的病变。

3. 简述气管、支气管异物的处理原则。

● （王贤文）

第六节　食　管　异　物

食管异物（foreign body of esophagus）是指各种原因导致的异物未能顺利吞咽入胃而嵌顿于食管。常因饮食不慎误咽鱼刺、鸡鸭骨、假牙等，或儿童误将玩具、硬币、纽扣等吞入后引起。本病多见于儿童和老年人，是耳鼻咽喉科常见的急症之一。尖锐异物刺破食管可并发食管周围炎、纵隔炎、纵隔脓肿以及气管食管瘘等并发症，严重者伤及邻近大血管可引起致死性大出血。本病类似于中医的"诸哽""骨鲠"。

一、病因病理

（一）西医病因病理

1. 病因　食管异物的发生与年龄、饮食习惯、精神状态及食管本身病变等诸多因素相关。多见于老人及儿童。老人因牙齿脱落或使用义齿，咀嚼功能差，口内感觉欠灵敏，食管入口较松弛，易发生牙齿或大块食物等误吞；儿童多因口含玩具等引起误吞；成人也有因嬉闹，或轻生，或进食不当、神志不清，而误咽较大物品或带刺物品引起食管异物。此外，食管本身疾病，如食管狭窄或食管癌，也是易发生食管异物的原因。医源性因素如全麻时假牙脱落，插管时套管脱入等也可导致食管异物。

2. 病理　食管异物引起的病理改变因异物的种类、嵌顿部位、损伤程度而不同。一般光滑圆钝的异物损伤较小。若异物尖锐粗糙，可损伤食管黏膜甚至刺破食管肌层导致穿孔，形成食管周围炎及脓肿，乃至气胸、胸膜炎等也可能发生。甚者损伤大血管而造成大出血甚至死亡。

（二）中医病因病机

异物阻于水谷之道，进食不能，或损伤肌膜，气血瘀滞；或损伤脉络，络伤血溢；甚者沾染火热邪毒，化腐成脓，酿生变证。

二、临床表现

常与异物的性质、大小、形状，异物嵌顿的部位和持续时间、损伤程度、有无继发感染及患者的基础状况等因素有关。

（一）症状

1. 主要症状

（1）吞咽困难：若食管异物已造成食管完全梗阻,则汤水难下,且伴有流涎、恶心、反呕等症状。若为不完全性阻塞,则仍能进食流质。部分患者可无吞咽困难症状。

（2）疼痛：异物嵌顿于食管,导致局部食管疼痛,在原有局部疼痛的基础上,吞咽时疼痛症状加剧。若异物停留于食管颈段,疼痛部位多在颈根部或胸骨上窝处,伴有压痛。异物位于食管中段者,疼痛常在胸骨后并可放射至背部。如合并感染,疼痛更为剧烈,可伴有发热,甚至出现菌血症等。剧烈的胸骨后疼痛常是异物损伤食管肌层的信号,应予重视。

2. 次要症状

（1）呼吸道症状：常发生于幼儿。尤其是食管上段的异物,可向前压迫气管,引起咳嗽、呼吸困难、发绀等症状。若引起食管气管瘘可出现进食时呛咳。

（2）呕血或黑便：当尖锐异物或腐蚀性异物损伤食管壁时,可出现呕血或黑便的症状。若异物伤及主动脉弓或锁骨下动脉等大血管,可引起致命性大出血。

（二）体征

异物位于食管上段伴吞咽困难患者间接喉镜检查时,可见梨状窝唾液潴留。颈段食管异物常于头位变动或局部压迫时出现疼痛或疼痛加剧。

三、并发症

食管内为有菌环境,当异物损伤食管黏膜后,极易导致感染,轻则形成黏膜溃疡。若肌层损伤,后期修复时可形成瘢痕性狭窄。当食管异物穿破食管而形成颈深部间隙或纵隔感染时,可形成颈深部或纵隔脓肿。食管穿孔后,气体进入可出现纵隔气肿、气胸、皮下气肿等。形成气管食管瘘时,可因分泌物、食物流入气管而引起呛咳等症状。因食管与肺和胸腔位置关系紧密,食管的异物或感染可延及胸腔及肺部出现肺及胸腔感染,如肺炎、肺脓肿等。若尖锐异物穿破食管并伤及主动脉弓或锁骨下动脉等大血管,可引起致命性大出血。由于异物梗阻,无法进食,未及时经静脉补充液体,时间长后可出现水、电解质紊乱,发生代谢性酸中毒、低蛋白血症等,甚至出现休克、衰竭。喉梗阻及窒息多见于婴幼儿,较大异物压迫喉及气管所致,也可由颈部感染造成喉水肿而引起。

四、辅助检查

（一）影像学检查

X线可显影的异物,可通过颈胸部正侧位X线摄片予以定位；不显影的异物,可行食管吞服钡剂透视检查(图12-3)。骨刺类细小的异物需吞服少许钡棉,以确定异物是否存在及所在部位。疑有食管穿孔时则应禁用钡剂。为明确

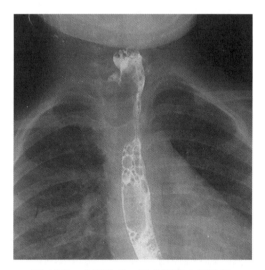

图 12-3　枣核致第一狭窄局部充盈缺损

有无异物及与颈部大血管等重要结构的关系等,可行 CT 扫描检查。

（二）食管镜检查

可以在检查的同时完成治疗。有明确异物史并有吞咽困难或吞咽疼痛等症状,但 X 线及 CT 扫描检查不能确诊,经药物治疗后症状改善不明显的患者,应考虑行食管镜检查。

五、诊断与鉴别诊断

（一）诊断要点

有异物误吞史，其后出现吞咽困难、吞咽时疼痛加重等症状，间接喉镜下梨状窝有唾液潴留，X 线检查、吞钡透视或 CT 检查有食管"异物"阳性征，即可初步诊断。食管镜检查发现异物可确诊，同时需进一步明确有无并发症及异物与重要大血管的位置关系。

（二）鉴别诊断

有明确异物史和影像学及食管镜检查证据，容易与食管其他病变进行鉴别。

六、治疗

以及时取出异物，减少副损伤为基本原则。应注意选择合适的手术时机与方式，同时加强术后管理，防止严重并发症。

（一）中医治疗

取出异物并于禁食期过后，可辨证用药，以加快康复。

1. 辨证论治

（1）热毒伤阴证

证候：颈部疼痛，吞咽痛甚，或有发热、咳嗽、颈项强直、转头困难等。舌红，苔黄，脉数。

治法：清肺胃热，养阴生津。

方药：清金利咽汤合生脉饮加减。

（2）气阴两虚证

证候：颈胸部疼痛，吞咽痛甚，或有神疲乏力、口燥咽干、干咳等。舌淡红，苔少，脉细无力。

治法：益气养阴。

方药：生脉饮加减。

2. 中医其他方法

经食管镜检查未能发现的小异物，可在严密观察下，试用大剂量威灵仙煎水频服。但观察时限一般不宜超过 24 小时。

（二）西医治疗

1. 食管异物取出术　包含食管镜检查术及异物取出术。

（1）硬食管镜检查：是目前最常用的方法。一般采用全身麻醉，估计异物较容易取时，成人也可采用黏膜表面麻醉。术中要注意查清异物与食管壁的关系，操作应尽量避免加重对食管壁及邻近重要结构的损伤，必要时，可改颈侧切开或开胸手术将异物取出。

（2）纤维食管镜、胃镜或电子食管镜、胃镜检查：一般无需插管，具有黏膜损伤小等优点，尤其适应耐受力欠佳的老年人和儿童患者，有利于较小而细长的异物取出，成人可在黏膜表面麻醉下进行。对于一些锐利的异物可采用囊袋或支架包绕异物而将其取出。

（3）Foley 管法：利用前端带有隐形气囊的体腔引流管，插入未被异物完全阻塞的食管内。隐形气囊越过异物后，向气囊内注入空气，使其扩张，气囊充满食管腔，向上退出时将异物带出。但仅适用于外形规则且表面平滑的异物。

（4）颈侧切开或开胸食管异物取出术：嵌顿于颈段食管经食管镜难以取出的巨大异物或合并感染形成脓腔，可考虑颈侧切开取出异物并建立引流；胸段食管尖锐异物经食管镜难以取出或已损伤邻近大血管，贸然取出危险者需联合胸外科、血管外科开胸手术。

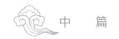

2. 药物治疗 进食困难,营养状况差及术后需禁食患者应注意补液及营养支持,合并感染者应选用足量敏感抗生素。

七、预防与调摄

1. 进食时不宜匆忙,尤其吃带有骨刺类食物时,勿与米饭、面条混合食用,以防误咽。
2. 老年人有活动义齿时,进食要当心。全麻或昏迷的患者,如有义齿,应及时取下。
3. 发生异物误咽后,应即刻禁食,立即就医,勿用饭团、韭菜等强行下咽。

八、临证备要

（一）临证要点

首要明确有无异物,同时注意全身情况及合并症,安全取出异物且恢复进食后,可参热毒伤阴证与气阴两虚证进行辨证施治。

（二）沟通要点

1. 问清病史、异物类型,确诊后介绍治疗方案及面临风险。
2. 介绍预后及日常调摄要点。

九、中西医结合诊疗思路

尽早确诊和取出异物,异物取出后可参热毒伤阴证及气阴两虚证进行调治以加快康复过程。

复习思考题

1. 简述本病的西医诊断要点。
2. 简述列举本病常见主要并发症。
3. 简述本病治疗的基本原则。

（王贤文）

第七节 外耳道异物

外耳道异物(foreign body entering ear)是指外来物体误入并停留于外耳道所导致的疾病。本病为耳鼻喉科急症之一,多因挖耳、露营、玩耍、意外事故等导致,以耳闷塞感、耳痛、耳鸣、听力下降等为主要特征,可伴有眩晕、鼓膜穿孔、出血、反射性咳嗽等症状。各年龄段均可发生,多见于儿童。类似于中医的"耳异物""异物入耳"。

一、病因病理

（一）西医病因病理

儿童喜欢将各种细小物如小玩具部件、纸团、豆类、小珠粒等塞入外耳道。成人可因挖耳、露营,外伤时棉签、昆虫、石子、木屑等进入外耳道,以及医源性的原因如耳病治疗时将非治疗用的小棉球、小纱条长期滞留于外耳道。

根据异物种类不同分为三类:
1. 动物类 蚊蝇、飞蛾等小昆虫。
2. 植物类 豆、麦、果核等植物种子类。

3. 非生物类 小玩具部件、纸团、棉球、纱布等。

（二）中医病因病机

异物入耳后，因性质及存留时间不同，可以对外耳造成不同的损伤，外邪乘机侵袭，滞留耳窍，痹阻脉络。

二、临床表现

（一）症状

1. 全身症状 多数患者无。少数可见发热、头痛、眩晕。

2. 局部症状 主要为耳部症状。因异物性质及入耳后存留时间不同而症状各异。

（1）动物类：昆虫进入耳道，爬行、骚动振翅等躁扰耳窍，出现耳痒、耳痛、耳鸣、眩晕、鼓膜穿孔、出血、反射性咳嗽等症状。

（2）植物类：细小植物种子可无明显症状，亦可见遇水膨胀，甚至发芽，霉变，窒塞耳窍，出现耳闷塞感、耳痛、耳鸣、听力下降等症状。

（3）非生物类：细小无刺激异物可无明显症状，较大阻塞耳道，可出现听力下降、耳闷塞感、耳鸣、反射性咳嗽等症状。

（二）体征

外耳道异物存留，外耳道皮肤潮红糜烂或损伤出血、鼓膜穿孔等。

三、并发症

外耳道异物可并发外耳道炎、中耳炎。

四、辅助检查

（一）一般检查

额镜或头灯下检查，重点在有无异物，以及异物大小、性质、部位等。

（二）耳内镜检查

耳内镜检查可见外耳道异物性状、大小、与周围组织关系，以及外耳道皮肤、鼓膜情况。

（三）实验室检查

血常规了解感染情况。

（四）影像学检查

颞部 X 线平片和 CT 是可辅助本病诊断，可显示较大异物的位置、大小、与周围组织关系等。

五、诊断与鉴别诊断

（一）诊断要点

1. 异物入耳史。

2. 查体发现外耳道异物存留。

3. 耳闷塞感、耳痛、耳鸣、听力下降、眩晕、反射性咳嗽等症状。

（二）鉴别诊断

外耳道耵聍 亦可见耳堵塞感、耳痛、耳鸣、听力下降、眩晕等症状。检查可见外耳道黄褐色耵聍，一般不难鉴别。耳道深处小异物，或被耵聍包裹，容易被疏忽。

六、治疗

（一）治疗原则

明确诊断，尽快取出异物。儿童不能配合者、异物嵌入外耳道皮下甚至骨质者，需在麻

EB-12-7

外耳道异物诊断思维导图

醉状态下取出,必要时做辅助切口。

（二）治疗方法

1. 动物类　蚊蝇、飞蛾等活体昆虫,可以利用其趋光性,在暗室以光诱出;或用乙醇、丁卡因、植物油等滴耳制动昆虫后取出。

2. 植物类、非生物类　根据异物性质、大小、选用不同工具取出。

（1）圆球状异物:耵聍钩将其从内侧钩出。

（2）不规则异物:镊子夹取,较大者可夹碎成小块分次取。注意不要损伤外耳道皮肤。

（3）质轻细小异物:吸引器吸出,或棉签粘取,或用生理盐水冲洗出。注意:遇水膨胀或发生化学反应异物、鼓膜可能穿孔者不可冲洗。

（4）质地软韧异物:可用异物钩刺入异物中拉出

（5）尖锐异物:使其尖锐部分离开外耳道皮肤再设法取出,以防损伤外耳道。

3. 药物治疗　异物取出后,外耳道有红肿、糜烂者,可参考"耳疮"辨证治疗。

4. 其他疗法　局部红肿者可配合应用红外线、微波、超短波及热敷等物理疗法。

七、预防与调摄

1. 加强患者教育,儿童不向耳道乱塞异物,成人不挖耳,露营时防昆虫。

2. 医师工作中认真仔细,避免医源性异物。

3. 外耳道异物应及时就医,尽早治疗。

4. 异物取出后,注意保持外耳道干燥清洁。

八、临证备要

（一）临证要点

1. 首先外耳道异物性状、大小、与周围组织关系,以及外耳道皮肤、鼓膜情况。

2. 根据具体情况采取不同的方法取出异物。

（二）沟通要点

1. 解释病因及现况,合理选择治疗方案。

2. 介绍预防与调摄要点。

九、中西医结合诊疗思路

外耳道异物,根据病史及症状、体征,容易明确诊断,重在尽快取出异物,避免继发感染。已经感染,甚至伴有严重全身反应者,可采用中西医结合方案,西医抗感染治疗结合中医辨证论治,可以加快康复过程。

复习思考题

1. 简述本病的病因病理。

2. 简述本病的治疗方法。

3. 试述本病如何预防与调摄。

（郭树繁）

ER-12-8

扫一扫,
测一测

◆◆◆ 第十三章 ◆◆◆

耳鼻咽喉头颈部创伤与常见危急症处理

📝 学习目标

1. 掌握耳鼻咽喉部创伤、颌面颈部创伤、急性眩晕的中西医诊断、鉴别诊断与中医辨证要点,中西医治疗方案。

2. 熟悉耳外伤、鼻外伤、颈部外伤、急性眩晕的病因病机与中西医处理要点。

3. 了解耳鼻咽喉头颈部创伤与常见危急症的处理原则及相关进展。

第一节 概 述

耳鼻咽喉头颈部包含着人体非常重要的器官和组织,其具有重要功能且均为身体的暴露部位,因此,该部位创伤与危急症在临床中较为常见。无论锐性或钝性暴力作用,或暴露于有害气体、化学毒物,均可造成该区域组织器官的创伤,致其功能及外观形态受损。同时,喉、气管等呼吸道阻塞和头颈部的大出血极易引起窒息或失血性休克从而危及患者生命。

耳鼻咽喉头颈部邻近颅脑,周围结构中重要结构多,又是上呼吸道及上消化道的交会之所,如果损伤后早期处理不当,可危及伤者生命,并可造成毁容,给伤者带来巨大精神创伤。随着现代交通的发达,以及体育运动的普及和暴力犯罪,使得耳鼻咽喉颈头部创伤发病率呈现增高趋势,仅次于四肢伤,远远高于胸、腹及脊柱伤。

耳鼻咽喉头颈部创伤常见病因有多种。机械性因素如锐器切割、钝器打击、重物挤压、火器射击等;化学因素如强酸、强碱腐蚀等;物理因素如高温、低温、电流、放射线、激光作用等;生物因素如虫、蛇、犬等咬蜇伤。

耳鼻咽喉头颈创伤有不同的分类,依据体表是否完整分为开放伤和闭合伤。开放性创伤包括擦伤、撕裂伤、切伤、砍伤、刺伤等,常可合并耳鼻咽喉异物;闭合性创伤包括挫伤、挤压伤、扭伤、震荡伤、闭合性骨折等。根据体腔是否被穿透,分为穿透伤和非穿透伤。依据伤情的不同,可将创伤分为轻伤、中度伤、重伤。轻伤仅有体表轻微擦伤或挫伤,或小的开放性软组织伤,小的单纯骨折等;中度伤一般无生命危险,但需及时治疗和处理,如广泛的软组织挫伤、开放性骨折、机械性呼吸道阻塞等;重伤多为重要脏器和部位的严重损伤或复合伤,延误治疗有生命危险,即使积极救治,也可能出现并发症或遗留后遗症,如脑挫裂伤等。

耳鼻咽喉头颈部创伤的危害性与创伤的部位及程度有关,严重者,可因堵塞气道或引起动脉性出血而致死亡。创伤的不同时期对机体产生不同的病理效应。早期(24 小时内)多为创伤的直接影响,如出血、骨折、呼吸困难、听力下降、平衡障碍等;晚期(受伤 1 个月以后),则因创伤痊愈后发生瘢痕性狭窄、畸形等,可能引起功能障碍。对中、后期不良后果的预防,关键在于早期创伤的正确处理。

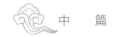
耳鼻咽喉头颈创伤的处理,在全面评估病情后,首先要抢救生命,进行气道呼吸循环的救助,其次要合理解决好咬合、面部美学及骨折解剖复位问题,达到形态及功能的恢复,同时要注意颅脑、眼及颈椎等邻近重要器官的检查及相应处理。颌面骨折是耳鼻咽喉头颈创伤的重要内容,单纯骨折包括鼻骨骨折、下颌骨骨折、颧骨骨折及上颌骨骨折,复合骨折则包括上述骨折的任意组合,对骨折的治疗主要是复位和固定,手术要注意充分的暴露、精确的复位及稳固的固定。

耳鼻咽喉头颈部创伤因其病情较重且紧急并易危及患者的生命安全,故耳鼻咽喉头颈创伤患者的救治应及时、准确且有效。目前在临床急救中,部分患者的预后效果不佳,功能障碍和外观均会对患者的生理和心理造成严重影响。因此,该部位创伤急救过程中也应遵循创伤复苏急救处理的 ABC 原则:即气道(airway)、呼吸(breathing)和循环(circulation)。同时,对于急诊抢救的耳鼻咽喉头颈创伤患者,要给予足够的关注和治疗,术后应进行健康护理、健康心理指导。

————————————● (闫占峰)

第二节　耳鼻咽喉部创伤

鼻　损　伤

鼻损伤是鼻部因受外力作用而导致瘀肿疼痛、皮肉破损、鼻骨骨折、鼻出血等损伤的统称。本病好发于儿童和青壮年,儿童多因跌倒,青壮年多因车祸、运动、斗殴、爆炸等。如果鼻损伤严重,又处理不当,可影响面容及呼吸功能,甚至危及生命。西医学的鼻外伤可参考本病辨证施治。

历代文献无鼻损伤病名记载,相关内容早期散见于跌仆损伤、金创伤的论述中。宋代以后始有专门论述,如《证治准绳·疡医》:"凡两鼻孔伤凹者,可治,血出无妨,鼻梁打扑跌磕凹陷者,用补肉膏敷贴,若两鼻孔跌磕伤开孔窍,或刀斧伤开孔窍,用封口药揿伤处,外以散血膏贴之退肿。"

一、病因病机

鼻突出于面部中央,易遭受外力的直接损伤,包括钝器伤和锐器伤。因外力性质、大小、作用方向的不同,所以损伤的病理变化和轻重程度各异。

1. **瘀肿疼痛**　单纯钝力挫伤,受力面积广而分散,皮肉未破,表现为外鼻软组织肿胀和皮下瘀血。

2. **皮肉破损**　多为锐器损伤,致皮肉破裂,甚至部分缺失。

3. **鼻骨骨折**　拳击殴打、跌仆冲撞等较强外力的作用,致鼻骨骨折,多伴有外鼻畸形、软组织肿胀和皮下瘀血。

4. **鼻伤衄血**　鼻部受外力的作用,脉络损伤,血溢脉外。

此外,枪弹或爆炸弹片等损伤鼻部,常为穿透性伤,而致异物存留,甚至伤及颅脑。

二、诊断

诊断要点如下:

1. 病史　鼻外伤史。

2. 症状　鼻部疼痛,皮肉破损,鼻衄,鼻塞,嗅觉减退,甚至头痛头昏,意识丧失。

3. 体征　鼻部瘀肿或鼻衄,触诊或有皮下气肿、捻发音,皮肉破损,脱落缺失,鼻中隔膨隆,紫暗,光滑柔软。鼻梁歪斜,或鼻梁塌陷如马鞍状。

4. 影像学检查可协助诊断。

三、治疗

1. 辨证论治

（1）鼻伤瘀肿

主证:鼻部疼痛,触痛,鼻塞,鼻部肿胀,皮下青紫,可波及眼睑,或见鼻中隔膨隆。

治法:活血行气,消肿止痛。

方药:桃红四物汤加减。可加田七、牡丹皮、延胡索、香附等。

（2）皮肉破损

主证:轻者表皮擦伤,重者皮肉破损,脱落缺失,局部出血疼痛。

治法:活血化瘀,消肿止痛。

方药:桃红四物汤加减。出血多者,加仙鹤草、白及、田七、栀子炭等;因染毒而见伤口边缘红肿者,加蒲公英、野菊花、金银花等。

（3）鼻骨骨折

主证:骨折无移位者,鼻部瘀肿疼痛,触痛明显;骨折移位者,鼻梁歪斜,或鼻梁塌陷如马鞍状,鼻中隔偏向一侧鼻腔,鼻道变窄,触诊有摩擦音,如有皮下气肿,触之有捻发音。

治法方药:①初期宜活血化瘀,行气止痛,予活血止痛汤、桃红四物汤或七厘散。②中期宜行气活血,和营散瘀,予正骨紫金丹或续断紫金丹。③后期宜补气养血,强骨散瘀,予人参紫金丹。

（4）鼻伤衄血

主证:鼻衄,其量或多或少,出血量多者,持续难止,甚至面色苍白,脉微欲绝;亦可见伤后数日仍反复出血者。

治法:收敛止血,和血养血。

方药:四物汤加减。可加白及、蒲黄、仙鹤草、栀子炭、侧柏叶等;出血量多者,加首乌、干地黄、桑椹子、当归、黄精等;面色苍白,脉微欲绝者,须益气回阳固脱,用独参汤或生脉散。

2. 外治法

（1）鼻伤瘀肿 24 小时内,冷敷止血,减少瘀血形成;24 小时后,热敷散瘀,消肿止痛。有鼻中隔血肿者须抽吸或切开引流,外涂活血行气、祛瘀止痛药物;可用内服药再煎汤热敷,亦可用如意金黄散调敷。

（2）皮肉破损:彻底清创,取净异物,对位缝合,皮肤缺损严重者考虑植皮。

（3）鼻骨骨折:骨折无移位者参考鼻伤瘀肿的治疗方法;有骨折移位者宜及早复位,一般在 3 小时以内,此时组织尚未肿胀;瘀肿严重者,待肿胀消退后整复,不宜超过 14 天,否则骨痂形成太多,畸形愈合,不易整复。

鼻中隔骨折脱位:整复固定。

鼻伤衄血:参考"鼻出血"章节。

四、预后与转归

鼻损伤轻者如能及时治疗一般预后良好,损伤重或治疗不及时可能会影响鼻的生理功

ER-13-2

鼻骨骨折
整复术

鼻损伤思
维导图

能和遗留鼻面部畸形;如出血过多,有可能危及生命。

五、预防与调护

1. 加强安全教育,防止意外发生。
2. 鼻伤瘀肿者忌触碰揉擦,防止损伤加重。
3. 皮肉破损者宜保持清洁,防止染毒。
4. 鼻骨骨折者忌触碰按压,防止畸形难愈

耳 损 伤

耳损伤是耳部因受外力作用所导致耳郭、外耳道损伤,鼓膜破裂,耳窍深部损伤等损伤的统称。如损伤过重,可危及生命。

古代文献《证治准绳·疡医》,载有"耳斫跌打落",吴谦在《医宗金鉴》首次提出"寿台骨伤"的病名。寿台骨,即耳后完骨,也即现代所说的颅骨乳突部之骨外伤。清代《伤科补要》更有一节专论"伤耳",并认识到耳部重伤"内动脑髓,及伤灵明"。

颞骨岩部骨
折示意图

一、病因病机

1. 血瘀耳窍　跌打闪挫,钝力碰撞,伤及耳郭,而致气滞血瘀,阻塞脉络,血溢脉外、停于皮下,故见耳郭瘀肿疼痛。
2. 皮肉破损　切割撕扯,斫打噬咬,致使皮肉破损,血出骨露,甚则耳郭撕裂脱落;若瘀滞不散,郁久化火,加之感染毒邪,瘀热为毒,化火酿脓,可致耳郭坏死畸形。
3. 骨折脉伤　暴力冲击,强烈震荡,致使骨折脉伤,内耳受损,干扰清窍,失于濡养,清窍失用,故见耳聋、耳鸣、眩晕;失血伤津,内动脑髓,则病情危重。

二、诊断

诊断要点如下:
1. 病史　有明确外伤史。
2. 症状　损伤部位、程度不同,症状各异。耳郭和外耳道损伤出现耳郭疼痛、瘀肿、耳窍出血、耳内堵塞感;鼓膜破裂则表现耳鸣、听力减退、耳痛、少量出血等;耳窍深部损伤可出现听力减退、眩晕,甚至昏迷、全聋、面瘫、耳窍内流血、流液等症状。
3. 检查　耳郭可见青紫肿胀,皮肤裂伤出血,软骨暴露或缺损,甚或耳郭撕脱、离断;鼓膜破裂,鼓膜表面见血迹或出血,听力检查呈传导性耳聋;耳窍深部损伤可见耳内流血、流液,鼓膜呈暗蓝色等表现;X线或CT检查示有颞骨骨折。

伴有颞骨损伤时可进行影像学检查、听力学及前庭功能检查,其他检查(如面神经电图及肌电图检查)等辅助检查帮助诊断。

三、治疗

1. 辨证论治
(1) 血瘀耳窍
主证:耳郭瘀肿疼痛,外耳道及鼓膜表面有血迹,耳内堵闷感;舌暗,或有瘀点,苔薄白,脉弦。
治法:行气活血,散瘀止痛。

方药:复元活血汤加减。

（2）皮肉破损

主证:耳郭破损裂口,皮破骨露,甚至耳郭缺损,撕脱离断,血肉模糊,疼痛不止,若染毒数日后耳郭漫肿,皮色变黑,跳痛;鼓膜破损者,可出现耳鸣、听力减退、头晕等。舌淡或红、苔薄白或黄,脉涩。

治法:活血祛瘀,止血生肌。

方药:七厘散加减。

（3）骨折脉伤

主证:耳部损伤后突发听力减退,眩晕,耳痛,头痛,恶心呕吐,甚则昏迷,或面瘫,耳道或鼓膜以内有血液或清水外溢;舌淡,苔白,脉沉迟或涩。听力检查呈感音神经性耳聋或混合性耳聋,X线或CT检查显示有颞骨骨折。

治法:活血养血,祛瘀通窍。

方药:补阳还五汤加减。也可用桃红四物汤。

2. 外治法

（1）耳郭瘀肿积血处理:耳郭血肿小者,可在严格消毒下,用粗针头抽出积血,加压包扎48小时,必要时可重复抽吸。积血多者,应行手术切开,清除血块,缝合切口,加压包扎。瘀血斑块者可外敷七厘散。

（2）耳郭裂伤破损处理:耳郭裂伤时,应尽快清创缝合。

（3）鼓膜破损处理:消毒外耳道,如鼓膜上有血块则不予取出,以利鼓膜裂口愈合,禁外耳道冲洗及使用滴耳剂。

（4）耳窍深部损伤的处理:清除耳道积血及污物,严格消毒外耳道,注意观察和维持生命体征的稳定,预防颅脑及耳部染毒。保守治疗1周后,如脑脊液外漏未止,则需手术修补。

四、预后与转归

耳损伤较轻,处理得当,预后良好;耳郭瘀肿处理失当或不及时,可致增厚畸形。耳郭撕裂破损,伤口染毒,可致红肿溃烂疼痛,甚则变形,即为断耳疮。

鼓膜破损,若继发染毒,可致脓耳。耳窍深部损伤,往往合并颅脑损伤,如处理不当或不及时,可危及生命,或遗留眩晕、面瘫、脑液耳漏等后遗症。

五、预防与调护

1. 注重安全宣传,加强防范意识,避免意外发生。
2. 戒除挖耳习惯,避免损伤耳道鼓膜,对预知的爆震声,应尽量避开或戴防声耳塞。
3. 耳郭瘀肿,应避免揉搓,防止再度出血,血肿增大。
4. 鼓膜破损应禁止污水入耳,禁用滴耳剂,以防染毒。避免用力擤鼻。

ER-13-5

耳损伤思
维导图

咽 喉 损 伤

咽喉损伤是指因暴力、意外事故等对咽喉造成的机械性创伤、腐蚀性损伤。前者以喉的损伤多见,后者常造成咽喉腔及食管灼伤。

明代王肯堂《证治准绳》中已有对咽喉割伤用手术缝合的记载,其后医家如陈实功、易方等,对咽喉刺伤、烫伤等进行论述,补充了多种内外治法。

一、病因病机

1. 气滞血瘀　咽喉外伤,脉络受损,血溢脉外而出血或皮下瘀血。
2. 热毒壅盛　络脉损伤染毒,日久化热,以致热毒壅盛。

二、诊断

诊断要点如下:

1. 闭合伤　咽喉疼痛、声音嘶哑,严重者伴呼吸困难或有咯血。检查可见颈部皮下瘀血、触痛,或有喉部畸形,颈前皮下或有气肿。喉镜下多见咽或喉黏膜血肿、破损、出血,若环杓关节脱位,则一侧声带运动受限。

2. 开放伤　伤口出血,声嘶或失音,呼吸急促,面色苍白,烦躁不安,甚至休克。检查可见颈部创口出血或伤口与气道相通,可有呛咳咯血。

3. 咽喉灼伤　有口腔、咽喉疼痛或剧痛,吞咽困难,流涎,声嘶,刺激性咳嗽,甚则呼吸困难。病情严重者,可在灼伤后 2~3 天内出现全身中毒症状,如高热、失水、昏睡、休克、少尿、无尿或尿毒症。检查见口腔、咽喉黏膜损害,有水疱、糜烂、假膜、充血、水肿等改变或伴有头部灼伤体征。

三、治疗

1. 辨证论治

（1）气滞血瘀

主证:咽喉疼痛,皮下瘀血或出血,声嘶,呼吸困难,舌红少苔,脉弦。

治法:行气活血,化瘀止痛。

方药:桃红四物汤加减。出血明显加栀子炭、田七、荆芥炭、地榆炭之类;声嘶明显加蝉蜕、千层纸。

（2）热毒壅盛

主证:咽喉红肿疼痛,吞咽障碍,或有声音嘶哑,伴口渴,大便干结,舌红、苔黄厚,脉洪滑数。

治法:清热解毒,利咽止痛。

方药:清咽利膈汤加减。若血瘀甚者,加当归尾、赤芍、桃仁、红花。

2. 外治法

（1）清创缝合:对于有皮肉破损且伤口污染者,用大量的 3% 过氧化氢冲洗,再用生理盐水冲洗后缝合。

（2）止血:对于局部出血者采用局部压迫、结扎止血。

（3）外敷:没有创口的早期用冷敷,24 小时后用热敷。

四、预后与转归

一般预后良好;若局部损伤严重,则可能导致并发症与后遗症。

五、预防与调护

1. 加强预防意识,不要将竹筷、小木棒、铅笔等含入口中。

2. 密切注意患者呼吸情况,必要时行气管切开术,以保证呼吸道通畅。

3. 损伤较轻者,应进流质或半流质饮食,以免加重局部损伤。外伤较重者,应早期禁食,采用鼻饲,促进伤口愈合。咽喉烫伤早期,可给予清凉饮料及口含冰块,以减轻咽部疼痛。

ER-13-6

咽喉损伤
思维导图

366

复习思考题

1. 请简述耳损伤的病因病机。
2. 请简述咽喉损伤的诊断要点和治疗原则。

（闫占峰）

第三节　颌面颈部创伤

颌面软组织损伤

一、病因

1. 由锋利器械（如刀、玻璃片等）割裂引起的切割伤和刺伤。

2. 工伤等造成的颌面部软组织撕裂伤或撕脱伤。

3. 钝器撞击或摔跤所致的深层皮下组织钝挫伤。

4. 炸药、雷管、火器、枪炮等导致创伤，严重者致整个颜面部多处伤口，波及眼、鼻、口、耳部重要器官。

二、临床表现

1. 颌面部血管丰富，故受伤后常以局部出血为主要症状。

2. 外伤后组织水肿、血肿、组织移位、舌后坠、分泌物的堵塞可致呼吸道不畅，甚至引起窒息。

3. 颌面部腔、窦多，可造成口腔、鼻腔、鼻窦的贯通，引起感染。表现为鼻塞、嗅觉丧失、进食困难、语言不清等。

4. 如腮腺受伤，可并发涎瘘。

5. 如损伤面神经，可出现患者鼻唇沟变浅、闭眼不能、口角歪斜等。

6. 出血过多或同时有颅底损伤者，可出现昏迷、血压下降、瞳孔散大、恶心、呕吐、休克等。

三、诊断

根据外伤史、临床表现和局部视诊、触诊、前鼻孔镜检查可确诊。必要时行 X 线及 CT 检查，检查是否合并颌面骨折及颅脑损伤等。

四、治疗

1. 首先处理可能危及患者生命的大出血和呼吸道阻塞。如有血块或分泌物阻塞呼吸道，应迅速清除并改变体位，必要时紧急性气管切开，解除窒息。如出血凶猛，应根据损伤部位、出血性质、现场条件，采取紧急有效止血措施。并发有严重颅脑损伤者，应和神经外科共同及时救治。

2. 在患者全身情况稳定后，应对局部创面进行早期处理，应认真检查伤口，仔细清创，尽量保留颌面部组织，用小针、细线仔细缝合。面神经、腮腺导管断裂者应仔细修复，固定。

3. 清创缝合后，应及早全身抗生素预防感染，并肌内注射破伤风抗毒素，预防破伤风。

4. 严重颌面部外伤造成张口受限,或因局部创口疼痛及咬合错乱等原因不能咀嚼者,
应采用胃管鼻饲法,合理补充营养,促进伤口早日愈合。

颌　面　骨　折

一、颧骨及颧弓骨折

颧骨及颧弓骨折多在颧额、颧上颌、颧颞三个骨缝处,常伤及邻近骨部。一般分为颧骨
骨折,颧弓骨折,颧骨、颧弓联合骨折和颧-上颌复合骨折等。平时以交通事故及工伤为主,
而战时以枪弹及弹片伤多见。

（一）临床表现

颧骨眶壁有闭合骨折时,眶周皮下、眼睑和结膜下可有出血性瘀斑。颧骨、颧弓骨折后
骨块移位方向主要取决于外力作用方向,多发生内陷移位、面部塌陷。由于骨折块发生内陷
移位,下颌骨喙突、颞肌和咬肌受压,导致张口疼痛和受限。颧骨骨折移位后,因眼球移位、
外展肌和下斜肌受累导致眼球运动受限而出现复视。若颧骨骨折损伤眶下神经,可导致该
神经支配区域有麻木感。如损伤面神经颧支,则发生眼睑闭合不全。颧骨骨折时常可合并
上颌窦外侧壁损伤,窦内出血常从鼻腔出血。

（二）诊断

根据病史和面部畸形,触诊可感知眶下缘、眶外缘或颧弓处有断裂。鼻颏位 X 线片、CT
扫描可协助了解骨折情况,以及上颌窦外侧壁、眶底壁有无合并伤。

（三）治疗

1. 宜及早复位,以免发生面部畸形和功能障碍。颧骨及颧弓骨折无移位,可采用保守
治疗,无需复位固定。

2. 颧弓骨折的复位方法有:巾钳复位法、口内喙突外侧复位法、颞部切开复位法等。

3. 颧骨骨折常用固定方法有:单钩牵引定法,切开复位骨间固定法、上颌窦填塞固定
法等。

二、击出性和击入性骨折

（一）眼眶击出性骨折

眼眶击出性骨折是指当眼部受钝性外伤时,眶内压力剧增,致使眶下壁或内壁薄弱处发
生爆裂性骨折。骨折片和眶内容物如脂肪、肌肉陷入上颌窦和筛窦内。由于外力主要作用
于眶内而非眶缘,通常不伴有眶缘骨折。绝大多数眼眶击出性骨折发生于眶下壁,部分同时
发生于眶下壁和眶内壁。发生于眶顶壁的较为少见。

1. 临床表现　眼睑皮下瘀血、气肿。眶内容物嵌顿或疝出。可出现眼球运动受限、复
视,眼球和视神经损伤可引起视力下降或失明。由于眶下神经自紧贴眶下缘的眶下神经管
穿出,损伤可出现支配区域的麻木感。嵌顿软组织纤维变性,瘢痕形成,可出现眼球塌陷、假
性眼睑下垂、眼球运动受限等。

2. 诊断　根据临床表现、鼻颏位 X 线片和 CT 扫描,可明确击出性骨折移位和眶内容物
嵌入上颌窦或筛窦腔的程度。

3. 治疗　如怀疑或已确定有击出性骨折时,应禁止擤鼻。鼻腔的细菌或分泌物可经外
伤的裂隙进入眶内,导致眶内感染或脓肿形成。应尽早将陷入上颌窦或筛窦的眶内容物回
纳到眶内,眶壁骨折片复位固定。若眶内容物疝出,复位手术可在 1 周左右进行,如为眼内

肌嵌顿,则应尽早手术,否则有可能发生不可逆转的缺血损伤。手术时间过晚,则可由于骨折部位错位愈合,骨痂形成,疝入或嵌顿眶内容物纤维化,瘢痕形成,或与眶骨膜粘连造成复位困难或失败。手术径路可经下睑上颌窦、上颌窦或鼻内镜下或鼻外开筛窦等。眶内容物回纳后的骨性缺损处可植入钛板或予以支撑,防止眶内容物再度疝出。

（二）眼眶击入性骨折

眼眶击入性骨折暴力来自眼眶外侧,常伴有上颌骨骨折及颧骨骨折,眶壁眶缘皆被累及。

1. 临床表现 眼睑及颧部软组织肿胀,有压痛,眶周围皮下瘀血,眼球突出,外眦向外下方移位。但值得注意的是,患者视力、瞳孔反射、眼球运动、张口和咀嚼功能基本正常。

2. 诊断 根据外伤史、临床表现、眶下壁局部触诊有阶梯感、X线拍片、CT扫描可确诊。

3. 治疗 全麻下,行眉外侧切口和下睑缘切口,用剥离器深入颧骨弓下方,用力将下陷的上颌骨向前外方挑起,达到满意位置并用微型钛板固定。

三、面中部骨折

面中部骨折是面部中段颅面骨骨折。上颌骨分别与额骨、颧骨、鼻骨、犁骨、筛骨、泪骨、蝶骨和腭骨等骨相连,形成一个垂直支柱式结构,所受外力被各骨连接处和窦腔骨壁分散、减弱,对于来自垂直方向的外力有较强抵抗力,不易发生骨折。而前额、颧弓、上颌骨形成水平支柱,对来自横向的外力则抵抗力较弱,对较强的外力撞击,不仅上颌骨会发生骨折,可同时伴有鼻骨、颧骨等相连诸骨的鼻颌面复合骨折。各骨相连的骨缝合上颌骨内外腔、窦腔比较薄弱,容易发生折裂。

（一）临床表现

1. 骨折段移位和面形改变 上颌骨骨折移位取决于外力的大小、方向、颌骨本身的重量和骨折类型等。上颌骨附着的肌肉多为细小的表情肌,止于皮肤,对骨折段移位作用不大。翼内外肌可将骨折段向后、向外牵拉。上颌骨骨折段本身的重量向下垂,使面中部1/3变长,也使整个面形变长,呈现"马脸样"畸形。上颌骨向后移位,则出现面中部凹陷、后缩,呈现"蝶形"面畸形。

2. 眼部症状 由于眼睑和眶周围组织疏松,骨折后组织内出现瘀积,出现眼镜状瘀斑。骨折波及眶底,可损伤眼球、视神经、动眼神经和展神经等,呈现复视、视觉障碍甚至失明。

3. 口腔症状 因骨折合并黏膜撕裂可有口腔出血,上颌骨骨折移位可有上下牙列咬合错乱。

4. 耳、鼻部症状 因骨折合并鼻腔、鼻窦黏膜撕裂可出现鼻出血。合并鼻骨骨折或鼻中隔骨折移位可出现相应症状。骨折线经过额窦、筛窦或蝶窦时,可造成硬脑膜撕裂,出现脑脊液鼻漏;若合并颞骨岩部骨折,亦可出现脑脊液耳漏。

（二）诊断

依据外伤史、面部外形变化、触诊、临床表现,辅以X线、CT检查,可以明确骨折的部位和类型。

（三）治疗

1. 早期处理

（1）确保呼吸道通畅:上颌骨骨折向下后方移位,软腭下移,可引起口咽部阻塞。骨折移位及碎片、出血均可阻塞呼吸道,引起呼吸道梗阻。及时清除阻塞因素,必要时行气管插管或气管切开术。

（2）及时止血:头面部血管丰富,骨折易造成不同程度的出血。鼻腔的出血可在鼻内镜下寻找出血点,电凝止血,或行鼻腔填塞。较大的动脉出血可行颌内动脉或颈外动脉结扎。

（3）颅脑、胸、腹复合伤的急救处理:有严重合并伤者,以处理合并伤为主,抢救生命。对上颌骨的创伤可作简单应急处理以稳定骨折段,减轻症状,待病情稳定后再行复位与固定。

2. 复位与固定　使错位的骨折段复位,恢复上下颌牙正常的咬合关系,矫正面部畸形。复位方法通常有手法复位、牵引复位和手术复位。前两种方法难以复位时采用手术复位。陈旧性骨折常需截骨复位。固定方法以往有颅颌固定,金属丝组织内悬吊、颌间固定法等。自20世纪80年代开始应用微型钛钢板固定技术,即在口腔黏膜或面部皮肤上作切口,分离显露至骨折处,将骨折段复位,在骨折线两侧骨面上穿孔,利用微型钛钢板拧入钛钉予以坚固内固定的方法。坚固内固定技术不断改善,已逐渐取代了传统的固定方法。

颈 部 创 伤

凡暴力作用于颈部致颈部损伤者,称为颈部创伤。颈是头颅与躯干的连接部分,重要的组织结构多,有重要的大血管及神经,毗邻关系复杂,伤情往往较为严重与紧急,如处理不当或不及时,可发生气道梗阻、大出血、假性动脉瘤、声嘶、吞咽障碍等,可遗留明显的功能障碍,影响患者生存质量,重者威胁生命。

一、病因病理

1. 病因

（1）闭合性颈部创伤:多由钝力所引起,如拳击、车祸等。另外,气管插管麻醉时,如气囊压力过高或高压输氧,亦可引起气管损伤。

（2）开放性颈部创伤:多见于战时火器伤,如弹伤及弹片伤,平时则多见于切伤、刺割伤。火器伤者,伤口广泛性多处点状伤,伤道深浅不一,创面污染严重,伤道内异物甚多;切割伤或刺伤者,往往伤口边缘整齐,坏死组织少,但伤口常常较深,可伤及血管神经等。

2. 病理

（1）闭合性创伤:当钝力从正面直接撞击颈部时,多损伤喉、气管、甲状腺;如为钝力从侧面撞击颈部,主要损伤血管、神经、食管、肌肉、颈椎等,亦可引起气管向对侧移位,损伤较轻,常无骨折及脱位,可以仅仅引起气管黏膜损伤。创伤重者,可以发生甲状软骨、环状软骨骨折及杓状软骨脱位、喉软组织严重撕裂,甚至造成广泛缺损,骨折片与软组织可阻塞气道,亦可发生气管与环状软骨分离,或气管软骨环断裂塌陷。环状软骨骨折或气管的损伤常合并喉返神经受累,严重者可完全撕断。

颈动脉直接被挫伤后,富有弹性的外膜往往保持完整,而内膜和中层易受损伤。内膜撕裂伤后,其创面形成血栓,血栓逐渐加大,可引起颈动脉完全闭塞。如果原有动脉粥样硬化的基础,则易发生剥离性动脉瘤。

另外,气管插管麻醉时,气囊压力过高等,可以引起气管破裂,喉或气管内可出现水肿及血肿。

（2）开放性颈部创伤:开放性颈部创伤,依伤口的大小及深浅,可分别或同时累及血管、神经、喉、气管、咽、食管等,并可合并有血肿、气肿、异物、颈椎损伤等。

3. 病机　暴力伤颈,肌肤受损,血脉瘀阻。早期可兼气滞,后期可兼气血亏虚。若气血瘀滞日久,郁久化热,若再感受毒邪,化火酿脓,发生痈肿。

二、临床表现

1. 闭合性颈部创伤

（1）气管闭合性创伤：①气管损伤处疼痛、压痛。②咳嗽及咯血。气管损伤后,血液流入气管,可引起阵发性咳嗽、咳出带泡沫的血痰或鲜血。③可以出现不同程度的呼吸困难,发绀。④皮下气肿。空气通过破裂的气管黏膜进入皮下组织产生气肿,为气管损伤的重要体征。气肿可以是局限性的,也可以呈进展性发展,即在短时期内迅速向下扩展,严重者累及全身,合并有纵隔气肿和气胸。⑤声嘶。伴有喉挫伤或喉返神经受损者,可出现声嘶,重者失音。

（2）咽及食管闭合性创伤：①咽部或胸骨后疼痛,吞咽时疼痛加剧,吞咽困难,因疼痛而不敢进食。②吐血或呕血。③皮下气肿与气胸,是食管破裂的重要症状。④并发感染则出现颈深部脓肿,引发呼吸困难。

（3）颈动脉创伤性栓塞：①颈部血肿:颈部挫伤后,常在颈动脉三角区形成血肿。②神经受压症状:血肿增大,压迫颈交感、迷走、舌下、舌咽神经,可分别出现 Horner 综合征、声嘶、伸舌偏斜、咽反射消失等症。③脑缺血:颈部挫伤后,可导致血管痉挛、血栓形成,均可引起脑缺血,表现为单侧偏瘫,一般神志清楚。

2. 开放性颈部创伤

（1）出血:损伤颈动、静脉,可造成大量出血,出现失血性休克甚至死亡。

（2）空气栓塞:颈内静脉损伤后,由于胸腔负压的作用,可以将空气吸入静脉内,形成空气栓塞,可立即引起死亡。

（3）脑缺氧、昏迷:如颈总或颈内动脉受伤,可以引起受伤侧脑组织缺氧,出现神经系统症状如昏迷、偏瘫、失语等。

（4）呼吸困难:颈部创伤常合并有喉、气管本身的创伤而且有出血。血液可进入呼吸道造成窒息,也可因血液在组织内积聚,形成血肿,压迫呼吸道而引起呼吸困难。

（5）血肿:颈部血管损伤后,出血积聚在组织内,则形成血肿,可伴有头痛和放射性耳痛,在血肿部位可听到收缩期血管杂音,多在伤后第二天出现。一侧颈总动脉和颈内静脉的血肿,由于循环障碍可发生偏盲。

（6）神经损伤症状:颈部神经丰富,颈部创伤常致神经损伤而出现相应症状。喉返神经损伤引起声嘶,双侧喉返神经损伤则致声带外展麻痹而造成呼吸困难;颈部脊髓损伤常致四肢瘫痪,膈肌和肋间肌的瘫痪可发生呼吸困难,常致患者迅速死亡;开放性损伤累及臂丛,可引起肩部、上臂、前臂、手的单一部位或多处同时瘫痪;副神经损伤可致胸锁乳突肌和斜方肌发生瘫痪,头部偏向健侧,患侧肩部下垂,晚期可致斜颈。

（7）全身症状:失血严重者有心慌、气短、脉搏快、血压低、皮肤苍白等失血症状,尚可伴有耳鸣、头昏、惊慌、头痛等症。

三、实验室及其他检查

1. 内镜检查　如病情需要,且无内镜检查禁忌证者,可进行喉镜、支气管镜、食管镜等检查,以观察腔内的病变范围及程度。

2. X 线检查　可发现有无气胸、纵隔气肿;喉、气管的体层摄片或 CT 扫描,可准确了解病变的部位和范围;食管钡餐检查可判断有无气管、食管瘘;颈动脉造影可诊断颈动脉创伤性栓塞。

四、诊断与鉴别诊断

1. 诊断要点

（1）颈部含有较多重要神经、血管、咽、食管之颈段，喉，颈段气管等结构。颈部创伤的诊断，宜包括对上述组织器官伤情的依序判断。

（2）颈部挫伤后，可出现 Horner 综合征、单瘫或偏瘫，但患者神志清楚。

（3）颈动脉三角或颈前三角有血肿形成时，应警惕颈动脉创伤性栓塞的形成。

（4）咳嗽时尖锐刺痛，可以是喉软骨骨折的突出症状。

（5）伸舌时喉痛和明显的吞咽疼痛，常常是合并舌骨骨折的特征。

2. 鉴别诊断　主要应与脑创伤后颅内血肿鉴别。两者均有创伤史及创伤后出现瘫痪的表现。但颈动脉创伤性栓塞发生过程需时较长，从颈动脉受挫伤到血栓形成，直至动脉完全阻塞而出现神经系统症状，需要一个过程，数小时至两周时间不等，平均为 24 小时，即临床上从受伤到出现严重神经症状之间有一个清醒期。创伤后颅内血肿者，发生神经系统症状较急。颅脑及颈部 CT 检查结果有助于两者的鉴别。

五、治疗

颈部创伤单侧加压包扎止血法

遵循抢救生命、保护重要脏器、恢复大血管和神经功能、减少并发症、改善形态这一思路来安排治疗计划。急救处理应执行创伤复苏 ABC 原则，即先注意气道、出血和循环的情况，以挽救生命，减轻病残。中医辨证论治，在颈部闭合伤和开放伤手术后的恢复过程中，可减轻病痛、促进伤口生长，消除血肿而利于病情痊愈。

1. 一般治疗　让患者休息，依病变部位及创伤程度选择适宜体位以减轻伤口压力、减少出血、缓解压迫。少讲话，以利声带休息。进流食或半流食，必要时鼻饲。加强对症治疗如止痛、止咳、消炎、消肿等，严密观察生命体征的变化，随时掌握病情的发展动态。

2. 紧急止血　表浅血管出血者，可采用填塞法或臂颈加压包扎法，也可直接进行血管结扎。出血凶猛、失血多者，立即建立静脉通道补充血容量，同时以手指或敷料压迫止血，积极抢救休克等相应处理。对于深部的活动性出血，一般应进行手术探查，修复血管，或予以结扎，填塞。颈外动、静脉及椎动脉出血者，可行血管结扎。颅底出颈内静脉损伤，可用持久性填塞止血。对于颈总动脉和颈内动脉损伤，应力求不采用结扎法，以免发生偏瘫、失语甚至死亡；在迫不得已的情况下，可在血压、血容量正常时结扎。

3. 颈动脉损伤修复术

（1）血管伤口的侧壁缝合术：对边缘整齐的裂伤，伤口不超过动脉周径的 1/3 者，可行侧壁缝合修补。

（2）动脉对端吻合术：血管缺损部分不超过 1.5cm，可行对端吻合术。先置内分流管，或血管夹夹闭损伤动脉两断端处，将血管断端进行端对端吻合后再放松血管夹。

（3）颈内、外动脉接吻术：当颈内动脉撕裂难以修复时，可将颈外动脉近心端转移与颈内动脉远心端吻合。

（4）静脉移植术：如缺损的动脉较长，估计端对端吻合有困难时，可用自体静脉（如颈内静脉）移植术进行修复。

4. 气管切开术　有明显呼吸困难者，均需行气管切开。有喉软骨骨折、喉大块组织撕裂者，应行低位气管切开术，使之与喉部损伤处有一定的距离。

5. 颈部其他重要脏器修复术　尽可能完全修复颈部重要神经、喉、气管、咽、食管的损伤，行端对端吻合术。

喉软骨骨折错位及软组织损伤者,需尽早进行修复与固定术。修复手术必须在损伤后7~10天内完成,最理想的是在48小时以内手术。手术中,应注意保持胸骨舌骨肌和胸骨甲状肌的完整性。对骨折及移位的软骨,要重建正常的位置关系。如果软骨膜与软骨分离,必须贴拢对位缝合。黏膜撕裂处用肠线缝合,有严重缺损者,应移植皮片或黏膜于创面上。一定要修复或重建环状软骨的完整性。会厌根部撕脱、室带前段游离者,可行声门上喉切除术;贯通声门伤时,则行喉裂开整复。手术完成后,喉腔或气管腔内应放置一个起支持固定作用的扩张模,以防喉气管狭窄,放置时间为4~8周。

6. 对症救治治疗　输血、输液、抗感染、抗休克、抗水肿等对症治疗。

7. 辨证论治

瘀血阻滞颈络

证候:颈部创伤后,颈部肿胀、青紫、疼痛或出血,伴声嘶、吞咽及呼吸困难。舌暗红,脉涩或弦紧。

治法:活血祛瘀通络。

方药:桃红四物汤加减。若红肿热痛者,加黄芩、大黄、石膏、牡丹皮;若气血亏虚者,去生地黄,加熟地黄、何首乌、黄芪、人参、骨碎补。

【预防与调护】

1. 危急情况下,应注意保护颈部,避免创伤。

2. 颈部创伤发生后,应密切观察呼吸与失血情况。

复习思考题

请简述耳鼻咽喉头颈部创伤的不同时期对机体产生不同的病理效应。

(闫占峰)

颌面颈部创伤思维导图

第四节　急　性　眩　晕

眩晕(vertigo)是因机体对自身与周围环境的位置关系空间定位障碍而产生的一种运动性或位置性错觉。其中,急性眩晕更是临床常见急症,除与耳鼻喉科相关外,还涉及内分泌,神经内、外科,骨科,眼科,妇产科及精神心理科等其他学科。其主要症状多表现为头晕、眼花、天旋地转、恶心欲呕等。

一、病因

（一）西医病因

高血压、颈椎病、高血糖、高血脂等由椎基底动脉供血不足引发的疾病;梅尼埃病、特发性突聋、前庭神经元炎、良性阵发性位置性眩晕、前庭性偏头痛、前庭卒中等耳源性眩晕;脑梗死;癫痫性眩晕;功能性眩晕;其他,如贫血、低血压等。

（二）中医病因病机

中医对眩晕症的病因病机认识不尽相同,影响较大的主要有"无风不作眩""无痰不作眩""无虚不作眩"和"无瘀不作眩"四种观点。其中多认为以脾失健运,痰浊内生,蒙闭清窍或兼夹风邪引动而导致急性眩晕发生。概而言之,急性眩晕症的核心病机在于脾虚为本,风痰上扰为标。

二、临床表现

其典型临床症状表现为头晕、眼花,轻者闭目可止,重者如坐车船,旋转不定,不能站立,或伴有恶心、呕吐、汗出、面色苍白等。

三、辅助检查

1. 全身检查　按体格检查常规进行,检查双侧血压,直立位和卧位时脉搏和血压的变化(体位改变后即时测试或 3 分钟后测试)。

2. 耳鼻咽喉科检查　应注意耳、鼻窦及鼻咽部有无病变。检查外耳道及鼓膜时应注意外耳道有无感觉减退,继而行瘘管试验。了解有无咽反射消失,软腭运动异常,声带麻痹、伸舌偏斜等异常征象。

3. 精神及神经系检查

(1)精神状态及心理应激状态的评估:如易兴奋、易疲劳的脑功能失调,焦虑,情绪易激动,抑郁等现象的观察。

(2)过度换气试验:被检者坐于椅子上,全身放松,张口用力快速深呼吸 1~2 分钟,了解是否出现眩晕等类似发病时的症状。

4. 听力学检查　进行纯音测听、声导抗测听等检查,协助对眩晕进行定位诊断。

5. 前庭功能检查　在急性发作期可以选择进行自发性眼震、位置性眼震和视频头脉冲试验,前庭双温试验、前庭转椅试验等需要急性期过后择期进行。

6. 眼科检查　通过检查眼球震颤性质,有助于判断是否为眼性眩晕。

7. 颈部检查　对怀疑为颈性眩晕者,可行颈动脉刺激试验及扭颈试验,同时行颈椎 X 线检查,颈部多普勒检查了解颈部血流情况。

8. 影像学检查　可行头颅、颞骨 CT 或 MRI 检查,了解中耳、内耳道及颅内情况,或行经颅多普勒检查了解脑血流情况。

四、诊断

常见急性眩晕发病特点及诊断要点见表 13-1。

表 13-1　常见急性眩晕疾病及诊断要点

疾病名称	发病特点	诊断要点
前庭神经炎	急性前庭综合征,否认听觉症状,一般有前驱病毒感染史	单向水平扭转性自发眼震,固视抑制阳性,甩头试验可见代偿性扫视
良性阵发性位置性眩晕	发作性急性前庭综合征,头位变化诱发	Dix-Hallpike 试验可见上跳伴扭转眼震(后半规管 BPPV);Roll 试验可见向地性或背地性水平(水平半规管 BPPV)
梅尼埃病	发作性前庭综合征(自发),波动性听觉症状,可有猝倒发作	单向水平伴扭转性自发眼震,眼震方向随病程变化发生改变
前庭性偏头痛	发作性前庭综合征(自发或诱发),伴随偏头痛样头痛,可伴随听觉症状	正常查体或中枢性位置性眼震
前庭卒中	急性前庭综合征,伴随神经系统症状,可伴随急性单侧听觉症状,心脑血管病高危因素	变向性凝视诱发眼震,或纯垂直/扭转眼震,眼位垂直偏转或头位偏斜,甩头试验多正常,单侧听力下降

ER-13-12

急性眩晕
思维导图

1. 急诊眩晕的诊断流程 鉴于急诊眩晕病因的特殊性,医生必须在较短的时间内明确眩晕的定位诊断,完成眩晕病因的鉴别诊断。患者的接诊医生通常是全科医生,其专业背景与神经耳科医生明显不同,两者对于急诊眩晕的认识和处理流程肯定有所不同。对于急诊科的全科医生而言,通常程序是首先排除可能危及生命的脑血管病等中枢性疾病,当病因诊断困难时需邀请相关科室急会诊;排除危险之后,对于病因仍然难以明确的患者,应推荐到眩晕专科或专家门诊进一步诊治。通常而言,急诊眩晕的处理步骤如下:①患者血压、呼吸、脉搏等生命体征的监测;②语言和意识状态的评估;③瞳孔、眼动、示齿和伸舌等检查;④肌力、共济和病理反射等检查。一旦发现神经系统损害的证据,应先行头颅 CT 或者头颅 MRI 检查。

2. 适用于急诊科医生的眩晕诊断流程 重点是"救命",并根据初步结果转诊耳科或神经科。诸如头颅 CT 检查:排除脑、蛛网膜下腔出血(少数以眩晕起病),部分脑梗死和肿瘤等。怀疑后循环缺血者应尽快完善头颅 MRI+弥散加权成像(DWI)、磁共振血管造影(MRA)、CT 动脉成像(CTA)或 DSA,如果没有条件可暂行经颅三维多普勒检查替代。其他可进行血脂、血糖、电解质、毒物筛查以及脑血管病的相关检查等,必要时行腰穿脑脊液检查,排查炎性或脱髓鞘性疾病等。

3. 适用于神经耳科医生的眩晕诊断流程 一方面要关注急诊专科的流程,同时还要关注神经耳科评价。诸如耳部检查(音叉检查等)、Dix-Hallpike 及 Roll test 检查;平衡功能检查[Romberg 征(昂伯氏征)、Mann 试验(曼恩试验)、单足站立试验等];眼动检查(自发性眼震、凝视性眼震、平稳跟踪、扫视、眼球偏斜、视频头脉冲试验)。目前,神经耳科医生急诊眩晕诊断流程可以参考中国医药教育协会眩晕专业委员会 2020 年发表的《血管源性头晕/眩晕诊疗中国专家共识》。

五、治疗

(一)西医治疗

(1)一般治疗:眩晕发作的时候,患者应立即卧床休息,防止跌倒,减少头部位置的移动,同时向患者说明眩晕的性质,鼓励患者注视附近的物体,缓解患者前庭周围性病变而导致的眩晕。

(2)药物治疗方法:主要包括抗胆碱能药物、抗组胺药物、镇静药、血管扩张剂以及利尿剂等药物。

(3)体位疗法:良性位置性眩晕的患者应首选此方法。

(4)针对病因的治疗方法:其中椎基底动脉供血不足是急性眩晕患者常见的病因类型,病理基础大部分是前庭系统的血供障碍、迷路水肿和血管痉挛,引起前庭功能紊乱。因此,对患者进行对症治疗,如注意体位、避免头部活动、消除迷路水肿药物、卧床休息及对症止吐治疗,并使用中西联合用药扩张脑血管对内耳微循环、前庭功能及脑血流进行改善,从而可有效减轻患者的相关症状。

(二)中医治疗

"风""痰""虚""瘀"为患是急性眩晕基本病因病机。尤其风、痰之为患,常常是急性眩晕的主要病机,有时还涉及"饮"之上泛。因此,接诊急性眩晕患者之际,息风、涤痰、逐饮之法,常常作为首选治标之法,并适当结合祛瘀治法。待急性症状控制或缓解之后,再行虚瘀辨治。同时,还需注意以下用药特点。

(1)芳香醒脾化湿药物为主,健脾药物为辅:急性眩晕发病是在内湿的基础上,外湿通过内湿内外相引发病,导致脾健运和升清功能失调而出现津液代谢紊乱。内湿形成的基础为脾虚生湿,故需健脾,但急性眩晕症发病的始动因素在于外湿,故治疗以芳香醒脾化湿药物为主。

（2）治本宜温:急性眩晕发作系发病过程中病理产物痰的产生所致。脾为生痰之源,健脾之法可化痰,《金匮要略》明确指出:"病痰饮者,当以温药和之。"湿、痰同为阴邪,由津液代谢紊乱而生。阳药有振奋阳气、开发腠理、通行水道的作用。因此,治疗时当用温药。

（3）辅以适量清热利湿之品:急性眩晕在发病过程中由于湿遏热伏,出现口苦、口臭、厌食油腻、小便色黄等症状,治疗当以化湿为主,辅以少量清热利湿药物,加入芦根、滑石或合用六一散,取叶天士在《外感温热篇》中说:"盖伤寒之邪,留恋在表,然后化热入里……夹湿,加芦根、滑石之流。或透风于热外,或渗湿于热下……"之意。

复习思考题

请阐释急诊眩晕的处理步骤?

（闫占峰）

第十四章

耳鼻咽喉头颈部的特殊性炎症

学习目标

1. 掌握鼻硬结病、耳鼻咽喉结核、耳鼻咽喉梅毒、耳鼻咽喉白喉的西医诊断与中医辨证要点，中西医处理方案；艾滋病的诊断标准。

2. 熟悉耳鼻咽喉结核、耳鼻咽喉梅毒的诊断与中西医处理要点；艾滋病在耳鼻咽喉头颈部的表现和治疗方案。

3. 了解鼻硬结病、耳鼻咽喉结核、耳鼻咽喉梅毒、耳鼻咽喉白喉的诊断与鉴别诊断，相关进展；艾滋病的最新治疗进展。

第一节 概 述

耳鼻咽喉头颈部是一个非常复杂的区域，为消化道和呼吸系统的入口。许多器官或组织直接或间接暴露于外界环境，容易受到各种致病因素的侵袭或损伤，产生感染和炎症。

在本章中，我们将学习发生于该领域的一些不常见却很重要的特殊炎症，包括鼻硬结病、结核、梅毒、白喉及艾滋病的耳鼻咽喉表现等。其中，部分疾病的发病率在持续性下降，例如白喉，而结核、梅毒、艾滋病等发病率却有不同程度的增长。

耳鼻咽喉头颈部的特殊炎症具有一些与常见炎症不同的特殊规律和临床表现，通常都具有传染疾病的某些特点。

一是，每一种相关疾病都具有其特殊的病原体。耳鼻咽喉头颈部的此类特殊炎症，其病原体都比较明确，每种病原体有其独特的生物学特点和致病机理，在其自然病程中可以检测到相关病原体而对相关疾病予以确诊。例如鼻硬结病的感染源为鼻硬结杆菌，结核病是由结核分枝杆菌感染所致，梅毒由梅毒螺旋体感染所致，白喉因感染白喉杆菌引发，艾滋病则是感染艾滋病病毒而发病。

二是，耳鼻咽喉头颈部的特殊炎症具有特定的流行病学特征。白喉、结核等通过呼吸道传播的疾病具有明显季节发病的特点；梅毒、艾滋病等通过性传播的疾病则具有明显的人群发病特点。

三是，耳鼻咽喉头颈部的特殊炎症具有不同程度的传染性。本章所涉及的鼻硬结病、结核病、梅毒及艾滋病，均可通过接触相关病原体而传播。因此，在此类疾病的诊疗过程中，应遵照传染病的相关管理规定，分别针对传染源、传播途径及易感人群采取针对性的管控措施，实施规范的诊疗程序，积极给予控制。

四是，感染此类疾病的个体都会产生不同程度的免疫力。大部分患者在相关疾病治愈后，机体会对相应病原体产生不同程度的免疫性，以阻抑相关疾病的再发。

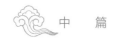

五是,此类特殊性炎症可以进行有效预防。由于耳鼻咽喉头颈部的特殊炎症都具有特定的传染源与明确的传播途径,通过有效控制传染源,切实切断疾病的传播途径,增强易感人群的防御措施,可以最大限度地预防相关疾病的发生。

耳鼻咽喉头颈区域特殊炎症的诊疗需遵循其特殊的疾病发展规律,通过科学预防、明确诊断、系统治疗,达到最优的治疗效果,提高患者生活质量,延长患者生命周期,预防阻断相关并发症与后遗症的发生。早期诊断、规范治疗有助于提升疗效,改善预后。

●（唐旭霞）

第二节　鼻硬结病

鼻硬结病(rhinoscleroma)是一种由硬鼻结克雷伯菌引起的低传染性、慢性炎症性肉芽肿病变,损害由鼻部开始,逐渐扩展到呼吸道,因此又称呼吸道硬结病。鼻硬结病在临床较为罕见,国内外均有报道,在我国山东、陕西、河南均有发生,具有地域性和传染性的特点,但传播途径不明。本病尚无中医病名,部分症状类似中医疾病的"鼻槁""鼻疳"。

一、病因病理

(一)西医病因病理

1. 病因　1882 年 Von Frisch 首次发现硬鼻结克雷伯菌(Klebsiella rhinoscleromatis),并认为是该病的致病菌,其形态是形短、有荚膜的革兰氏阴性杆菌。硬鼻结克雷伯菌入侵人体致其发病的确切机制尚不明确。现在多数人仍认为此病是由硬鼻结克雷伯菌引起,也可能是硬鼻结克雷伯菌与病毒混合感染所致。

2. 病理　鼻硬结病的病程较长,在各个时期会出现不同的特征性病理改变,但也可能同时存在,或以过渡形式发生可分为卡他期、硬结期和瘢痕期。但也可以同时存在或者呈现过渡状态。根据病理和组织形态分为以下三个阶段:

(1)卡他期:亦称为渗出期。镜下可见中性粒细胞、浆细胞、淋巴细胞浸润,组织间隙内可见硬鼻结克雷伯菌,有时可见肉芽组织。

(2)硬结期:又称肉芽肿期。镜下间质内可见大量 Mikulicz 细胞,其内含网状空泡样结构,据超微结构所示空泡内含有硬鼻结克雷伯菌,另外浆细胞内含有散在分布的 Russel 小体。Mikulicz 细胞、硬鼻结克雷伯菌及 Russel 小体是鼻硬结病主要病理特征,也是诊断鼻硬结病的主要依据。

(3)瘢痕期:也称硬化期。镜下可见纤维组织挛缩形成局部瘢痕,残存的肉芽肿周围围绕玻璃样变的胶原纤维,而 Russel 小体及 Mikulicz 细胞减少或消失,血管成分明显减少。

(二)中医病因病机

1. 肺阴亏虚,鼻窍失养　初起阴血亏虚,虚火灼肺,致肺阴虚损,复感风热邪毒,肺经郁热,虚火上炎,热病伤津,津液不能上输于鼻,致鼻窍失于濡养。

2. 气血凝结,瘀阻鼻络　久病邪气入里,气机郁滞,经脉血行不畅,瘀阻鼻窍导致瘤样变。

二、临床表现

1. 卡他期　一般表现为鼻炎症状,包括单侧或者双侧的鼻塞、脓性分泌物、黏膜干燥、萎缩、结痂、出血等。查体发现鼻黏膜轻度肿胀无充血。易误诊为萎缩性鼻炎,但无臭气。

病变常累及鼻腔前部,痂皮不易取出。该期症状和体征并不典型。鼻分泌物细菌培养和活检可协助诊断。

2. 硬结期　如未及时治疗,数月甚至数年后疾病进展到肉芽肿阶段。查体多可以见到在鼻前庭、前段鼻中隔、下鼻甲前端和上唇等处呈肿块样结节,质硬,可有鼻塞或外鼻变形,表面血管扩张,可覆脓痂,极少见溃疡面。此期患者就诊率较高。

3. 瘢痕期　疾病进一步恶化可发展至瘢痕纤维化阶段。由于结缔组织增生,瘢痕形成和挛缩,病变部位出现畸形或狭窄,可造成鼻孔狭窄,鼻咽、喉狭窄或闭锁等,表现为闭塞性鼻音、声嘶、嗅觉丧失或呼吸困难等症状。

三、辅助检查

（一）实验室检查

1. 病理组织学检查　为确诊鼻硬结病的主要手段。组织切片典型病理特征为可见Mikulicz细胞、Russel小体,需多次取材活检才能确诊。

2. 细菌培养　鼻分泌物或病变组织细菌培养呈阳性。病变组织细菌培养阳性率高于鼻分泌物培养。在病变的早期表现特征为黏膜层及黏膜下层淋巴细胞及浆细胞浸润,仅少数病变在镜下可见硬鼻结克雷伯菌,仍需多次活检才能发现。

3. 血清学检查　硬鼻结克雷伯菌和补体试验阳性,为疾病的诊断提供有力的证据。

（二）其他检查

内镜和CT检查　内镜可对鼻腔、咽、喉、气管、支气管等病变处直观检查,并可取活检组织。CT检查可准确显示病变部位及范围。两者对鼻硬结病诊断具有重要的价值。

四、诊断与鉴别诊断

（一）诊断要点

诊断鼻硬结病的标准是通过组织病理学检查,有Mikulicz细胞和Russel小体等特征性病理表现。可确诊。血清学检查为疾病的诊断提供有力的证据。

（二）鉴别诊断

本病卡他期临床症状及辅助检查通常没有特征性表现,但鼻黏膜轻度萎缩,鼻腔无臭味。此外还应与梅毒、结核、麻风、肉芽肿性病变及其他肿瘤相鉴别。

（三）中医辨证要点

本病的辨证,首辨寒热虚实,次辨脏腑所属。鼻黏膜干燥,肌膜萎缩多属虚证;外鼻肿物坚硬,舌暗滞有瘀点多属实证。阴虚之证主要与肺关系密切,气机郁滞则与肝相关。肺之阴津不足,阴虚火旺,虚火灼肺则见鼻内干燥、干咳等症状,治宜滋阴润肺;气血生化不足或运行障碍而致功能失常的病理变化,可出现鼻硬结肿块坚硬,舌暗滞有瘀斑,治宜行气活血。

ER-14-2

鼻硬结病诊断思维导图

五、治疗

目前最主要的治疗方法是药物治疗,以抗感染治疗为主,配合放疗,可以阻止硬结期病变的发展。手术用以治疗挛缩畸形。中药辅助治疗,有助于疾病转归。

（一）中医治疗

1. 辨证论治

（1）肺阴亏虚,鼻窍失养证

证候:疾病早期多见。以鼻干、出血、结痂、黏膜萎缩为主,兼见喉部干燥,痰少而干,言语乏力,舌红苔少,脉细数或细涩。

治法:滋阴润肺,调和气血。

方药:百合固金汤合桃红四物汤加减。

（2）气血凝结,瘀阻鼻窍证

证候:硬结期、瘢痕期常见。鼻内可见结节状肿物,质硬、外鼻瘢痕畸形、鼻塞,全身多无明显症状。舌质紫暗,或有瘀点、瘀斑,脉细涩。

治法:行气活血,祛瘀散结。

方药:通窍活血汤加减。可加三棱、莪术、山慈菇、丹参、地龙。

2. 中医其他方法

（1）中成药:夏枯草膏内服,玉枢丹和麻油调成糊状,外用于患处。

（2）针灸疗法:针灸局部取禾髎、迎香、素髎;临近取下关、四神聪、印堂、百会,脾胃虚弱者加足三里、中脘;阳虚者可加关元、太溪;阴虚者加阴陵泉、三阴交。补法或平补平泻法。耳针选取内鼻区、内分泌或耳郭敏感点,留针 15~20 分钟,每日 1 次;或用王不留行贴压,每日自行加压按摩 2~3 次,5 天 1 疗程,疗程间歇 2~3 天。

（3）中药局部应用:桃仁、红花、黄芩、百部、鱼腥草煎水,蒸气吸入,每次 10~15 分钟,继而用药液湿敷患处,再涂以玉枢丹;或用黄连、黄芩、黄柏、大黄研粉,调成油膏塞鼻。

（二）西医治疗

1. 药物疗法　本病对链霉素、卡拉霉素、四环素等药有良好的反应,应在药敏试验指导下选择用药,疗程应在 1 年以上。

2. 手术疗法　由瘢痕挛缩牵引而致呼吸道狭窄者需行手术治疗以改善呼吸道阻塞症状。整形手术用于恢复面部、鼻部的外形与功能。

3. 放射疗法　深部 X 线或 60Co 局部照射,可促使病变纤维化,使病变停滞发展。由于放射治疗,尚可在放射野内诱发恶性肿瘤,其应用于呼吸道硬结病的治疗,需要十分慎重。

4. 其他疗法　可配合应用微波热凝疗法,局部用 1% 利多卡因浸润麻醉,以微波辐射器在肉芽肿处多点热凝。

六、预防与调摄

1. 在高发区,对可疑病例应反复多次活检,以达及早诊治目的。

2. 保持局部清洁湿润,避免接触疑似病例以防交叉感染。

七、临证备要

（一）临证要点

1. 西医诊断宜精准个体化,中医辨证首辨寒热虚实。

2. 重视局部处理与整体调治相结合,及早发现。局部处理重在阻止硬结期病变的发展,整体调治重在改善患者体质。

（二）沟通要点

1. 解释病因及现况,合理选择治疗方案。

2. 介绍预后及日常调摄要点。

八、中西医结合诊疗思路

本病应早诊断,早治疗。鼻硬结杆菌感染后可引起一系列血液循环障碍,配合养阴通络、活血化瘀、软坚散结等中药治疗,可望取得满意的效果。

案例分析

李某,男,42 岁。

初诊:鼻塞 2 年,进行性发展,运动后或劳动后稍缓解,少涕,嗅觉迟钝,两鬓作胀,头脑昏沉,咽干喜饮,发音失泽。鼻腔正常,呼吸通畅(本人谓不通),黏膜干燥。舌薄苔,脉平。证属肺燥津伤。治拟养阴生津润燥,方用沙参麦冬汤加减。药用:黄柏 3g,柿霜 3g,知母 10g,生地黄 10g,熟地黄 10g,沙参 10g,麦冬 10g,玉竹 10g,百合 10g,天花粉 10g,芦根 30g。14 剂,每天 1 剂,水煎,分 2 次服。

二诊:患者自述鼻塞改善许多,嗅觉有所提高,头晕鬓胀明显减轻,咽干已式微,而饮亦减少。予上方去百合、柿霜,加生石膏 30g。

三诊愈,未再复发。

按:病灶所在"用"而不在"体",考虑肺恶燥,燥气一凌,鼻为之干,干则关窍无润,因无液而幻感易生,如堵塞、干燥等。所以本病根本仍为"燥",燥则欲治以润,遵循养阴生津润燥法。干老认为,肺失清润可引起一系列症状,所以初诊采取养阴润燥手法,得效后坚持原来治疗方法,使得燥邪得以控制,症状得以改善,从而提高患者的生活质量。

选自《干祖望耳鼻咽喉科医案选粹》

复习思考题

1. 简述本病的西医诊断要点。
2. 简述本病的中医辨证要点。
3. 试述本病的中西医结合治疗优势体现。

(李　岩)

第三节　耳鼻咽喉结核

结核病(tuberculosis)是由结核分枝杆菌(mycobacterium tuberculosis)感染相关器官组织所致的炎症性疾病,以肺结核最常见,可累及全身多个脏器。近年来,在我国仍是一个重要的公共卫生问题,为十大死亡病因之一。耳鼻咽喉结核以喉结核最为常见,其次是咽结核和耳结核,鼻结核发病相对最罕见。中医称咽喉结核为"咽喉癣"或"喉癣",耳和鼻结核尚无中医病名。

一、病因病理

(一)西医病因病理

1. 病因　为感染结核分枝杆菌所引起。主要传染源为排菌的肺结核患者,通过呼吸道传染,亦可经直接接触、血行或淋巴途径传播。结核分枝杆菌在室温和黑暗处较活跃,可存活 6~8 个月,但在湿热的环境下,结核分枝杆菌容易失活。因此,高温或焚烧法是最简单有效杀灭结核分枝杆菌的方法。

2. 病理　结核分枝杆菌引起的病变属于特殊性炎症。由于机体反应性(免疫反应和变态反应)、菌量级毒力和组织特性不同,可分为渗出型、增生型及坏死型。三种病理改变可同时存在,以某一种改变为主,也可互相转化。

(1) 渗出型:当机体免疫力低下、菌量多、毒力强或变态反应明显时,表现为浆液性或浆液纤维素性炎症。病灶内可检出结核分枝杆菌。

(2) 增生型:当菌量少,毒力较低或人体免疫反应较强时,晚期病灶纤维组织增生,形成有一定诊断特征的结核结节(结核性肉芽肿)。病情好转时,可呈瘢痕愈合,部分病灶形成结核瘤。

(3) 坏死型:结核分枝杆菌数量达到一定程度,当毒力强、机体抵抗力弱时,可继发干酪样坏死。镜下为红染无结构的颗粒状物。

(二) 中医病因病机

1. 气阴两伤　素体气虚,或嗜欲无度,忧思劳倦,气阴亏虚,体虚痨虫入侵,肺金受损,腐蚀咽喉而发病。

2. 肺肾阴虚　肺肾素虚,痨虫乘虚蚀肺,病久阴液耗损,咽喉失养,虚火上炎,灼腐咽喉而发病。

二、临床表现

1. 喉结核　喉结核(laryngeal tuberculosis)为耳鼻咽喉结核中最多见者,可发生于喉的任何部位。本病好发于 20~30 岁男性。

(1) 症状:以局部症状为主,如声音嘶哑、咳嗽咳痰,部分伴有咽痛和喉刺激感,晚期出现失音、呼吸和吞咽困难。而低热、盗汗、体重减轻、咯血等全身症状少见。

(2) 体征:典型可见喉黏膜充血(或苍白)、肿胀,底部有肉芽增生,溃疡边缘呈虫蚀状;会厌或杓会厌壁可有水肿、增厚;环杓关节受累时,可见声带运动受限或固定。晚期可出现喉腔瘢痕狭窄等。以局部肉芽增生甚至瘤样增生为表现的喉结核日益增多。

2. 咽结核　咽结核(pharyngeal tuberculosis)多为继发性,常因肺结核患者痰中结核分枝杆菌接触损伤的咽部黏膜而发病。

(1) 鼻咽结核:以原发性多见,常发生于鼻咽顶部,常表现为黏膜溃疡或肉芽形成,临床多见瘤样增生性改变,容易与鼻咽肿瘤相混淆。患者可有鼻塞、流涕、听力减退等症状。

(2) 口咽和喉咽结核:可分为急性粟粒型和慢性溃疡型。

1) 急性粟粒型:常继发于活动性开放性肺结核。为全身免疫力不良的表现,也是严重肺结核的一种恶性并发症。患者体温较高,全身情况极差。本病主要为肺结核患者痰中结核分枝杆菌接触咽部黏膜而发病,或由结核向上蔓延而致;亦有结核分枝杆菌通过血行播散。

2) 慢性溃疡型:发展较慢。除吞咽痛外,其他症状不明显。好发于腭弓及咽后壁,扁桃体亦可受累。局部表现为苍白水肿黏膜上有局限浸润性病变,继而破溃形成浅表溃疡,溃疡可局限于一处或数处,边缘不整齐,呈鼠咬状,其上覆有灰黄色假膜。

3. 耳结核　耳结核(otologic tuberculosis)中,外耳结核极为罕见,中耳结核好发于婴幼儿。初起通常无症状,随着病情加重,可出现耳鸣、耳闷、耳内溢液及明显的听力障碍。部分还可见耳后瘘管形成。

(1) 症状:起病隐匿,常表现为无痛性耳漏,分泌物较稀薄,并有臭味,听力障碍,初为传导性聋,如病变侵犯内耳则为混合性听力损失,甚至全聋。颞部 CT 示鼓室及乳突有骨质破坏,内有软组织阴影,并有死骨形成。

(2) 体征:鼓室黏膜苍白水肿,其内可见大量肉芽组织。鼓膜呈多发性穿孔,可迅速融合成为单个大穿孔。如乳突外侧壁破坏破溃者,可形成多发性耳后瘘管。常伴有耳周淋巴结肿大。面神经骨管或迷路骨质破坏,可出现面瘫或眩晕。

4. 鼻结核 鼻结核(nasal tuberculosis)较罕见,多为继发性,好发于鼻中隔前段,亦可侵犯鼻前庭皮肤、鼻腔底部及下鼻甲前段,分为肉芽肿型和浅表溃疡型。多见为浅表溃疡,上有痂皮覆盖,痂皮下为肉芽,触及易出血。严重者致鼻中隔穿孔,鼻翼畸形。局部症状常不明显,可有鼻塞、脓涕等。

三、辅助检查

（一）病理组织学检查

病变组织活检是耳鼻咽喉结核主要诊断依据,有时需多次取材才能确诊。病理特征为结核结节,可发现 Langhans 巨细胞、淋巴细胞、干酪样坏死物等。

（二）结核菌检查

痰及分泌物涂片和培养,可找到结核分枝杆菌。

（三）结核菌素试验及血清结核抗体检查

阳性结果表明有结核分枝杆菌感染。

（四）影像学检查

X 线检查,继发者可在肺、胃肠等处发现原发病灶。

四、诊断与鉴别诊断

（一）诊断要点

根据病史(肺结核病史)及临床表现(咽部疼痛、吞咽痛),再结合相关辅助检查(如细菌学检查、咽部 CT 检查)进行综合分析,可做出诊断。以局部病变组织活检作为确诊依据。在诊断过程中。需除外咽部恶性肿瘤等疾病。

（二）鉴别诊断

1. 应与耳鼻咽喉的特殊传染病如麻风、梅毒、肿瘤相鉴别。

2. 耳结核还应与化脓性中耳炎、耳部肿瘤等相鉴别。组织活检为最可靠的鉴别诊断方法。

ER-14-3

耳鼻喉结核诊断思维导图

（三）中医辨证要点

由于素体阴虚,或劳损伤阴,肾阴亏耗,水不济火,虚火上炎,肺金受伤,津液被灼不能滋润咽喉;阴不足使虚火内生,则咽部干燥灼热,阴不足而津涸,络脉灼损或阻滞,久病伤阴,肺肾阴虚,虚火上炎灼伤咽喉肌膜,黏膜溃烂而为病,总的治疗方法是滋阴降火,抗痨杀虫。

五、治疗

以全身抗结核治疗为主,坚持早期、联合、足量、规范和全程用药原则,辅以对症、支持疗法和局部治疗。加之中药口服,有利于提高机体免疫力和增强抗结核药的疗效,并减轻抗结核药的毒副作用。

（一）中医治疗

1. 辨证论治

（1）气阴两伤证

证候:咽部干燥、灼痛,痰中带血,声音嘶哑,语声低微,咳嗽无力;咽喉苍白或淡红,或有溃疡,边缘不齐;神疲乏力,气短懒言,面赤唇红,潮热盗汗,形体消瘦;舌红少苔,脉细数。

治法:益气养阴,生津润肺。

方药:四君子汤合养阴清肺汤加减。潮热甚者加地骨皮、黄柏;咳血甚者,可加白及、侧柏叶、茜草根等。

(2) 肺肾阴虚证

证候:咽喉刺痛,灼热干燥,声音嘶哑或失音,咳痰稠黄带血,日久不愈;咽喉溃烂深陷,边缘呈鼠咬状,上覆灰黄色假膜,叠若虾皮;头晕耳鸣,午后颧红,潮热盗汗,心烦失眠,手足心热;舌红少津,脉细数。

治法:滋养肺肾,润燥利咽。

方药:月华丸加减。亦可选用百合固金汤加减。

2. 中医其他方法

(1) 针灸疗法:针刺肺俞、膈俞、照海、三阴交等穴,以平补平泻治法,取养阴清热、止痛利喉之效。

(2) 药茶:用玄麦甘桔茶泡水常饮。可达到利咽生津,润肺止痛作用。

(3) 食疗:可食用天门冬粥等,起到养阴润肺、生津止咳作用。

(4) 吹药:用养阴清热、祛腐生肌药粉吹布患处,如冰硼散、珠黄散、冰麝散等。每次吹药少许,每日数次。

(5) 含药:取柿霜少许含化,有生津润肺、镇咳化痰作用。每日数次。

(二) 西医治疗

1. 药物治疗　全身抗结核药物治疗注意早期用药,联合用药,即病情轻者两种药物合用,重者三种或四种药物联合应用。抗结核治疗以异烟肼、吡嗪酰胺、链霉素联合强化治疗2~3个月后,停用链霉素,继续治疗至少6~7个月。或用异烟肼、利福平、吡嗪酰胺联合治疗2个月后,停用吡嗪酰胺,继续治疗4个月。

2. 局部治疗

(1) 鼻结核患者,局部可用5%链霉素或利福平滴鼻液滴鼻,局部溃疡和肉芽组织可烧灼处理。

(2) 咽结核咽痛剧烈者,用1%丁卡因少量喷雾咽部,以暂缓疼痛。局部可用利福平、异烟肼、乙胺丁醇联合治疗,溃疡面可烧灼处理。

(3) 喉结核疼痛剧烈者,可做喉上神经封闭,服用镇痛剂或1%丁卡因喷咽部,以暂缓疼痛。严重呼吸困难者,应及时行气管切开术。

(4) 中耳乳突结核者如有死骨形成,耳后瘘管引流不畅,应手术清除病灶。并发面瘫者,需施行面神经减压术。

(5) 雾化吸入:用异烟肼0.1g,链霉素0.25g,加入20ml生理盐水,做超声雾化吸入,也可用中药雾化吸入治疗。

六、 预防与调摄

1. 积极防治肺结核是预防本病的重中之重。尚未被结核分枝杆菌感染者,应接种卡介苗,以预防结核病的发生。

2. 隔离治疗,避免传染。保持室内空气流通,定时进行室内空气消毒。

3. 加强体育锻炼,改善营养,增强体质。

七、 临证备要

(一) 临证要点

1. 西医诊断宜精准个体化,中医辨证施治,对患者进行整体调理,机体正气盛,御邪外出,可望取得良好疗效。

2. 治疗应采取早期、规范、长期、联合、分段使用抗结核药物,积极防治,整体治疗。

（二）沟通要点

1. 解释病因及现状,合理选择治疗方案。

2. 介绍预后及日常调摄要点。

八、中西医结合诊疗思路

由于诊疗技术的提高和预防医学的进步,临床上耳鼻咽喉科相关结核病本已少见,但近年来又有上升趋势,需引起重视。发现结核菌感染者,尽早进行干预,采取早期、联合、足量、规范和全程用药原则使用抗结核药物。配合中医辨证施治,对患者进行整体调理,机体正气盛,可祛邪外出,有望取得良好疗效。

复习思考题

1. 简述本病的西医诊断要点。

2. 简述本病的中医辨证要点。

3. 试述本病的中西医结合治疗优势体现。

（李 岩）

第四节 耳鼻咽喉梅毒

梅毒（syphilis）是由梅毒螺旋体感染引起的一种多系统、多脏器损害的慢性传染性疾病。其特点是病情缓慢隐匿。梅毒在早期主要侵犯皮肤和黏膜,晚期梅毒表现为心脏、中枢神经系统、骨骼、内脏器官的损害。本病古称"广疮""杨梅疮""霉疮""疳疮""横痃"等,现本病中医名为"梅毒"。

一、病因病理

（一）西医病因病理

1. 病因 本病多因传染获得,致病菌为梅毒螺旋体且患者为唯一传染源。根据传播方式的不同,可分为后天（获得性）梅毒和先天（胎传）梅毒。后天梅毒可通过性接触、接吻、哺乳、共用餐具、输血等行为传播,其中性接触传播为主要传播方式。先天梅毒系宫内胎传。妊娠4个月后,病菌螺旋体可由孕妇血液通过胎盘进入胎儿血液循环造成感染。早期未经治疗的孕妇患者,几乎100%可传染胎儿。梅毒传染概率随病期延长逐渐降低。1年内且未经治疗的梅毒患者具有最强的传染性。感染4年后的梅毒患者已不能再通过性接触传播;先天梅毒患者随病期延长,其传染概率同样逐渐降低。但病期超过4年者,仍可传染胎儿。先天性早期梅毒多发生在2岁之前,晚期梅毒多发生在8~15岁。

2. 病理 梅毒螺旋体侵入人体,早期诱导体液免疫反应,血清中出现特异性抗体,病变部位发生炎性浸润,产生原发性损害。至晚期,机体对病原体产生细胞免疫反应,进而在病变部位产生结节、树胶肿浸润,导致瘢痕形成。

（二）中医病因病机

《医宗金鉴·外科心法·杨梅疮》指出,其病机"总不出气化、精化二因"。《外科正宗》指出:"气化者,毒在皮肤,未经入里,精化者,毒在骨髓。"梅毒发病总由感染梅毒疫疠之气,伤及肌肤、脏腑而成。

1. 肺脾蕴毒,上扰清窍证　梅毒疫疠之气侵入机体之初,肺脾两经蕴毒,流注阴器,上扰清窍,发为疳疮;泛于肌肤,发为梅毒痘疹。

2. 血热蕴毒,上扰清窍证　梅毒疫疠之气侵入机体日久,入侵营血,伤于脏腑,致血热蕴毒,上扰清窍。

3. 毒结筋骨,上扰清窍证　毒邪内犯脏腑骨髓,毒结筋骨,上扰清窍。

二、临床表现

梅毒螺旋体可侵犯全身任何器官,临床表现复杂多端。按照感染时间其病程可分为3个阶段。一期梅毒多发生在感染后2~4周,主要表现为硬下疳;二期梅毒多发生在感染后9~10周,主要表现为梅毒皮疹及多器官的炎性损害;三期梅毒(晚期梅毒)在感染3~4年或更长时间后出现,表现为结节性梅毒疹、树胶肿浸润、炎性浸润、溃疡,使得病变部位形成瘢痕、变形,导致脏器功能障碍等。

1. 鼻梅毒　先天性者除塌鼻外,还可能伴 Hutchinson 三联症及鱼鳞癣。后天性者一期为鼻前庭鼻中隔软骨部丘疹;二期出现持续性鼻塞,称为"梅毒性鼻炎";三期可能会出现鼻梁塌陷形成鞍鼻,出现鼻塞、流臭脓。

2. 咽梅毒　各期梅毒均可发生在咽部。一期表现为一侧扁桃体下疳;二期可见顽固性咽炎,常伴有全身症状;三期表现硬腭穿孔、咽部组织粘连、狭窄或畸形闭锁。

3. 喉梅毒　先天性喉梅毒多发生于出生后数月至青春期。后天性喉梅毒见于中年。一期为会厌下疳;二期类似卡他性喉炎;三期出现声音嘶哑、喘鸣、呼吸困难等症。

4. 耳梅毒　早期先天性患者多因听神经受损等致聋哑。晚期先天性者全聋。后天性多于二、三期发生内耳梅毒,表现为听力下降,感音神经性聋。

三、辅助检查

(一)梅毒螺旋体检查

暗视野显微镜检查、直接免疫荧光抗体检查、涂片银染色等,可以发现梅毒螺旋体。

(二)梅毒血清学检查

1. 非梅毒螺旋体抗原血清试验　包括性病研究实验室试验(Venereal Disease Research Laboratory test,VDRL test),不加热血清反应素试验(VSR),快速血浆反应素环状卡片试验(RPR)等。

2. 梅毒螺旋体抗原血清试验　包括梅毒螺旋体血球凝集试验(treponema pallidum hemagglutination assay;TPHA),荧光密螺旋体抗体吸附试验(fluorescence treponemal antibody absorption test,FTA-ABS test),梅毒螺旋体乳胶凝集试验(latex agglutination test)等。

(三)梅毒螺旋体 DNA 检测

梅毒螺旋体的聚合酶链式反应(polymerase chain reaction,PCR)检测,对先天性和神经性梅毒具有特异性诊断价值。

(四)活体组织检查

在组织中检查到梅毒螺旋体是确诊的主要依据。

四、诊断与鉴别诊断

(一)诊断要点

根据患者本人的梅毒接触史、家族及个人病史,结合症状、体征、血清学检查、实验室检查结果,即可做出诊断。

（二）鉴别诊断

1. 咽部的一般性炎症　梅毒血清试验为阴性。临床表现表现为咽部局部的充血、肿胀等,血液检查白细胞可升高。

2. 咽麻风　表现为干燥、结痂、结节样浸润和溃疡等,纤维化后可出现苍白色放射状瘢痕,如有坏死则导致软腭穿孔、咽部粘连等。根据全身和局部表现,以及细菌学检查可做出初步诊断。

3. 咽结核　常有肺结核病史,可分为急性粟粒型和慢性溃疡型。前者多继发于活动性或粟粒性肺结核,全身中毒症状较严重,伴剧烈咽痛。查体可见咽黏膜苍白及大量粟粒状结节,进一步发展则出现溃疡,表面有污秽渗出物附着;后者表现为咽黏膜苍白水肿,有局限性浸润性病变,继而溃破形成溃疡。严重者可形成软腭穿孔,腭弓或悬雍垂缺损,愈合后形成瘢痕、畸形。结合病史、咽部所见、胸部 X 线检查和结核菌素试验多可确诊。

（三）中医辨证要点

耳鼻咽喉梅毒首辨虚实,次辨病位。久病者多虚,伤及元气,舌暗苔白,脉弦细弱当以滋补之剂。新病者多实,病在肺脾当以清泻肺脾,祛风解毒;病在肝者,当以清肝利湿;若病入营血,理当凉血解毒,泄热散瘀。

ER-14-4

耳鼻喉梅
毒诊断思
维导图

五、治疗

中医治疗可以调治患者的病理体质,最大限度地恢复患者正常生活。早期梅毒经正规足量治疗,95% 以上是可以治愈的,晚期梅毒经治疗后可以阻止梅毒病变的进展。中医药治疗梅毒有丰富的经验,根据病情配合中医辨证施治,可取得良好疗效。

（一）中医治疗

1. 辨证论治

（1）肺脾蕴毒,上扰清窍证

证候:多见于一期梅毒。表现为耳鼻咽喉处疳疮,兼见纳差、脘闷、胸痞。舌质红,苔薄白,或薄黄,或腻,脉滑或滑数。

治法:清泄肺脾,祛风解毒。

方药:搜风解毒汤加减。肝经湿热者,可用龙胆泻肝汤加减。

（2）血热蕴毒,上扰清窍证

证候:多见于二期梅毒。表现为耳鼻咽喉处霉疮,兼见口干咽燥,口舌生疮,大便秘结。舌红绛,苔薄黄或少苔,脉细或细数。

治法:凉血解毒,泄热散瘀。

方药:清营汤合桃红四物汤加减。

（3）毒结筋骨,上扰清窍证

证候:邪毒留滞日久。耳鼻咽喉处出现树胶肿,肌肉消瘦,患处疼痛。舌质暗,苔薄白,或灰或黄,脉沉细涩。

治法:活血解毒,通络止痛。

方药:可用地黄饮子加减治疗。

2. 中医其他疗法

（1）土茯苓合剂:土茯苓 40g,金银花 15g,甘草 6g,每日 1 剂,连服 15～20 日为 1 个疗程。

（2）外敷法:横痃、杨梅结毒未溃时,可用冲和膏外敷患处,每日 2 次;破溃者,先用五五丹涂疮面,外盖玉红膏,每日 1 次;腐肉已尽时,可用生肌散、玉红膏。或可用珍珠散调涂疳疮患处,每日 3 次。

（3）清洗法：可用土茯苓、蛇床子、花椒、蒲公英、白鲜皮煎汤外洗杨梅疮患处,每日1次。

（二）西医治疗

1. 一般治疗　注意鼻腔、口腔清洁,避免烟酒及其他刺激性食物。扁桃体下疳和黏膜斑可用10%~20%硝酸银涂擦。

2. 药物治疗　抗生素疗法青霉素为目前首选药物。一、二期梅毒患者,可用苄星青霉素 G 240 万 U,两侧臂部肌内注射,每周 1 次,连续 2~3 次;或头孢曲松钠 1g,肌内注射,每日 1 次,连用 14 日。青霉素过敏者,可口服四环素 0.5g,每日 4 次,连用 15 日;或口服红霉素。儿童患者用药剂量可按成人剂量进行折算。三期患者和二期病变复发者,可在上述治疗的基础上延长治疗时间。为了避免发生 Jarisch-Herxheimer 反应,可在驱梅治疗前 1~2 天开始口服泼尼松 5mg,每日 4 次,连用 4 天。

3. 手术治疗　对各种瘢痕挛缩所致的畸形,可行修补成形术;呼吸困难者,则行气管切开术。

4. 局部疗法　可用生理盐水、呋喃西林溶液、硼酸溶液等清洗创面,保持局部清洁。然后,局部可涂 10%~20% 硝酸银溶液。

5. 物理疗法　根据病情适当尝试微波治疗、红光治疗等。

六、预防与调摄

1. 加强性病防治宣传普及工作。
2. 洁身自好,减少感染机会。
3. 加强采供血管理,加强血液检测制度,预防血液传染。
4. 做好孕妇产前检查工作,梅毒患者应避孕或及早终止妊娠。
5. 患病期间严禁性生活,以免传染他人或加重病情。
6. 早诊断、早治疗,坚持彻底治愈,建立患者随访制度。

七、临证备要

（一）临证要点
1. 西医诊断宜早且全面;中医辨证首辨寒热虚实,次明脏腑所属。
2. 坚持早期治疗,及时随访。
（二）沟通要点
1. 解释病因及现况,合理选择治疗方案。
2. 介绍预后及日常调摄要点。

八、中西医结合诊疗思路

耳鼻咽喉梅毒患者会出现全身及局部的免疫状态低下。因此,患者可采用中西医结合方案。除及时使用青霉素、红霉素进行驱梅治疗外,还可以使用中药对机体施以体质调治。可以加快康复过程,并且减轻患者痛苦。

复习思考题

1. 简述本病的西医诊断要点。
2. 简述中西医结合治疗本病的优势。

（李　岩）

第五节 耳鼻咽喉白喉

白喉(diphtheria)是由白喉杆菌引起的急性呼吸道传染病,是发展中国家面临的突出的公共卫生问题。本病以儿童发病居多,2~5 岁是发病高峰期。白喉发生率由低到高依次为耳白喉、鼻白喉、喉白喉、咽白喉。本病潜伏期 1~7 天,多为 2~4 天。发病常见于秋冬和春季。

一、病因病理

（一）西医病因病理

1. 病因 白喉杆菌为本病的主要致病菌。白喉杆菌的侵袭力弱,通常仅在呼吸道黏膜表面繁殖,不侵犯深部组织,也不进入血流。白喉杆菌主要通过分泌外毒素致病,可引起细胞破坏、纤维蛋白渗出、白细胞浸润,并与坏死组织、炎症细胞、细菌等混合形成假膜。毒素吸收入血,可引起全身中毒症状,白喉分泌的外毒素吸收量与假膜所在位置及范围密切相关,喉、气管黏膜白喉毒素吸收少,鼻白喉毒素吸收最多。

2. 病理 白喉形成的假膜与膜下组织紧密粘连不易脱落,但在喉、气管黏膜表面的假膜与膜下的纤毛结合不紧,所以可能脱落进入气管,从而引起窒息。白喉杆菌感染后所发生的全身性损害主要是外毒素与各组织细胞结合后引起的病理变化,其中心肌、末梢神经较著,肝肾亦可受累。心肌常有混合变性,坏死及单核细胞浸润,传导束也可被累及,偶见心内血栓形成。神经病变多见于周围神经,主要为运动神经,髓鞘常呈脂肪变性,神经轴亦可断裂,第九和第十脑神经最易受累。

（二）中医病因病机

本病多发于气候干燥季节,疫毒从口鼻而入;或平素肺肾阴虚、胃腑素有积热,复感邪毒,火热上蒸咽喉而为病。

1. 疫毒初犯 瘟疫之毒初犯人体,肺先受之,肺热上犯,蒸灼咽喉而为病。

2. 疫毒入里 素体胃腑积热,复感疫疠之气,邪毒搏结于咽喉而发病。

3. 疫毒伤阴 素体阴虚,肺肾不足,复感疫疠之气,邪客于肺,伏而化火,伤阴灼津,上扰咽喉而发病。

4. 疫毒凌心 正气不足,抗邪无力,疫邪内陷心包为病。

二、临床表现

1. 咽白喉 最常见,约占发病人数的 80%,按病情严重程度可划分为以下三种类型:

（1）轻症:咽部、软腭、扁桃体充血,有白膜。

（2）重症:声音轻度嘶哑,咽部满布白膜,可出现肺炎、心肌炎等合并症。

（3）极重症:咽部黏膜表面满布白膜,并侵犯黏膜下组织引起坏死,颈部变粗壮如"牛颈"。

2. 喉白喉 咳声较频且嘶哑,出现呼吸困难,体温升高。

3. 鼻白喉 见于婴幼儿,鼻塞、流黏稠的浆液性鼻涕,鼻周围皮肤发红、溃烂、结痂。

4. 耳白喉 多见于 1~6 岁幼儿,耳痛剧烈,鼓膜穿孔,分泌物有臭味。

三、并发症

1. 白喉性心肌炎 常见于重型白喉病程的第 2~3 周。临床表现为面色苍白,第一心音低钝、奔马律、心电图示 T 波或 ST 段改变,或传导阻滞、心律失常,严重者心力衰竭。

2. 神经麻痹　以软腭肌瘫痪多见,鼻音重、进食呛咳及腭垂反射消失。其次为颜面肌、眼肌及四肢肌麻痹。

3. 继发感染　主要继发肺炎、中耳炎、淋巴结炎、败血症等。大多由链球菌、金黄色葡萄球菌引起。

四、辅助检查

实验室检查

1. 咽部分泌物培养,见白喉杆菌生长,即可确诊。Elek 平板法行毒力试验,可鉴别非致病性白喉杆菌。荧光标记特异性抗体染色查白喉杆菌阳性率和特异性均高,利于早期诊断。

2. 血白细胞及中性粒细胞增高。有中毒颗粒。重者红细胞、血红蛋白、血小板可减少,可出现蛋白尿、血尿/管型尿等。

ER-14-5

耳鼻喉白喉诊断思维导图

五、诊断与鉴别诊断

(一)诊断要点

根据病史、症状及体征,结合细菌学检查,诊断多无困难,但一次细菌学检查阴性并不能排除本病。结合发病季节,白喉接触史,了解有无接种百白破三联疫苗等流行病学病史。有明显的临床症状和体征,咽部出现白膜,不易拭去,强行擦去局部出血。严重者颈部肿胀,形成所谓"牛颈"。

(二)鉴别诊断

咽白喉应与樊尚咽峡炎、传染性单核细胞增多症、急性化脓性扁桃体炎及鹅口疮等相鉴别;喉白喉应与急性喉炎、变态反应性喉水肿及气管内异物相鉴别;鼻白喉应与慢性鼻炎、鼻异物相鉴别。

(三)中医辨证要点

白喉属于疫病,故辨证应参考温病的辨证方法,辨病邪处于哪个阶段。邪毒初犯,病在表,出现恶寒发热,头痛,舌质红、苔薄白或薄黄,脉浮数,此时当以解表。若邪毒入里,则里热炽盛,表现为高热,咽部疼痛明显,脉洪大,则以泄热除邪为主;若久病伤阴,咽喉疼痛,干咳少痰,咽干少津,喉关及喉核表面有白腐苔膜,不易剥离;倦怠无力,则以养阴解毒为宜。若邪毒内陷于心,呼吸困难;心悸怔忡,汗出如珠,四肢厥冷,脉细欲绝或结代,理应扶正祛邪。

六、治疗

(一)中医治疗

1. 辨证论治

(1)疫毒初犯证

主证:咽喉肿痛,声音嘶哑;局部轻度红肿,喉核表面有白点或白膜;恶寒、发热,头痛;舌红、苔薄白或薄黄,脉浮数。

治法:疏风清热,散邪利咽。

方药:除瘟化毒汤加减。

(2)疫毒入里证

主证:咽痛较剧,声音嘶哑,喉关及喉核红肿,布满白膜,白膜范围可覆盖口腔、鼻腔及喉腔;高热口渴,便秘尿黄;舌红、苔黄,脉洪数。

治法:清热解毒,消肿利咽。

方药:普济消毒饮加减。

（3）疫毒伤阴证

主证:咽喉疼痛,干咳少痰,咽干少津,喉关及喉核表面有白腐苔膜,不易剥离;倦怠无力,低热神疲,大便秘结,小便短赤;舌红,苔薄,脉细数无力。

治法:养阴清肺,解毒利咽。

方药:养阴清肺汤加减。

（4）疫毒凌心证

主证:咽喉疼痛、声音嘶哑或失音;咽喉及气道满布白腐,呼吸困难;心悸怔忡,烦躁不安,面色苍白,神疲乏力,口唇发绀,汗出如珠,四肢厥冷,脉细欲绝或结代。

治法:扶正祛邪,养阴利咽。

方药:生脉散合增液汤加减。可加葛根、土牛膝根、甘草。

2. 中医其他方法

（1）吹药:用珠黄青、吹口散、清凉散等药物吹于患处。

（2）含漱:用土牛膝根、金银花等煎水含漱。

（3）针灸疗法:取少商、列缺、尺泽、足三里为主穴,配用天突、人中用泻法。

（二）西医治疗

1. 一般治疗　严格隔离,卧床休息2~4周,重者4~6周。高热量流质饮食,维持水与电解质平衡,注意口腔护理。

2. 病因治疗　早期使用抗毒素和抗生素是治疗成功的关键。

（1）抗毒素:由于白喉抗毒素不能中和已进入细胞内的外毒素,宜尽早和足量使用。用量按假膜的部位、全身中毒症状、接受治疗早晚而定,喉白喉患者要注意使用抗毒素与抗生素后,假膜很快脱落可堵塞气道。重型及治疗晚者可将其稀释于100~200ml葡萄糖液缓慢静脉滴注。注射前皮试,过敏者采用脱敏疗法。

（2）抗生素:可抑制白喉杆菌生长和防止继发感染,缩短病程和带菌时间。青霉素对各型白喉均有效,故应首选,还可选用红霉素、阿奇霉素或头孢菌素治疗。并发细菌性肺炎应根据药敏试验选用相应抗生素控制感染。

3. 对症治疗及支持疗法　并发心肌炎或中毒症状重者可加用糖皮质激素。喉梗阻或假膜脱落堵塞气道者应行气管切开或经喉镜取出。咽肌麻痹者经鼻饲以营养,必要时用呼吸机辅助呼吸。

七、预防与调摄

1. 应积极接受免疫治疗,必要时成人也应加强免疫。

2. 锻炼身体,增强体质;一旦患病及时隔离和积极治疗。

3. 患病期间禁食或少食,避免吃生冷和高蛋白食品。

八、临证备要

（一）临证要点

1. 白喉病属温热病范畴,故应按治疗温热病方法进行治疗。此外,医者要针对患者的体质,辨明病症的阴阳、表里、寒热、虚实等属性。

2. 重视局部处理与整体调治相结合。局部处理要防止假膜阻塞气道,整体调治重在改善患者全身状况。

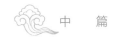

（二）沟通要点

1. 解释病因及现况,合理选择治疗方案。

2. 介绍预后及日常调摄要点。

九、中西医结合诊疗思路

白喉症状顽固危险,单纯中药或西药往往治疗效果不理想,采用中西医结合思路,辨证与辨病相结合的诊疗方法,方能取得更好的疗效。通过中医药的"针对性""个体化"和"综合性"治疗,常能取得较好的效果。可应用辨证内服中药,配合中药喷喉、含药、针灸推拿等手段,从而促进白喉治愈率的提高。

复习思考题

1. 简述本病的西医诊断要点。

2. 简述本病的中医辨证要点。

3. 试述本病的中西医结合治疗优势体现。

（李　岩）

第六节　艾滋病的耳鼻咽喉头颈部表现

获得性免疫缺陷综合征(acquired immune deficiency syndrome, AIDS)又称艾滋病,是由人类免疫缺陷病毒(human immunodeficiency virus, HIV)感染引发的以免疫功能部分或全部丧失,导致严重反复的机会感染、恶性肿瘤形成以及神经系统损害为特征的烈性传染病。艾滋病患者中,有40%~80%存在耳鼻咽喉和头颈部病变。目前尚无对应的合适中医病名,但倾向于以"艾毒"称之。

一、病因病理

（一）西医病因病理

1. 病因　艾滋病患者及 HIV 携带者为本病传染源。HIV 存在于 AIDS 患者与 HIV 携带者的血液、精液、乳汁、唾液和其他体液中,性传播、血液传播、母婴传播为主要传播途径。

2. 病理　目前认为,HIV 与 CD_4^+T 淋巴细胞有强大亲和力。当 HIV 侵入人体后,与 CD_4^+T 淋巴细胞膜融合,去外壳,病毒的两条单股正链 RNA 进入胞浆,经反转录酶的作用,然后转入细胞核,经整合酶作用,在胞核与宿主基因组整合。至此时,病毒处于潜伏态。一般可经 2~10 年或更长的潜伏期,前病毒被某种因素激活,转录 mRNA 并在细胞内复制,于细胞膜上再装配成新病毒释放于血。释放后的大量 HIV 再侵犯新的靶细胞。大量病毒的复制,可导致 CD_4^+T 淋巴细胞大量破坏、溶解,最终引起免疫功能严重抑制而形成免疫缺陷,进而造成各种严重的机会性感染和肿瘤的发生,耳鼻咽喉和口腔与外界直接相通,且本区域多存在一些炎症病灶,因此易受机会感染波及,头颈部淋巴结也容易受到相应影响。

（二）中医病因病机

AIDS 的发生,概由邪毒外袭和正气不足的综合作用所致。邪毒即艾毒,为具有强烈传染性的疫疠之气,正气不足主要为精亏体弱。当艾毒侵入人体时,如正气强盛,脏腑功能正常,毒尚不盛,即潜伏于体内而可多年不发病。如因耗伤肾精,气血不足,脏腑功能失调,小儿感染疫毒,抗病力弱等;或疫毒太盛,损伤脏腑气血致正气虚损,无力抗邪,各种病邪乘虚侵袭人体,终致正气虚衰,脏腑功能衰竭而导致死亡。但是,全球已有数例自然痊愈的病例报告,提示匡扶正气的重要性。

二、临床表现

（1）耳部病变:20%~80%的患者存在耳科疾病。耳郭、外耳道的 Kaposi 肉瘤,表现为高于皮肤的紫红色斑丘疹或结节;外耳卡氏肺囊虫感染,病理检查可发现原虫;外耳带状疱疹、真菌病、化脓性中耳炎、中耳乳突炎等,可检测出多种病原微生物;神经系统病变可出现耳鸣、眩晕、感音神经性聋、面瘫。

（2）鼻及鼻窦病变:鼻-鼻窦炎是艾滋病患者最为常见的鼻部表现,发生率为 20%~68%。出现鼻塞、脓涕、鼻出血等症状。巨细胞病毒感染可引起鼻部化脓性病变,如鼻中隔脓肿等。疱疹病毒感染鼻部,可出现带状疱疹或巨大疱疹性溃疡,后者可自鼻前庭蔓延至鼻中隔、鼻翼或面部等处。隐球菌感染可引起鼻窦炎。

（3）口腔及咽喉病变:咽部及口腔是艾滋病最常累及的部位之一,可见于 50%~80% 艾滋病患者。病变最常见的是念珠菌感染,表现为较严重的鹅口疮;扁桃体炎、咽炎、腺样体炎、喉炎等,则多为肺炎支原体或沙眼衣原体等感染;咽喉部脓肿可发生在扁桃体周或会厌等处;Kaposi 肉瘤可发生于口腔及咽喉处。机会性感染或肿瘤发生于喉部,可出现声嘶、喘鸣和喉阻塞。

（4）头颈部:颈部淋巴结病变是艾滋病最常见的颈部体征,包括 HIV 感染引起的反应性颈淋巴结炎 23%~71%,颈淋巴结结核 22%~52%,淋巴瘤 2%~7% 或 Kaposi 肉瘤。病毒等感染可致腮腺肿大或腮腺肿瘤。

三、辅助检查

实验室检查

1. HIV 抗体检测　检测 HIV 抗体是诊断艾滋病的一项重要指标。其要求要准确、可靠,必须经过初筛试验和确认试验。目前初筛方法主要有酶联免疫吸附试验,明胶颗粒凝集试验,斑点印迹试验和免疫荧光试验。确认试验用免疫印迹试验。

2. HIV 核酸检测　应用 PCR 或反转录-PCR(reverse transcription PCR,RT-PCR)法检测外周血液,可以检测 HIV DNA,作为早期诊断及免疫印迹试验可疑结果的确认检测方法。

3. 病毒载量测定　该法敏感性和特异性高,对早期感染及特殊免疫反应个体检测有重要意义,是判定临床疗效、疾病进展、估计预后、制订和调整治疗方案的重要依据。

4. CD_4^+T 淋巴细胞计数及 CD_4^+/CD_8^+T 比值检测　$CD_4^+T>0.5×10^9L$,CD_4^+/CD_8^+T 比值在 1.6~2.1 为正常。$CD_4^+T<0.2×10^9/L$,$CD_4^+/CD_8^+T<1$ 即可诊断。

四、诊断与鉴别诊断

（一）诊断要点

1. 诊断原则　HIV/AIDS 的诊断需结合流行病学史(包括不安全性生活史、静脉注射毒品史、输入未经抗 HIV 抗体检测的血液或血液制品、HIV 抗体阳性者所生子女或职业暴露史等)、临床表现和实验室检查等进行综合分析,慎重做出诊断。

2. 成人、青少年及 18 月龄以上儿童,符合下列 1 项者即可诊断 HIV 感染:①HIV 抗体筛查试验阳性和 HIV 补充试验阳性(抗体补充试验阳性或核酸定性检测阳性或核酸定量>5 000 拷贝/ml);②有流行病学史或艾滋病相关临床表现,2 次 HIV 核酸检测均为阳性;③HIV 分离试验阳性。

3. 18 月龄及以下儿童,符合下列 1 项者即可诊断 HIV 感染:①为 HIV 感染母亲所生和 2 次 HIV 核酸检测均为阳性(第 2 次检测需在出生 4 周后采样进行);②有医源性暴露史, HIV 分离试验结果阳性或 2 次 HIV 核酸检测均为阳性;③为 HIV 感染母亲所生和 HIV 分离试验阳性。

（二）鉴别诊断

1. 艾滋病急性感染期需要和流感、感冒、急性淋巴结炎等疾病进行鉴别,早期患者可出现发热、淋巴结肿大、皮疹等临床表现,发热时可伴随头痛、关节痛、乏力、肌肉酸痛等症状, 类似于流感。

2. 艾滋病晚期出现各种感染、肿瘤等疾病时,需要和肝硬化所致脾功能亢进症、原发性肿瘤进行鉴别。

（三）中医辨证要点

AIDS 在耳鼻咽喉头颈部的病症表现极其多样化,可按对应病症进行辨证论治,在施治中,对于炎症性病变,注意扶正祛邪,祛邪的同时兼用补益气血、健脾温肾、益气养阴、活血化瘀等法。

ER-14-6

艾滋病的耳鼻咽喉头颈部表现思维导图

五、治疗

目前的基本治疗方法主要是针对发病过程中的 HIV 病毒感染、细胞免疫功能破坏、机会性感染和肿瘤病变等方面进行对症治疗,以达到抑制 HIV、重建免疫功能、减少相关疾病的发生、降低病死率的目的。

（一）西医治疗

1. 一般治疗 包括心理和精神方面的安抚治疗;适当休息,避免过于疲劳;有高热、严重感染时应提供高糖、高蛋白易消化的食物,要充分补充热量。

2. 抗 HIV 治疗 主要有核苷酸类反转录酶抑制剂,非核苷酸类反转录酶抑制剂和蛋白酶抑制剂三类。现在采用高效抗反转录病毒联合疗法,已明显提高了抗 HIV 的疗效。

3. 免疫调节药物 包括 α-干扰素、白细胞介素-2、丙种球蛋白、胸腺素、粒-巨噬细胞集落刺激因子及粒细胞集落刺激因子等,但其疗效均为暂时性的。

4. 机会性感染的治疗 孢子菌肺炎应用复方磺胺甲噁唑片和戊双咪。隐球菌感染可选用两性霉素 B、5-氟胞嘧啶;念珠菌感染可用制霉菌素、氟康唑等。巨细胞病毒、疱疹病毒感染可选用阿昔洛韦、更昔洛韦。细菌感染:根据细菌培养及药敏试验结果选用敏感抗生素。

5. Kaposi 肉瘤、非霍奇金淋巴瘤的治疗 可予化疗和放疗。

6. 手术治疗 手术是有效的辅助治疗手段。如鼻窦炎的鼻内镜手术、化脓性中耳炎的手术引流;喉 Kaposi 肉瘤或感染引起喉阻塞时,需行气管切开术。

（二）中医治疗

1. 辨证论治 可参照中医"虚劳"病进行辨证论治。

AIDS 在耳鼻咽喉头颈部的病症表现极其多样化,可按对应病症进行辨证论治,在施治中,对于炎症性病变,注意扶正祛邪,祛邪的同时兼用补益气血、健脾温肾、益气养阴、活血化瘀等法。

对于 Kaposi 肉瘤、淋巴瘤,可在放疗、化疗的同时,兼用活血化瘀散结、健脾益气化痰、补益气血等治法。鹅口疮则予以清热解毒化湿、健脾益气燥湿、养阴清热除湿。

近年研究证实,一些中药、中药提取物及中药制剂对 HIV 有不同程度的抑制作用。如紫花地丁、黄芩、白头翁、穿心莲、黄连、夏枯草、牛蒡子、苦参、紫草、丹参、姜黄等;双黄连粉针剂、小柴胡汤等。而补中益气汤、六君子汤、玉屏风散、四物汤、当归补血汤、六味地黄丸（汤）、知柏地黄丸（汤）、生脉散等对免疫功能有调节作用,均可随证选用。

2. 中医其他方法

针灸疗法:针灸治疗选用肺俞、大椎、曲池;肾俞、命门、脾俞;中脘、关元、气海等穴,三组穴位交替使用。大椎、曲池采用针刺法,平补平泻;气海、中脘、关元、肾俞、脾俞、肺俞用灸法。可明显改善发热、乏力、便溏、消瘦、咳嗽等症状。

六、预防与调摄

1. 禁欲,或者采用安全的性行为,例如使用避孕套。
2. 接受检测并治疗性传播感染,包括艾滋病病毒。
3. 避免注射药物,或者在注射时一定要使用新的一次性针头和针管。
4. 确保需要的任何血液或血液制品都经过艾滋病病毒检测。

七、临证备要

（一）临证要点

1. 对于耳鼻咽喉头颈部的炎症常规治疗不佳的患者,均需排除 HIV 感染,特别是有高危病史的人群。
2. 治疗要中西医结合,重点是抗病毒治疗,中医辨证重在扶正祛邪。

（二）沟通要点

1. 解释病因及现状,合理选择治疗方案。
2. 介绍预后及日常调摄要点,疏导缓解患者的焦虑情绪。

八、中西医结合诊疗思路

HAART 疗法具有非常强大的抗病毒作用,可以使 HIV RNA 在血浆中达到检测不出的水平,并且可以长期维持这一疗效,使 HIV 相关并发症明显减轻,机会性感染发病率明显降低。但是,患者在服药过程中,不仅部分患者会出现相关药物毒副反应,引起机体代谢紊乱,造成生活质量下降,而且就疗效水平而言,目前最理想的效果也还只能达到清除血液病毒而已,尚不能清除整合入宿主基因组中的病毒 DNA,即只能达到"功能性"治愈的水平。因此,这类患者依然存在复发概率。所以,在应用 HAART 疗法治疗的同时,结合中医药疗法,注意扶正祛邪,在解毒祛邪的基础上加强扶正培元,使中医辨证论治与抗病毒疗法协同作用,可充分发挥中医药整体调节及西药强效抗病毒治疗的优势,达到提高患者生活质量,延长生命的目的。

复习思考题

1. 艾滋病在耳鼻咽喉头颈有哪些表现?
2. HIV 感染的全过程可分为哪几期?

ER-14-7

扫一扫,
测一测

（唐旭霞）

◆◆◆ 第十五章 ◆◆◆

耳鼻咽喉头颈肿瘤

学习目标

1. 掌握耳鼻咽喉头颈部常见良性肿瘤的诊断,鼻腔与鼻窦恶性肿瘤、鼻咽癌、扁桃体癌的临床表现与西医诊断及中、西医处理方案,喉癌的西医诊断与中医辨证要点,中、西医处理方案。

2. 熟悉耳鼻咽喉头颈部常见良性肿瘤的中西医治疗,鼻咽癌的诊断要点和西医治疗原则,下咽癌、颈部肿块的诊断与中、西医处理要点。

3. 了解耳鼻咽喉头颈部常见良性肿瘤的病因病理、预防与调摄,鼻腔癌、上颌窦癌、筛窦癌、额窦癌、蝶窦癌的诊断、鉴别诊断及相关进展。

第一节　概　　述

耳鼻咽喉头颈肿瘤包括耳、鼻、咽喉、眼、口腔、颌面、颈及颅底部位所发生的肿瘤。本章将对部分常见的耳鼻咽喉头颈肿瘤进行介绍。

在所有耳鼻咽喉头颈肿瘤疾病中,恶性肿瘤对人体的危害最大,发病率也较高。头颈部肿瘤中,除甲状腺肿物良性居多外,绝大多数(70%~80%)成年人颈部肿块为恶性肿瘤。因此,肿瘤的防治工作,尤其耳鼻咽喉头颈肿瘤的防治工作已成为重要任务。

中医学对于耳鼻咽喉头颈肿瘤的早期描述来自宋代陈言《三因极一病证方论》中所记载的"瘿瘤"(相当于现代西医学中的甲状腺肿瘤),到清代吴谦《医宗金鉴》中所记载的"舌菌""石疽"(相当于现代西医学中的舌部及颈项部的恶性肿瘤)及清代张宗良《喉科指掌》中有关喉菌(相当于现代西医学中咽喉部的恶性肿瘤)等疾病的记载。

中西医结合治疗在耳鼻咽喉头颈肿瘤防治工作中起到了重要的作用。

1. 预防　"治未病"是中医预防医学思想的高度概括,主要包括未病先防、已病防变及病后防复。这与现代西医学中的肿瘤三级预防不谋而合。未病先防,即在肿瘤未发生之前,对可能诱发肿瘤的各种易感因素采取积极有效的防护措施或延缓其发生,也就是一级预防。已病防变,一方面是指对可能恶化的癌前病变采取有效措施进行合理防范,以防止其转变为癌症,另一方面是指已经产生癌变的患者,应采取有效方式防止或延缓其进一步恶化,也就是二级预防。病后防复,即指在进行积极有效的临床治疗后,达到了临床痊愈的结果,并有效地防止肿瘤的复发或转移,而采用中医药治疗加以防范,这相当于三级预防。

2. 治疗　中西医结合治疗耳鼻咽喉头颈肿瘤主要体现在中医药与外科治疗的结合,与内科放疗、化疗的结合,与肿瘤微创与无创治疗的结合及与肿瘤姑息治疗的结合等方面。外科手术治疗是解决大多数耳鼻咽喉头颈良、恶性肿瘤的主要治疗方式,中医药与手术联合的优势在于增强手术疗效,预防术后肿瘤的复发或转移,改善患者的生活质量。内科放疗是鼻咽癌的主要治疗方法,但放射治疗只是针对照射范围内的肿瘤细胞起到局部控制和杀灭的作用,且对正常细胞和肿瘤细胞无法进行选择,在放疗过程中患者会出现头晕、乏力、咽干、纳差等一系列不良反应,联合中医药治疗一方面可以增加机体对于放疗的敏感性,另一方面可以提高机体的免疫能力,加强对正常细胞的保护,降低放疗引起的毒副反应,防止肿瘤的转移及复发,即中医的"增效减毒"作用。微创及无创治疗是目前耳鼻咽喉头颈肿瘤治疗的新模式,主要采用内窥镜、射频或等离子技术开展各种外科手术治疗鼻腔鼻窦良、恶性肿瘤,咽喉部良、恶性肿瘤等。在治疗过程中,将中医药与微创治疗方法联合或序贯使用,以达到标本兼治及增效减毒的作用。针对一些耳鼻咽喉头颈晚期肿瘤患者或带瘤生存患者,中医药治疗发挥了积极的作用,具有提高机体免疫能力、毒副作用小、费用低廉的优势,最大程度上提高患者的生存质量及延长患者的生存期。

(冷 辉)

第二节 囊 肿

囊肿(cyst)是指囊性肿物,其内容物多为液性,不是真性肿瘤。从病因角度可分为先天性囊肿和后天性囊肿。先天性是指在胚胎发育过程中,相关部位胚胎组织融合障碍或未完全退化,以致胚胎组织残留于健康组织内而形成的先天性异常(畸形),如甲状舌管囊肿、鳃裂囊肿等;后天性囊肿是由于炎症等因素引起引流障碍致液体潴留形成囊肿,如鼻窦囊肿等。其属于中医"痰包"范畴。由于先天禀赋异常,脉络运行不畅,致痰湿停聚;或由于饮食劳倦伤脾,脾虚无力运化水湿,致使津液停聚,痰浊内生,阻滞脉络,循经流注,结聚而成包块;痰湿可与外感邪毒互结,化热灼肌,出现疼痛、发热,囊肿突然增大,甚至溃破流脓。

一、鼻部囊肿

(一)鼻前庭囊肿

鼻前庭囊肿(nasal vestibular cyst)多发生于鼻前庭底部皮下,骨性梨状孔前外,上颌骨牙槽突浅面的软组织内。女性发病多于男性。

鼻前庭囊肿的形成,有腺体潴留与面裂发育异常两种学说,现多倾向于后者,是胚胎发育期球状突和上颌突融合部胚胎上皮残留或迷走而发展形成。该囊肿由弹性纤维和含众多网状血管的结缔组织构成坚韧而有弹性的囊壁,内覆纤毛柱状上皮、立方上皮或其他类型上皮,富含杯状细胞。其囊液为浆液性或黏液性,色黄或棕。多生长缓慢,无明显不适,在体检被发现。常因继发感染出现局部疼痛,囊肿增大而就诊。

本病临床表现主要为一侧鼻翼-上唇膨隆,唇龈沟隆起变浅,触之呈乒乓球感。若有急性感染,局部皮肤可有红肿,触之疼痛。穿刺可抽出囊液,CT 扫描可显示圆形或椭圆形囊性影(图 15-1)。

治疗:囊肿较小者,可于抽净囊液后注入消痔灵与1%利多卡因混合液、碘酊或其他硬化剂,以促进囊肿纤维化。囊肿较大者,宜手术摘除之。

(二)鼻窦囊肿

鼻窦囊肿主要包括鼻窦黏液囊肿(paranasal sinuses mucocele)和鼻窦黏膜囊肿,另上颌窦常有牙源性囊肿(odontogenic cyst)。

1. 鼻窦黏液囊肿 多发生于筛窦、额窦,上颌窦较少见。多因鼻窦自然开口完全堵塞,

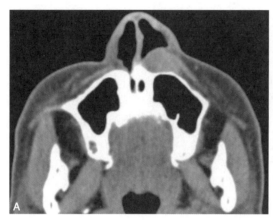
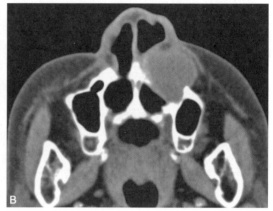

图 15-1　鼻前庭囊肿

窦内分泌物潴留发展而成。随着窦内分泌物潴留增多,压力逐渐升高,窦内黏膜受压变薄,鼻窦骨壁也逐渐吸收变薄。囊肿较小时多无明显症状,可有反复鼻流黄水现象,囊肿增大可出现头疼及相应部位的压迫症状,如筛窦囊肿可出现眼胀,视物模糊,眼球外移前突,中鼻道饱满等;额窦囊肿可出现前额部及眶内上部隆起,眼球向外下移位;上颌窦囊肿则有明显鼻塞,鼻腔外侧壁内移,面颊部隆起。触之可有乒乓球感。

2. 鼻窦黏膜囊肿　可发生于任何鼻窦,但以上颌窦多见,分为黏液潴留囊肿和浆液性囊肿,系因黏膜炎症引起。黏液潴留囊肿是由于黏膜炎症使腺管堵塞,腺体分泌的黏液潴留而形成。浆液性囊肿则多见于变应性鼻炎,由于窦腔黏膜炎症,毛细血管通透性增加,渗出增多,渗出液积留于黏膜下结缔组织内而形成的。鼻窦黏膜囊肿多无特殊症状,可有反复鼻流黄水现象,常在体检时发现。CT 显示窦腔内圆形或椭圆形等密度阴影,上颌窦黏膜囊肿多位于上颌窦底(图 15-2)。

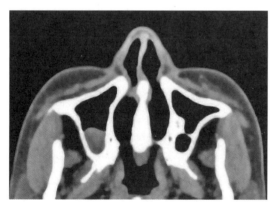
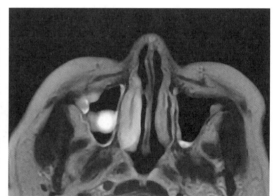

图 15-2　鼻窦黏膜囊肿 CT

3. 上颌窦牙源性囊肿(图 15-3),包括根尖囊肿、含牙囊肿等。根尖囊肿多系根尖炎引起,常有牙痛,牙龈红肿,牙齿松动、缺损等。含牙囊肿是牙槽骨内未萌出牙齿的造釉细胞增殖分泌形成,多因囊肿增大破坏骨质,局部出现膨隆,或继发感染出现疼痛等而就诊。影像学检查,X 线片上显示圆形或椭圆形透明阴影,囊肿阴影中含有牙影,周围骨质压迫吸收,囊肿周边呈一白色骨质反应线。如囊肿内含有牙根则为根尖囊肿,包含牙冠则为含牙囊肿。

治疗:鼻窦黏液囊肿采用鼻内镜下窦腔开放,充分引流。黏膜囊肿可不需特殊处理,如有囊肿较大出现头痛等不适,可手术切除。根尖囊肿除抗炎治疗外,需行根管治疗,必要时

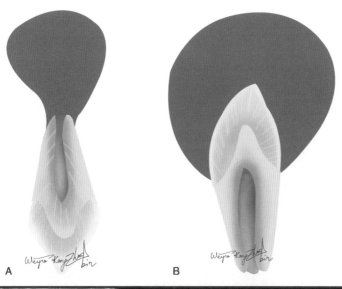

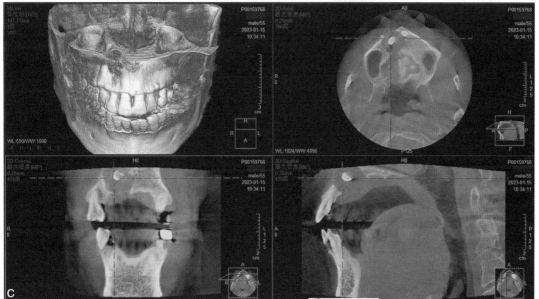

图 15-3 牙源性囊肿
A. 根尖囊肿；B. 含牙囊肿；C. 含牙囊肿 CT。

可拔除相应牙齿。含牙囊肿则需切除囊肿并拔出相应的未萌出的牙齿。

二、颈部囊肿与瘘管

（一）鳃源性囊肿与瘘管

鳃源性囊肿及瘘管，又称先天性颈侧囊肿及瘘管、鳃裂囊肿及瘘管等，为胚胎时期鳃沟或鳃囊（或称咽囊）发育异常引起。病变在皮肤及咽喉部均无开口称为囊肿，在皮肤或咽喉一侧有瘘口，则为不全瘘管或窦道，皮肤及咽喉两侧均有开口，则称为瘘管。

根据胚胎发育来源不同，分为四种类型。

第 1 鳃裂囊肿及瘘管 较少见。由第 1、2 鳃弓未正常融合所致。瘘管的外瘘口多位于下颌角后下方至舌骨平面的胸锁乳突肌前缘，内瘘口位于外耳道软骨部、耳屏、乳突等处，故又称为耳颈瘘管或囊肿。瘘管与面神经关系密切且变异较大。囊肿可位于瘘管的任何部位。

第 2 鳃裂囊肿及瘘管　占绝大多数。由第 2 鳃弓闭合不全引起。大多数外瘘口位于胸锁乳突肌前缘中、下 1/3 相交处及其附近区域。瘘管穿过颈阔肌沿颈动脉鞘上行,穿越颈动脉分叉,到达腭扁桃体窝,内瘘口位于此处。囊肿多位于胸锁乳突肌前缘中 1/3 处。

第 3 鳃裂囊肿及瘘管　较少见。由第 3 鳃弓闭合不全引起。外瘘口位于胸锁乳突肌前缘下端,瘘管经颈动脉之前入梨状窝,内瘘口位于此处。

第 4 鳃裂囊肿及瘘管　临床极少见。由第 4 鳃弓闭合不全引起。外口位于锁骨上部的皮肤,内口一般开口于梨状窝或食管入口。

Billey 根据鳃源性囊肿与颈部器官的位置关系,将其分为 4 型:Ⅰ型,表浅型;Ⅱ型,颈内静脉黏着型;Ⅲ型,颈内外动脉之间,通向第一颈椎及颅底;Ⅳ型,靠近动脉和咽侧壁。

临床最多见者发生于第二鳃裂,其次为第一鳃裂,发生于第三、第四鳃裂者罕见。本病主要表现为单侧颈部缓慢长大的包块,触之呈囊性感,或颈侧皮肤瘘口伴有溢液,可因反复感染而致瘘口皮肤红肿、糜烂、结痂、瘢痕形成(图 15-4)。B 超和 CT 检查可协助诊断。可以用探针探查瘘管的走向,或注入造影剂行 CT 或 X 线摄片,以明确瘘管的行程与内口位置。

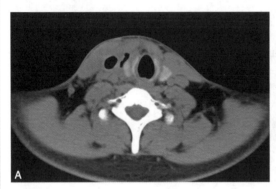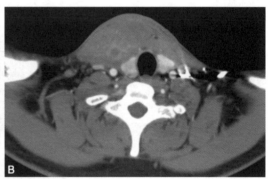

图 15-4　鳃裂囊肿及瘘
A. 空气自内瘘口进入囊肿;B. 鳃裂囊肿继发感染。

治疗:主要治疗措施为手术切除。术中可用亚甲蓝液对瘘管进行染色,明确瘘管的走向及与周围组织的关系,有利于完整切除瘘管。

（二）甲状舌管囊肿与瘘管

甲状舌管囊肿与瘘管(thyroglossal cyst and fistula)又称颈中线囊肿与瘘管,是最常见的颈部先天性畸形。是胚胎发育期间甲状腺始基下降过程中,甲状舌管未退化或退化不全,残留的上皮组织发展而成。

甲状舌管囊肿与瘘管发生于胸骨切迹与舌盲孔之间的任何部位,85% 居甲状舌骨膜处。多因感染增大后被发现。触诊皮下光滑而有弹性的球形包块,与皮肤无粘连,可随吞咽动作而上下移动,伸舌时则向后缩。如有瘘口,瘘管外口多在舌骨水平以下的颈中线上,或稍偏向一侧,吞咽时可有分泌物外溢;其内口在舌盲孔。穿刺可抽出黄色或脓性囊液,B 超、CT、MRI 可显示囊性影像。如有瘘口,可通过注入亚甲蓝液,或碘油造影,胶片上可显示瘘管的走向。(图 15-5)

治疗:采用手术将囊肿及瘘管连同部分舌骨一起切除。

三、会厌囊肿

会厌囊肿(epiglottic cyst)是指发生于会厌舌面的囊性肿物,多因会厌黏膜慢性炎症、机

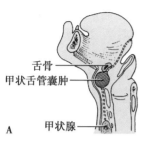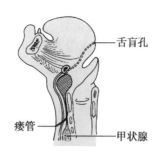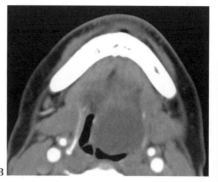

图 15-5　甲状舌管囊肿
A.甲状舌管囊肿及瘘发生示意图；B.甲状舌管囊肿 CT。

械刺激等,导致黏液腺管受阻而致,包括黏液潴留囊肿和表皮样囊肿。也有先天性的称为喉黏液囊肿,一般为喉小囊扩大并充满黏液所致。潴留囊肿囊壁薄,囊壁内层可为鳞状、立方或柱状上皮,内含黏稠乳白色或淡褐色糊状物;表皮样囊肿色黄,囊壁外层为纤维组织,内层为复层鳞状上皮,囊内充满鳞状细胞碎屑;黏液囊肿囊壁薄,色灰白,囊壁内层以柱状上皮居多,内含浅黄色水样黏液。

囊肿较小时多无明显症状,较大者可有咽喉部异物感,刺激性咳嗽等。先天性会厌大囊肿可引起新生儿或婴儿喉阻塞症状。

治疗:囊肿小无明显不适者,可不处理。囊肿较大出现临床症状者,多用支撑喉镜下手术切除。

四、先天性喉囊肿和喉气囊肿

(一) 先天性喉囊肿

先天性喉囊肿(congenital laryngeal cyst)因其组织病理学多样,有不同的名称,如喉胚胎性囊肿、喉胚胎组织形成不良、喉发育障碍、喉上皮囊肿、新生儿囊肿等。囊肿位于声门上,分为喉内型和喉外型。喉内型囊肿局限于喉内,若伸展到喉外则称为喉外型。囊肿的直径从数毫米至数厘米不等,偶有穿过喉至颈前部者。本病的症状主要取决于囊肿的大小和位置,以及患者的年龄。囊肿较小多无症状,囊肿较大则可引起呼吸不畅。若为婴幼儿,喂养时则有憋气、喘鸣、间断性哭声等。

治疗:多采用手术切除。具体视患者的症状及年龄采取不同的方法,小儿喉内型症状轻者,可待年龄增大后再行手术。有呼吸困难者应先通过抽液、气管切开等方式解决呼吸困难,再行手术切除。

(二) 喉气囊肿

喉气囊肿(laryngocele)又名喉膨出、喉憩室,为喉室小囊的病理性扩张,内含气体(图 15-6)。其形成原因包括:①喉室小囊先天性异常扩张。②喉室小囊先天性发育异常,如长期慢性咳嗽、吹号、举重等,使喉室小囊内压力增大而逐渐扩张。③喉室小囊口水肿狭窄,形成单向性活瓣,进气后不易逸出,使小囊扩大。④继发于喉结核、喉梅毒等喉部特异性感染。

根据囊肿波及范围,分为喉内型、喉外型和混

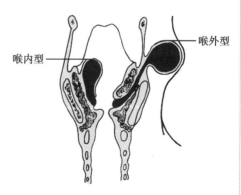

图 15-6　喉气囊肿

401

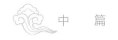

合型 3 型。①喉内型:自喉室突出,将室带或杓状会厌襞推向喉腔内,使喉腔变小,或遮盖声带,阻塞声门,呼气或用力鼓气时明显。气囊肿小者多无症状,大者可有声嘶、咳嗽及呼吸困难。②喉外型:气囊肿自喉室小囊向外于喉上神经血管束处穿过甲状舌骨膜膨出于颈部。咳嗽、哭闹、用力鼓气时可增大,用力吸气或用手挤压则变小。③混合型:喉内和颈部皆有气囊肿隆起,影像学显示囊肿呈哑铃状。具有以上两型的症状。

治疗:喉气囊肿的治疗,多主张手术切除。较小者,可在支撑喉镜下 CO_2 激光切除,较大者,则颈外进路手术切除。有呼吸困难者应及时刺破囊肿或气管切开。

复习思考题

囊肿相当于中医什么病? 其主要病因病机是什么?

（宋若会）

第三节　良性肿瘤

一、鼻腔与鼻窦良性肿瘤

(一) 血管瘤

鼻部血管瘤(nasal hemangioma)好发于鼻腔与鼻窦,为该处最常见的良性肿瘤。与中医的"鼻血瘤"相似。

1. 病因病理

(1) 西医病因病理

1) 病因:病因至今不明。因血管瘤极少恶性变且无转移特性,故认为血管瘤是血管发育过程中的发育障碍或畸形所致的错构瘤,或为先天性的良性肿瘤,与胚胎残余有关。

2) 病理:根据组织学特征,鼻部血管瘤可分为如下几类:①毛细血管瘤:是最常见的一类血管瘤,多发生于 30~50 岁,男性多见。常发生于鼻中隔前部、下鼻甲前端等处,直径多在1.5cm 以内。瘤体如带蒂息肉状,表面光滑或有溃疡,易出血。镜下特征为包含多数成熟的薄壁毛细血管,紧密排列成丝状或分叶状,管壁内皮为单层内皮细胞,管外有多少不等的结缔组织基质。发生于鼻中隔者,表现为出血性息肉样病变。②海绵状血管瘤:多发于鼻腔外侧壁、下鼻甲前部,也可累及上颌窦、筛窦等处。瘤体大小不一,基底较广,质软色红,一般无包膜,可直接侵犯周围骨质。镜下特征为满布均匀排列、相互沟通的血窦,窦壁间隔甚薄,基本为一种勃起组织。③静脉血管瘤:较少见,由小的厚壁静脉组成,多数含有平滑肌细胞,静脉之间为纤维组织。④其他:如良性血管内皮瘤和血管球瘤等。前者肿瘤较小,息肉状,色紫红而质软;镜下见毛细血管密集,形成小叶,血管内皮细胞层数增多,较为均一,管腔多消失。该瘤浸润性强,可侵入鼻窦、眶内及颅底,但无转移。后者罕见,由高度特殊的外皮细胞构成,细胞大小不一致,圆或梭形,包绕血管。

(2) 中医病因病机:血瘤特征为脉络丛集,构成瘤的主体。心主血脉,又为火脏。先天禀赋异常,诱发心火妄动,迫血入络,血热妄行,脉络扩张增生,纵横交织成瘤。此外,血瘤之发生,还与胎火妄动,肾中伏火上蒸,或肝郁化火,迫血妄行有关。

2. 临床表现

(1) 症状

1) 鼻部症状:主要症状常表现为进行性鼻塞、反复鼻出血。

2）压迫症状：肿瘤发展可压迫并破坏骨质，侵及邻近器官，会引起面部畸形、眼球移位、复视、头痛等。

3）全身症状：长期反复的小量出血可引起贫血，严重大出血可致失血性休克。

（2）体征：鼻镜检查，可见鼻中隔等处带蒂或广基新生物，色暗红，表面光滑或桑葚状，触之易出血。若肿瘤位于鼻窦内，可见鼻道内有血性分泌物，或见中鼻道饱满，有息肉状物。

3. 辅助检查

影像学检查：鼻窦 CT 可更清晰显示窦腔病变及其累及范围，而且增强明显。增强 MRI 可清晰显示瘤组织增强影像。

4. 诊断与鉴别诊断

（1）诊断要点：鼻腔血管瘤一般不易漏诊或误诊。若病变位于鼻窦内，要依据临床表现做出初步判断，最后确诊有赖于手术探查和术后病理检查结果。血管瘤一般不行活检。

（2）鉴别诊断

1）鼻窦囊肿：囊肿质软，表面光滑，穿刺有半透明黏液性液体或黄色液体可资鉴别。

2）上颌窦恶性肿瘤：肿物多不规则，易溃烂，鼻涕带血，病理检查可确诊。

5. 治疗 根据肿瘤所在部位及其大小，权衡利弊，选用以中药硬化剂为主的局部治疗方法，也可采用手术切除或其他疗法。

（1）中医治疗：小的血管瘤可用消痔灵等硬化剂做瘤体内注射，一般每次 0.5~1ml，加等量利多卡因，多点注射，每周 1 次，直至瘤体瘢痕化为止。

（2）西医治疗

1）手术治疗：对于瘤体过大且部位深在者，手术切除为主要方法。

2）其他疗法：鼻中隔或鼻甲表面的小血管瘤，可直接用激光、冷冻或微波等物理疗法消除之。

6. 预防与调摄

（1）避免反复触碰，以减少出血。

（2）少食辛辣肥甘之物，戒除烟酒。

（3）预防感冒，保持鼻腔通畅。

7. 临证备要 鼻腔及鼻窦血管瘤的临床表现随病程长短及病变范围的大小而异，鼻腔血管瘤主要表现为单侧进行性鼻塞、反复鼻出血。早期鼻窦血管瘤可无任何症状，随着血管瘤增大，可出现鼻塞、鼻出血，严重者可有面部畸形、眼球移位等症状。诊断较为明确，治疗时合理选择治疗方案。

8. 中西医结合诊疗思路 鼻腔及鼻窦血管瘤根据临床表现、体征、影像学检查、病理学检查可确诊。其治疗根据肿瘤所在部位及其大小、患者具体病情，权衡利弊。

（二）乳头状瘤

乳头状瘤（papilloma）或内翻性乳头状瘤，是鼻腔与鼻窦最常见的真性良性肿瘤，发病率仅次于血管瘤，具有复发与恶性变趋势。该瘤多发于 40 岁以上的中年男性，50~70 岁为发病高峰期，约占鼻腔肿瘤的 0.4%~4.7%。本病属于中医"鼻瘤"范畴。

1. 病因病理

（1）西医病因病理

1）病因：病因不明。可能与慢性炎症刺激导致上皮化生，以及病毒感染，特别是人乳头状瘤病毒（human papilloma virus，HPV）16 型和 18 型感染有关。

2）病理：鼻腔和鼻窦乳头状瘤可分为外生性与内翻性两型。外生性乳头状瘤亦称

ER-15-3

鼻腔鼻窦血管瘤诊断思维导图

外生性"移行细胞性"乳头状瘤,好发于鼻中隔,也可见于鼻腔外侧壁和鼻窦,来源于假复层纤毛柱状上皮。内翻性乳头状瘤也称内翻性"移行细胞性"乳头状瘤,好发于鼻窦和鼻腔外侧壁,以上皮向组织深部翻转,呈现表层上皮过度增生,向基质内呈乳头状生长为特征。这两型的生物学行为差异甚大。后者具有破坏力,可侵犯周围组织及颅内,且恶性变倾向明显。

（2）中医病因病机:薛己曰:"夫瘤者留也,随气血凝滞,皆因脏腑受伤,气血乖违。"脏腑功能失调是瘤发生的根本原因。虽鼻为肺窍,鼻瘤所生,却常因外邪侵袭诱发脾胃湿热上蒸,或胆腑火热上炎,炼津成痰,流注肌膜之间,结聚而为之瘤。若素有肺气亏虚,或肺脾气虚,水湿运化失调,更易造成水湿聚积,加剧炼痰成瘤的病理过程。

2. 临床表现

（1）症状:肿瘤较小时,可无明显症状,或仅表现为鼻分泌物增多,时有涕中带血。随肿瘤体积增大,可出现不同程度鼻塞、嗅觉障碍、头痛等症。

（2）体征:瘤体大小不一,呈红色或灰红色,表面呈颗粒状、乳头状、桑葚状或分叶状,较息肉为硬,易出血。当肿瘤充盈鼻腔,可致外鼻变形;充盈鼻窦腔,可致内眦、面颊部隆起,或硬腭下塌。肿瘤向窦外扩展,累及眼眶,可见突眼、眼球运动障碍。多为单侧性,双侧同时患病者少见。

3. 辅助检查

影像学检查:鼻窦X线片及CT可定位病变,了解累及区域和骨质破坏情况,有利于术式选择和确定手术范围。MRI对明确肿瘤起源和范围作用更大,T1加权相增强扫描中,可以看到明确的"脑回征"。

4. 诊断与鉴别诊断

（1）诊断要点:宜行多部位活检进行病理确诊。疑有恶性变者,应于术中行冰冻快速切片,以适时修正手术方案。

（2）鉴别诊断:主要应与鼻息肉相鉴别,其依据为病理检查结果。鼻息肉一般有变态反应及感染史,无性别差异,多为青年或中年发病,组织病理表现可见嗜酸性粒细胞及炎性细胞。应提高警惕的是,经常发现肿瘤表面组织是息肉,而深部组织才是内翻性乳头状瘤,且可能为双侧性病变,不可大意。

5. 治疗　乳头状瘤对放射线不敏感,而内翻性者又有较高恶性变倾向,故治疗以手术彻底切除为基本原则。为防止术后复发,可结合局部用药和辨证治疗,力求达到根治目的。

（1）西医治疗:主要以手术治疗为主。根据暴露充分、操作方便、无碍面容、减少鼻腔功能损害的原则,首选鼻内镜下肿瘤切除手术。对于内翻性乳头状瘤,应特别注意彻底切除其基底及浸润组织,可用电凝烧灼基底和周围的骨质及软组织,保证一定的安全缘。

（2）中医治疗

1）辨证论治:围手术期,尤其是术后,宜用益气养血活血之品,兼以解毒祛邪散结中药治之,有利于防止复发。

2）局部治疗:用鸦胆子制成乳剂或油剂,直接涂抹肿瘤表面,或手术中敷布于肿瘤切除后的基部创面,以消除可能残留的肿瘤细胞,以防复发。

6. 预防与调摄

（1）避免有害气体刺激。

（2）少食辛辣刺激性的食物。

鼻腔内翻性乳头状瘤

右侧鼻腔乳头状瘤视频

鼻窦CT冠状位为内翻性乳头状瘤

鼻腔鼻窦乳头状瘤诊断思维导图

7. **临证备要** 本病根据症状、体征以及反复、多部位活检,一般可做出诊断。影像学检查有助于确定病变部位,了解病变范围及骨质破坏情况,利于手术方式的选择。治疗以手术切除为主,对于内翻性乳头状瘤由于具有侵袭性生长、易复发和恶性变的特点,应作根治性切除术,并定期复查。

8. **中西医结合诊疗思路** 鼻腔鼻窦乳头状瘤治疗以手术彻底切除为基本原则,围手术期配合中医局部用药和全身辨证治疗,可防止复发。

案例分析

吴某,男,59岁。

初诊(2000年10月15日):患者诉反复鼻塞3年余。患者3年前常于着凉或劳累后即感冒,鼻塞不通,伴咳嗽、咳痰。20天前,患者鼻塞不通,继而出血,开始量少,塞棉球可以止血。逐渐加重,白天流血不止,昨天起出血更多,自行用棉球无法止血,遂来就诊。现症见两鼻鼻塞,流血不止,左鼻更甚,稍有头痛,常感咽干喜饮,稍咳,咳痰略黄,食欲较差,二便调,舌质干燥、色淡少津,苔微黄,脉细涩。查体神志清楚,表情淡漠,面容憔悴、晦暗萎黄,形体消瘦,头晕疲乏。专科检查:左侧鼻腔充满新生物,呈桑椹样长于鼻中隔前部,表面呈红色,较息肉为硬,触探时易于出血。颈部未扪及淋巴结肿大。行鼻腔肿块活检,3日后回报为鼻内翻性乳头状瘤,局灶恶性变,低分化鳞癌。鼻窦CT示左侧鼻腔占位,直径约7cm,侵犯同侧上颌窦内侧壁及窦腔,颅底骨质未见破坏,双侧咽旁间隙均未受侵犯。颈部及腹膜后,肝、胆、胰、脾B超未见转移灶,胸部X线检查报告有支气管炎改变。

辨证分析:患者热结肺胃,迫血妄行,外感邪毒,裹结上滞鼻腔,久而津伤化燥,脏腑功能失调,变生癌肿。邪滞鼻窍,固有鼻塞;肺胃热结,上疏于鼻则见流血不止,阻滞气机则见咳痰略黄;咽干喜饮,食欲较差,二便调,舌质干燥、色淡少津,苔微黄,脉细涩,均为肺胃燥热、迫血妄行之象。

诊断:鼻瘤岩变(鼻腔/鼻窦内翻性乳头状瘤恶性变,$T_1N_0M_0$,Ⅰ期)。

辨证:肺胃燥热,迫血妄行证。

治法:首选手术治疗,围手术期辅以中医药治疗。术前以邪实为主,治以解毒祛邪,宁血活络,滋养肺胃。

处方:益气解毒汤加减。黄芪30g,黄连10g,党参15g,生地黄15g,山药15g,薏苡仁15g,墨旱莲15g,白茅根30g,白花蛇舌草30g,地龙10g,土茯苓15g,苍耳子10g,山慈菇12g,重楼12g,补骨脂12g,莪术12g,甘草5g。15剂,水煎服,日1剂。

二诊(2000年11月30日):患者术后35天,现感舌体干燥,咽干欲饮,精神尚可,饮食如常,睡眠亦佳;舌稍红,苔白,脉细弱。查体形体瘦削;左侧鼻腔少量黑褐色痂皮,取出后黏膜充血,稍显粗糙。现症提示气阴两虚,津液不足。考虑久病本虚,外加术后耗伤本元,予以滋养肺胃、润燥存津之剂,原方加减服之。

处方:黄芪30g,党参15g,生地黄15g,山药15g,薏苡仁15g,胡桃肉15g,白花蛇舌草30g,黄连10g,补骨脂12g,地龙10g,苍耳子10g,莪术12g,麦芽15g,重楼12g,甘草5g。15剂,水煎服,日1剂。

鼻腔辅以鱼腥草滴鼻液、薄荷油滴鼻液滴鼻。

三诊(2000年12月16日):患者仍感舌体干燥,咽干欲饮,精神尚可,饮食如常,睡眠尚可,舌稍红,苔白,脉细弱。查鼻黏膜稍有充血。嘱按前法治疗。

　　四诊(2001年1月8日):患者仍感舌体干燥、咽干,但较前明显减轻,精神尚可,饮食如常,睡眠尚可,舌淡,苔白,脉细弱。患者术后恢复尚可,邪毒滞留伤阴日久,宜益气扶正兼顾,予沙参麦冬汤加减治疗,服7剂后改鼻咽解毒胶囊维持服用3个月。

　　2年后随访,局部病灶未见复发及远处转移,病情稳定。

　　按:患者鼻内翻性乳头状瘤恶性变,衄血,乃是肺胃之热乘气血,伤津化燥所致。劳倦伤脏腑,气血生热,肺胃郁结,热壅于鼻则为瘤肿;血热流散妄行,随气发泄于鼻,则为鼻衄。脏腑虚弱不复,劳热停积于内,则形体日益消瘦。本案初诊时患者体质尚可,邪实为主,故以解毒祛邪兼宁血活络、滋养肺胃为主。手术后患者正虚益甚,阴液耗伤,故仍以滋养肺胃、润燥存津之剂,辅以益气活血祛瘀之法,原方加减服之。配合局部外治,保护皮肤黏膜,促进术后恢复。田道法教授在本案中予中西医结合治疗,突出中医药扶正祛邪的诊疗思维,对控制癌肿的恶化与转移,促进机体恢复,获得较为满意的效果。

选自《田道法医案精华》

二、咽部良性肿瘤

(一) 鼻咽血管纤维瘤

　　鼻咽血管纤维瘤(nasopharyngeal angiofibroma)为鼻咽部最常见的良性肿瘤。多发于10~25岁的男性青年。中医称"颃颡血瘤"。

　　1. 病因病理

　　(1) 西医病因病理

　　1) 病因:病因未明。可能与内分泌功能失调有关。

　　2) 病理:肿瘤起源于枕骨基底部、蝶骨体及翼突内侧的骨膜。镜下见肿瘤实质主要由增生的血管与纤维组织构成,偶见以淋巴管扩张和纤维成分为主构成的瘤体。丰富的胶原纤维和网状组织间散布大量无收缩能力的血管。这些血管来源于瘤体基部结构正常的供血动脉,其静脉壁极薄。肿瘤可侵入翼腭窝、眼眶、鼻窦、鼻腔或口咽,亦可延伸至颞下窝及腮腺等处,甚至经蝶骨和鼻腔顶部侵入颅内。

　　(2) 中医病因病机:前颃颡属肺系,又是厥阴之脉循行处,而心主血脉,故颃颡血瘤与肺、肝、心功能失调关系密切。肺经郁热,耗伤肺阴,炼津为痰,痰热交蒸,凝滞脉络,加之情志所伤,肝气郁结,疏泄失常,气机阻滞不畅,壅于颃颡,结聚成块。更因心火旺盛,迫血妄行,脉络增生扩张,故血瘤得以不断发展。

　　2. 临床表现

　　(1) 症状

　　1) 出血:阵发性鼻腔和/或口腔出血,出血可为鲜红色血液,常为患者的首诊主诉。由于反复多次大出血,患者常有不同程度的贫血。

　　2) 鼻塞:肿瘤堵塞后鼻孔或侵入鼻腔,引起一侧或双侧鼻塞,常伴有流鼻涕、闭塞性鼻音、嗅觉减退等。

　　3) 其他症状:肿瘤压迫咽鼓管,可引起耳鸣、耳闷胀及听力下降。肿瘤侵入邻近结构则可出现相应症状:如侵入眼眶,则引起眼球突出,视力下降;侵入翼腭窝、颞下窝引起面颊部隆起;侵入颅内压迫神经,引起头痛及脑神经瘫痪。

　　(2) 体征:检查可见鼻咽部为肿瘤占据,表面光滑,血管纹明显,色淡红,呈圆形或结节状。肿瘤突入鼻腔,前鼻镜下即可见位于鼻腔后段有肿物。若肿物推压软腭,可见软腭向口腔突出,甚至于口咽部可见下突之瘤体。触诊肿瘤,质硬,不能移动,但与周围组织无粘连。鼻内镜、纤维/电子鼻咽镜可详细窥察肿瘤的局部性状。

肿瘤增大,侵犯颅底及球后甚至眶内,可致眼球移位及运动受限、视力障碍或视神经萎缩。侵入翼腭窝或颞下窝,可致颊部或颞部隆起;侵入颅内见脑神经受压征或颅内并发症。

3. 辅助检查

(1)影像学检查:CT 和 MRI 检查可清晰显示瘤体位置、大小、形态,了解肿瘤累及范围、骨质破坏程度和周围解剖结构之间的关系。

(2)数字减影血管造影(digital subtraction angiography,DSA):可了解肿瘤基部供血动脉来源及其分支情况。此外,部分患者具有双侧供血血管(约为36%),该现象可能被低估,应将双侧颈动脉系统血管造影作为术前常规。

4. 诊断与鉴别诊断

(1)诊断要点:结合临床表现、年龄、性别,可做出临床诊断,术后病理检查方可确诊。不宜术前取活检。必要时,可在充分准备后行肿瘤穿刺抽吸以助诊断。

(2)鉴别诊断:应与腺样体肥大、后鼻孔息肉、鼻咽恶性肿瘤、鼻腔神经鞘瘤等相鉴别。前三者因表面性状、质地、与周围组织的关系等差异较大而不难区别,后者却因其与鼻咽血管纤维瘤相近,尤其与鼻咽混合瘤易混淆,宜仔细鉴别之。肿物穿刺为重要鉴别措施之一。

5. 治疗 手术切除为主要的治疗方法。因术中出血较多,应于术前设法加强止血措施。最好先行颈外动脉造影,明确供血来源和累及范围,同时行瘤体供血动脉栓塞,然后再行手术。围手术期,尤其是术后配合中医药治疗,可加速其康复过程。

(1)西医治疗:可在控制性低血压麻醉下,经硬腭途径切除肿瘤。术中配合冷冻或微波凝固,可进一步减少出血量。术后复发率常与就诊时的肿瘤分期以及术前未行血管栓塞等因素相关。

(2)中医治疗:可以在手术后,根据益气补血法则,辨证应用八珍汤之类,适当加用行气活血药,可明显提高疗效。

6. 预防与调摄

(1)调畅情志,保持乐观情绪。

(2)保持鼻咽部卫生,防止有害气体侵入。

(3)少食辛辣刺激之物,戒除烟酒。

(4)青少年反复鼻出血者,应做鼻咽部检查,以早期发现和治疗。

7. 临证备要 根据病史和检查,结合年龄和性别做出诊断。本病以手术治疗为主,根据肿瘤的范围和部位采取不同的手术径路。术后可配合中医辨证论治,缩短病程。因肿瘤极易出血,术前忌活检。

8. 中西医结合诊疗思路 鼻咽血管纤维瘤发病具有突出的年龄和性别特点,从中西医结合的角度,在围手术期,尤其是术后配合中医药治疗,可加速其康复过程。

(二)口咽乳头状瘤

乳头状瘤是咽部最常见的良性肿瘤,属于中医"咽瘤"范畴。具体病因不明,可能与人乳头瘤病毒等病毒感染有关。

口咽乳头状瘤多发生于悬雍垂、软腭、腭弓、扁桃体表面及舌根两侧。瘤体表面如桑葚状或分叶状,灰白色或淡红色,呈带蒂状或为广基性。可无任何自觉症状,或仅觉咽部异物感,常在咽部检查时意外发现。

治疗方法包括手术切除、激光碳化、微波凝固等,关键在于除尽瘤组织,以防复发。位于扁桃体表面者,可连同扁桃体一并切除。

三、喉部良性肿瘤

（一）喉乳头状瘤

喉乳头状瘤(laryngeal papilloma)为喉部最常见的良性肿瘤,其发病的性别差异不大,可见于任何年龄,但10岁以下儿童多见。发生在儿童的乳头状瘤常为多发性,生长较快,易复发。成人喉乳头状瘤多为单发,有恶性变倾向。本病属于中医"喉瘤"范畴。

1. 病因病理

（1）西医病因病理

1）病因:具体病因尚不十分清楚,但病毒感染特别是人乳头瘤病毒越来越受关注,因为,本病所表现的播散性、复发性和自发缓解性等临床病理学特点,与病毒性疾病表现十分相似。亦有认为喉乳头状瘤与喉部慢性刺激及内分泌失调有关。

2）病理:该瘤是一种来自上皮组织的真性良性肿瘤,由复层鳞状上皮及其下的结缔组织向表面呈乳头状生长,一般不向基底浸润。可单发或多发,单发者多见于成人一侧声带边缘或前联合,容易恶性变,尤其是HPV16、18型感染者;多发性者常见于儿童声带、室带、喉室等处,可向声门下或气管、支气管扩展,形成呼吸道乳头状瘤病,极易复发,有复发性喉乳头状瘤病(recurrent laryngeal papillomatosis,RLP)之称。

（2）中医病因病机:喉瘤的发生,乃于禀赋易感基础上,受邪毒侵袭诱发。因喉属肺系,足厥阴肝经循其后上入颃颡,足阳明胃经上循于喉。因此,其发病涉及肺、肝、脾、胃等脏腑失调及外邪侵袭。

1）气血凝滞:发病之初,肺经素有痰热,更因饮食不节,肺经受热于胃,加上情志伤肝,疏泄失常,气机阻滞,与外邪合而瘀积成喉瘤。正如《疮疡经验全书》所云:"喉瘤……此证肺经受热……或多啖炙煿之物,犯之即痛。"

2）痰浊结聚:瘤成之后,加剧肺失宣发,气机不利,肺胃郁热愈甚,旁及于脾,致其水湿运化失司,聚而成痰,痰浊壅于声户,喉瘤得以不断发展。

2. 临床表现

（1）症状:主要表现为缓慢发展的声嘶甚至失音,严重者可伴有咳嗽、喘鸣、呼吸困难等症。

（2）体征:喉部检查可见喉腔肿瘤为灰白色或淡红色,亦有呈暗红色者,表面粗糙不平,或如桑葚状,可随呼吸气流上下活动。纤维/电子喉镜可更为准确地查明肿瘤的表面性状及侵犯范围,有助于诊断和手术方案的制订。

3. 辅助检查

嗓音声学分析:可显示频率微扰(jitter)、振幅微扰(shimmer)和噪声-谐音比(noise-to-harmonics ratio)显著增高。

4. 诊断与鉴别诊断

（1）诊断要点:依据病理检查结果确诊。中年以上患者须注意有无恶性变可能。尤其是多次复发者,更宜反复活检,或同时行p53等抑癌基因检测,以及时发现恶性变倾向。为有效实施病毒免疫学治疗并预防复发,还须行HPV DNA分析,对病毒准确分型。

（2）鉴别诊断:本病主要与发生于喉内,尤其是声带的增生性病变相鉴别,如声带息肉。应予特别注意的是,须与早期喉癌仔细鉴别。

5. 治疗　以手术治疗为主要措施。但在术中及术后,如何防止病变复发、扩展与恶性变,则是需要慎重考虑的问题。除提高手术技巧外,中医药可在此发挥重要作用。围手术期,尤其是手术后的辨证论治,可以起到预防疾病复发的作用。

（1）西医治疗

手术治疗:支撑喉镜下用激光、低温等离子切除肿瘤是治疗喉乳头状瘤的较好外科方法,宜仔细鉴别肿瘤边界,彻底切除瘤组织。可用 0.5%~5% 醋酸溶液涂布肿瘤边缘,瘤组织会变为白色,有利于确定安全缘。

（2）中医治疗

1）辨证论治

气血凝滞喉窍证

证候:喉瘤初发,声音不畅或有声嘶,喉中梗梗不利,轻微喘鸣。喉中肿物灰白、粗糙不平。伴口苦而干,胸闷不舒。舌稍红或暗滞,苔黄白或薄黄,脉弦。

治法:疏肝解郁,化瘀散结。

方药:柴胡栀子散加减。一般可适当配合应用黄芪、白花蛇舌草、山慈菇、枸杞等。若体质壮实,可重用活血化瘀药物,如五灵脂、三棱、莪术等。

痰浊结聚喉窍证

证候:喉瘤持续发展,或屡次复发难愈,声嘶或失音,言语费力,喉痒梗塞,气喘痰鸣。喉中肿物粗糙不平,范围较广,体积较大,或呈红色。伴口中黏腻,胸闷不适,身体困重。舌质较红,苔白腻或黄腻,脉弦滑或缓。

治法:宣肺渗湿,祛痰散结。

方药:清咽双和饮加减。若咳痰黄稠,加瓜蒌仁、冬瓜仁、黄芩;喘鸣甚者,加桑白皮、杏仁、苏子。

2）局部治疗:术中或术后,以鸦胆子油涂抹肿瘤基部,有助于防止复发。

6. 预防与调摄

（1）清淡饮食,少吃油腻、辛辣食物,减少对喉部的慢性刺激。

（2）适当锻炼,提高身体抵抗力。

（3）注意个人卫生,积极预防人乳头状瘤病毒感染。

7. 临证备要　喉乳头状瘤为喉部常见的良性肿瘤,可能与人乳头状瘤病毒感染有关,手术后易复发,易恶性变。恶性变者多见于中年以上的患者,应警惕。目前以手术治疗为主,在围手术期可配合辨证论治,防止复发。

8. 中西医结合诊疗思路　喉乳头状瘤目前以手术治疗为主要措施。但在术中及术后,配合中医药可在防止患者病变复发、扩展与恶性变中发挥重要作用。围手术期,尤其是手术后的辨证论治,对于预防或治疗病变复发有一定效果。由于 HPV 感染在这类病变的发生及其诱导的免疫耐受现象在病理进展中具有重要意义,而 HPV 疫苗用于预防其复发与癌变的初步结果令人鼓舞。借鉴中医药治疗病毒感染性疾病的优势,应该有可能发展成更为简便有效的中西医结合防治疗法,进一步提高临床疗效,减轻治疗成本。

（二）喉血管瘤

喉血管瘤(hemangioma of larynx)虽然较少见,却也是喉部良性肿瘤中发生频率较高的一类,可分为毛细血管瘤和海绵状血管瘤二型,前者多见。发生于小儿声门下的血管瘤,病死率以往约为 50%。

喉血管瘤的常见症状为声嘶、咳嗽,偶见咯血,也可无任何自觉症状。婴幼儿喉部大血管瘤可引起喉阻塞和窒息。喉镜下可见肿瘤多位于声带、喉室、室带与披裂或会厌喉面等处,突出于黏膜表面,光滑,呈肉芽状或结节状、团块状,色红、紫蓝色或紫暗色。

本病治疗当视具体情况而定。瘤体较小且无明显症状者,可暂缓处理。如需治疗,对于瘤体局限者,可采用激光碳化或注射硬化剂;若肿瘤累及范围广泛且出血严重,则宜先行气管切开,再切除肿瘤;或经甲舌膜切开途径切除会厌血管瘤。小儿声门下血管瘤伴有喉阻塞症状时,宜气管切开术后再行肿瘤冷冻、激光、硬化剂注射或手术切除等治疗。

四、耳部良性肿瘤

外耳道乳头状瘤(papilloma of external canal)是最常见的耳部良性肿瘤,好发于 20~25 岁之间的男性。目前病因不明,多认为与病毒感染有关,且常为外耳道皮肤炎症或外伤性刺激基础上发生的继发性感染,而不洁挖耳可成为这种感染的诱因。

瘤体较小者可无明显自觉症状。待肿瘤长大堵塞外耳道,则可出现耳内胀满感及听力下降,可有局部痒感。如继发细菌感染则出现耳痛。检查可见外耳道内有新生物,色灰褐或暗红,表面粗糙不平,质较坚实。病理检查可确诊。

主要根治措施为手术彻底切除,肿瘤基底部创面涂以鸦胆子油、硝酸银、干扰素或电灼之,有助于减少复发。肿瘤基部注射 5-氟尿嘧啶可促使肿瘤消退。

复习思考题

1. 简述鼻腔鼻窦血管瘤的临床表现。
2. 简述鼻咽血管纤维瘤的症状特点。
3. 简述喉乳头状瘤的临床表现。

(李　莉)

第四节　恶　性　肿　瘤

一、鼻腔与鼻窦恶性肿瘤

鼻腔内原发的恶性肿瘤较少见,鼻窦恶性肿瘤中尤以上颌窦恶性肿瘤最为多见,甚至可高达 70% 左右。筛窦肿瘤次之,约占 20%。原发于蝶窦者约占 3%,原发于额窦者最少见,仅占 1% 左右。肿瘤早期可局限于鼻腔或鼻窦某一解剖部位,晚期肿瘤发展可累及多个解剖部位,很难区分是鼻腔或鼻窦恶性肿瘤。鼻腔及鼻窦恶性肿瘤在我国各地区发病率不一致,在耳鼻咽喉科范围内仅次于鼻咽癌、喉癌位于第三位。鼻腔及鼻窦恶性肿瘤患者中仍以男性多见,男女之比约为 1.5~3:1,可发生于任何年龄组,但绝大多数发生于 50~70 岁之间。肉瘤则多见于青年人,亦可见于儿童。中医典籍对这类恶性肿瘤未有专门论述,其相关症状描述散见于鼻渊、控脑砂、恶核等病证中。为规范专科名词术语,《中国医学百科全书·中医耳鼻咽喉口腔科学》始以"鼻菌"一名概称鼻腔与鼻窦癌。

(一)病因病理

1. 西医病因病理

(1)病因

1)长期慢性炎症刺激:长期慢性炎症刺激可使鼻腔、鼻窦黏膜上皮大面积鳞状化生,形成鳞状细胞癌的发生基础。上颌窦癌患者多伴有长期慢性化脓性上颌窦炎病史。临床上各组鼻窦炎发病率的差异与各鼻窦恶性肿瘤的发病率基本相符,均以上颌窦为最常见,筛窦次之,再次为额窦,而蝶窦少见。说明两者间可能有病因联系。

2)经常接触致癌物质:长期吸入某些刺激性或化学性,如镍、砷、铬及其化合物,硬木屑及软木料粉尘等均有增加诱发鼻腔、鼻窦恶性肿瘤的危险。

3）良性肿瘤恶性变：鼻息肉或内翻性乳头状瘤反复发作，多次手术，则有恶性变的危险。此外，鼻硬结病、小唾液腺多形性腺瘤、神经鞘膜瘤、纤维瘤等，也有恶性变的可能。

4）放射性物质：因鼻及鼻窦良性病变而行放疗者，若干年后有可能诱发恶性肿瘤，因此，应禁止滥用放疗。

（2）病理：鼻腔恶性肿瘤以上皮源性癌肿为主，其中未分化癌和鳞状细胞癌占80%以上。此外，尚有腺样囊性癌、腺癌、基底细胞癌、嗅神经上皮癌等。近年来，鼻腔恶性淋巴瘤的报道增多，可表现为黏膜粗糙不平、稍隆起、肿胀、糜烂、坏死或浸润，而无明显肿块。恶性黑色素瘤的报道近来亦有增多，近半数可无黑色素表现。起源于上颌窦、筛窦的恶性肿瘤早期就可侵入鼻腔，容易被误诊为鼻腔原发性恶性肿瘤。继发于鼻窦侵入鼻腔的恶性肿瘤，在病理学上以鳞状细胞癌为多，很少有未分化癌。

2. 中医病因病机　鼻为肺窍，"肺气通于鼻，肺和则鼻能知香臭矣"；"肺气虚则鼻塞不利"；"肺脏若风冷所乘，则鼻气不和，津液壅塞，而为鼻痛"。肺气亏虚，邪毒内伏，积久不散，演变为脾经蕴热，循经上传，累及鼻窍，成为鼻窍岩变基础。又因肿瘤始生与禀赋因素（尤其是气虚型病理体质）、真气充沛与否、七情内伤等因素有关，导致肝郁气结，气血凝滞，合伏邪为患，诱生鼻菌，渐至胆腑热盛，病变发展。所以，鼻菌病机涉及肺、肝、脾、胆等脏腑功能失衡。

（1）气滞血瘀：情志不遂，肝郁气结，失于疏泄，气滞血凝，结而成块，鼻菌由生。

（2）痰浊结聚：长期不洁空气刺激，热毒蕴肺，炼液成痰；或饮食不节，脾失健运，痰浊内生，凝聚鼻窍而为鼻菌。

（3）热毒困结：长期过食辛辣炙煿、霉腐毒物，脾胃积热；或情志不畅，郁而化火，循经上犯，结聚鼻窍，而为鼻菌。

（二）临床表现

1. 症状　鼻腔及鼻窦恶性肿瘤患者的临床症状一般出现较晚。原发于鼻窦内者初期多无特征性症状，一旦肿瘤超越窦腔之外，侵入邻近器官后，其表现又十分复杂。临床表现根据肿瘤部位范围、病理类型、生物学特性、病程、扩展方向等因素而表现出多样化。

（1）血性或脓血性分泌物：这一症状虽非早期症状，但往往是患者就诊时常见或唯一主诉。多表现为持续性或反复发作的涕中带血或痰中夹血，晚期可有恶臭味。

（2）面部麻木与疼痛：肿瘤侵犯眶下神经致患侧面颊部疼痛或麻木感。可为首发症状，对早期诊断甚为重要。

（3）鼻塞：多为一侧进行性鼻塞，系因鼻腔外壁被窦内肿瘤推压内移或被破坏，肿瘤侵入鼻腔所致。

（4）磨牙疼痛和松动：位于上颌窦底部的肿瘤，向下侵及牙槽，影响磨牙，可发生疼痛松动。常误诊为牙病，但拔牙后症状依旧。

（5）眼部症状：由于肿瘤压迫侵蚀，可致鼻泪管阻塞而流泪。若病变侵入眶内，可造成眼球移位及运动障碍，出现复视、上睑下垂、视力下降。这类症状在筛窦癌发生率较高，蝶窦癌则可直接累及视神经。

（6）面部肿胀：肿瘤压迫破坏前壁，可致面颊部隆起。侵犯面颊软组织，可发生瘘管或溃烂。尤以上颌窦癌多见。

（7）硬腭下塌、牙槽变形：肿瘤向下发展，可致硬腭下塌、溃烂，牙槽增厚和牙松动脱落。

（8）张口困难：肿瘤向外进犯翼腭窝和翼内肌时，可出现顽固性神经痛和张口困难。此症状多为晚期，预后不佳。

笔记栏

（9）颅底受累：肿瘤可经鼻顶筛板侵犯颅前窝底；也可破坏侧壁侵犯颞下窝而达颅中窝底，出现内眦部包块，或有张口困难、颞部隆起、头痛、耳痛等症状。

（10）颈淋巴结转移：可在晚期发生，多见于同侧下颌下淋巴结。

2. 体征　根据肿瘤原发部位及浸润范围的不同，其体征有较大变异。纤维鼻咽镜及鼻内镜检查可观察肿瘤的原发部位、大小、外形、鼻窦开口情况。对于可疑的病变或表现，可直接观察或钳取病变组织做病理检查。

（1）鼻腔癌：主要表现为鼻腔肿块、鼻外形改变及眼球移位等。鳞癌多为菜花状肿物，有溃疡及坏死，易出血。恶性黑色素瘤呈淡棕色或黑色，面积多较广。恶性淋巴瘤及纤维肉瘤体积常较大，一般表面黏膜尚好，可呈结节状。

（2）上颌窦癌：主要体征为上颌部位的肿块，常于尖牙窝上方扪及，边界不清。若病变侵入眶内，可致眼球移位或突出，但运动多无明显受限。可伴有颈淋巴结肿大。

（3）筛窦癌：肿瘤常向眶内发展而致眼球移位，向外、前、下或上方偏移，眼球突出。可见动眼神经麻痹和上睑下垂。向前扩展，可见鼻根、眶内角隆起。

（4）额窦癌：早期有中鼻道前方血性涕下流。病变发展，可见中鼻道息肉状或肉芽状组织，伴眼球向外下方移位、突眼，或上睑浮肿，眼肌麻痹，额窦前壁隆起，但无局部红肿及明显压痛。

（5）蝶窦癌：可见中鼻甲后上方有血性分泌物，蝶筛隐窝出现肉芽或息肉样组织。可侵入颅内，出现Ⅲ、Ⅳ、Ⅴ、Ⅵ脑神经麻痹，压迫视神经而见视力下降，或见鼻咽顶壁塌陷。

（三）辅助检查

鼻窦 CT 或 MRI 平扫加增强扫描检查，对病变部位、大小、浸润范围显示清晰，有利于明确病变与邻近结构的关系，已作为常规手段应用于临床。

（四）诊断与鉴别诊断

1. 诊断要点

（1）诊断依据：诊断金标准仍然是病理组织学检查结果。除鼻腔病变和已经累及鼻腔的鼻窦肿瘤，窦内病变常难取得病变组织标本。应根据临床检查和影像学检查所示，仔细确定病变部位和取活检途径。

（2）临床分期：临床分期采用国际抗癌联盟（Union for International Cancer Control, UICC）和美国癌症联合会（American Joint Committee on Cancer, AJCC）颁布的恶性肿瘤 TNM 分期系统（第 8 版）进行临床分期，应用淋巴结外侵犯 ENE 指标。

2. 鉴别诊断

（1）血管瘤：好发于鼻中隔，尤以前下区多见，瘤体呈红色或紫红色，出血量多。

（2）内翻性乳头状瘤：呈桑葚状，常见于鼻前庭与鼻中隔，临床上常不易与恶性肿瘤区分，因而需作病理检查鉴别。

（3）鼻型结外 NK/T 细胞淋巴瘤：现已明确归类为结外 NK/T 细胞淋巴瘤鼻型，好发于鼻腔、口腔、咽部等中线器官，为进行性坏死性病变，但本质上属于系统性病变。以坏死性肉芽肿性增生为其临床病理特征，向周围浸润明显，普通病理检查多见炎性坏死组织，需行免疫组化染色确诊。

（4）鼻息肉：无经常涕血史。息肉外观色灰白，略透明，质软，表面光滑似荔枝状半透明，可有蒂，触之无出血。

（5）上颌窦良性出血性新生物：包括血管瘤、假性血管瘤、出血性息肉、坏死性上颌窦炎等。其共同特点是病程较长，常有鼻出血，且量较多。鼻部 CT 扫描可鉴别，窦内常显示团块状肿物，骨破坏多限于内侧壁。

3. 中医辨证要点　鼻菌病位在鼻,因先天禀赋不足,或因六淫、饮食、邪毒,导致肺失宣降,气机不利,瘀血凝滞,痰浊内生,毒邪结聚而成。本病以痰浊结聚、气血凝滞、火毒壅盛为证,以邪实为主。

（五）治疗

由于该部解剖位置和其毗邻关系的复杂性,病变容易向周围扩展而致治疗更为棘手。同时,该部位的许多肿瘤对放疗和化疗敏感性均不高,且确诊时又多病情已晚,因而应十分强调综合治疗的重要性,合理安排放疗、化疗和手术。在此,中医药治疗于围手术期的应用,对增敏减毒及提高机体免疫力,预防甚至控制远处转移与复发,改善全身状况与生存质量,促进康复,都具有重要作用,有利于综合治疗计划的完成,提高远期疗效。

1. 中医治疗

（1）辨证论治

1）气滞血瘀证

证候:一侧鼻塞,涕中带血,耳鸣耳聋,耳堵塞感,头痛,伴胸闷胁痛;鼻腔见肿物,表面粗糙,色暗红;舌红或有瘀点、苔白或微黄,脉弦细涩或缓。

治法:活血化瘀,行气散结。

方药:会厌逐瘀汤加减。一般情况下皆可选加三棱、莪术、水蛭、虻虫、王不留行、牡丹皮、泽兰等。若肿瘤表面有溃烂,覆有污物,加马勃、鱼腥草、冬瓜仁、紫花地丁、土茯苓等。

2）痰浊结聚证

证候:一侧鼻塞,流脓血涕,伴恶臭气味,进行性加重,嗅觉减退,头重或面颊麻木;或有咳嗽痰多,胸闷不舒,体倦身重,食少便溏;鼻腔见肿物,表面粗糙,颈部恶核;舌淡红、舌体胖大,或有齿痕,苔白或黄腻,脉弦滑。

治法:除痰化浊,祛瘀散结。

方药:清气化痰丸合苍耳子散加减。

3）热毒困结证

证候:鼻塞,流污浊脓血涕,味臭,头面剧痛,面颊肿甚,麻木疼痛,突眼或视力减退,张口困难,耳鸣耳聋,伴口苦咽干,渴而喜饮,心烦失眠,便秘尿赤;鼻内肿物暗红溃烂,易出血,颈部恶核;舌红或红绛、少苔或黄燥,脉弦滑或弦数。

治法:泻火解毒,祛瘀散结。

方药:龙胆泻肝汤合苍耳子散加减。一般皆可加三棱、莪术、生牡蛎、水蛭、虻虫、土鳖。若热盛,加山豆根、黄连、青黛;便秘者,加大黄、玄明粉;颈有恶核者,加半夏、天南星;头痛者,加五灵脂、全蝎。可以配合服用八宝丹。

（2）中医其他方法

1）滴鼻法:涕多腥臭污秽者,可用清热解毒、芳香通窍的滴鼻剂滴鼻。

2）吹药法:可用药物粉末吹患处,如硇砂散、麝香散等,有清热解毒、祛腐散结、生肌止痛的作用。

3）中药鼻腔熏洗、盥洗:可选用芳香通窍、化浊辟秽的中药雾化熏鼻或盥洗。

2. 西医治疗　可分为手术、放射治疗和化学疗法。应根据肿瘤性质、大小、侵犯范围以及患者承受能力决定。当前多主张早期采用以手术为主的综合疗法,包括术前放射治疗、手术彻底切除癌肿原发病灶,必要时可行单侧或双侧颈淋巴结清扫术,以及术后放疗、化学疗法等。首次治疗是治疗成败的关键。

（1）放射治疗:单独根治性放射治疗,只适用于对放射线敏感的恶性肿瘤,如肉瘤、未分化癌,但疗效并不完全满意。对晚期无法根治的患者,仅能作为单独的姑息性放射疗法。术后复发者也可行放疗。鉴于术后患者一般情况不如术前,局部组织有瘢痕形成,血液循环差,组织细胞含氧量低,放射线对肿瘤的作用远不如术前,故目前多主张术前放射治疗,使肿瘤周围血管与淋巴管闭塞、癌肿缩小,减少播散机会。但放疗不能过量,以免引起术后愈合不良、放射性骨坏死和咬肌纤维化等不可逆并发症,使面部变形、口腔功能严重受损。术前一般采用直线加速器进行放疗,总量在 4~6 周内共接受 50~60Gy 为宜。放疗后 6 周进行手术切除,此时肿瘤的退变已达最大程度,放射反应在正常组织内消退,也不会引起正常组织继发性病变。

(2) 手术疗法:除少数体积小、表浅而局限的恶性肿瘤外,大多数需经面部作外切口或经口腔切口进行手术,手术的类型较多,为达到较好的手术效果,术前须有周密的计划,术中根据具体情况灵活变换术式。其中鼻侧切开术、上颌骨全切除术、扩大上颌骨全切除术为 3 种基本术式。当前,内镜辅助手术正日益流行。

1) 鼻侧切开术:鼻侧切开术主要适合于切除鼻腔恶性肿瘤。该术式有利于充分暴露鼻腔,并经适当延长切口可将手术延伸到各鼻窦,但因术野受限,不适于行上颌骨全切除术。

2) 上颌骨全切除术:上颌骨全切除术是处理鼻腔、鼻窦恶性肿瘤的常用术式,尤其适用于上颌窦、筛窦恶性肿瘤。但对于肿瘤已破坏上颌窦后外壁侵入翼腭窝或颞下窝者,较难处理。如果鼻窦恶性肿瘤已侵及眼眶行上颌骨全切术,同时应行眶内容物摘除术。

3) 扩大上颌骨全切除术:此术式适用于较广泛的上颌骨恶性肿瘤已侵犯颞下窝者,其优点在于:术中可结扎上颌动脉,止血效果好;术中扩大术野同时可有效预防或解除张口困难;术中上颌骨后方暴露良好,便于处理翼腭窝或颞下窝肿瘤。

(3) 化学疗法:应酌情予以应用。使用变压化学疗法可提高疗效,其原理在于:用血管紧张素Ⅱ使癌组织的血流量增高而正常组织不变,此时给予化疗药物可增加癌灶内的药物浓度,之后再用血管扩张药降压,癌组织血流突然减少,使进入癌内的药不被血流带走,延长了药物的作用时间。

(4) 局部外治法:可用鱼腥草液、各种润滑油剂等滴鼻,每日 6~8 次,有利于排脓解毒,清洁鼻腔。

(六) 预防与调摄

改善工作环境,减少致癌物粉尘、气体的吸入,戒除吸鼻烟习惯。一旦罹患本病,则宜注意鼻腔清洁和视力保护。

(七) 临证备要

1. 临证要点

(1) 西医诊断宜精准个体化。中医辨证首辨虚实,次明邪正盛衰。

(2) 根据肿瘤病理类型、原发部位、侵犯范围及患者全身情况,合理制订治疗方案。首次治疗是治疗成败的关键。

2. 沟通要点

(1) 解释病因及现况,合理选择治疗方案。

(2) 介绍预后及日常调摄要点。

(八) 中西医结合诊疗思路

鼻部恶性肿瘤不仅治疗难度较大,其预后多数难以达到理想程度,由于免疫功能低下而致的局部复发和/或远处转移最终常难避免。由于难以避免的手术等伤害会对患者造成严重的影响,特别是面容毁损,许多有机会的患者也不会接受治疗。因而,除了继续关注早诊问题以提高疗效以及加强术后整形修复外,从中西医结合诊疗优势出发,进一步研发有效的微创手术技术,尽可能减少手术创伤造成的颌面部变形,并有效预防或阻止局部复发以及远处转移,应该是今后的发展方向。通过规范系统的中西医结合处理,合理应用扶正祛邪法有效改善患者以免疫功能为主的全身功能状况,鼻部恶性肿瘤的局部复发与全身转移趋势可以得到遏制。

二、鼻咽癌

鼻咽癌(nasopharyngeal carcinoma,NPC)是原发于鼻咽、以颈淋巴结转移和颅神经损害为多发初始表现的恶性肿瘤。鼻咽癌为我国南方省份高发肿瘤,男女发病之比为 2.5~4∶1。中医文献无此病名,但"失荣""上石疽"等证的描述类似于本病的颈淋巴结转移症状,其他如"真头痛""鼻渊""恶核""瘰疬"诸证中,也有部分类似的相关症状描述。有学者以"颃颡岩"概称本病。

(一)病因病理

1. 西医病因病理

(1)病因:目前认为与遗传因素、病毒因素及环境因素等有关。

1)遗传因素:鼻咽癌患者具有种族及家族聚集现象。

2)EB 病毒:近年应用分子杂交及 PCR 技术检测证实鼻咽癌活检组织中有 EBV DNA 特异性病毒 mRNA 或基因产物表达。目前,EB 病毒的研究已成为探索鼻咽癌病因学中的重要方面。

3)环境因素:我国鼻咽癌高发区居民多有进食咸鱼、腊味等腌制食品习惯,这些食物中亚硝酸盐含量较高,动物诱癌实验发现亚硝胺类化合物可在大鼠身体上诱发出鼻咽癌。鼻咽癌高发区的大米和水中微量元素镍含量较高,鼻咽癌患者头发中镍含量亦较高,动物实验也证实镍可以促进亚硝胺诱发鼻咽癌。另外,缺乏维生素和性激素失调可以改变鼻咽部黏膜对致癌物的敏感性。

(2)病理:病理分型为角化性细胞癌和非角化性细胞癌两大类,其中非角化性细胞癌又分为分化型非角化性癌和未分化型非角化性癌。我国鼻咽癌患者的病理组织类型主要是非角化性癌,占95%以上,角化性鳞状细胞癌不足5%。

2. 中医病因病机　本病的发生与机体内外多种致病因素有关系。先天不足,正气虚弱,或情志不遂,饮食不洁,使脏腑功能失调,邪毒乘虚而入,凝结而成癌肿。

(1)痰浊结聚:素有痰热,热毒蕴肺,肺阴耗伤,煎熬津液为痰,痰浊困结,阻塞颃颡而为癌肿;或情志不遂,肝气横逆,肝脾不和,脾失健运,水湿内停,痰浊内生,痰气互结,导致癌肿的产生。

(2)气血凝结:情志不遂,七情所伤,致肝气郁结,疏泄失常,气机不宣,则气血滞留,瘀阻脉络,而成癌肿。

(3)火毒困结:过食肥甘厚味、嗜酒、饮食不节,损伤脾胃,热毒蕴积,上升颃颡,结聚而为癌肿;或由于肝气郁结,日久化火,郁火相凝,痰火互结,阻塞脉络导致癌肿的产生。

(4)邪正相持:经治岩毒被抑,余邪未尽,正气渐复,邪正相持,病情平稳。转归或病情迁延难愈;或经合理治疗后正盛邪退,疾病渐愈。

(5)气阴两伤:邪毒久羁,正气虚衰,或因接受放、化疗之后,邪虽已衰,却气阴大伤,且余邪难尽。在此阶段,可能是阴虚邪稽,也可以是阳虚毒滞,要由正邪演变趋势决定。

(6)阳衰毒散:病至晚期,岩瘤扩散,或因治疗杀伐太过,元气日损,邪毒益盛,癌扩移他处,或蚀损颅底骨质而向颅内侵犯,成为岨蒉瞑目之症,或毒伤脏器,脏腑皆衰,阳气衰微,渐成亡阳之态,患者危在旦夕。

（二）临床表现

1. 症状

（1）鼻部症状:早期可出现涕中带血,时有时无,瘤体增大可阻塞后鼻孔,引起鼻塞,始为单侧,继而双侧。

（2）耳部症状:发生于咽隐窝的鼻咽癌,早期可压迫或阻塞咽鼓管咽口,引起耳鸣、耳闭及听力下降、鼓室积液,临床易误诊为分泌性中耳炎。

（3）头痛:是常见症状。多表现为单侧持续性疼痛,部位多在枕部、顶部及颞部。产生原因多为肿瘤破坏颅底骨质。

（4）颈部肿块:鼻咽部有丰富的淋巴组织,鼻咽癌极易出现颈部淋巴结转移,首诊时约79%的患者发现有颈部淋巴结转移,约70%以颈部肿块为首发症状。转移肿大的淋巴结为颈深部上群淋巴结,呈进行性增大,质硬不活动,无压痛,始为单侧,继之发展为双侧。

（5）脑神经症状:瘤体经患侧咽隐窝、由破裂孔侵入颅内,常先侵犯Ⅴ、Ⅵ脑神经,继而累及Ⅱ、Ⅲ、Ⅳ脑神经而引起头痛、面部麻木、眼球外展受限、上睑下垂等脑神经受累症状;瘤体直接侵犯或由转移淋巴结压迫,可导致Ⅸ、Ⅹ、Ⅺ、Ⅻ脑神经受损,引起软腭瘫痪、呛咳、声嘶、伸舌偏斜等症状。

（6）远处转移:鼻咽癌晚期常向骨、肺、肝等部位转移。

2. 体征

（1）鼻咽部检查:可应用纤维鼻咽喉镜、鼻内镜进行。鼻咽癌好发于鼻咽顶前壁及咽隐窝,常表现为小结节状或肉芽肿样隆起,表面粗糙不平(图 15-7),易出血,有时表现为黏膜下隆起,表面光滑。早期病变不典

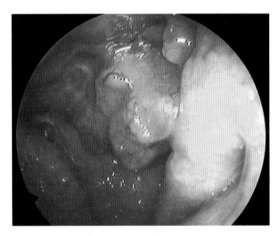

图 15-7　鼻内镜下,鼻咽部左侧咽隐窝肿物

型,仅表现为黏膜充血、血管怒张或一侧咽隐窝较饱满,对这些病变要特别重视,以免漏诊。

（2）颈部触诊:颈上深部可触及质硬、活动度差或不活动、无痛性肿大淋巴结。

（三）辅助检查

1. EB 病毒血清学检查　EB 病毒血清学检查可以作为鼻咽癌诊断的辅助指标。EB 病毒与鼻咽癌发生密切相关,包括 EB 病毒壳抗原-免疫球蛋白 A、EB 病毒核抗原免疫球蛋白 A、EB 病毒早期抗原免疫球蛋白 A 以及 EB 病毒 DNA 酶抗体等。当前,EB 病毒 DNA 拷贝数检测已经成为诊断与病情动态观察的重要指标。

2. 影像学检查　CT 和 MRI 检查有利于了解肿瘤侵犯的范围及颅底骨质破坏的程度。

（四）诊断与鉴别诊断

1. 诊断要点

（1）本病临床表现复杂多变,极易漏诊、误诊。详细询问病史非常重要。若患者出现不明原因的后吸涕中带血、单侧鼻塞、耳鸣、耳闭塞感、听力下降、头痛、复视或颈上深部淋巴结肿大等症状,应尽早进行间接鼻咽镜或内镜检查,并行鼻咽部活检,同时还可进行 EB 病毒血清学、影像学等必要的检查,以明确诊断。必须注意,鼻咽原发癌灶可能在不影响鼻咽黏膜外观的情况下,向颅内侵犯,鼻咽部首次活检阴性或鼻咽黏膜外观正常并不能排除鼻咽癌。对鼻咽癌可疑患者,应注意密切随访,必要时应反复多次进行鼻咽部活检。鼻咽癌早期可出

现颈淋巴结转移,因而常易误诊为淋巴结结核、霍奇金淋巴瘤等。

（2）临床分期:目前,国内主要依据"鼻咽癌 2008 分期标准"及中国临床肿瘤学会(Chinese Society of Clinical Oncology,CSCO)进行临床分期,共分为Ⅰ期,Ⅱ期,Ⅲ期,Ⅳa 期,Ⅳb 期。鼻咽癌临床分期是选择治疗方案的重要依据。

2. 鉴别诊断

（1）淋巴瘤:对于单发性颈部淋巴结肿大及主要表现为鼻咽肿块者,应注意与淋巴瘤的鉴别,必要时可行免疫组化鉴别。下咽活检及免疫组化显示 MALT 型 B 细胞淋巴瘤,而鼻咽部活检则为鳞癌。

（2）鼻咽结核:鼻咽部有结节状肿物隆起,色淡,或为浅表溃疡、肉芽增生状。病理检查确诊,以镜下结核结节为特征。

（3）腺样体肥大或残留:内镜下多呈分叶状,具有淋巴组织外观特征,多位于鼻咽顶壁中央,黏膜反应轻,病理检查镜下见淋巴组织。

（4）颈部肿块:颈淋巴结炎、颈淋巴结结核及其他恶性肿瘤的颈淋巴结转移,颈部淋巴瘤及颈动脉球体瘤等。

3. 中医辨证要点　颃颡岩的辨证,首辨虚实,次明邪正盛衰。颃颡岩早期,多见气滞血瘀,火毒壅盛之证,以邪实为主;颃颡岩晚期,多见阴虚毒热,气阴两虚之证,以正虚为主。临床上,多病情复杂,虚实互见。辨明邪正盛衰,是把握扶正祛邪治则和合理遣方用药的关键。一般说来,颃颡岩症状明显,但患者形体尚丰,生活、活动、饮食等尚未受阻,此时多为邪气盛而正气尚充,正邪交争之时;如病邪向远处转移,全身情况较差,消瘦、乏力、衰弱、食少,生活行动困难,症状复杂多变者,多为邪毒内盛而正气明显不足的正虚邪实者。

ER-15-13
鼻咽癌诊断
思维导图

（五）治疗

鼻咽癌对放射线敏感,放射治疗反应好,治愈机会大,是为首选,5 年生存率已达 50%～70%。为进一步提高疗效,应遵循分层综合治疗原则,合理制订治疗方案。首选根治性放疗,适当配合化疗及生物疗法。在放疗阶段,中医治疗是增效减毒的重要手段。放疗结束后,中医疗法成为康复与预防转移及复发的主要措施。通过提高早诊早治率,改善放疗技术及放、化疗增敏,有望进一步提高疗效。

1. 中医治疗

（1）辨证论治

1）痰浊结聚证

证候:鼻咽肿块色较淡或有分泌物附着,颈部多有较大恶核;头重头痛,鼻塞涕血,耳内胀闷,痰多胸闷,体倦嗜睡,或见心悸、恶心,纳差便溏。舌淡红,舌体胖或有齿痕,苔白或厚腻,脉弦滑或细滑。

治法:清化痰浊,行气散结。

方药:清气化痰丸加减,可加山慈菇、猫爪草、浙贝母等。脾虚纳差便溏者,加党参、怀山药、鸡内金等。

2）气血凝结证

证候:鼻咽肿块暗红,触之易出血,颈部或有恶核;头痛较甚,涕中带血,耳鸣耳聋,或耳堵塞感,胸胁胀痛,口苦咽干。舌暗红或瘀暗紫斑,苔白或黄,脉弦细或涩缓。

治法:行气活血,软坚散结。

方药:丹栀逍遥散加减,可加三棱、莪术、昆布、牡蛎。头痛甚者,加三七、菊花、川芎等;耳堵塞感明显者,可加石菖蒲、蔓荆子等;肝郁化火,口苦咽干者,可加龙胆、生地黄、葛根等。

3）火毒困结证

证候:多见于中期患者或放疗中后期阶段。鼻咽肿物溃烂坏死,表面有脓痂,或呈菜花状,混有血性分泌物。鼻咽黏膜红赤,咽部黏膜红肿。伴有较明显头痛,涕血鼻衄,口气秽臭,咳嗽痰稠,耳鸣耳聋较重,心烦失眠,口苦咽干,溺黄便结。舌红,苔黄或黄腻,脉弦滑或弦数。

治法:泻火解毒,化瘀消肿。

方药:龙胆泻肝汤合益气解毒方加减。可选加牡丹皮、三棱、莪术、重楼、猫爪草、半枝莲、半边莲等。若火毒盛,加山豆根、青黛、苦地胆;若出血甚,加白茅根、旱莲草、茜草。适用于局部感染症状较著及放疗后近期内不良反应明显者,也可用于拒绝放、化疗的中晚期鼻咽癌患者。可以配合服用八宝丹。

4）气阴两虚证

证候:多见于正邪相持且正虚不能胜邪的病理时期,鼻咽病灶进展缓慢,却见患者全身状况虚弱,乏力纳差,口干舌燥,便秘难解,舌淡苔薄而燥,脉弦细弱;或于放疗后康复阶段,鼻咽岩块平复,疾病向愈,但遗留黏膜红赤干燥,覆有干痂,咽部黏膜干皱红肿,伴咽干口燥,神疲乏力,耳鸣耳聋,食欲不振,溺黄便干,舌红少苔,脉弦细或细数。

治法:益气滋阴,兼清余毒。

方药:益气养阴解毒方加减。根据气阴虚损的程度不同,分别加重益气或养阴药物的用量,并酌加解毒抑癌之品。适用于放、化疗后的康复期患者。

5）邪正相持证

证候:历经相关治疗后,病情得以控制,颃颡岩病不再继续发展,但却不能全消,或遗留颈项包块甚至远隔脏器转移灶未全消,病体体质却逐渐增强,一般情况好转,处于带瘤生存状态。舌脉象较为平和或弦细弱。

治法:益气解毒,扶正散结。

方药:益气解毒方合养阴清肺汤加减。一般均可加用人参、灵芝、冬虫夏草等扶正固本,选用半夏、薏苡仁、山慈菇、重楼、莪术等祛邪散结。

6）阳衰毒散证

证候:经治而病情未能控制且继续恶化扩散,出现远处转移;或初发即见远处转移,直接进入晚期阶段;或于康复期突发局部/区域复发及/或远处转移。症见头痛甚,视物重影,颈项肿块巨大坚硬,他处脏器出现转移灶。全身状况迅速恶化,身体羸瘦,形寒肢冷,食纳锐减,头身痛甚,烦且难寐,尿频,便溏或结;舌紫暗瘀斑或色淡,苔白润,脉虚弱细微或兼数。

治法:益气温阳,化瘀散结。

方药:益气解毒方合阳和汤加减,视患者具体情况随症加减。一般都需要重用参、芪、附、桂之品以回阳救逆,并应酌情配合解毒化瘀散结类药物。如有剧烈头痛等症,可加用蜈蚣、全蝎、蚯蚓、延胡索、五灵脂等品。

（2）中医其他方法

1）中成药:口、咽黏膜红肿者,含服铁笛丸;或以喉咽清口服液(或以其颗粒剂型用水溶化后)缓缓含咽。

2）吹粉法:口、咽黏膜溃烂者,冰硼散、珠黄散、锡类散或珍珠层粉吹患处。

3）中药外洗或外敷:颈面部的放射性皮炎,外用花椒、白矾水清洗,外敷三黄软膏;皮损渗液者,以珍珠层粉收敛生肌。

2. 西医治疗　鼻咽癌大多属低分化鳞癌,对放射治疗敏感,因此,放射治疗为首选方案,其次为化疗或手术治疗。

（1）放射治疗：鼻咽癌有向周围组织浸润的特点，靶区一般设计较大且不规则。根据目前不完全统计，其3年控制率为92%～93%，总生存率70%。虽然其总生存率获得较好的提高，但其远处转移后生存率仍不理想，远处转移仍成为治疗失败的主要原因。

为了提高放疗效果，目前已有采用高线性能量传递放疗设备质子与光子混合照射，其5年生存率可达70%以上，10年生存率达35%。在鼻咽癌放疗中质子照射治疗，其剂量分布均匀且对其邻近组织射线剂量少，适合用于放疗后残灶及复发灶。但由于设备昂贵，尚未能普及。

（2）化学治疗：因为鼻咽癌对化疗的敏感性正得到越来越多的临床证据支持，甚至有Ⅳb期患者应用单药化疗后原发灶和多发性转移灶均一度消失的案例存在，化学治疗正被日益重视。放疗同期配合化疗，可以增加放射敏感性，提高肿瘤局部消退率，降低转移率和复发率，其应用模式已受到重视，只不过要特别小心可能增强的毒副反应。放疗后病情未能控制和复发者，宜以化疗作为辅助性或姑息性治疗手段。一般采用联合化疗方案，可以应用于诱导化疗，同期放、化疗，放疗后辅助化疗，以及一些不规则的姑息性化疗和冲击化疗、半身化疗、动脉插管区域化疗等特殊化疗形式。

诱导化疗3～5周期甚至更多后继行同期放、化疗，对Ⅳb期患者可能有效。

（3）手术治疗：此为针对局部放疗失败患者的手术救治方案，主要适用于放疗后局限性鼻咽残留灶及复发病灶，且病灶局限于顶后壁或顶前壁，或仅累及咽隐窝边缘而无其他部位浸润、无张口困难、体质尚好者，以及分化高而对放疗不敏感的鼻咽腺癌、鳞癌Ⅰ、Ⅱ级和恶性混合瘤的早期病例。挽救性手术的理由在于：复发性鼻咽原发灶和颈转移灶的二程放疗疗效显著降低，二程放疗失败后的三程放疗基本无效，而挽救性手术治愈率明显高于二程放疗。但是，鉴于病变部位的解剖复杂性及手术本身的创伤性，对鼻咽癌的手术治疗应慎而行之。

（4）其他疗法：放疗后的鼻咽复发病灶，可应用光动力学疗法等。

（六）预防与调摄

1. 鼻咽癌高危人群的防护为目前鼻咽癌预防的重要目标。首先是该类人群的筛查，然后予以重点防护，提高祛邪能力而降低其鼻咽癌易感性。

2. 鼻咽癌的疗效优劣取决于治疗早晚。宜广泛开展肿瘤防治"三早"工作，努力做好二级与三级预防。

3. 放疗期间及放疗后，口腔、鼻腔、咽、耳的护理十分重要。宜常用淡盐水冲洗鼻腔、含漱，以油剂滴鼻，含服润喉剂，防止鼻腔粘连及鼻腔和鼻咽腔痂皮堆积，减轻局部病状。

4. 放疗后患者宜定期复查。间隔期限视距离结束治疗时间及患者具体情况而定，不宜强求一律。并常服益气养阴解毒抗癌中药，以巩固疗效，防止复发。

（七）临证备要

1. 临证要点

（1）西医诊断宜精准个体化。中医辨证首辨虚实，次明邪正盛衰。

（2）治疗上遵循综合治疗原则，合理制订治疗方案，有效提高鼻咽原发灶和颈淋巴结转移灶控制率，减少局部肿瘤的复发率和降低远处转移率，并改善患者的生存质量。

2. 沟通要点

（1）解释病因及现况，合理选择治疗方案。

（2）介绍预后及日常调摄要点。

（八）中西医结合诊疗思路

鼻咽癌好发于颅底区正中央，毗邻重要的脑干、视神经、颞叶、颈内动脉等重要的神经和血管。手术治疗在原发性鼻咽癌治疗中不被推荐,主要原因在于鼻咽位置特殊,手术视野显露困难,手术难度大,加之常伴有区域淋巴结转移,以及易侵犯周围重要的组织结构等,因此,在技术设备有限的条件下,要达到肿瘤外科意义上的彻底切除,存在一定的困难。在国内外指南中,手术只被推荐于部分复发患者中应用,但随着对解剖学理解的深入、手术技巧的不断提高,以及手术设备的逐渐改进,手术治疗鼻咽癌也获得了越来越多的应用。本病目前临床上最主要的治疗方式是以放射治疗为主的综合治疗。但放射治疗可引起严重的并发症,严重降低患者的生活质量。随着内镜外科手术技术在治疗复发性以及原发性鼻咽癌方面的进展,其似乎有望成为未来治疗鼻咽癌的一个新的补充方式。

案例分析

雷某,男,62 岁。

初诊(2010 年 5 月 7 日):患者主诉鼻咽癌放疗后 3 年余,复发左耳闷塞不适 1 月余。患者 3 年前确诊为鼻咽低分化鳞癌,即行同步放、化疗,疗后一直定期复查,鼻咽肿块无复发,遗留鼻腔、咽喉干燥,易出血,全身乏力,食欲减退,夜寐欠佳,易出虚汗。1个月前出现左侧耳闷塞不适,无疼痛,无颈部恶核;舌淡,苔白厚,脉细滑。查体:全身一般情况尚可,消瘦,鼻前庭皮肤稍显潮红糜烂,双鼻腔黏膜干燥,少许粘连,鼻咽腔干燥,双侧大致对称,痂皮覆盖;颈部皮肤呈放疗后改变,未扪及淋巴结肿大;左侧外耳道干净,鼓膜橘红色,疑似积液;纯音听阈测定示左耳中度传导性聋;声导抗示左鼓室压曲线"B"型;胸部 X 线及腹部 B 超无异常发现;鼻咽部 CT 未见明显肿块复发,建议密切观察。

辨证分析:患者放、化疗后,正气亏虚,脏腑功能失调,易生痰浊之邪内停,尤其于新感外邪后容易发生该类变故。可能患者近期偶感风邪,挟痰浊泛溢,结聚耳窍,故新发耳胀耳闭;清阳不升,阴津不布,故鼻窍、咽喉失养,故干燥;全身乏力,食欲减退,夜寐欠佳,易出虚汗,舌淡,苔厚,脉细滑,均为正虚邪滞之征。

诊断:颃颡岩,耳胀闭(左)(鼻咽癌放、化疗后)。

辨证:正虚邪滞证。

治法:健脾祛湿,通窍复聪。

处方:益气养阴方加减。黄芪 20g,人参 15g,茯苓 10g,白术 10g,怀山药 15g,薏苡仁 10g,锁阳 10g,杜仲 15g,玄参 10g,麦冬 10g,玉竹 10g,石菖蒲 10g,路路通 10g,甘草 5g。10 剂,水煎服,日 1 剂。

局部予鼓膜穿刺抽出积液;鼻腔予薄荷油滴鼻液、鱼腥草滴鼻液滴鼻,配合鼓膜按摩,捏鼻鼓气治疗。

二诊(2011 年 5 月 17 日):患者服上方后左耳闷塞不适感完全消退,鼻腔、咽喉干燥感稍减轻,食欲有增加,仍夜寐欠安,易出虚汗,舌暗红,苔薄,脉细滑。经治而病情缓解,但新感诱发之脏腑功能虚损旧症仍存,宜继前治法以益气扶正,养阴解毒,原方加减治之。处方:黄芪 40g,党参 15g,白术 10g,茯苓 10g,远志 10g,酸枣仁 15g,白芍 15g,天花粉 15g,射干 10g,地龙 10g,菟丝子 15g,杜仲 20g,怀山药 15g,锁阳 10g,甘草 5g。15剂,水煎服,每日 1 剂。

三诊(2011 年 6 月 2 日):患者耳闷塞不适感无复发,食欲、睡眠改善,舌暗红,苔薄,脉细滑。患者诸症继续改善,但岩病其治疗所遗留之后遗证候的消除非一日之功,宜继续益气养阴解毒以康复之。

处方:益气养阴解毒汤加减。黄芪40g,党参15g,白术10g,茯苓10g,黄连5g,半枝莲15g,白花蛇舌草15g,五味子5g,菟丝子15g,锁阳10g,补骨脂12g,地龙10g,杜仲20g,枸杞子15g,甘草5g。15剂,水煎服,每日1剂。

四诊(2011年6月17日):患者病情稳定,予医院自制鼻咽解毒胶囊服用1个月。现仍随访中。

按:治疗后已3年,复发耳胀耳闭,首要排除鼻咽癌复发,局部及相关检查虽暂未见异常,但切勿大意。耳胀耳闭为脾气虚弱,水失运化,痰浊内生,结聚耳窍所致,故治以健脾祛湿,配合局部外治,建功甚效。但患者为鼻咽癌放、化疗后,热毒伤阴,正气亏虚,宜益气扶正温阳为要,辅以解毒祛邪,巩固疗效,故予益气养阴解毒汤加减主之,辅以鼻咽解毒胶囊维持服用,并密切观察病情变化,预防鼻咽癌复发。

选自《田道法医案精华》

三、扁桃体癌

扁桃体癌(carcinoma of tonsil)是发生于腭扁桃体的恶性肿瘤,为口咽部恶性肿瘤最常见者。男性患者多于女性,为(1.5~5.5):1。发病年龄相对偏青壮年,约74%在21~60岁,约62.9%在40岁以上。本病属于中医"咽菌"范畴。

（一）病因病理

1. 西医病因病理

（1）病因:病因尚不清楚,可能与长期炎性刺激、角化症、白斑病等癌前期病变及吸烟、饮酒等因素有关。

（2）病理:扁桃体癌(鳞癌、淋巴上皮癌、未分化癌、腺癌)发生率较高,肉瘤(淋巴肉瘤、网织细胞肉瘤、横纹肌肉瘤等)次之,其他恶性肿瘤(恶性淋巴瘤、恶性血管内皮瘤、恶性黑色素瘤)较少见。

2. 中医病因病机 咽菌的发生与体内外各种致病因素有关,如情志不遂、饮食所伤、不良嗜好等,以致邪毒乘虚侵入,肺、肝、脾、胃等脏腑功能失健。

（1）肺胃热盛:长期过食辛辣炙煿之品,或肺经素有郁热,复感邪毒;或年老体虚,为邪毒所犯,内外邪毒蕴结肺胃,循经上壅咽喉,灼津成痰,痰热交结,久则积聚成菌。

（2）肝气郁结:情志不遂,愠怒气郁,肝失疏泄,气机不畅,横逆犯脾,脾失健运,聚湿成痰,痰瘀互结,凝聚成块;若气郁化火,火毒结聚,灼伤脉络,则致肿块溃破腐烂出血。

（3）痰浊结聚:饮食不洁或不节,脾胃受伤,运化失健,水湿内停,痰浊内生,阻滞脉络,久则气血痰浊凝聚成肿块。

（4）气阴两虚:邪毒久羁,正气虚衰,或因接受放、化疗之后,气阴大伤。

（二）临床表现

1. 症状 早期症状为咽部不适、异物感,一侧咽痛,吞咽时较明显,多未引起重视。晚期咽痛加剧,引起同侧反射性耳痛,吞咽困难,讲话含糊不清,呼吸困难等。

2. 体征 一侧扁桃体明显肿大,表面溃烂不光滑或呈结节状隆起(图15-8),触之较硬,易出血,扁桃体与周围组织粘连不活动,同侧下颌角下方可触及肿大淋巴结,质硬不活动,无压痛。

（三）辅助检查

口咽部常规X线或CT检查,有助于确定肿瘤部位及侵犯范围。MRI检查更有利于显

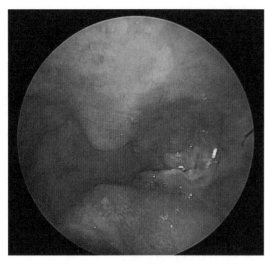

图 15-8 左侧扁桃体肿物，表面溃烂

示病变部位的解剖结构及其周围受累情形。

（四）诊断与鉴别诊断

1. 诊断要点

（1）诊断依据：早期诊断可能很困难。尤其是原发灶小而隐蔽，以颈部肿块为唯一主诉者，很容易误诊为颈部"肿瘤"。还有部分扁桃体恶性肿瘤（特别是未分化癌及淋巴瘤）患者可以急性扁桃体炎或扁桃体周围炎的形式首诊，极易误诊。对于这类病例，应遵循系统检查原则，仔细寻觅原发病灶，对可疑病变及时取活检。体征不典型的病例，尤其是单侧扁桃体肥大者，手术后必须常规病理检查。还应警惕双侧扁桃体癌以及扁桃体术后残留扁桃体组织癌变的可能性。双侧扁桃体切除病理检查应视为原发灶不明性颈淋巴结转移癌患者的标准诊断和治疗程序。

（2）临床分期：依据美国癌症联合会（AJCC）咽部肿瘤 TNM 分期（第 8 版）（口咽部分）进行临床分期。

2. 鉴别诊断 需要鉴别的疾病有扁桃体真菌感染、结缔组织病、自身免疫性疾病、粒细胞减少性咽峡炎、樊尚咽峡炎、传染性单核细胞增多症等。宜仔细进行全身检查，包括血液细胞学、血清学及血液生化、细菌学、病毒学、相关脏器 CT 及 MRI 检查、局部体检与活检，详细收集各种相关资料以资鉴别。

3. 中医辨证要点 咽菌病位在咽部，因六淫、饮食、邪毒，导致肺、肝、脾等脏腑功能失调而成。本病由实至虚，应随着正邪盛衰的变化，而辨证施治。在咽菌的发病过程中，贯穿着痰、瘀、毒、虚四字。祛邪重在化痰祛瘀解毒，扶正重在益气养阴。

（五）治疗

目前扁桃体恶性肿瘤的治疗方法有手术治疗、放射治疗、化学治疗和中医药治疗，其中手术治疗及放射治疗为主要治疗方式。中医药不仅可以作为重要的辅助治疗手段，是增敏减毒的主要措施，在围手术期及康复期，更可以作为其综合治疗方案的有机组成部分，有利于预防复发与转移。

1. 中医治疗

（1）辨证论治

1）肺胃热盛证

证候：咽部异物感或堵塞感，疼痛，咳痰带血，口苦口臭，大便秘结，小便黄赤；肿物如菜花样，表面有污秽腐物，颈部或有恶核；舌红或绛、苔黄或黄腻，脉弦滑数。

治法：泻火解毒，消肿散结。

方药：泻白散合清胃散加减。可加夏枯草、半枝莲等。痰多者，可加山慈菇、猫爪草、浙贝母等。

2）肝气郁结证

证候：咽喉异物感，疼痛，烦热，耳鸣，口苦咽干，胸闷胁痛；咽喉肿物色暗红，触之出血，颈部或有恶核；舌红或有瘀点、瘀斑，苔黄白厚或腻，脉弦细涩或弦缓。

治法：行气活血，软坚散结。

ER-15-14

扁桃体癌诊断思维导图

方药:丹栀逍遥散加减,可加三棱、莪术、穿山甲、昆布、牡蛎等。亦可用会厌逐瘀汤加减。肝火旺盛,心烦失眠,口苦严重者,可用柴胡清肝汤加减。

3）痰浊结聚证

证候:咽喉不适,异物感,或有疼痛,咳嗽痰多,带有血丝,胸闷气促,身倦体重,纳差便溏;肿物颜色淡红,有分泌物附着,颈部或有恶核;舌体胖或有齿痕、苔白或黄腻,脉弦滑。

治法:健脾益气,化痰散结。

方药:六君子汤加减。可加猫爪草、山慈菇等。咳痰黄稠,口干口苦者,可用清气化痰丸;颈部恶核较大者,加浙贝母、制南星等。

4）气阴两虚证

证候:咽干口燥,或口烂疼痛,干咳少痰,神疲乏力,胃纳欠佳,大便干结,小便短少;咽部黏膜红赤干燥,覆有干痂,咽部黏膜干皱红肿;舌红少苔,脉弦细或细数。

治法:益气滋阴,兼清余毒。

方药:益气养阴解毒方加减。根据气阴虚损的程度不同,分别加重益气或养阴药物的用量,并酌加解毒抑癌之品。适用于放、化疗后的康复期患者。

（2）中医其他方法

1）含漱法:用土牛膝根、金银花、桔梗等煎水含漱。

2）吹药法:用具有清热解毒、祛腐散结、消肿止痛作用的药粉吹于患处。

2. 西医治疗　根据原发灶范围及颈部淋巴结情况确定治疗方案。早期鳞状细胞癌（Ⅰ~Ⅱ期）可以选择根治性行放疗或手术治疗配合术后辅助放、化疗,而晚期肿瘤患者,手术创伤较大,可以选择同步放、化疗,诱导放、化疗或手术加术后放、化疗,若放、化疗后肿瘤残余或复发可行挽救性手术治疗。

（1）放射治疗:多采用外照射。

（2）手术治疗:适用于扁桃体恶性肿瘤原发灶无广泛扩散或远处转移者;对放射治疗不敏感的扁桃体恶性肿瘤;经放射治疗后仍有扁桃体恶性肿瘤残灶者。

1）经口入路:主要适用于比较表浅和较小的扁桃体原发癌瘤（T_1、T_2病变）。

2）下颌骨切开外旋入路:适用于T_3、T_4病变。

3）下颌骨切除入路:当患者出现张口受限,肿瘤累及下颌骨或翼肌时,前两种入路均不能彻底暴露切除肿瘤,此时可采用下颌骨切除入路。

4）经舌骨入路:位于扁桃体下极的病变有时范围不大,但主要向下发展,如用下颌骨切开外旋入路,损伤相对较大,此时可采用经舌骨入路。

5）有颈部淋巴结转移癌,可同时行颈清扫术,范围至少包括Ⅰ~Ⅳ区。

（3）化学治疗:酌情选用全身化疗、半身化疗及动脉插管区域灌注化疗等。

（六）预防与调摄

1. 注意饮食卫生,避免过食辛辣炙煿之品,减少烟酒刺激。

2. 注意口腔清洁卫生及牙周疾病的治疗。

3. 避免接触有害空气及有害粉尘。

（七）临证备要

1. 临证要点

（1）西医诊断宜精准个体化。

（2）治疗上根据原发灶范围及颈部淋巴结情况制订治疗方案。

2. 沟通要点

（1）解释病因及现况,合理选择治疗方案。

（2）介绍预后及日常调摄要点。

（八）中西医结合诊疗思路

中西医结合疗法在扁桃体癌治疗领域的应用,目前主要限于其放、化疗的增敏减毒与疗后康复。应予注意的是,口咽乳头状瘤恶性变倾向的阻抑与扁桃体术后残留组织癌变问题的预防,有可能成为又一探索领域,值得关注。

四、下咽癌

下咽癌(hypopharyngeal cancer)又称喉咽癌,是原发于喉咽的恶性肿瘤,占全身恶性肿瘤的 0.2%~0.3%,多见于老年男性。归于中医"咽菌"范畴。

（一）病因病理

1. 西医病因病理

（1）病因:吸烟饮酒及某些营养成分摄入的不足,是导致本病发生的主要原因。另外,下咽癌患者可有恶性肿瘤家族史,慢性炎症及病毒感染也可成为下咽癌的发病基础。

（2）病理:绝大多数下咽癌为鳞状细胞癌,分化程度普遍较差,常有多发癌灶。位于梨状窝外侧壁的下咽癌早期可侵袭甲状软骨,也可绕过甲状软骨后缘侵袭甲状腺或喉外组织。位于梨状窝内侧壁的肿瘤可向内侵犯喉杓状软骨而造成声带固定。

下咽癌易发生双侧淋巴结转移,晚期下咽癌多发生肺转移及骨转移。

2. 中医病因病机　下咽乃胃系所主,为饮食进入胃肠之通道,易受脾胃积热所乘,促动伏邪,发为本病。若患者长期情志不遂,忧思恼怒,肝气郁结,气机不畅,可致气血瘀滞,加上新感外邪,咽菌始生。若肝气郁结日久,引动肺胃伏热,上蒸咽喉,炼津成痰,痰热交结,咽菌快速发展。若积热久而不清,湿邪不化,湿热交阻,咽菌溃腐成疮,形成火毒困结之证。若积极治疗,因治而岩毒受挫,或正气奋起抗争,正邪相持不下,病势趋于稳定。若邪毒集聚,或因治而杀伐过甚,正气日均而邪毒益盛,咽菌跨越喉关,发展为颈部恶核,甚至播散至远隔脏器,脏腑功能趋于衰竭,阳气虚衰尤甚,终致阳气衰微,渐成亡阳之态。

（二）临床表现

1. 症状　早期为咽部异物感,吞咽时食物残留感,多未引起重视。随着肿瘤增大可出现吞咽困难,进食呛咳,瘤体表面溃烂时可出现咽喉疼痛,可放射至耳部。若肿瘤增大累及喉腔,可相继出现声音嘶哑或呼吸困难,疾病后期,可出现贫血、消瘦、衰竭等恶病质表现。

2. 体征　颈部无痛性肿块常为早期表现,多为单侧,少数为双侧。咽部检查早期多无阳性体征,间接喉镜下可见下咽或披裂黏膜水肿,梨状窝积液,声带运动障碍,梨状窝开放异常等。后期可窥及下咽后壁、梨状窝隆起之肿块,多呈菜花状或溃疡型表现(图 15-9)。

3. 专科检查　包括直接喉镜、纤维/电子喉镜、内镜窄带成像技术(narrow-band imaging,NBI)、食管镜、胃镜检查等,可对梨状窝底部、环后区的病变进行更直接详细的观察,还可同时在病变部位取活检以明确诊断。

4. 影像学检查　可针对病变进行咽/喉部的 CT(平扫/增强)、MRI、PET-CT 等影像学检查,以明确病变的部位及其范围、向周围浸润程度,PET-CT 可明确全身可能存在的病灶情

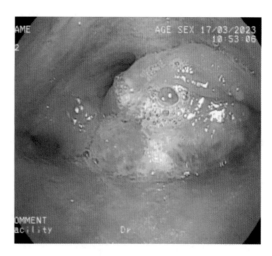

图 15-9　下咽后壁癌

况。彩色 B 超检查以明确颈部有无转移性肿块。

（三）诊断与鉴别诊断

1. 诊断要点

（1）诊断依据：早期无特异性临床表现，因此，针对年龄偏大，主诉为咽部异物感及咽痛的患者需进行全面的内窥镜等专科检查及影像学等辅助检查以明确诊断，必要时可行病理检查以明确其病变性质。

（2）临床分期：采用 UICC/AJCC 颁布的恶性肿瘤 TNM 分期系统（第 8 版）进行临床分期，应用淋巴结外侵犯 ENE 指标。

2. 鉴别诊断

（1）慢性咽炎：两者均可表现为咽痛及咽部异物感，但慢性咽炎检查多见咽后壁淋巴滤泡增生或咽黏膜干燥，且内窥镜及影像学检查提示无占位性改变。

（2）咽异感症：两者均有咽部异物感。咽异感症发病可与情绪相关，但应通过病史、症状、体征及辅助检查排除器质性病变方可诊断。

（3）下咽部的良性肿瘤：两者的内镜检查或辅助检查均可见占位性病变，但通过病理检查可明确肿瘤性质。

ER-15-15

下咽癌诊断
思维导图

（四）治疗

多采用手术治疗及放、化疗治疗。同时针对围手术期及康复期的患者，可采用中医药治疗以达到促进患者康复、预防肿瘤复发与转移的目的。

1. 手术治疗或单纯放疗　针对早期下咽癌患者可采用手术治疗或单纯放疗。手术治疗可选择开放或经口入路切除原发灶。对于下咽癌晚期患者，必要时需行全喉切除术及颈部淋巴结清扫术。诱导化疗可提高保留喉功能的机会。

2. 放、化疗　针对病变局限于 Tis 及 T_1 的下咽癌患者可考虑行放疗治疗，可起到不亚于手术的治疗效果。对于晚期下咽癌患者，放疗同时可联合应用西妥昔单抗等化疗治疗药物。

3. 辨证论治　参见扁桃体癌相关内容。

4. 局部治疗

（1）可用金银花、桔梗、玄参、甘草煎水含漱，再用麝香散吹咽部。

（2）局部点以消瘤碧玉散。

（3）接受放射治疗者，放疗期间含服新癀片，每次 1 片，每日 4~5 次，可以缓解咽喉部的放疗反应。

（五）临证备要

1. 临证要点

（1）西医诊断宜精准个体化，中医辨证首辨本虚标实，次明脏腑所属。

（2）治疗重视局部处理与整体调治相结合，局部处理重在解除病灶，整体调治重在改善患者体质、控制症状、预防复发。

2. 沟通要点

（1）解释病因及现况，合理选择治疗方案。

（2）缓解患者及家属的不良情绪。

（3）介绍预后及日常调摄要点。

（六）中西医结合诊疗思路

相对于其他头颈肿瘤，下咽癌的疗效和预后问题更为棘手。该病患者就诊之际往往已经丧失最佳手术时机，而放、化疗在很大程度上又只能暂时控制疾病发展速度与范围，因而疗效极其有限。鉴于下咽癌肿瘤细胞类型及分化程度特点,借鉴鼻咽癌的中西医结合诊疗思路,也许会有助于改善临床疗效。

五、喉癌

喉癌(laryngocarcinoma)是指原发于喉部的恶性肿瘤,临床较为常见。喉癌的发生具有明显的地域特点及性别、年龄特征。古代中医文献中无此病名,仅有"咽喉菌""喉疳""喉百叶"等与本病症状相似的病名记载,但多指发生在咽部的恶性肿瘤。为区别咽与喉的恶性肿瘤,目前更倾向于以"喉菌"专指喉部的恶性肿瘤。

(一)病因病理

1. 西医病因病理

(1)病因:喉癌的发病原因不明,其产生多与以下因素有关。

1)吸烟:据流行病学统计,约95%的喉癌患者有长期吸烟史,且吸烟的持续时间、总量及吸入深度与喉癌的发生率呈正相关。吸烟者患喉癌的危险度是不吸烟者的3~39倍。

2)饮酒:饮酒者患喉癌的危险度为不饮酒者的1.5~4.4倍。长期饮酒并同时过度吸烟可使喉癌的患病风险大大增加。声门上型喉癌与饮酒的关系尤为密切,这可能与细胞内解毒与修复机制的失衡有关。

3)环境因素:污染空气中的二氧化硫、苯并芘、铬、砷等,可诱发呼吸道上皮细胞癌变。某些高危职业,如长期接触石棉、芥子气、镍等,亦可能触发这一病理过程。

4)病毒感染:人乳头状瘤病毒与喉癌的发生关系密切,尤其是高危型(HPV-16 和 HPV-18)。

5)内分泌因素:喉癌患者中男性多于女性。研究证实,雌激素能抑制喉癌细胞生长,而睾酮可促进体外培养喉癌细胞生长。因此,体内性激素代谢状态与喉癌的发生可能有关。

6)营养因素:维生素 A、锌、硒等体内微量元素的缺乏,可影响体内细胞的分裂和增殖,进而诱发癌变。

7)放射性损伤:喉部的放射性损伤如长期接触铀、镭、氡等放射性核素,会诱发恶性肿瘤。

8)遗传易感性:喉癌的病理特性与肿瘤坏死因子(tumor necrosis factor,TNF)微卫星多态性有关。TNF 基因目前已确定了 5 个微卫星标志,不同的微卫星等位基因 TNF 表达水平不同,若全部等位基因缺失可导致声门上喉癌和多原发癌易感性增加。

(2)病理:绝大部分的原发性喉癌为鳞状细胞癌(95%~99%),其他类型的喉癌,如基底细胞癌、腺癌、未分化癌极为少见。喉癌可发生于喉内的所有区域,且细胞分化程度与发生部位有一定相关性。原发于声门区喉癌最为多见,多为高分化及中分化鳞癌,发生于声门上喉癌次之,多为低分化鳞癌或未分化癌,声门下区喉癌极为少见,多为未分化癌。

喉黏膜上皮细胞癌变过程中,常表现为喉角化症、慢性增生性喉炎、声带白斑等癌前病变,因此,在临床工作中应注意该病癌前病变的诊断、治疗及随诊。

2. 中医病因病机　喉属肺系,上连胃系之咽,又为声音所出之器。肝乃声音之主,肝经循行于喉咙,故喉菌的发生,与肺、脾胃、肝密切相关。以正虚(先天禀赋不足)为本,邪实(包括内藏伏邪与新感外邪)为标,为虚实夹杂之证。

(1)气血凝滞:先天禀赋不足兼夹伏邪致病,平素情志不遂,忧思恼怒,或长期受烟、毒等外邪侵袭,声户过劳,扰动伏邪,肝气郁结不畅,肝藏血,气机疏泄不利,且气滞血瘀,肝气横逆犯脾,肝脾失调,则血瘀痰凝,结于喉内,肿块乃成,菌由此而生。

(2)痰热壅结:机体素有痰热,复受外邪侵袭,内外痰热壅结,上蒸喉窍,喉菌乃生。

（3）火毒困结：平素过食辛辣炙煿或腐败霉变食物，脾胃功能受损，运化失健，濡养失源，正气亏虚，或年老元气衰弱，肾精亏虚，又为邪毒所犯，内外合邪，邪毒困结于中焦，上蒸喉窍，灼伤肌膜，血败肉腐，并易向喉外扩展，颈现恶核。

（4）邪正相持：岩毒因治而受挫，或因正气奋起抗争，正邪相持，岩毒停滞不前，或为带瘤生存状态，病情趋于稳定。

（5）阳衰邪播：素体元气亏虚，或因过度治疗而杀伐过甚，元气受损，无力制邪，岩毒突破喉窍，窜出喉窍，颈部恶核弥漫，或播散远隔脏器，脏腑功能趋于衰竭，终致元阳衰微，渐成亡阳之态。

（二）临床表现

喉腔各区不同的胚胎来源及解剖结构决定了各区喉癌具有不同的临床特征和病理进展。喉癌一般分 3 型，分别为声门上型、声门型及声门下型。超区病变为跨声门型喉癌（图 15-10）。

1. 声门上型

（1）症状：早期无明显特异性症状，可仅觉咽喉部异物感、咽喉部痒或吞咽不适。随着肿瘤长大，逐渐向深层浸润或出现较深的溃疡时，可出现咽喉疼痛症状，也可放射至同侧耳颞部。若肿瘤侵犯杓状软骨、声门旁间隙或累及喉返神经，可出现声音嘶哑或饮水呛咳。咳嗽、咳痰、咳血、痰中带血、吞咽困难或呼吸困难可为声门上型喉癌的晚期症状。

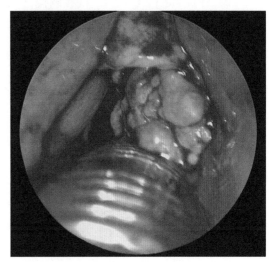

图 15-10　喉癌

（2）体征：发生于会厌喉面或喉室的肿瘤，由于位置隐秘，间接喉镜检查常不易发现，因此应结合纤维喉镜仔细检查可发现早期病变。声门上型喉癌可较早出现颈淋巴结转移，也常表现为颈部无痛性肿块。

声门上型喉癌又分为会厌癌、室带癌和喉室癌 3 个亚型。

1）会厌癌：多发生于会厌喉面的根部，并将会厌牵拉向下。间接喉镜检查时，常因位置隐秘而漏诊，若肿瘤超出会厌边缘，虽可明确诊断，但标志疾病已进入后期。会厌癌外观可呈菜花样、结节状或不规则形，易向前侵袭会厌前间隙，致会厌谷有结节状肿块隆起，并继而向舌根部扩展。

2）室带癌：发生于室带，外观可呈结节状、菜花状，或表面坏死。有时表现为一侧室带红肿膨隆，遮盖声带，肿块本身特征并不典型。

3）喉室癌：发生于喉室内，早期常不易发现。随着肿瘤增大，可见乳头状新生物由喉室突出，声带与室带间距加大。如癌肿生长于喉室深部，可从喉室小囊向上发展，表现为室带肿起，但黏膜表面光滑。喉室癌向后发展，可见同侧梨状窝内壁隆起。

2. 声门型　为最常见的喉癌类型，多发于声带前中 1/3 处，也是声带小结容易发生的部位。声门型一般分化较好，生长较为缓慢，可有较长的静止期。临床上有声门型喉癌维持 10 年以上无进展的报道。但当肿瘤细胞一旦突破声带表面坚韧的弹力纤维层，则会迅速发展。

（1）症状：早期症状为声音改变，可为声音嘶哑或发音易倦。随着肿瘤增大，声嘶可呈进行性加重，常伴不同程度咳嗽、咳痰或痰中带血。若肿瘤侵袭喉返神经而导致声带运动受

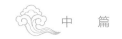

限或固定,或肿瘤堵塞声门,患者可出现呼吸困难。疾病晚期,肿瘤向声门上区或声门下区发展时,则可出现放射性耳痛、吞咽困难、频繁咳嗽、咳痰困难或口臭等症状。最后可因吸入性肺炎、大出血或恶病质而死亡。

（2）体征:声门型喉癌的早期表现为声带边缘增厚、粗糙,继而发展成乳头状新生物,颜色淡红或灰白,声带运动正常,但关闭不全。随着肿瘤生长,可向前超越前联合侵犯对侧声带,或向后侵犯深部肌肉而致声带固定。该型病变极少出现局部溃疡。

3. 声门下型 即发生于声带水平以下,环状软骨下缘以上部位的肿瘤。

（1）症状:声门下型喉癌发病位置较为隐蔽,早期症状多不明显,极易漏诊。当肿瘤发展到相当程度,可因肿瘤表面溃烂而出现刺激性咳嗽和咳血。如向上侵犯声带肌,影响声带运动,可见声嘶。若肿瘤堵塞气道,可引起呼吸困难。

（2）体征:由于声带遮挡,间接喉镜甚至电子喉镜检查不易窥见早期声门下喉癌。当肿瘤增大超出声带边缘,可窥及乳头状或块状新生物。有时,一侧声带固定可能为声门下癌的唯一间接喉镜体征。

（三）专科检查

使用硬管喉镜、电子喉镜或动态（频闪）喉镜仔细观察会厌喉面、前连合、喉室及声门下区等隐秘位置,可见窥及喉部有菜花样、结节状或溃疡性新生物。另外,还需注意观察声带的运动情况,判断其有无运动受限或声带固定。对于可疑喉癌病变者,可行电子动态喉镜检查,观察其静态和动态图像中黏膜波及其振幅的变化。如果黏膜波消失或振幅明显减弱,应警惕早期喉癌的存在。对于存在癌前病变的患者,宜定期复查,以比较其病变范围。

（四）影像学及其他检查

1. 影像学检查 喉部 CT 及 MRI 检查可清晰地显示喉部新生物的位置及范围,有助于判断肿瘤位置、大小、边界,对喉软骨的侵犯及向声门下或喉外扩展的范围。尤其是可清晰地显示喉部各间隙,提高了临床分期准确性。

2. 实验室检查 肿瘤标志物:鳞状细胞癌相关抗原可高于正常人。

3. 病理学活检 可明确诊断。

（五）诊断与鉴别诊断

1. 诊断要点

（1）诊断依据

1）确诊主要依据病理组织学检查。由于间接喉镜往往难以发现隐匿病灶,因此应联合使用硬管喉镜、电子喉镜或动态（频闪）喉镜仔细观察喉腔各个部位及声带运动情况,明确病变部位,确保病理活检取材部位。窄带成像技术（NBI）可清晰显示黏膜表面微小病变,有利于早期喉癌的发现。

2）早期不典型的浅表病变,可于支撑喉镜下行甲苯胺蓝活体染色,用接触式显微镜直接观察喉黏膜,以发现原位肿瘤细胞。

3）颈淋巴结转移的确诊,应注意颈部淋巴结触诊与病理活检结果之间的结合。

4）应用放射性同位素标记抗人喉癌细胞单克隆抗体行 ECT 扫描,可以获得清晰的肿瘤显像,可用于确诊原发瘤及转移灶。

（2）临床分期采用 UICC/AJCC 颁布的恶性肿瘤 TNM 分期系统（第 8 版）进行临床分期,应用淋巴结外侵犯 ENE 指标。

2. 鉴别诊断

（1）喉结核:两者均可见咽喉疼痛或声音嘶哑,但喉结核病变局部黏膜苍白水肿,可伴

笔记栏

ER-15-16

喉癌诊断思
维导图

多个浅表溃疡。痰结核分枝杆菌检查有助于鉴别诊断,但有假阴性的可能,因此确诊仍主要依据病理活检。

(2)喉乳头状瘤:两者均可见声音嘶哑。喉乳头状瘤瘤体呈现单发或多发,颜色灰白或淡红,呈乳头状,肉眼状态下难与喉癌相鉴别,而且其本身也存在恶性变可能,因此确诊仍依据病理活检。

(六)治疗

本病主要治疗手段为手术、放射治疗、化学治疗、生物疗法及中医药治疗。依据精准健康理念,合理安排手术与放、化疗,尽可能保留或重建器官功能,有利于提高患者生活质量。

1. 手术治疗 为治疗喉癌的主要手段,原则是在保证彻底清除肿瘤的前提下,尽量保留可以利用的残余喉及其邻近组织,以便日后进行发声重建。手术方式包括喉裂开声带切除术、垂直半喉切除术、水平半喉切除术、3/4喉切除术、喉次全切除术及喉全切除术等。

早期声门型喉癌极少发生颈部淋巴结转移,因此无需进行颈部淋巴结清扫。而对于声门上型喉癌,相关临床研究发现,隐性淋巴结转移率可高达30%,因此需要进行双颈部Ⅱ～Ⅳ区的选择性颈部淋巴结清扫。对于局部晚期喉癌患者,颈部手术应根据淋巴结转移部位而采用选择性或根治性双颈部淋巴结清扫,至少包括Ⅱ～Ⅳ区,必要时包括Ⅴ区。

激光结合内镜技术可针对早期声门型喉癌患者进行微创治疗,适合于声门区 T_1 病变,并可扩展至 T_2 病变。姑息性激光手术也可用于肿瘤阻塞气道的患者。

2. 放射治疗 对于早期声门型喉癌,放疗与手术的疗效相近,但可保留发声功能,故Ⅰ期声带癌常用放射治疗。患者术后组织病理学检测提示有高危因素时,需要联合术后放疗或同步放、化疗。对于手术后复发或晚期患者,放疗可作为综合治疗方案的重要组成部分。

3. 化学治疗 可作为综合治疗的组成部分酌情选用。诱导化疗后进行手术或放疗,已成为晚期喉癌较为理想的综合治疗方案。

4. 辨证论治

(1)气血凝滞证

证候:病情初期,声音嘶哑,咽喉梗塞不利,痰中带血。喉部肿块凹凸不平,色暗红。伴胸胁闷痛,心烦易怒。舌质红或有瘀点,苔白或微黄,脉弦细或弦缓。

治法:理气活血,化痰散结。

方药:会厌逐瘀汤加减。一般均可加半夏、浙贝母、薏苡仁等。若血瘀证明显,加三棱、莪术、王不留行、泽兰;若咳嗽痰多,加马勃、猫爪草、前胡、瓜蒌;若咽喉疼痛,加山豆根、射干。本法适用于术前治疗、放疗、化疗增效减毒等情况及拒绝手术、放疗、化疗的早期喉癌患者。放、化疗后的病例,宜加重益气养阴解毒之品。

(2)痰热壅结证

证候:病情发展,声音嘶哑,咳嗽痰多,痰中带血,咽喉疼痛。局部漫肿,表面分泌物较多,或有颈部恶核。伴呼吸气粗,胸痛,或有呼吸困难。舌质红,苔白而干或黄腻,脉缓滑或细滑。

治法:清热化痰,祛瘀散结。

方药:黄连清喉饮加减。可加黄芪、山慈菇、重楼、半枝莲。若痰热征象较著,可加鱼腥草、猫爪草、海浮石。本法适用于围手术期治疗、放疗、化疗增效减毒等情况及拒绝手术、放疗、化疗的中期喉癌患者。手术后宜加重益气养血活血之品,放疗、化疗后宜加重益气养阴类药。可以配合服用八宝丹。

(3)火毒困结证

证候:病至极期,声嘶或失音,喉痛剧,吞咽不利,咳嗽痰稠,痰中带血,呼吸困难,气粗喘鸣。肿物溃烂,覆有秽膜,颈有恶核。伴体质消瘦,饮食难下,睡卧不宁,口干口苦,气息秽臭,便结溺赤。舌质红或红绛,苔黄厚腻,脉弦滑数。

治法:泻火解毒,化瘀散结。

方药:黄连解毒汤合柴胡清肝饮加减。若热毒盛,加山豆根、地胆头、夏枯草、马鞭草;若大便秘结,加大黄、玄明粉。本法适用于术前感染症状明显者及放、化疗中副反应显著者,或用于拒绝手术、放疗、化疗的晚期喉癌患者之姑息治疗。对于后者,此时宜适当加用益气养阴之品。可以配合服用八宝丹。

(4) 邪正相持证

证候:历经相关治疗后,病情得以控制,喉菌不再继续发展,但却不能全消,或遗留喉部及颈部肿块甚至远隔脏器转移灶未全消,病体体质却逐渐增强,一般情况好转,处于带瘤生存状态;舌脉象较为平和或弦细弱。

治法:益气解毒,扶正散结。

方药:益气解毒方合养阴清肺汤加减。一般均可加用人参、灵芝、冬虫夏草等扶正固本,选用半夏、薏苡仁、山慈菇、重楼、莪术等祛邪散结。

(5) 阳衰邪播证

证候:经治而病情未能控制且继续恶化扩散,出现远处转移;或初发即见远处转移,直接进入晚期阶段;或于康复期突发局部/区域复发和/或远处转移。症见头痛甚,视物重影,颈项肿块巨大坚硬,他处脏器出现转移灶。全身状况迅速恶化,身体羸瘦,形寒肢冷,食纳锐减,头身痛甚,烦且难寐,尿频,便溏或结;舌紫暗瘀斑或色淡,苔白润,脉虚弱细微或兼数。

治法:益气温阳,化瘀散结。

方药:益气解毒方合阳和汤加减。视患者具体情况随症加减。一般都需要重用参、芪、附、桂之品以回阳救逆,并应酌情配合解毒化瘀散结类药物。如有剧烈头痛等症,可加用蜈蚣、全蝎、延胡索、五灵脂等品。

5. 局部治疗

(1) 常以金银花、桔梗、玄参、甘草煎水含漱,再用麝香散吹喉。

(2) 局部点以消瘤碧玉散。

(3) 接受放射治疗者,放疗期间含服铁笛润喉丸,每次 3~5 丸,每日 4~5 次,或口服喉咽清口服液(或以其颗粒剂型水溶化后缓缓含咽),可以缓解放疗后咽喉不适症状。

(七) 预防与调护

1. 戒除烟酒,避免接触各种有害粉尘及刺激性气体,戒断不良嗜好,是预防喉癌的重要有效措施。

2. 积极治疗癌前期病变,包括喉白斑病、喉乳头状瘤、喉息肉、肥厚性喉炎等,防止其癌变。

3. 喉癌治疗期间,应注意精神调理和口腔护理。

4. 术后气管套管未拔除者,谨防异物掉入气管,并宜按气管切开术后护理原则进行护理。

5. 全喉切除术后未行发声重建者,因遗有气管造口,宜小心异物进入气管,并宜采取预防措施,防止造口狭窄。

6. 喉切除并行发声重建者,术后宜按要求进行发声训练,促进发声效率提高。

(八) 临证备要

1. 临证要点

(1) 西医诊断宜精准个体化,中医辨证首辨本虚标实,次明邪气所主。

(2) 治疗重视局部处理与整体调治相结合。局部处理重在解除病灶,整体调治重在改善患者病理体质、控制症状、预防复发。

2. 沟通要点

（1）解释病因及现况，合理选择治疗方案。

（2）缓解患者及家属的不良情绪。

（3）介绍预后及日常调摄要点。

（九）中西医结合诊疗思路

喉癌患者在尽可能保留喉功能的基础上以期实现根治性的病灶切除，术后可结合放、化疗以巩固疗效。中医药可在术后预防复发与转移以及改善放、化疗的毒副作用及增强放、化疗的敏感性方面发挥作用。

六、中耳癌

中耳癌（carcinoma of middle ear）是发生于中耳的恶性肿瘤，多为原发，也可继发于外耳道、鼻咽、颅底或腮腺等处的恶性肿瘤。本病发病率较低，性别差异不明显，发病年龄多在40~60岁之间。属于中医"耳菌"范畴。但中医典籍对耳菌的记述与现代中耳癌的定义并不完全相符。如清代许克昌、毕法合撰《外科证治全书》："耳菌形如蘑菇，头大蒂小。"清代高秉钧《疡科心得集》："耳菌，耳口中发一小粒，形红无皮，宛如菌状，不作脓，亦不寒热，但耳塞不通，缠绵不已，令人全聋。"其所描述的疾病均为发生于外耳道之肿瘤，且未与耳挺、耳痔做严格区分，显然与中耳癌并不完全相符。自《中国医学百科全书·中医耳鼻咽喉口腔科学》开始，以"耳菌"专指耳部恶性肿瘤。

（一）病因病理

1. 西医病因病理

（1）病因：约80%中耳癌患者有慢性化脓性中耳炎病史，推测其发生可能与中耳黏膜的慢性炎症有关。在慢性炎症的刺激下，中耳黏膜出现鳞状上皮化生甚至异型化生/增生，容易癌病。Kenyon等（1985年）曾在中耳癌组织中发现有胆脂瘤结构存在，认为可能60%~90%中耳癌起源于胆脂瘤上皮。耳部乳头状瘤也可癌变。

（2）病理：绝大多数为鳞状细胞癌，极少数为基底细胞癌。常蔓延至下鼓室、迷路周围和乳突气房、破坏邻近骨质。癌细胞可向硬脑膜下浸润，累及小脑延髓池和岩尖的脑神经，侵犯颞颌关节及腮腺。还可浸润颈内动脉。

2. 中医病因病机　耳为肾之窍，其病理与先天禀赋不足及肝肾功能障碍密切相关。又因耳紧邻髓海，癌肿虽常始于肝郁气滞、扰动伏邪，历经肝侮脾土，湿热痰毒积聚，虚火上炎损伤骨质，却往往终于肾阳虚衰，脑神迷乱。

（1）气血凝滞：先天禀赋不足，肾精亏损，不能涵养肝木，肝气失于舒畅，肝气郁滞，肝藏血，气机疏泄不利，且气滞血瘀，加之伏邪扰动耳窍，血瘀痰凝瘀耳，耳菌始发。

（2）湿毒凝聚：素体脾胃受损，运化失健，水湿不化，湿毒凝聚，耳脓浸渍，肌膜腐烂，刺激耳菌加速生长，或使岩毒向耳外扩展。

（3）阴虚火炎：耳为肾窍，肾主骨生髓。不仅脓耳可以侵蚀耳部骨质，耳菌更易破坏耳部骨质，反伤其主，致肾阴渐衰。肾精损伤日久，精血不足，虚火上炎，则虽脓少而肉腐骨蚀，耳菌易于向周围扩展。

（4）火毒困结：菌至极期，菌大毒深，热毒交炽，毒火燔灼，元气大伤，阴阳俱损，则菌毒浸淫转移，症著病笃。

（5）阳衰邪播：岩毒壅盛，耗损肾元，腐蚀耳骨，窜出耳窍之外，或因过度治疗而杀伐过甚。元气日损，无以制邪，岩毒入颅损髓，或播散远隔脏器，肾元枯涸，脏腑功能趋于衰竭，终致阳气衰微,渐成亡阳之态。

（二）临床表现

1. 症状

（1）出血:血性分泌物为本病较特异的早期常见症状。晚期肿瘤可侵蚀骨质及血管,造成大出血。

（2）耳内溢液:质多稀薄,有臭味。

（3）耳痛:持续性耳道深部胀痛、刺痛或跳痛,向颞枕部放射,夜间或向患侧卧时加重。为第Ⅴ对脑神经刺激症状。

（4）听力下降:因患者既往多有慢性化脓性中耳炎病史,本症常未能引起患者足够重视。

（5）其他症状:后期可有张口困难、声音嘶哑、眩晕等。

2. 体征

（1）局部新生物:中耳腔或外耳道深部可见肉芽或息肉样组织,色红质软而脆,易出血,生长速度快。

（2）面瘫:系周围性面瘫,为肿瘤侵袭面神经颅外段所致。

（3）其他脑神经受累症状:病变可累及Ⅵ、Ⅸ、Ⅹ、Ⅺ、Ⅶ等脑神经,出现复视、吞咽障碍、声嘶、咽肌麻痹、肩下垂、伸舌偏斜等症。

（4）其他相关体征:可出现张口度变小或前庭系统受累征象。

（5）转移性表现:局部淋巴结转移时出现颈部肿块(患侧和/或对侧);血行转移则有相应内脏器官之受累症状。

（三）专科检查

可采用视频耳内镜对中耳腔或外耳道深部的肿物进行详细地观察。

（四）实验室及其他检查

1. 影像学检查　颅底颏顶位X线摄片、颞骨CT及MRI等影像学检查,有助于病变的定位及其浸润范围的确定,以利制订治疗方案。

2. 病理活检　可明确诊断。

（五）诊断与鉴别诊断

1. 诊断要点

（1）诊断依据:因起病隐匿,早期不易及时发现,待至症状明显时,肿瘤常已侵及岩骨、颅内及颞颌关节等处,给治疗带来很大困难。因此,对中耳炎患者出现血性分泌物、耳痛及面瘫时,应高度警惕本病的存在。一旦发现中耳腔或外耳道深部有肉芽、息肉样组织,须立即行活体组织检查以确诊。

（2）临床分期:UICC对于中耳癌并无明确的分期标准,此处采用的是Stell于1985年制订的初步方案。T_1:肿瘤局限于原发部位,无面瘫,X线检查无骨质破坏;T_2:肿瘤扩展至原发部位以外,出现面神经麻痹,或有骨质侵蚀的影像学依据,但未超出原发病灶所在器官范围;T_3:病变向周围结构扩展,累及硬脑膜、颅底、腮腺、颞颌关节等并表现相应症状和体征;TX:无法分期。

2. 鉴别诊断　须与慢性化脓性中耳炎并发之中耳息肉、肉芽、面瘫相鉴别。根据上述症状特点及病理组织学结果,可以做出判断。

（六）治疗

病程初期以手术切除加术后放疗为主,晚期病例则采用中医药疗法或姑息疗法。

1. 手术治疗　多采用扩大乳突根治术、颞骨次全切除术。伴有颈淋巴结转移者需配合

中耳癌诊断
思维导图

颈淋巴结清扫术。

2. 放射治疗　扩大的乳突根治术后可采用调强适形放射治疗与三维适形放射治疗,疗效得到了显著提高,5年生存率已达55%左右。但应该提高对术腔边缘区的识别能力,以改善靶区设计,进而覆盖颞下窝、耳周软组织。也须考虑选择性同侧腮腺照射。治疗计划要平衡考虑皮下软组织剂量和毒性反应。

3. 化学治疗　仅作为手术或放疗的辅助措施,或作为缓解症状的姑息治疗。

4. 辨证论治

(1)气血凝滞证

证候:耳菌初起,耳内闷胀,耳鸣,时有耳流脓。鼓膜穿孔,耳窍内有少量肉芽或小息肉状组织、色淡红。兼见胸闷胁痛。舌质红或有瘀点,苔薄白,脉缓或弦细。

治法:活血祛瘀,行气散结。

方药:丹栀逍遥散加减。注意适当加用行气活血及益气解毒之品。

(2)湿毒凝聚证

证候:耳菌发展,耳流脓缠绵不愈,近见脓水中夹血丝,臭秽,耳内胀痛,耳鸣,耳聋,头重且晕。鼓膜穿孔、耳窍内有血性分泌物,肉芽状肿块突起,色淡红。兼见倦怠乏力,纳少腹胀、大便时溏、面色萎黄,唇淡。舌淡苔白,脉缓细弱。

治法:健脾渗湿,解毒散结。

方药:清气化痰丸加减。一般情况下均可加黄芪、党参、白术、鸡内金、山慈菇、猫爪草。

(3)阴虚火炎证

证候:耳菌隐匿进展扩散过程中,耳流脓久不愈,近见流少量血水,耳内灼热疼痛,耳鸣聋甚,头昏目眩。鼓膜穿孔,耳窍内肿块暗红。兼见腰膝酸软,失眠多梦,手足心热。舌质红,少苔,脉弦细数。

治法:滋阴活血,解毒散结。

方药:知柏地黄汤加减。一般情况下可加青皮、泽兰、桃仁、红花、半夏、贝母。若湿毒盛者,加鱼腥草、车前子、马勃。或配合服用六味地黄丸与八宝丹。

(4)火毒困结证

证候:耳菌极期,耳流脓污秽腥臭,有血,耳痛甚,头痛剧。耳窍内塞满肿物,暗红不平,易出血,有脓痂。兼见身热口渴,尿黄便结。舌质暗红,苔黄燥,脉弦滑数。

治法:泻火解毒,活血散结。

方药:黄连解毒汤加减。一般情况下可选加夏枯草、重楼、山慈菇、丹参等。可以配合服用八宝丹。

(5)阳虚邪毒证

证候:经治疗而病情未能控制且继续恶化扩散,出现远处转移;或初发即见远处转移,直接进入晚期阶段;或于康复期突发局部/区域复发和/或远处转移。症或见视物重影、饮水呛咳、声音嘶哑、伸舌偏斜等;全身状况迅速恶化,身体羸瘦,形寒肢冷,食纳锐减,头身痛甚,烦且难寐,尿频,便溏或结;舌紫暗瘀斑或色淡,苔白润,脉虚弱细微或兼数。

治法:益气温阳,化瘀散结。

方药:益气解毒方合阳和汤加减,视患者具体情况随症加减。一般都需要重用参、芪、附、桂之品以回阳救逆,并应酌情配合解毒化瘀散结类药物。如有剧烈头痛等症,可加用蜈蚣、全蝎、延胡索、五灵脂等。

5. 局部治疗　清理局部后,涂搽鸦胆子油,或水化蟾酥丸、硇砂散涂抹患处。

(七)预防与调护

1. 积极治疗慢性化脓性中耳炎。

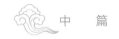

2. 保持外耳道清洁,常用 3% 过氧化氢清理后擦干,滴以清热祛邪滴耳液或抗生素水溶液。

（八）临证备要

1. 临证要点

（1）西医诊断宜精准个体化,中医辨证首辨虚实,次明气血阴阳。

（2）治疗重视局部处理与整体调治相结合。局部处理重在改善中耳的通气及引流,整体调治重在改善患者病理体质。

2. 沟通要点

（1）解释病因及现况,合理选择治疗方案。

（2）缓解患者及家属的不良情绪。

（3）介绍预后及日常调摄要点。

（九）中西医结合诊疗思路

中耳癌的治疗效果欠佳,后期遗留的耳部功能问题以及局部畸形也难以进行有效处理。在此,提倡中耳恶性肿瘤的中西医结合防治策略。

复习思考题

1. 简述上颌窦恶性肿瘤常见临床表现。

2. 简述鼻咽癌治疗原则。

3. 结合喉的生理功能,探讨喉癌患者全喉切除后,患者的生活及生理功能会受到哪些影响?

（邓可斌　冷　辉）

第五节　颈　部　肿　块

颈部肿块（neck mass）又称颈部包块,按照病理性质可将颈部肿块分为三类:炎症性肿块、良性肿块及恶性肿瘤。

颈部炎症性肿块占所有颈部肿块的 4.3%~32.8%,包括特异性与非特异性炎性肿块两种。前者如结核性颈淋巴结肿大、非典型分枝杆菌性颈淋巴结炎等,后者如急、慢性颈淋巴结炎、颈深部感染、口底蜂窝织炎、慢性颌下腺炎等。

颈部良性肿块包括先天性肿块及良性肿瘤两大类:颈部先天性肿块约占所有颈部肿块的 0.3%~5.4%,为胚胎发育异常所致,主要包括囊肿类疾病,如颈侧鳃源性囊肿、颈正中甲舌囊肿;颈部的异位甲状腺及其肿瘤;颈部异位胸腺及其肿瘤;颈部异位唾液腺及其肿瘤、畸胎瘤、囊性水瘤等。颈部良性肿瘤约占所有颈部肿块的 7.0%~63.7%,主要包括甲状腺腺瘤、涎腺混合瘤、神经纤维瘤、脂肪瘤、血管瘤等。

颈部原发性恶性肿瘤约占全部颈部肿块的 5.3%~15.7%,主要有腮腺、颌下腺和甲状腺恶性肿瘤和以颈部症状为主要表现的淋巴瘤和白血病。鳃裂癌、甲舌导管癌、汗腺腺癌等较为罕见。

颈部转移性恶性肿瘤约占全部颈部肿块的 29.7%~46.3%。由于头颈部器官的淋巴均引流至颈部淋巴结,加上咀嚼、吞咽、说话等运动的促流影响,头颈部原发性恶性肿瘤均有向颈淋巴结转移的趋势,其转移率在 27.8%~92.5%。其转移方式,主要为淋巴管转移、血行转移及直接浸润。当某一组淋巴结出现转移瘤,迟早会累及他组淋巴结,最后扩散至同侧全颈甚至对侧颈淋巴结。

颈部肿块所涉及的疾病可分别归属于中医的石疽、失荣、瘿、瘤、瘰疬、痈、疽等病范畴。

一、诊断与鉴别诊断

1. 诊断要点

（1）病史：包括一般资料和所有相关的其他病史资料。儿童以先天性囊肿及血管瘤居多；颈部原发性恶性肿瘤多见于青年人，如淋巴瘤。老年男性易患颈部恶性肿瘤。从病程上来讲，颈部恶性肿瘤的平均病程约 7~10 个月，良性肿瘤（包括先天性肿块）5~7 年，急性炎症性包块平均 7 日，慢性炎症性包块 1~7 个月不等，明显地存在一种与肿块病理性质相关的"年""月""日"规律，即良性肿块（包括先天性者）病程多以年为时间单位，恶性肿瘤多以月为单位，炎性包块（急性）多以日计。

（2）体格检查：包括局部和全身检查，检查颈部肿块时，除常规的视诊与听诊外，触诊是至关重要的。触诊肿块时，应注意肿块的部位、深浅、形状、大小、数目、分散或融合、质地（硬、软、实性感、囊性感等）、表面状况（光滑、凹凸不平等）、有无压痛、是否活动、有无搏动或震颤、与周围结构（如胸锁乳突肌、颈动脉等）的关系等内容。有时还需进行口或咽内外双合诊，以利颌下、颏下和咽侧间隙肿瘤的正确诊断。颈部肿块多为继发性，其原发病灶往往可能来源于全身各个器官，尤其是耳鼻咽喉及口腔等部位，因此必须进行耳鼻咽喉口腔及必要的全身检查，尤其是腋窝、腹股沟淋巴结触诊、胸腹腔脏器检查等。

（3）影像及实验室检查：对颈部肿块本身和疑似的原发灶器官，须进行必要的影像学检查，包括 X 射线或造影，CT、MRI 检查，B 超检查，放射性同位素扫描等。实验室检查包括：常规血、尿、粪检验，结核病相关检查，性病相关指标，血清 EB 病毒相关抗体，甲状腺功能指标等。

（4）细胞学检查及病理活检：局部肿块可行细针穿刺术（fine-needle aspiration）甚至粗针穿刺活检（core-needle biopsy，CNB），耳鼻咽喉、口腔、食管、气管、支气管等处的可疑病灶应取活组织做病理检查。如经反复查找而确实未能查到原发病灶或不能做出可靠诊断，方可考虑颈部肿块切除活检。

2. 鉴别诊断　通过对颈部肿块的触诊可基本了解肿块的部位、大小、数目、质地、活动度、与周围组织的关系等，据此能初步判断肿块的组织来源和病变性质，为下一步有针对性地检查提供方向。

颈前区肿块多为各种甲状腺疾病和甲状舌管囊肿。

颈侧区肿块来源有如下：

（1）淋巴系统病变，包括恶性淋巴瘤和恶性肿瘤的淋巴结转移、淋巴结炎、淋巴结结核。

（2）血管神经系统，如颈动脉瘤、颈动脉体瘤、神经鞘膜瘤等。

（3）腮腺、下颌下腺疾病。

（4）先天性疾病如囊状水瘤、鳃裂囊肿等。甲状腺肿块可随吞咽上下移动；甲状舌管囊肿于伸舌时肿块可回缩；颈部搏动性肿块则见于颈动脉瘤和颈动脉体瘤。

ER-15-18

颈部肿块诊断思维导图

二、颈部肿块的治疗

颈部肿块的性质变异大，种类多，因而其治疗方案的制订也不尽相同。这里仅提示总的治疗原则。

1. 颈部炎症性肿块　主要是针对病原菌的抗菌消炎治疗和中药的内服外敷。某些特殊情况下,也可配合手术治疗。

2. 颈部良性肿块　先天性肿块及良性肿瘤可择期行手术治疗。但对于颈部的异位甲状腺,则宜综合考虑其功能状况与临床表现,权衡激素替代疗法与手术治疗的利弊,以对患者身体恢复有利为主要目的。

3. 颈部原发性恶性肿瘤　采用以手术为主、配合中医药的综合治疗,或辅之以放、化疗。但对于淋巴瘤等全身性病变,则宜以化疗为主的综合性治疗。

4. 颈部转移性恶性肿瘤　针对来自头颈区域的颈转移性肿块 N_{1-2},首选一期完成的联合根治术。如原发灶较大(T_3 或 T_4),则加术后放疗;N_3 选宜用放疗加手术方案,结合化疗方案。但是,对于鼻咽癌颈转移者,应予放疗联合化疗,手术只适于放疗后的残留或复发病灶。各期均宜常规配合中医药治疗。针对来自锁骨以下部位的转移癌,一般选用化疗;来自纵隔和食管的病变可考虑放疗。中医药治疗宜作为治疗方案的组成部分之一。对于原发灶不明的颈转移癌,当病情不允许等待时,仍须视为已查明原发灶的颈部转移性恶性肿瘤来对待,系统计划其治疗方案,综合考虑手术、放疗、化疗、中医药的合理应用。

5. 拒绝经典治疗患者的处理　有些高龄的颈部转移性或颈部原发性恶性肿瘤患者,可能完全拒绝任何手术、放疗或化学治疗。对此,可予靶向药物或中医药疗法,以获缓解病情之功。中医学对于颈部肿块的治疗方法主要包括:行气、活血、软坚、散结、泻火、化痰、解毒及扶正祛邪等。

ER-15-19

扫一扫,
测一测

复习思考题

结合临床实际,回答能联想到的颈部肿物有哪些。

(冷　辉)

下 篇

◆◆◆ **第十六章** ◆◆◆

耳鼻咽喉头颈科常用外治方法

> 📏 **学习目标**
>
> 　　1. 掌握鼻腔填塞法、后鼻孔填塞法、鼻骨骨折整复法、下鼻甲注射法、鼻甲等离子消融术、咽喉喷雾疗法、扁桃体周围脓肿切开排脓法、外耳道冲洗法、鼓膜穿刺抽液法、鼓膜置管术、咽鼓管吹张法的目的、方法、注意事项。
> 　　2. 熟悉鼻腔滴药法、熏鼻法、塞鼻法、鼻腔冲洗法、上颌窦穿刺冲洗法、咽部涂药法、雾化吸入、咽后壁脓肿切开排脓法、扁桃体切除术、耳滴药法的方法。
> 　　3. 了解鼻窦负压置换法、鼻腔黏膜烧灼止血法、鼻腔与鼻窦活组织检查术、鼻部物理治疗、烙治法、啄治法的方法。

第一节　鼻部外治方法

一、鼻腔滴药法

1. 目的　治疗鼻部疾病及鼻咽部疾病。

2. 方法　取坐位或仰卧、半卧位,使头部后仰鼻孔朝上,将药物经前鼻孔滴入,保持体位 3~5 分钟,使药物进入鼻腔。

二、熏鼻法

1. 目的　治疗鼻炎、鼻窦炎。

2. 方法　利用芳香通窍药物的挥发性成分,或者利用超声雾化、氧气雾化等,将药物形成极细微粒,通过吸气的方式将药物吸入鼻腔,达到治疗鼻部疾病的目的(图 16-1)。

3. 注意事项　①熏鼻时应注意药物对眼睛的刺激。②注意熏鼻药物的选择,避免损伤鼻黏膜。③有哮喘者,注意观察熏鼻诱发哮喘发作。

三、塞鼻法

1. 目的　治疗鼻部疾病。

2. 方法　将药物制成散剂或膏剂,用布帛或滤纸包裹后塞入鼻孔;或者将药棉或布帛经药

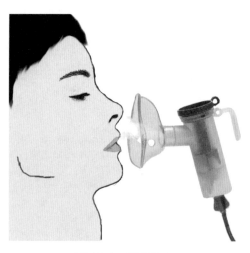

图 16-1　熏鼻治疗

液药膏浸润后塞鼻。

3. 注意事项　①塞鼻的药物应对皮肤黏膜无刺激性。②塞鼻的时间不宜过长。③鼻前庭皮肤红肿糜烂者,不宜使用塞鼻法。④睡眠时不宜塞鼻。

四、鼻腔冲洗法

1. 目的　清洁鼻腔。

2. 方法　①将鼻腔冲洗液加温至 37℃,装入鼻腔冲洗器。②患者取坐位或立位,头前倾 30°,张口自然呼吸。③一手持鼻腔冲洗器并将冲洗器橄榄头塞入一侧前鼻孔,一手捧脸盆,挤压冲洗器,将冲洗液挤入鼻腔,经鼻咽部和对侧鼻腔而由对侧前鼻孔排出,部分经口吐出。④两侧交替进行。⑤冲洗结束后头前倾,轻轻擤鼻,以助排净(图 16-2)。

3. 药物　常用冲洗液为等渗盐水或中药冲洗液等。

4. 注意事项　①冲洗时挤压冲洗器的压力不宜过大,以免鼻腔内分泌物及冲洗液进入鼻窦、咽鼓管,导致或加重鼻窦炎、中耳炎等;或进入喉、气管,引起呛咳、窒息、下呼吸道感染等。②冲洗时勿讲话,不要做吞咽及擤鼻动作。③若冲洗时出现咳嗽、打喷嚏,应立即停止,休息片刻后再行冲洗。④患上呼吸道和中耳急性感染时不宜冲洗,以免炎症扩散。

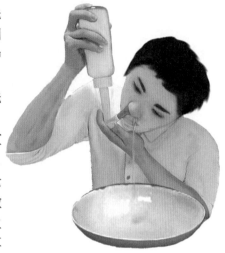

图 16-2　鼻腔冲洗

五、鼻窦负压置换法

1. 目的　吸出鼻窦分泌物,促进药液进入鼻窦。由于本法易引起炎症扩散,目前临床主要用于全组鼻窦炎,单窦炎及多窦炎不宜使用。

2. 方法　①先用 1% 麻黄碱(儿童用 0.5% 麻黄碱)收缩鼻黏膜,清理鼻腔。②取仰卧垫肩头后伸位,使颏部与外耳道口连线与水平线(即床平面)垂直。③用滴管将含抗生素的麻黄碱液(可加糖皮质激素)2~3ml 自前鼻孔滴入患侧鼻腔。④操作者一手将与吸引器(负压不超过 24kPa)相连的橄榄头塞于患侧的前鼻孔,另一手指压对侧鼻翼封闭前鼻孔,嘱患者均匀地发出“开-开-开”之声,使软腭断续上提,间断关闭鼻咽腔,同步开动吸引器负压吸引 1~2 秒,使鼻腔形成短暂负压,以使鼻窦脓液排出,同时使药液进入鼻窦。上述操作重复6~8 次,达到充分置换目的。⑤若患儿年幼不能合作时,可让其尽量张大口,则软腭亦可将鼻咽封闭。⑥同法治疗对侧。⑦操作完毕让患者坐起,吐出口内和鼻腔内药液及分泌物,15分钟内勿擤鼻及弯腰,使药液在鼻腔窦腔能较长时间保留。(图 16-3)

3. 药物　1% 麻黄碱(或 0.5% 麻黄碱)、敏感抗生素等。

4. 禁忌证　①鼻腔鼻窦肿瘤;②鼻炎、鼻窦炎急性炎症期;③高血压患者及有易出血倾向者;④有严重心肺疾病、肝肾功能不全者;⑤有颈椎等疾患,不能取仰卧头后伸位者;⑥年幼或者其他疾病不能配合者。

5. 注意事项　①置换前,应用 1% 麻黄碱将鼻黏膜,尤其是中鼻道和嗅裂充分收缩;②操作时间不宜过长,每下连续负压吸引不超过 2 秒,每次负压吸引不超过 8 下;③吸引器负压不宜过大,以不超过 24kPa 为度;④此法隔天 1 次。若 4~5 次不见效,应考虑改用其他疗法。

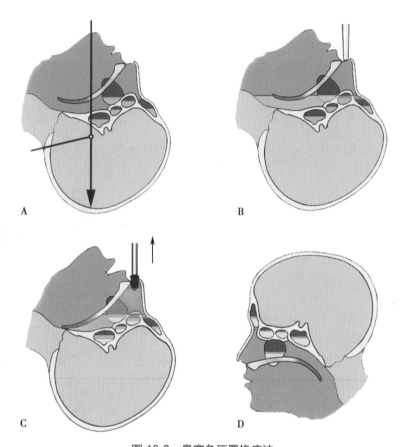

图 16-3　鼻窦负压置换疗法
A. 头后仰,颊-外耳道口连线与水平线垂直;B. 将药液滴入鼻腔;C. 吸引
器橄榄头塞进鼻孔,发"开-开"音同时,开启吸引器;D. 头直立,使药液
留存鼻窦。

六、上颌窦穿刺冲洗法

1. 目的　多用于诊断、治疗上颌窦炎,也可用于上颌窦病变组织活检。

2. 方法　①患者坐位,1%麻黄碱收缩下鼻甲和中鼻道黏膜,1%丁卡因棉片或棉签置入下鼻道进行表面麻醉。②在前鼻镜或鼻内镜下,将带有针芯的上颌窦穿刺针(注意针尖斜面朝鼻中隔)刺入距下鼻甲前端 1~1.5cm 的下鼻甲附着处的鼻腔外侧壁。此处骨壁最薄,易于穿透。③一手固定患者头部,另一手拇指、示指和中指持针,掌心顶住针之后端,使针尖朝向同侧耳尖方向,稍用力钻动,出现"落空"感后即停止进针。④拔出针芯,接注射器回抽有空气或脓液回流,证实针尖确在窦内。⑤让患者手托弯盘并放于颏下,张口自然呼吸。用注射器接穿刺针徐徐注入温生理盐水,将冲洗窦腔脓液冲洗干净,注入敏感抗菌药或中药冲洗液。⑥旋转退出穿刺针,穿刺部位用棉片压迫止血。⑦必要时可每周冲洗 1 次。(图 16-4)

3. 药物　1%麻黄碱、温等渗盐水、抗菌药液,或中药冲洗液。

4. 注意事项　①进针部位、方向要正确,用力要适中。一旦有"落空"感即停止进针,以免针刺入面颊部软组织,或用力过猛致针穿通上颌窦壁刺入眶内或翼腭窝,引起相应部位损伤,并有继发感染风险。②进针后,一定要用注射器回抽有无脓液或空气。如无脓液抽出或回抽阻力明显,则需适当调整进针的深度,必要时拔出穿刺针重新定位穿刺。③切忌注入空气,以免引起气栓。若怀疑发生气栓,应急置患者头低左侧卧位,以免气栓进入颅内血管和动脉系统、冠状动脉,立即给氧及其他急救措施。④若回抽有脓液但冲洗时阻力,多为窦口

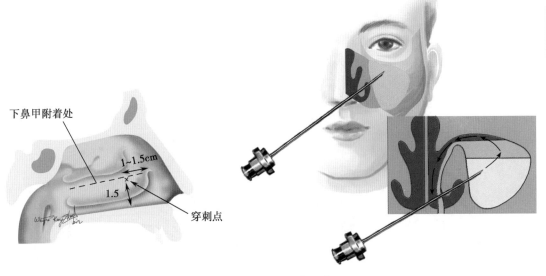

图 16-4　上颌窦穿刺术

阻塞,可稍加用力冲洗,或用 1% 麻黄碱收缩中鼻道后再试行冲洗,仍阻力明显,则停止冲洗;若回抽无明显脓液且冲洗有阻力,提示穿刺针不在窦腔内应调整针尖位置和深度后,回抽仍无明显脓液且冲洗有阻力,则应及时停止冲洗。⑤冲洗时应密切观察患者眼球和面颊部有无胀痛、隆起,如有则立即停止冲洗。⑥穿刺冲洗过程中,如患者出现晕厥等意外,应即刻停止冲洗,拔除穿刺针,让患者平卧,密切观察,判断患者晕厥等意外的原因并给予相应处理。⑦拔除穿刺针后如遇出血不止,可行下鼻道填塞等止血处理。

七、鼻腔黏膜烧灼止血法

1. 目的　鼻腔止血。

2. 方法

方法一:①先用 1% 丁卡因(含少许 0.1% 肾上腺素液或 1% 麻黄碱)棉片进行鼻黏膜表面麻醉。②再用小棉签或探针蘸少许 30% 硝酸银或 50% 三氯醋酸,直接按压于出血点黏膜表面进行烧灼,以局部出现白膜为度。

方法二:对鼻腔黏膜表面麻醉后,在鼻内镜下寻找出血点,采用电凝、射频、等离子、激光等,对准出血部位进行止血。

3. 注意事项　①用硝酸银或三氯醋酸进行化学烧灼,多适用于鼻中隔黎特氏区及下鼻甲前端黏膜渗血,烧灼时蘸药不可过多,以免流至他处,造成大面积灼伤。②电凝、射频、等离子、激光等,配合鼻内镜系统,可对鼻腔任何类型的出血进行止血。③烧灼范围不宜过大。④不可同时烧灼鼻中隔两侧相对应的黏膜。⑤烧灼止血后,鼻腔可进行填塞。

八、鼻腔填塞法

1. 目的　鼻腔止血;固定支撑。主要用于出血较剧烈、出血点不明的鼻衄;鼻骨骨折复位后;鼻腔鼻窦术后。

2. 方法

(1) 纱条填塞

1) 填塞纱条:常用凡士林纱条、抗菌药油纱条、碘仿纱条、中药油纱条等。

2) 袋状填塞:将纱条对叠长约 10cm,在前鼻镜或鼻内镜直视下,用枪状镊将对叠的纱条放入鼻腔后部,再将折叠部分上下分开,分别平贴鼻腔上部和鼻腔底,形成一向外开口的"口袋";然后,将另一纱条塞入"口袋"内,以上下折叠的形式从后面向前逐一填塞,使纱条填满整个鼻腔。将鼻孔外多余的纱条剪除,末端塞入鼻孔。(图 16-5)

3)叠被样填塞:在前鼻镜或鼻内镜下,用枪状镊将纱条从前鼻孔塞入鼻腔后端,然后将纱条向上推平贴鼻腔上部,在鼻腔上部前端将纱条对折,从前向后填塞至鼻腔后端,再将纱条对折从后向前填塞。如此反复形成"之"型层层填塞。(图 16-6)

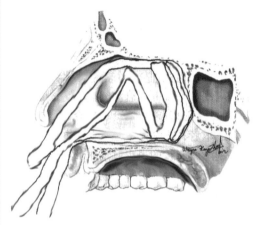

图 16-5　前鼻孔袋装填塞法　　　　　　　　图 16-6　前鼻孔叠被样填塞法

(2)其他材料填塞

1)填塞材料:明胶海绵、膨胀海绵、速即纱等。

2)鼻黏膜收缩麻醉后,鼻内镜下,枪状镊将填塞材料放置需要填塞的部位,观察有无活动性出血。如有出血,可增加填塞。

3.注意事项　①填塞时不可暴力操作,以免损伤鼻黏膜。②填好后应观察鼻孔及口咽部有无出血,如仍有出血,可加强填塞,必要时应抽出填塞物重新填塞。③凡士林纱条填塞48 小时内抽除;碘仿纱条及抗生素油纱条可填塞 1 周左右抽除;可吸收材料不需要抽除。④鼻腔填塞后,注意用药预防感染、止痛、减少打喷嚏等。

九、后鼻孔填塞法

1.目的　止血。主要用于后鼻孔、鼻咽部出血者。

2.方法　①先沿出血侧鼻腔底插入导尿管到口咽部处,以血管钳夹其头端从口中拉出。②将预制的锥形凡士林纱球尖端的固定线缚于导尿管头端。③向外回抽导尿管尾端,借助止血钳或手指的帮助,使纱球越过软腭进入鼻咽部。④拉紧自前鼻孔引出的纱球固定线使纱球塞紧后鼻孔,用凡士林纱条进行鼻腔填塞。⑤将纱球固定线拉紧并缚于小纱布块上,多余的线端剪短或用胶布固定在前鼻孔外面颊部皮肤。⑥纱布球底部之牵引线自口引出,松松地固定于口角边,或将线剪短悬留于软腭后面。⑦抽除后鼻孔填塞纱球时,先解开前鼻孔固定线并用血管钳夹持,抽除鼻腔填塞纱条,用血管钳夹持纱球牵引线牵拉纱球并松开固定线的血管钳,将纱球从口腔拉出。(图 16-7)

3.注意事项　①注意无菌操作,填塞后予足量抗生素以预防感染。②填塞时间一般不超过 48 小时。若要久填,应严格控制感染,但也不宜超过 1 周,以免引起感染、黏膜糜烂、中耳炎等并发症。

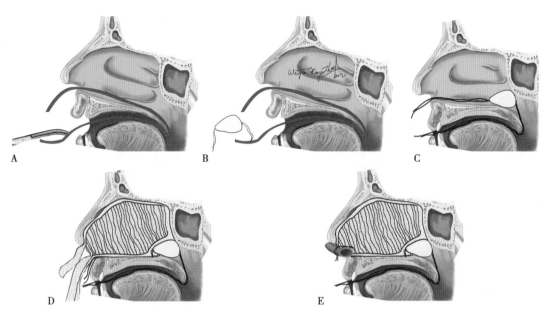

图 16-7　后鼻孔填塞

A.将导尿管经出血侧前鼻孔插入,并从咽部拉出口外;B.将后鼻孔纱球尖端固定线缚紧于导尿管头端;
C.回拉导尿管,将纱球拉入后鼻孔;D.自前鼻孔拉紧固定线,将凡士林纱条将鼻腔填塞紧;E.经固定线紧
缚于前鼻孔。

十、鼻骨骨折整复法

1. 目的　复位骨折的鼻骨。

2. 方法　①清理鼻腔后,以 1% 丁卡因(加少许 0.1% 肾上腺素或 1% 麻黄碱)棉片对鼻
黏膜充分进行表面麻醉。②用鼻骨复位器于外鼻
测量鼻骨骨折的位置,以确定鼻骨复位器伸入鼻腔
的深度。③将鼻骨复位器深入鼻腔,置于塌陷的鼻
骨下方并稍超过骨折缝,均匀用力向上向外抬起。
此时常可听到鼻骨复位时所发出的"咔嚓"声。④若
双侧鼻骨折,可从两侧鼻腔同时进行复位。⑤复位
后用凡士林纱条进行鼻腔填塞,以便止血和固定骨
折。⑥48 小时后,抽除鼻腔填塞纱条。(图 16-8)

　3. 注意事项　①骨折后应及时复位。若外鼻
肿胀明显,待肿胀消退后再复位,但不应超过 2 周,
以免骨痂形成,或错位愈合,难以整复如故。②如
外鼻有开放性外伤,应先进行外鼻清创缝合,再行
鼻骨复位。③鼻骨复位器伸入鼻腔的深度不应超

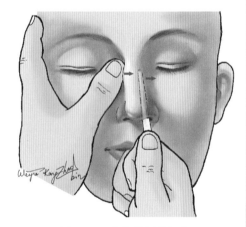

图 16-8　鼻骨骨折整复术

过两眼内眦连线,以免损伤筛板。④鼻骨整复术亦可在鼻内镜下进行。鼻黏膜表面麻醉后,
鼻内镜检查确定骨折部位,1% 利多卡因于骨折部位局部浸润麻醉,将鼻骨复位器置于骨折
部位向上向外复位鼻骨,填塞。此法能减轻复位时的疼痛,也能避免复位时损伤邻近部位。
⑤复位后 2 周内应避免触碰外鼻,以防骨折片再度移位。

十一、下鼻甲注射法

1. 目的　治疗鼻炎,下鼻甲局部浸润麻醉。

2. 方法　先用 1% 丁卡因棉片表面麻醉下鼻甲,将注射针自下鼻甲前端刺入,向后进针直至下鼻甲后端处黏膜下,回抽无血后,边缓慢注射药物边退针,至拔除针头之前将药物注完。针眼如有出血,可用 1% 麻黄碱(或 0.1% 肾上腺素)棉片收缩止血,必要时可填塞止血。如治疗鼻炎,7～10 天后可重复注射,一般 3 次为 1 疗程。(图 16-9)

3. 注意事项　①注射宜选 5 号口腔科针头。②回抽无血方可注射药物。③一次注射量不宜过多,以免引起黏膜坏死。④如患者有出汗、面色苍白、心悸等症状,应立即停止注射,使患者平卧,头稍低,监测生命体征。如系紧张引起一般休息片刻即可恢复;

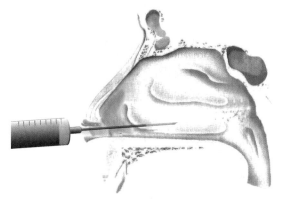

图 16-9　下鼻甲注射术

若考虑心脑血管意外、低血糖反应等,应采取相应的抢救措施。⑤鼻甲注射法有引发眼底合并症的风险,需谨慎行之。

十二、鼻甲等离子消融术

1. 目的　使鼻甲减容,改善鼻腔通气。用于治疗慢性肥厚性鼻炎、严重的慢性单纯性鼻炎等。本法是以较低的温度(40～70℃)使作用部位的组织汽化,达到消融目的的一种治疗方法,具有安全、无痛、微创等优点。

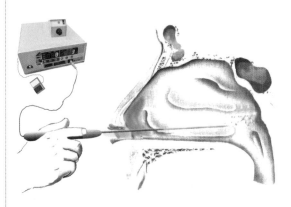

图 16-10　下鼻甲消融术

2. 方法　先以 1% 丁卡因表面麻醉、必要时局部注射 1% 利多卡因充分麻醉后,将治疗等离子探针刺入肥大的下鼻甲黏膜下,点踩消融脚踏开关,见黏膜收缩,鼻甲缩小即可。(图 16-10)

3. 注意事项　在下鼻甲低温等离子消融治疗时,应尽可能在黏膜下进行,防止黏膜损伤过多,影响鼻腔功能。

十三、鼻腔与鼻窦活组织检查术

1. 目的　对怀疑鼻腔鼻窦肿瘤、特殊感染等疾病,明确诊断。

2. 方法　应先用 1% 丁卡因+麻黄碱(或 0.1% 肾上腺素)表面麻醉收缩鼻腔黏膜,清理鼻腔分泌物或坏死组织。在看清病变组织后,用活检钳咬取 1～2 小块,送病理检查。

3. 注意事项　①活检钳要锐利,避免撕拉、挤压组织;②取材时应达病变组织,避免只采取坏死组织;③鼻腔血管丰富,应妥善止血;④如怀疑为脑膜脑膨出、鼻咽血管纤维瘤,应忌活检;⑤鼻窦病变组织需要开放窦腔进行活检。上颌窦内新生物也可用上颌窦穿刺针或特制内镜上颌窦穿刺针进行活检。

十四、鼻腔物理治疗方法

鼻部常用的物理治疗有透热疗法、超短波电疗法、红外线疗法、超声波疗法、离子导入法、频谱疗法等,这些治疗方法通过物理因子的作用,可使局部组织充血、加热、消炎、解痉等,达到治疗鼻部炎症的目的。因其基本没有不良反应和痛苦,所以是一种非损伤性的生理学治疗方法。

应用理疗方法治疗鼻部疾病应了解各种物理因子的生物物理特征、生理作用和治疗作用、应用方法以及适应证和禁忌证,同时要能确切掌握疾病的发病机制及其不同病期的特点,使两者能有机地结合,才能达到更好的效果。

第二节　咽喉部外治方法

一、咽部涂药法

1. 目的　消炎、止痛、消肿、麻醉等。适合于急性或慢性咽炎、萎缩性咽炎、真菌性咽炎、咽部溃疡和黏膜损伤等。尤其不会漱口的患者,或漱口加重咽腔疼痛者。咽部涂药也用于咽部麻醉。

2. 常用药物　复方碘甘油、硼酸甘油、甲紫和10%硝酸银等以及中药制剂。

3. 方法　涂药时让患者坐位,平静呼吸,张口,舌部和腭部完全放松。操作者左手持压舌板轻轻按住舌背,右手持涂药器沾上药液,涂于咽部黏膜上。

4. 注意事项　①涂药器上所沾的药液不可太多,以免滴入喉腔发生反射性痉挛。②涂药器上的棉花必须缠紧,以免涂药时脱落,导致咽喉部异物。③操作频次,根据病情及使用药物确定。

二、咽喉喷雾法

1. 目的　抗菌抗炎、止痛消肿等,用于治疗急性咽喉炎、扁桃体炎、会厌炎、咽喉部溃疡等。也可用于咽喉部麻醉、止血等。

2. 方法　①将药液装入咽喉喷雾器。②患者取坐位或半卧位,平静呼吸。③咽部喷药时,患者张口,发出"啊"同时,用喷雾器将药物喷于咽部;或者让患者张口,舌部和腭部完全放松,操作者左手持压舌板轻轻按住舌背,右手持喷雾器将药物喷于咽部。④喉部喷药时,让患者张口舌头尽量往外伸出,并用右手拉住舌头,操作者左手持间接喉镜或喉内窥镜,右手持喷雾器,让患者发"一"音的同时,将喷雾器深入喉咽部,将药物喷于喉咽部及喉部。(图16-11)

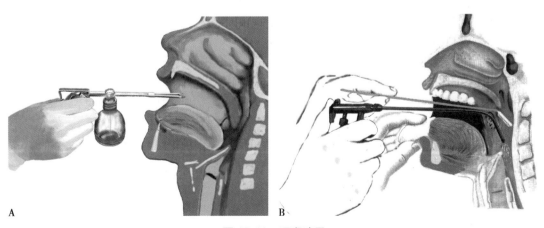

图 16-11　咽喉喷雾
A. 咽部喷药;B. 喉咽/喉部喷药。

3. 注意事项　①喷雾时,压力不宜过大以免刺激咽部引起恶心呕吐。②每次喷雾时药物不宜过多,以免药物误入下呼吸道,引起呛咳,甚至气管痉挛。③有毒性的药物如丁卡因等,用量不宜过多以免引起中毒。

三、雾化吸入

1. 目的　雾化吸入是咽喉、气管疾病局部用药的常用方法,也可用于电子鼻咽喉镜及气管镜的表面麻醉。目前主要有氧气雾化吸入和超声雾化吸入。

2. 方法　①将所应用的药物置入雾化吸入器药杯中。②患者将雾化吸入器的面罩对准口鼻,或者含嘴含于口内。③打开氧气雾化器的氧气阀门或超声雾化器的开关,药物即形成气雾状由雾化吸入器的面罩或含嘴喷出。④患者深呼吸将药物吸入。(图16-12)

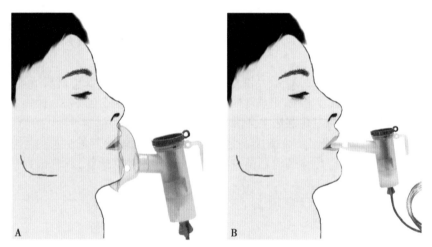

图 16-12　咽喉雾化吸入
A. 面罩雾化吸入;B. 含嘴雾化吸入。

3. 注意事项　①如果使用面罩,面罩不宜将口鼻扣紧。②若为氧气雾化,氧气的流量不宜过大,一般不小于3L/min。③吸入次数可根据病情,每日1~3次,疗程也应根据疾病的轻重程度和恢复状况而定,一般吸入3~6天。

四、烙治法

1. 目的　治疗慢性扁桃体炎、扁桃体肥大及淋巴滤泡增生。该方法具有祛邪外出、消肿止痛作用。

2. 器械　烙铁、烙铁架、酒精灯或电加热器、压舌板、麻油。

3. 方法　①患者取坐位,平静呼吸,张口,放松舌体。②根据扁桃体肥大程度选择适当烙铁3~4支,在酒精灯或电加热器上加热。③操作者左手持压舌板压住舌背,充分暴露扁桃体,让患者发"啊"音,使软腭抬高、咽腔扩大,右手持烧红的烙铁蘸香油后迅速烙于扁桃体表面,发出"兹拉"声后立即取出,不宜停留。④一支烙铁烧烙1次后另换一支,用同样操作方法再烙,以3~4支烙铁轮流使用。⑤根据扁桃体肥大程度采取按烙、触烙、点烙、拨烙和滚烙不同施烙方法。⑥每烧烙一次为"1铁",一般每侧扁桃体"10铁"为1次治疗量。每隔两天治疗1次,治疗10次为1个疗程。(图16-13)

4. 禁忌证　①扁桃体炎急性发作期;②局部或咽部急性炎症,尚未完全治愈者;③有活

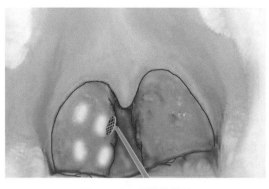

图 16-13 扁桃体烙法

动性肺结核病者;④白喉带菌者;⑤不足 5 周岁儿童及精神病患者等不能合作者;⑥伴有严重心血管、肝、肾、造血系统等疾病者。

5. 注意事项 ①烙铁烧红后必须蘸麻油以防止烙铁粘连组织发生疼痛。②扁桃体创面如有渗血,经烙后可止血,一般不需特殊处理。③烙治时注意烙铁不要触碰口唇、舌、软腭等其他部位,引起相应部位损伤。④烙后应半流质饮食。⑤烙治后扁桃体仍反复发炎者,建议手术切除扁桃体。

五、啄治法

1. 目的 治疗慢性扁桃体炎、扁桃体肥大及淋巴滤泡增生。该方法具有活血通经,泄热开窍,消肿止痛的作用。

2. 器械 无菌手术刀,普通无菌压舌板。

3. 方法 ①患者端坐张口,儿童应有人固定头部。②医生面对患者,左手持压舌板压住舌部,暴露扁桃体,右手持扁桃体镰状弯刀在扁桃体上做雀啄样动作,每刀深度 2~5mm,视扁桃体大小确定进刀深度,每侧 3~5 下,伴少量出血,以吐 2~3 口血为适度(2~5ml)。③同法做对侧扁桃体。④3~4天 1 次,5 次为 1 疗程。(图 16-14)

4. 禁忌证 ①有活动性肺结核病者;②白喉带菌者;③不足 3 周岁儿童及精神病患者等不能合作者;④伴有严重心血管、肝、肾、造血系统等疾病者。

5. 注意事项 ①术前 2 小时禁食。

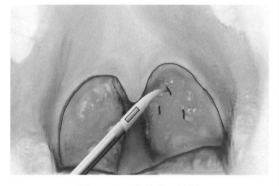

图 16-14 扁桃体啄治法

②操作时不需麻醉,注意勿伤扁桃体以外组织。③扁桃体较大时需循序渐进,啄治由浅入深,先把部分隐窝打开,再逐渐入里。④炎症较重时,或妇女月经期啄治动作要轻柔,以防出血过多。⑤如有明显出血,局部可用 1% 麻黄碱(或 0.1% 肾上腺素)棉球压迫,也可局部喷止血中药或凝血酶等。⑥注意无菌操作。

六、扁桃体周脓肿切开排脓法

1. 目的 切开引流,治疗扁桃体周围脓肿。

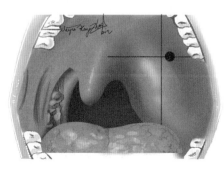

图 16-15 扁桃体周围脓肿切排定位

2. 方法 对前上型者,在脓肿最隆起处切开排脓。常规定位是从悬雍垂根部做一假想水平线,从腭舌弓游离缘下端做一假想垂直线,两线交点稍外即为适宜的切口处。切开黏膜及浅层组织后,用长弯血管钳插入切口,沿扁桃体包膜外方进入脓腔,充分排脓。对后上型者,则在腭咽弓处排脓。(图 16-15)

3. 注意事项 ①切开时不宜过深,以免伤及颈深部大血管。②术后每日用血管钳撑开排脓,直至无明显脓液排出。③术后需配合抗感染治疗。

七、咽后壁脓肿切开排脓法

1. 目的　切开引流,用于治疗咽后壁脓肿。

2. 方法　备好吸痰器。患者取仰卧头低位,咽部喷 1%丁卡因表面麻醉,小儿可不麻醉。用压舌板或麻醉喉镜压舌根暴露咽后壁脓肿,在脓肿最隆起处用长粗穿刺针抽脓。然后用尖刀在脓肿下部最低处做一纵行切口,并用血管钳扩大切口,排尽脓液并充分吸出。(图 16-16)

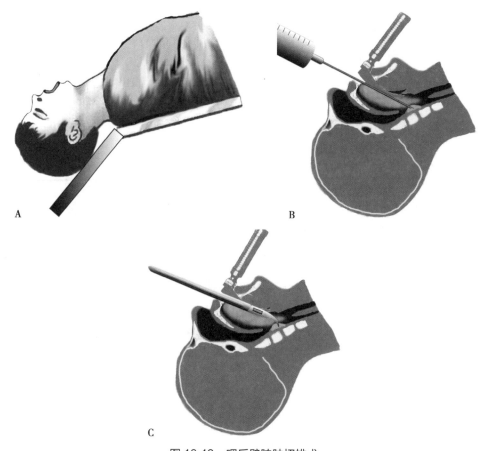

图 16-16　咽后壁脓肿切排术
A.脓肿切排体位;B.穿刺抽脓;C.切开排脓。

3. 注意事项　①使用麻醉喉镜或压舌板时,动作不宜粗暴,以免脓肿突然破裂。②应先抽除脓液后再行切排,并做好及时吸引的准备,防止大量脓液涌出引起窒息。③术中应准备好气管切开包、氧气、喉镜及插管等器械,以便在意外情况出现时使用。④每日应扩张创口排尽脓液,直至无脓液形成。⑤术后使用抗生素控制感染。⑥如为结核性咽后脓肿,则不宜切开排脓,可行口内穿刺抽脓,脓腔内注入抗结核药,如利福平注射液等。

八、扁桃体切除术

1. 目的　切除扁桃体,扩大咽腔,防治扁桃体炎并发症。

2. 适应证　扁桃体是人体免疫器官,故应正确认识扁桃体的生理功能,严格掌握手术适应证。

（1）慢性扁桃体炎反复急性发作，或有扁桃体周脓肿病史。

（2）扁桃体过度肥大，影响呼吸，妨碍吞咽，言语含糊不清者。如伴有腺样体肥大，可一并手术切除。

（3）慢性扁桃体炎已成为引起其他脏器病变的病灶，如风湿性关节炎、风湿热、心肌炎、肾炎、某些皮肤病，以及不明原因的长期低热等。

（4）慢性扁桃体炎与邻近组织器官的病变有关联时，如中耳炎、鼻窦炎、颌下淋巴结炎等。

（5）扁桃体角化症及白喉带菌者，经保守治疗无效时。

（6）扁桃体良性肿瘤，可连同扁桃体一并切除；对恶性肿瘤则应慎重选择适应证和手术范围。

3. 禁忌证

（1）急性扁桃体炎发作时，一般不施行手术，宜在炎症消退后 2~3 周切除扁桃体。

（2）造血系统疾病及有凝血机制障碍者，如再生障碍性贫血、血小板减少性紫癜、过敏性紫癜等，一般不手术。如扁桃体炎症与血液病相关必须手术切除时，应与相关学科紧密合作，采取综合措施，包括输新鲜血液和血小板悬液，使用抗生素。充分的术前准备条件下，才能施行手术，避免术后出血和感染。

（3）患有严重全身性疾病，如活动性肺结核、风湿性心脏病、关节炎、肾炎等，病情尚未稳定时暂缓手术。未经控制的高血压患者，不宜手术，以免出血。

在脊髓灰质炎及流感等呼吸道传染病流行季节或流行地区，以及其他急性传染病流行时，不宜手术。

（4）妇女月经期和月经前期、妊娠期，不宜手术。

（5）患者家属中免疫球蛋白缺乏或自身免疫病的发病率高，白细胞计数特别低者，不宜手术。

4. 手术方法 主要有扁桃体剥离术和扁桃体等离子切除术。

（1）扁桃体剥离术：局部或全身麻醉下进行。麻醉后，用扁桃体钳向前内牵拉扁桃体上极，以弯刀切开腭舌弓游离缘及腭咽弓部分黏膜，分离暴露扁桃体被膜，继而用剥离器沿扁桃体包膜自上而下剥离扁桃体至下极，用圈套器于下极根蒂套切，完整切除扁桃体，压迫止血。（图 16-17）

（2）扁桃体等离子切除术：全麻，用戴维氏开口器撑开口腔，充分暴露扁桃体，用扁桃体钳夹持扁桃体上极向前内牵拉，用等离子切开扁桃体与腭舌弓交界黏膜，暴露扁桃体被膜，继用等离子刀头沿扁桃体包膜自上而下边切边止血，完整切除扁桃体。

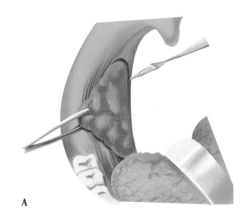
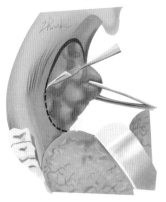

A

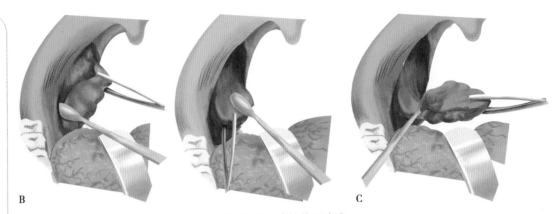

图 16-17　扁桃体剥离术

A. 沿扁桃体腭弓交界切开黏膜;B. 沿扁桃体被膜剥离;C. 与蒂部套扎切除扁桃体。

5. 术后处理

（1）术后体位:全麻者未清醒前应采用半俯卧位。局麻者,儿童取平侧卧,成人平卧或半坐位均可。

（2）术后 6 小时或第 2 天开始用复方硼砂溶液、复方氯己定漱口液等漱口,也可用清热解毒的中药溶液漱口。

（3）饮食:术后 6 小时进冷流质饮食,次日创面白膜生长良好者改用半流质饮食。

（4）注意出血:嘱患者随时将口内唾液吐出,不要咽下。唾液中混有少量血丝时,不必介意。如持续口吐鲜血,应检查伤口,考虑止血措施。全麻手术后儿童出现连续的吞咽动作时,可能有伤口出血,应立即检查,及时止血。

（5）观察创口伪膜形成:术后第 2 天创面出现一层白膜,属正常反应,对创面有保护作用。若伪膜没有形成,提示营养不良,或有创面出血。若伪膜较厚,甚至色灰暗,提示局部炎症反应较重,有感染可能。

（6）止痛:术后 24 小时咽痛较为明显,可用 1% 利多卡因数毫升做下颌角处封闭以止痛。若创口疼痛并伴有咳嗽,可给予少量可待因镇痛和止咳。可用针刺合谷穴,或耳穴埋豆等止痛。

6. 手术并发症及其处理

（1）出血:分为原发性出血和继发性出血两种。术后 24 小时内发生者为原发性出血,最常见的原因首先是术中止血不彻底、扁桃体残留或肾上腺素的后遗作用所致;其次是术后咽部活动过多,如咳嗽、吞咽等。继发性出血常发生于术后 5~6 天,此时白膜开始脱落,由于进食不慎擦伤创面而出血。发生出血后,应按下述方法处理。

1）清除扁桃体窝内血凝块,查明出血部位。

2）出血较少,可用纱布球加压至少 10~15 分钟,或用止血粉、可吸收止血材料贴附于出血处,再用带线纱布球压迫止血。

3）若有活动性出血点,可用双极电凝止血或用止血钳夹住后结扎或缝扎止血。

4）弥漫性渗血,纱球压迫不能制止时,可用碘仿纱球或抗生素药膏纱球填压在扁桃体窝内,将腭舌弓与腭咽弓缝合 3~4 针,纱球留置 1~2 天。

5）失血过多,应采取补液、输血等措施积极治疗。

（2）伤口感染:手术后发热超过 38℃ 。或 3 天后体温突然升高,检查可见软腭和腭弓肿胀,创面不生长白膜,或白膜污秽、厚薄不匀。患者咽痛加重、张口困难,同侧耳内反射性疼痛,下颌角处淋巴结肿胀和触痛,提示局部有感染情况。应及时进行细菌培养药敏试验,

450

并使用抗生素治疗。

（3）肺部并发症：手术中如有血液、分泌物或异物被吸入下呼吸道，可引起吸入性肺炎、肺脓肿、肺不张等。经 X 线检查证实有肺部病变时，除选用足量抗生素治疗外，必要时可行支气管镜检查，吸除血液及异物。

第三节　耳部外治方法

一、外耳道冲洗法

1. 目的　冲出外耳道深部不易去除的细小异物或碎软耵聍。
2. 方法　①患者头略偏向对侧，患耳稍朝上。②患者一手托弯盘置耳垂下方紧贴颈部皮肤。③操作者左手将耳郭向后上牵拉（如是婴幼儿则向后下方牵拉），使外耳道成一直线，右手持接有耳道冲洗管的注射器，将冲洗管对向外耳道后上壁，接近体温的温水沿外耳道后上壁注入。④冲洗完毕后，用棉签将外耳道拭干。检查外耳道及鼓膜有无损伤，若有损伤应及时处理。（图 16-18）
3. 注意事项　①鼓膜穿孔，或有耳流脓史而疑有鼓膜穿孔者，慎用冲洗法。②冲洗时不可正对鼓膜，以免损伤鼓膜。③冲洗时不能堵塞外耳道口，以免水不能流出而胀破鼓膜。④冲洗力量不要过大，以免引起疼痛。

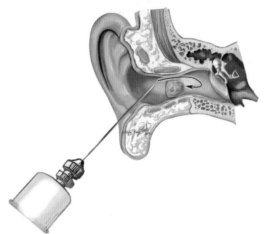

图 16-18　外耳道冲洗

二、耳道滴药法

1. 目的　治疗中耳炎、外耳道炎或用于软化外耳道耵聍。
2. 方法　患者侧卧，患耳向上。顺外耳道后壁缓缓滴入药液 3~5 滴，然后轻按耳屏数次，促进药液进入外耳道及中耳腔，并保持侧卧位数分钟。
3. 注意事项　①滴耳药如温度较低，应放适当加温后再滴耳，以免引起眩晕。如出现眩晕，休息片刻多能缓解。②如果是外耳道炎、中耳炎，宜用棉签把外耳道清理干净后再滴药。

三、鼓膜穿刺抽液法

1. 目的　诊断和治疗鼓室积液。
2. 方法　①先消毒外耳道。②用小棉球浸湿鼓膜麻醉剂，直接贴附于鼓膜表面 10 分钟。③用鼓膜穿刺针于鼓膜前下方刺入抽液。若抽出液黏稠者，可注入 α-糜蛋白酶 1mg（溶于等渗盐水 0.5ml 内）。注药后，用手指按压耳屏进行鼓膜按摩，促进药液到达中耳各处，并与中耳腔积液混合。（图 16-19）
3. 注意事项　①鼓膜穿刺后，应避免外耳道内进水，以免继发中耳感染。②术后每天行咽鼓管吹张术 1~2 次，持续 1~2 周。③多次穿刺抽吸后仍有积液者，可施行鼓膜切开或置管术。

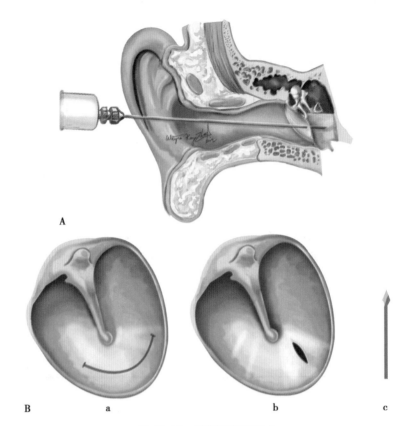

图 16-19　鼓膜穿刺切开术
A. 鼓膜穿刺；B. 鼓膜切开的切口。

四、鼓膜置管术

1. **方法**　①先消毒外耳道。②用小棉球浸湿鼓膜麻醉剂,直接贴附于鼓膜表面 10 分钟;不能配合者可以全麻。③用三棱形鼓膜切开刀于鼓膜前下象限近咽鼓管鼓室口切开鼓膜。④选择合适的通气管,用置管器将通气管置于鼓膜切开处。⑤清理外耳道。（图 16-20）

2. **注意事项**　①鼓膜切开的位置应定位准确,切忌在鼓膜前上象限和后上象限切开。②切开鼓膜时进刀不宜过深,以免伤及鼓室内侧壁。③置管后,应避免外耳道进水,以防继发中耳感染。

五、咽鼓管吹张法

1. **目的**　检查咽鼓管是否通畅,治疗咽鼓管阻塞。

2. **导管吹张法**　①先用 1% 麻黄碱液和 1% 丁卡因棉签收缩表面麻醉患耳一侧的鼻黏膜。②将咽鼓管吹张管前端弯头向下从前鼻孔进入沿鼻腔底伸入,抵达鼻咽后壁。③向外旋转 90°,使吹张管弯头朝向侧壁,再轻轻向前拉,有落空感,继而将导管向外上旋转 45°,即可插入咽鼓管咽口,并使其固定不动。④用橡皮球或注射器连接于导管外端打气吹张,吹张完毕后,轻轻旋转导管,缓慢从鼻腔取出。（图 16-21）

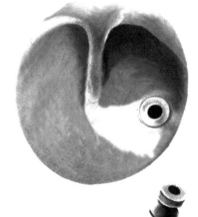

图 16-20　鼓膜置管

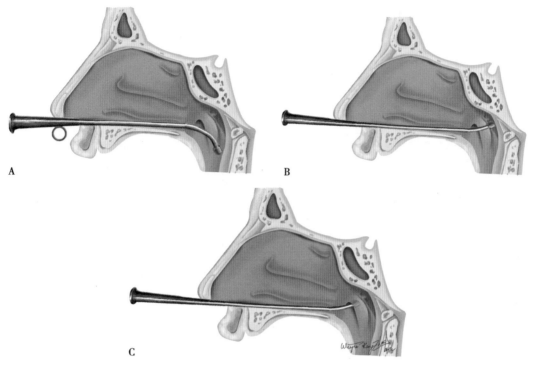

图 16-21 咽鼓管导管吹张法
A. 自前鼻孔置入导管至鼻咽部;B. 导管向外旋转 90°;C. 导管稍后退有落空感提示导管进入咽鼓管咽口。

3. **波氏球吹张法** 又称波利策法(Politzer method)。①先清理鼻腔鼻咽部分泌物。如果鼻甲肥大,鼻腔堵塞明显,可用 1% 麻黄碱收缩鼻黏膜。②让患者口中含水,术者将波氏球橄榄头塞入患者一侧鼻孔用手固定并捏紧患者鼻翼堵塞双鼻孔。③让患者将口中的水咽下的同时挤压波氏球,如果患者有气冲入耳内感,提示吹张成功。(图 16-22)

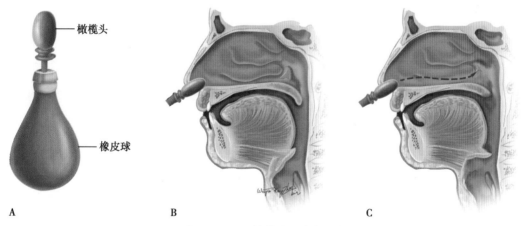

图 16-22 咽鼓管波氏球吹张法
A. 波氏球;B. 橄榄头塞入前鼻孔;C. 吞咽时软腭上抬,进行吹张。

4. **捏鼻闭口呼气法** 又称瓦尔萨尔法(Valsalva method)。受试者以手指将两鼻翼向内压紧、闭口,同时用力呼气。咽鼓管通畅者,此时呼出的气体经鼻咽部循两侧咽鼓管咽口冲入鼓室。检查者或可通过听诊管听到鼓膜的振动声,或可看到鼓膜向外运动。

5. **注意事项** ①上呼吸道有急性炎症者,鼻腔、鼻咽腔有脓液者,鼻腔息肉、鼻-鼻咽部

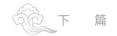

扫一扫，
测一测

肿瘤、鼻咽溃疡等患者不宜使用此法。②吹张时用力不宜过大,以免损伤鼓膜,波氏球吹张用力过大还可引起呛咳。③导管吹张过程中注意防止因患者反射性咳嗽、吞咽、嗳气等,造成导管猛烈移位而引起咽鼓管咽口创伤。④波氏球法吹张时要和患者吞咽动作保持同步。

复习思考题

1. 上颌窦穿刺冲洗要注意哪些事项?
2. 请简述后鼻孔填塞的方法步骤。
3. 请简述扁桃体手术的适应证。

（宋若会）

第十七章

耳鼻咽喉头颈科常用外用药

第一节　鼻部外用药

丙酸氟替卡松鼻喷雾剂

主要成分:丙酸氟替卡松。

功效:为糖皮质激素类药物,具有强效的局部抗炎与抗过敏作用。

适应证:预防和治疗季节性变应性鼻炎(包括枯草热)和常年性变应性鼻炎。

用法:喷鼻,成人和 12 岁以上儿童每个鼻孔各 2 喷,每日 1~2 次。

布地奈德鼻喷雾剂

主要成分:布地奈德。

功效:糖皮质激素类药物。

适应证:用于常年性及季节性变应性鼻炎。

用法:喷鼻,每个鼻孔各 2 喷,每日 1~2 次。症状缓解后每个鼻孔 1 喷,每日 1 次。

糠酸莫米松鼻喷雾剂

主要成分:糠酸莫米松。

功效:抗炎,抗过敏以及减少渗出等功效。

适应证:本品适用于治疗 3 岁以上儿童和成人季节性或常年性变应性鼻炎。

用法:成人一般每侧鼻孔 2 喷(每喷为 50μg),每日 1 次(总量为 200μg),3~11 岁儿童:常用推荐量为每侧鼻孔 1 喷(每喷为 50μg),每日 1 次(总量为 100μg)。

盐酸氮䓬斯汀鼻喷雾剂

主要成分:盐酸氮䓬斯汀。

功效:长效抗过敏。

适应证:季节性或常年性变应性鼻炎。

用法:每侧鼻孔 1 喷,早、晚各 1 次,每日 2 次(相当于每日 0.56mg 盐酸氮䓬斯汀剂量)或遵医嘱。

盐酸羟甲唑啉喷雾剂

主要成分:本品每毫升含盐酸羟甲唑啉 5mg,辅料为:硼酸、硼砂、氯化钠、三氯叔丁醇。

功效:减轻炎症所致的充血和水肿。

适应证:用于急性或慢性鼻炎、鼻窦炎、过敏性鼻炎等。

用法:成人和 6 岁以上儿童,每次一侧 1~3 喷,早晨和睡前各 1 次。

复方木芙蓉涂鼻软膏

主要成分:木芙蓉叶、地榆、冰片、薄荷脑等。

功效:清热解毒、解表通窍。

适应证:流感及感冒等引起的鼻塞、流涕、鼻腔灼热感等症状。

用法:适量涂于双侧鼻腔内,早、晚各 1 次。

复方薄荷樟脑滴鼻剂

主要成分:薄荷脑 1g,樟脑 1g,液装石蜡加至 100ml。

功效:润滑鼻黏膜,促进鼻黏膜的分泌功能。

适应证:萎缩性鼻炎。

用法:滴鼻,每日 3 次。

丁卡因溶液

主要成分:含丁卡因 1%~2%。

功效:黏膜表面麻醉。

适应证:在耳鼻咽喉手术及气管、食管镜检查时,作黏膜表面麻醉用。

用法:用喷雾器将药液喷布于鼻或咽喉黏膜局部;或以细纱条或棉片浸渍丁卡因液填塞于鼻腔黏膜各处,约 15 分钟后取出。

第二节　咽喉部外用药

开喉剑喷雾剂

主要成分:八爪金龙、山豆根、蝉蜕、薄荷脑。

功效:清热解毒,消肿止痛。

适应证:用于肺胃蕴热所致的咽喉肿痛,口干口苦,牙龈肿痛以及口腔溃疡,复发性口疮见以上证候者。

用法:喷患处,每次适量,每日数次。

西瓜霜含片

主要成分:西瓜霜、冰片、薄荷脑等。

功效:消炎、抗菌。

适应证:急、慢性咽喉炎,扁桃体炎。

用法:含服,每次 1~3 片,每日数次。

健民咽喉片

主要成分:由桔梗、玄参、薄荷、甘草、麦冬、生地黄、板蓝根、胖大海、藏青果等13味中药提炼而成。

功效:养阴利咽。

适应证:急、慢性咽喉炎,扁桃体炎。

用法:含化,每日4~5次。

六 神 丸

主要成分:内含西牛黄、冰片、麝香、珍珠粉、蟾酥、雄黄等,外以百草霜为衣。

功效:消肿解毒。

适应证:急、慢性咽喉炎,扁桃体炎。

用法:含化,每次10粒,每日2次。

复方硼砂含漱液

主要成分:硼砂、碳酸氢钠、液化酚和甘油。

功效:消毒防腐。

适应证:口腔炎、咽炎等的口腔消毒防腐。

用法:含漱,一次取少量(约10ml)加5倍量的温开水稀释后含漱,一次含漱5分钟后吐出,每日3~4次。

西地碘含片

主要成分:分子碘。

功效:消毒防腐。

适应证:适用于慢性咽喉炎、口腔溃疡、慢性牙龈炎、牙周炎。

用法:口含,成人每次1片,每日3~5次。

复方碘甘油

主要成分:碘3g,碘化钾5g,溶于3ml蒸馏水中,再加100ml甘油搅匀。

功效:润滑咽黏膜,产生温和刺激作用。

适应证:慢性咽炎,萎缩性咽炎。

用法:涂咽黏膜,每日2~3次。

第三节 耳部外用药

盐酸环丙沙星滴耳液

主要成分:盐酸环丙沙星。

功效:抗菌、消炎。

适应证：用于敏感菌所致的下述感染症：中耳炎、外耳道炎、鼓膜炎、乳突腔术后感染等。

用法：成人每次6~10滴，每日2~3次。点耳后进行约10分钟耳浴。根据症状适当增减点耳次数，对小儿适当减少滴数。

硼酸冰片滴耳液

主要成分：硼酸、冰片。

功效：消炎止痛。

适应证：用于耳塞、耳内流黄水等症。

用法：滴耳，每次2~3滴，每日2~3次。

盐酸左氧氟沙星滴耳液

主要成分：盐酸左氧氟沙星。

功效：抗菌、消炎。

适应证：中耳炎、外耳道炎。

用法：滴耳，每日2~3次。

3%过氧化氢滴耳液

主要成分：过氧化氢。

功效：清洁，消毒，除臭。

适应证：急、慢性化脓性中耳炎及外耳道炎。

用法：外耳道冲洗。

3%~4%碳酸氢钠滴耳液

主要成分：碳酸氢钠，每100ml含3~4g。

功效：膨胀，发酵，软化。

适应证：外耳道耵聍栓塞。

用法：滴耳，每日5~6次，滴药2~3日，然后取出或洗出耵聍。

（徐婧瑶）

附录一 方剂索引

附录二 病名及特殊术语中英文对照

B

白喉 diphtheria
白细胞介素 interleukin, IL
贝尔面瘫 Bell palsy
贝尔现象 Bell phenomenon
鼻-鼻窦炎 rhinosinusitis
鼻部血管瘤 nasal hemangioma
鼻出血 nasal hemorrhage
鼻窦黏液囊肿 paranasal sinuses mucocele
鼻窦炎 sinusitis
鼻窦异物 foreign body of sinuses
鼻疖 nasal furuncle
鼻结核 nasal tuberculosis
鼻前庭囊肿 nasal vestibular cyst
鼻前庭湿疹 eczema of nasal vestibule
鼻前庭炎 nasal vestibulitis
鼻腔异物 foreign body of nasal cavity
鼻石 rhinolith
鼻息肉 nasal polyp
鼻咽癌 nasopharyngeal carcinoma, NPC
鼻咽血管纤维瘤 nasopharyngeal angiofibroma
鼻咽炎 nasopharyngitis
鼻硬结病 rhinoscleroma
鼻中隔偏曲 deflection of nasal septum
扁桃体癌 carcinoma of tonsil
扁桃体周脓肿 peritonsillar abscess
变应性鼻炎 allergic rhinitis
波利策法 Politzer method

C

常年性变应性鼻炎 perennial allergic rhinitis, PAR
持续正压通气治疗 continuous positive airway pressure, CPAP
臭鼻症 ozena

粗针穿刺活检 core-needle biopsy, CNB

D

电声门图 electroglottography, EGG
耵聍 cerumen
耵聍栓塞 ceruminal impaction
多导睡眠监测 polysomnography, PSG

E

儿童鼻窦炎 pediatric sinusitis
耳带状疱疹 herpes zoster oticus
耳毒性聋 ototoxic deafness
耳郭假性囊肿 aural pseudocyst
耳后骨膜下脓肿 postauricular subperiosteal abscess
耳结核 otologic tuberculosis
耳鸣残疾量表 tinnitus handicap inventory, THI
耳鸣功能指数量表 tinnitus functional index, TFI
耳鸣评价量表 tinnitus evaluation questionnaire, TEQ
耳鸣问卷 tinnitus questionnaire, TQ
耳声发射 otoacoustic emission, OAE
耳源性并发症 otogenic complications
耳源性迷路炎 otogenic labyrinthitis
耳源性面瘫 otogenic facial paralysis
耳源性脑膜炎 otogenic meningitis
耳源性脑脓肿 otogenic brain abscess

F

反转录-PCR reverse transcription PCR, RT-PCR
方形膜 quadrangular membrane
非遗传性聋 non-hereditary deafness
分泌性中耳炎 secretory otitis media
复发性喉乳头状瘤病 recurrent laryngeal papillomatosis, RLP

G

盖莱试验 Gelle test, GT

461

甘油试验　glycerol test

感音神经性聋　sensorineural deafness

干扰素　interferon, IFN

干燥性鼻炎　rhinitis sicca

功能性聋　functional hearing loss

骨导　bone conduction, BC

国际抗癌联盟　Union for International Cancer Control, UICC

H

喉癌　laryngocarcinoma

喉结核　laryngeal tuberculosis

喉气囊肿　laryngocele

喉乳头状瘤　laryngeal papilloma

喉水肿　edema of the larynx

喉血管瘤　hemangioma of larynx

喉异物　foreign body of larynx

喉阻塞　laryngeal obstruction

呼吸努力相关微觉醒　respiratory effort arousal, RERA

呼吸紊乱指数　respiratory distur-bance index, RDI

会厌囊肿　epiglottic cyst

获得性免疫缺陷综合征　acquired immune deficiency syndrome, AIDS

J

畸变产物耳声发射　distortion product otoacoustic emission, DPOAE

急性鼻-鼻窦炎　acute rhinosinusitis, ARS

急性鼻炎　acute rhinitis

急性扁桃体炎　acute tonsillitis

急性喉炎　acute laryngitis

急性化脓性中耳炎　acute suppurative otitis media

急性会厌炎　acute epiglottitis

急性咽炎　acute pharyngitis

季节性变应性鼻炎　seasonal allergic rhinitis, SAR

甲状舌管囊肿与瘘管　thyroglossal cyst and fistula

结核病　tuberculosis

结核分枝杆菌　mycobaterium tuberculosis

颈部肿块　neck mass

聚合酶链式反应　polymerase chain reaction, PCR

L

辣根过氧化物酶　horseradish peroxidase, HRP

老年性聋　presbycusis

利特尔区　Little area

林纳试验　Rinne test, RT

M

慢性鼻-鼻窦炎　chronic rhinosinusitis, CRS

慢性鼻窦炎　chronic sinusitis

慢性鼻炎　chronic rhinitis

慢性扁桃体炎　chronic tonsillitis

慢性单纯性鼻炎　chronic simple rhinitis

慢性肥厚性鼻炎　chronic hypertrophic rhinitis

慢性喉炎　chronic laryngitis

慢性化脓性中耳炎　chronic suppurative otitis media

慢性咽炎　chronic pharyngitis

梅毒　syphilis

梅毒螺旋体血凝试验　treponema pallidum hemagglutination assay, TPHA

梅尼埃病　Ménière's disease

酶联免疫吸附试验　enzyme linked immunosorbent assay, ELISA

美国癌症联合会　American Joint Committee on Cancer, AJCC

免疫球蛋白E　immunoglobulin E, IgE

面神经减压术　facial nerve decompression

N

囊肿　cyst

P

频率微扰　jitter

Q

气导　air conduction, AC

气道　airway

气管、支气管异物　trachea and bronchus foreign body

R

人工耳蜗　cochlear implant, CI

人工耳蜗植入　cochlea implant

人类免疫缺陷病毒　human immunodeficiency virus, HIV

人乳头瘤病毒　human papilloma virus, HPV

乳胶凝集试验　latex agglutination test

S

上气道咳嗽综合征　upper airway cough syndrome, UACS

声带息肉　polyp of vocal cord

声带小结　vocal nodule

施瓦巴赫试验　Schwabach test, ST

食管异物　foreign body of esophagus

数字减影血管造影　digital subtraction angiography，DSA

睡眠呼吸暂停低通气指数　sleep-related apnea-hypopnea index

ratory test，VDRL test

眩晕　vertigo

血管运动性鼻炎　vasomotor rhinitis

T

弹性圆锥　elastic cone

特发性面瘫　idiopathic palsy

特发性突聋　idiopathic sudden deafness

听觉脑干植入　auditor brainstem implantation，ABI

听性脑干反应　auditory brainstem response，ABR

W

瓦尔萨尔法　Valsalva method

外耳道疖　furunculosis of external auditory meatus

外耳道乳头状瘤　papilloma of external canal

外耳道炎　otitis externa

外耳道异物　foreign body entering ear

外耳道真菌病　otomycosis

外耳湿疹　eczema of external ear

韦伯试验　Weber test，WT

萎缩性鼻炎　atrophic rhinitis

X

细针穿刺术　fine-needle aspiration

下咽癌　hypopharyngeal cancer

夏科-莱登结晶　Charcot-Leyden crystal

先天性耳前瘘管　congenital preauricular fistula

先天性喉囊肿　congenital laryngeal cyst

先天性聋　congenital deafness

腺样体肥大　adenoid hypertrophy

腺样体面容　adenoid face

小儿急性喉炎　acute laryngitis in children

性病研究实验室试验　Venereal Disease Research Labo-

Y

牙源性囊肿　odontogenic cyst

咽部脓肿　pharyngeal abscess

咽部异物　foreign body of pharynx

咽后脓肿　retropharyngeal abscess

咽结核　pharyngeal tuberculosis

咽旁脓肿　parapharyngeal abscess

咽异感症　abnormal sensation of throat

遗传性聋　hereditary deafness

乙状窦血栓性静脉炎　thrombophlebitis of sigmoid sinus

癔症性失声　hysterical aphonia

荧光密螺旋体抗体吸附试验　fluorescence treponemal antibody absorption test，FTA-ABS test

硬鼻结克雷伯菌　Klebsiella rhinoscleromatis

Z

噪声-谐音比　noise-to-harmonics ratio

噪声性聋　noise induced hearing loss，NIHL

窄带成像技术　narrow-band imaging，NBI

真菌性鼻-鼻窦炎　fungal rhino-sinusitis，FRS

真菌性鼻窦炎　fungal sinusitis

振幅微扰　shimmer

中耳癌　carcinoma of middle ear

中耳胆脂瘤　cholesteatoma

肿瘤坏死因子　tumor necrosis factor，TNF

肿瘤坏死因子α　tumor necrosis factor-α，TNF-α

自身免疫性聋　autoimmune deafness

阻塞性睡眠呼吸暂停低通气综合征　obstructive sleep apnea hypopnea syndrome，OSAHS

主要参考书目

1. 田道法,李云英.中西医结合耳鼻咽喉科学[M].3版.北京:中国中医药出版社,2016.
2. 孔维佳.耳鼻咽喉头颈外科学[M].2版.北京:人民卫生出版社,2010.
3. 田勇泉.耳鼻咽喉头颈外科学[M].8版.北京:人民卫生出版社,2013.
4. 孙虹,张罗.耳鼻咽喉头颈外科学[M].9版.北京:人民卫生出版社,2018.
5. 韩东一,肖水芳.耳鼻咽喉头颈外科学[M].北京:人民卫生出版社,2016.
6. 张勤修,陈文勇.中西医结合耳鼻咽喉科学[M].4版.北京:中国中医药出版社,2021.
7. 刘蓬.中医耳鼻咽喉科学[M].4版.北京:中国中医药出版社,2016.
8. 阮岩,田理.中医耳鼻咽喉科学[M].3版.北京:人民卫生出版社,2022.
9. 黄选兆,汪吉宝,孔维佳.实用耳鼻咽喉头颈外科学[M].2版.北京:人民卫生出版社,2016.
10. 孔维佳,周梁.耳鼻咽喉头颈外科学[M].3版.北京:人民卫生出版社,2015.
11. 刘蓬.中医耳鼻咽喉科学[M].5版.北京:中国中医药出版社,2021.
12. 阮岩.中医耳鼻咽喉科学[M].2版.北京:人民卫生出版社,2016.
13. 陈小宁,严道南.百岁名医干祖望耳鼻喉科临证精粹[M].北京:人民卫生出版社,2014.
14. 黄选兆,汪吉宝,孔维佳.实用耳鼻咽喉头颈外科学[M].北京:人民卫生出版社,1998.
15. 阮岩.中医耳鼻咽喉科学[M].北京:人民卫生出版社,2012.
16. 田道法.中西医结合耳鼻咽喉科学[M].北京:中国中医药出版社,2005.
17. 田道法.中西医结合耳鼻咽喉科学[M].2版.北京:中国中医药出版社,2013.
18. 王永钦.中医耳鼻咽喉口腔科学[M].2版.北京:人民卫生出版社,2011.

复习思考题
答案要点

模拟试卷